KB168955

항균잉크란?

코로나19 바이러스
"친환경 99.9% 항균잉크 인쇄"
전격 도입

언제 끝날지 모를 코로나19 바이러스

99.9% 항균잉크(V-CLEAN99)를 도입하여 「안심도서」로

독자분들의 건강과 안전을 위해 노력하겠습니다.

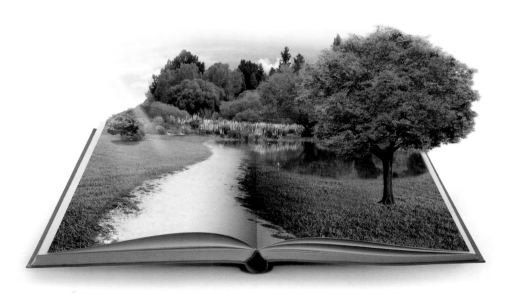

SD에듀
㈜시대고시기획

Clean Zone

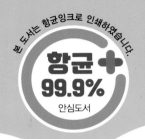

본 도서는 항균잉크로 인쇄하였습니다.

항균+ 99.9% 안심도서

항균잉크(V-CLEAN99)의 특징

- 바이러스, 박테리아, 곰팡이 등에 항균효과가 있는 산화아연을 적용

- 산화아연은 한국의 식약처와 미국의 FDA에서 식품첨가물로 인증받아 **강력한 항균력**을 구현하는 소재

- 황색포도상구균과 대장균에 대한 테스트를 완료하여 **99.9%의 강력한 항균효과** 확인

- 잉크 내 중금속, 잔류성 오염물질 등 **유해 물질 저감**

TEST REPORT

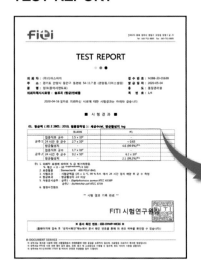

#1
-
< 0.63
4.6 (99.9%)주1)
6.3 × 10³
2.1 (99.2%)주1)

Clean Zone

SD에듀
(주)시대고시기획

PASSCODE

Medical Surgical Nursing 2

성인간호학 2

SD에듀
(주)시대고시기획

Always with you

사람이 길에서 우연하게 만나거나 함께 살아가는 것만이 인연은 아니라고 생각합니다.
책을 펴내는 출판사와 그 책을 읽는 독자의 만남도 소중한 인연입니다.
SD에듀는 항상 독자의 마음을 헤아리기 위해 노력하고 있습니다.
늘 독자와 함께하겠습니다.

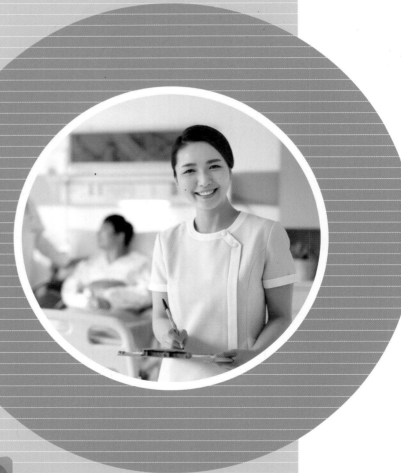

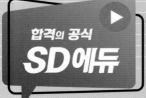

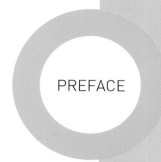

PREFACE

해마다 간호사 국가고시를 통해 면허를 받고 의료 혹은 보건현장에 배치되는 간호 인력은 2만 여명이 넘는다. 법이 정한 자격을 갖추고 국가면허시험을 통과하면 국가로부터 면허와 자격을 부여받는 간호사에게는 일정한 법적 지위와 특권이 주어진다. 간호사의 각종 의무와 책임은 바로 이러한 법적 지위에서 나오는데 이처럼 국가와 사회가 인정한 공인된 지위를 보통 전문적 지위라고 한다. 간호사라는 전문적 지위를 정당하게 받기 위한 첫 번째 관문이 바로 간호사 국가시험이다. 즉, 간호사가 되기 위한 최소한의 기준이라고 할 수 있다.

본 교재는 간호사 국가고시 대비 기본서로 최근 출제경향에 따른 핵심이론으로 구성하였기에 간호사 국가고시를 준비하는 간호 학생들에게 유용성을 더한 교재이다. 또한 각 단원에 상세한 해설을 첨부한 출제유형문제로 이론을 한 번 더 되새길 수 있다.

이 교재로 공부한 많은 간호 학생들이 합격의 기쁨을 나누면서 이 시대의 건강을 책임질 수 있는 리더로서 우뚝 서길 바란다.

공저자 올림

GUIDE

시행처

한국보건의료인국가시험원

개요

간호사는 의사의 진료를 돕고 의사의 처방이나 규정된 간호기술에 따라 치료를 행하며, 의사 부재시에는 비상조치를 취하기도 한다. 환자의 상태를 점검·기록하고 환자나 가족들에게 치료, 질병예방에 대해 설명해 주는 의료인을 말한다.

수행직무

- 간호사는 간호 요구자에 대한 교육·상담 및 건강증진을 위한 활동의 기획과 수행, 그 밖의 대통령령으로 정하는 보건활동을 임무로 한다(의료법 제2조 제2항 제5호).
- 대통령령으로 정하는 보건활동이란 다음의 보건활동을 말한다(의료법 시행령 제2조).
  - 「농어촌 등 보건의료를 위한 특별조치법」 제19조에 따라 보건진료 전담공무원으로서 하는 보건활동
  - 「모자보건법」 제10조 제1항에 따른 모자보건전문가가 행하는 모자보건 활동
  - 「결핵예방법」 제18조에 따른 보건활동
  - 그 밖의 법령에 따라 간호사의 보건활동으로 정한 업무
- 모든 개인, 가정, 지역사회를 대상으로 건강의 회복, 질병의 예방, 건강의 유지와 그 증진에 필요한 지식, 기력, 의지와 자원을 갖추도록 직접 도와주고 간호대상자에게 직접 간호뿐만 아니라 교육, 설명, 지시, 조언, 감독, 지도 등의 중재적 활동을 수행한다(의료법 제2조 및 동법 시행령 제2조, 대한간호협회 간호표준).

응시자격

- 평가인증기구의 인증을 받은 간호학을 전공하는 대학이나 전문대학(구제(舊制) 전문학교와 간호학교를 포함한다)을 졸업한 자
- 보건복지부장관이 인정하는 외국의 학교를 졸업하고 외국의 간호사 면허를 받은 자

합격기준

- 전 과목 총점의 60% 이상, 매 과목 40% 이상 득점한 자를 합격자로 한다.
  ※ 과락 기준 : 정답 문항이 성인간호학 28문항, 모성간호학·아동간호학·지역사회간호학·정신간호학·간호관리학 14문항, 기본간호학 12문항, 보건의약관계법규 8문항 미만인 경우
- 응시자격이 없는 것으로 확인된 경우 합격자 발표 이후에도 합격이 취소된다.

시험 시간표

구 분	시험과목(문제수)	교시별 문제수	시험 형식	입장시간	시험시간
1교시	1. 성인간호학(70) 2. 모성간호학(35)	105	객관식	~ 08:30	09:00 ~ 10:35 (95분)
2교시	1. 아동간호학(35) 2. 지역사회간호학(35) 3. 정신간호학(35)	105	객관식	~ 10:55	11:05 ~ 12:40 (95분)
3교시	1. 간호관리학(35) 2. 기본간호학(30) 3. 보건의약관계법규(20)	85	객관식	~ 13:00	13:10 ~ 14:30 (80분)

※ 보건의약관계법규 : 감염병의 예방 및 관리에 관한 법률, 검역법, 국민건강보험법, 국민건강증진법, 마약류 관리에 관한 법률, 보건의료기본법, 응급의료에 관한 법률, 의료법, 지역보건법, 혈액관리법, 호스피스 · 완화의료 및 임종과정에 있는 환자의 연명의료결정에 관한 법률, 후천성면역결핍증 예방법과 그 시행령 및 시행규칙

시험 일정

구 분	일 정	비 고
응시원서 접수	• 2022년 10월경 • 국시원 홈페이지 [원서 접수] 메뉴 • 외국대학 졸업자로 응시자격 확인서류를 제출하여야 하는 자는 접수기간 내에 반드시 국시원 별관(2층 고객지원센터)에 방문하여 서류 확인 후 접수 가능함	• 응시수수료 : 90,000원 • 접수시간 : 해당 시험직종 접수 시작일 09:00부터 접수 마감일 18:00까지
시험 시행	• 2023년 1월경 • 국시원 홈페이지 – [시험안내] – [간호사] – [시험장소(필기/실기)] 메뉴	• 응시자 준비물 : 응시표, 신분증, 필기도구 지참(컴퓨터용 흑색 수성사인펜은 지급함) ※ 식수(생수)는 제공하지 않습니다.
최종합격자 발표	• 2023년 2월경 • 국시원 홈페이지 [합격자조회] 메뉴	휴대전화번호가 기입된 경우에 한하여 SMS 통보

※ 상기 시험일정은 시행처의 사정에 따라 변경될 수 있으니 한국보건의료인국가시험원 홈페이지(www.kuksiwon.or.kr)에서 확인하시기 바랍니다.

CONTENTS

CONTENTS

3부

부

활동·휴식 간호

간호사 국가고시

성인간호학 2

Always with you

사람이 길에서 우연하게 만나거나 함께 살아가는 것만이 인연은 아니라고 생각합니다.
책을 펴내는 출판사와 그 책을 읽는 독자의 만남도 소중한 인연입니다.
(주)시대고시기획은 항상 독자의 마음을 헤아리기 위해 노력하고 있습니다. 늘 독자와 함께하겠습니다.

6

근골격계
(활동/자기돌봄장애)

간호사 국가고시

성인간호학 2

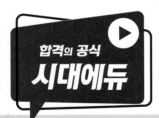

제 **1** 장

근골격계 구조와 기능

1 근골격계의 구조

(1) 조 직

① 유기조직(35%) : Collagen(교원섬유가 90%), Proteoglycan
② 무기질(광물질, 45%) : 주로 칼슘, 인

(2) 구 조

① 골세포(Bone cells)
  ㉠ 골아세포(Osteoblast) : 뼈 만드는 세포, 골기질(Bone matrix)과 바탕질(Osteoid) 합성
  ㉡ 골세포(Osteocyte) : 골조직의 대사유지
  ㉢ 파골세포(Osteoclast) : 용해효소 작용으로 손상되거나 늙은 뼈의 골기질 파괴
② 해면골(Spongy bone)과 치밀골(Compact bone)
  ㉠ 치밀골 : 뼈의 피질 구성, 밀도가 높고 조밀한 조직
  ㉡ 해면골 : 뼈의 수질 구성, 스펀지처럼 틈새가 많은 구조
③ 골막(Bone membrane)
  ㉠ 결합조직으로 골내막과 골외막으로 구분한다.
  ㉡ 새로운 골아세포, 골수세포를 생산한다.
④ 골수(Bone marrow)
  ㉠ 골수강과 해면골 사이에 있는 결합조직
  ㉡ 적골수(Red marrow) : 혈관조직, 적혈구가 많다. 조혈작용 활발하고(적혈구, 백혈구, 혈소판 생산), 성인 머리의 편평골, 팔다리 근위부, 늑골, 흉골, 추골, 관골 등에 존재한다.
  ㉢ 황골수(Yellow marrow) : 지방 세포가 많다.

(3) 기 능

① **근육부착 및 운동** : 골격근이 붙는 곳, 골격근 수축 시 지렛대 역할을 한다.
② **무기질 저장** : 칼슘, 인산, 나트륨, 마그네슘을 저장한다.
③ **지지와 보호** : 인체지지, 기본 형태 유지, 조직과 기관을 보호한다.
④ **조혈** : 적골수에서 성숙된 혈액세포를 골수혈관을 통해 혈류로 방출한다.

출제유형문제 최다빈출문제

1-1. 근골격계의 기능에 대한 설명으로 옳지 않은 것은?

① 근육부착 및 운동
② 무기질 저장
③ 지지와 보호
④ 조 혈
❺ 산소운반

1-2. 용해효소 작용으로 손상되거나 늙은 뼈의 골기질을 파괴하는 골세포는?

① 골아세포
② 골세포
❸ 파골세포
④ 해면골
⑤ 치밀골

1-3. 조혈작용이 활발하고 적혈구가 많은 곳은?

❶ 적골수   ② 황골수
③ 골 막   ④ 치밀골
⑤ 해면골

1-4. 척추와 추체와 추체 사이의 충격 완화 부위는?

① 건   ② 인 대
❸ 추간판   ④ 관절낭
⑤ 관절 결절

1-5. 다음 중 노화로 인한 근골격계의 변화로 옳은 것은?

① 근섬유 증가
② 근육 협응 증가
③ 조골세포 활동 증가
④ 인대와 건의 탄성 증가
❺ 머리, 목, 어깨의 전향적인 변화

2 관절 및 건과 인대

(1) 관절(Articulation, Joints)

  ① 활막 관절(Synovial joint)

    ㉠ 활액성 관절 전체를 덮는 주머니 형성 : 충격 흡수

    ㉡ 윤활액 생산 : 관절면 윤활, 연골에 영양 공급

  ② 연골성 관절(Cartilaginous joint)

    ㉠ 두 뼈 사이가 연골로 연결

    ㉡ 약간의 운동성 있음(예 치골결합)

  ③ 섬유성 관절(Fibrous joint)

    ㉠ 섬유결합조직에 의해 결합되는 관절

    ㉡ 운동성 제한, 부동성 관절

  ④ 관절 움직임(Joint movement) 종류

    ㉠ 굴곡(Flexion) : 신체부위의 각도를 감소시켜 구부림

    ㉡ 신전(Extension) : 신체부위의 각도 증가

    ㉢ 과신전(Hyperextension) : 관절각이 180° 이상으로 신전된 상태

    ㉣ 외전(Abduction) : 기준 축에서 멀어지는 운동

    ㉤ 내전(Adduction) : 기준 축에서 가까워지는 운동

    ㉥ 회선(Circumduction) : 근위부의 끝이 고정되어 있는 동안 뼈의 원위부가 원을 그리는 운동(굴곡, 신전, 내전, 외전, 내회전, 외회전이 혼합되는 운동, 휘돌림)

    ㉦ 배측굴곡(Dorsiflexion) : 발등과 다리 사이의 각도가 줄어드는 운동

    ㉧ 저측굴곡(Plantar flexion) : 발등과 다리 사이의 각도가 줄어드는 운동

    ㉨ 회전(Rotation) : 축을 중심으로 돌리는 운동

    ㉩ 회외(Supination) : 손바닥이 위쪽 또는 앞쪽을 향하게 하는 운동(뒤침)

    ㉪ 회내(Pronation) : 손바닥이 아래쪽 또는 뒤쪽을 향하게 하는 운동(엎침)

    ㉫ 외번(Eversion) : 발바닥이 바깥쪽을 향하게 발목을 움직이는 운동

    ㉬ 내번(Inversion) : 발바닥이 안쪽을 향하게 발목을 움직이는 운동

(2) 건과 인대

  ① 건(Tendons)

    ㉠ 결합조직으로 근육-뼈를 연결한다.

    ㉡ 근육 수축 시 뼈가 움직이도록 한다.

  ② 인대(Ligaments)

    ㉠ 섬유성 결합조직으로 뼈-뼈를 연결한다.

    ㉡ 뼈를 안정시키는 역할 : 유연성, 탄력성

출제유형문제 최다빈출문제

2-1. 관절의 움직임 중 발바닥이 바깥쪽을 향하게 발목을 움직이는 운동은?

① 회 전   ② 회 외

③ 회 내   ❹ 외 번

⑤ 내 번

2-2. 다음 중 관절의 기능에 대한 설명으로 옳은 것은?

① 혈액세포를 생성하고 무기질을 제공한다.

❷ 신체의 운동과 유연성을 제공한다.

③ 신체의 형태와 모양을 유지한다.

④ 자발적인 움직임을 가능하게 한다.

⑤ 내부장기를 보호하고 지지한다.

2-3. 기준 축에 가까워지는 운동으로 신체 중심선으로의 사지의 움직임은?

❶ 내 전   ② 외 전

③ 내 번   ④ 외 번

⑤ 굴 곡

해설
외번은 발바닥이 바깥쪽을 향하게 발목을 움직이는 운동이다.

해설
관절은 신체의 유연성과 운동을 제공한다.

해설
내전은 사지가 움직여서 신체의 중심선으로 향하는 것으로 기준 축에 가까워지는 운동을 말한다.

3 골격근의 기능 및 근수축

(1) 골격근(Skeletal muscle) 종류
① 내장근(평활근)
  ㉠ 매끄럽고 불수의적
  ㉡ 자율신경계의 지배를 받는다.
② 심 근
  ㉠ 불수의적
  ㉡ 심장근육층 구성
  ㉢ 심장 전도체계와 자율신경계에 의해 조절
③ 골격근(횡문근)
  ㉠ 수의적
  ㉡ 뇌척수계의 신경섬유의 지배를 받는다.

(2) 기 능
① 운동 : 근육의 수축과 이완
  ㉠ 골격근의 수축
    • Ca^{2+}의 골격근 수축조절, 수축 시 에너지 사용(ATP 필요)
    • 신경자극이 운동신경 단위 끝에 도달 → 신경가지말단의 작은 수포에서 아세틸콜린 배출(활동전압 생성) → 근세포 투과성 증가 → 근세포로 Ca^{2+} 유입 → 골격근 수축 유발
  ㉡ 골격근 수축 시의 에너지(ATP) 이용
② 열 생산 : 근육의 활동으로 열 생산
  ㉠ 과도한 열 : 혈관 이완, 땀으로 방출
  ㉡ 체온 저하 : 근육의 작고 빠른 수축으로 열 생산(Shivering)

(3) 근수축의 종류
① 강직성(Tonic) : 자세유지에 필요한 지속적이고 부분적인 수축
② 등장성(Isotonic) : 근육길이는 변화하지만 근육긴장은 그대로인 수축(아령들기)
③ 등척성(Isometric) : 근육길이 그대로, 근육의 긴장만 변하는 수축(벽밀기, 둔부힘주기)
④ 연축(Twitch) : 단일 자극에 대한 반사적 반응
⑤ 강직증(Tetanic) : 빠르게 반복되는 일련의 자극에 의한 연축보다 지속되는 수축
⑥ 경련(Convulsion) : 다양한 근육군에 의해 일어나는 비정상적이고 조화되지 않는 강직

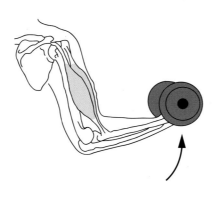 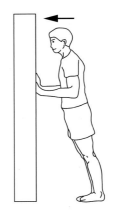

등장성 수축
Isotonic contraction

등척성 수축
Isometric contraction

[근수축의 종류]

출제유형문제 최다빈출문제

근육길이는 변화하지만 근육긴장은 그대로인 근수축은?

① 강직성
❷ 등장성
③ 등척성
④ 연 축
⑤ 강직증

해설
등장성 운동은 근육길이는 변화하지만 근육긴장은 그대로인 수축상태를 말한다. 예를 들면 아령들기가 포함된다.

제 2 장

근골격계 기능사정

1 신체검진

(1) 전반적 상태

① 자세, 관절 기형

② 보행 능력 : 걸음걸이, 보조기 사용 여부

③ 과제수행 관찰

(2) 근 육

① 근력(Strength), 근긴장력(Muscle tone)

ㄱ. 근력(Strength), 근육의 크기(Size), 근긴장력(Muscle tone)은 질병상태를 진단하거나 대상자의 보행활동 참여에 어느 정도 보조가 필요한지 파악하는데 도움이 된다.

ㄴ. 근력평가기준

등 급	사 정	상 태
0	Zero	근육의 수축력이 전혀 없다.
1	Trace	근육의 수축력이 약간 있으나 운동력은 없다.
2	Poor	중력을 배제한 상태에서 정상적인 범위의 관절 움직임이 있다.
3	Fair	중력에 저항하여 정상범위의 관절을 움직일 수 있다.
4	Good	중력과 약간의 저항에 대항하여 정상범위의 관절을 움직일 수 있다.
5	Normal	중력과 큰 저항에 대항하여 정상 범위의 관절을 움직일 수 있다.

ㄷ. 사정내용

- 경직(Spasticity) : 근육이 불수의적으로 수축하여 단단하게 긴장된 근육
- 강직(Rigidity)
- 긴장저하(Hypotonicity) : 긴장력이 감소된 근육

② 관절 가동 범위(Range of motion, ROM)

ㄱ. 관절각도기(Goniometer)를 사용한다.

ㄴ. 능동적, 수동적 관절 범위를 모두 사정한다.

(3) 신경혈관

① 순환(Circulation, C)

　㉠ 맥박 : 요골동맥, 족배동맥

　㉡ 모세혈관 충만검사(Blanching test) : 손톱 밑이 희게 될 때까지 압력을 가했다가 제거한다(정상일 때는 3초 이내 붉은색으로 회복).

　㉢ 사지, 손가락, 발가락의 피부색 : 붉은색이 정상

　㉣ 온감 측정 : 혈액순환이 감소할 경우 온도가 낮아진다.

② 운동(Movement, M) : 손상 부위 아래쪽 근육군을 능동적으로 수축시켜 평가한다.

③ 감각(Sensory, S)

　㉠ 예리한 물체로 피부를 가볍게 찔러서 평가한다.

　㉡ 감각이상

　　• 둔감, 저린감, 화끈거림, 둔한 통증, 무감각

　　• 신경흥분 전달능력 저하

신 경	비골신경 (Peroneal nerve)	경골신경 (Tibial nerve)	요골신경 (Radial nerve)	척골신경 (Ulnar nerve)	정중신경 (Median nerve)
감 각	엄지, 검지 발가락 사이를 찌른다.	발바닥 중앙, 외측을 찌른다.	엄지, 검지 사이를 찌른다.	새끼손가락 끝을 찌른다.	검지의 끝을 찌른다.
운 동	발목을 배굴시킨다.	발목을 전굴시킨다.	엄지와 손목을 펴도록 한다.	손가락을 쫙 펴도록 한다.	다른 손가락과 엄지를 차례로 대어보게 한다.

④ 사정 빈도

　㉠ 골절, 수술, 석고붕대, 견인 후 첫 24~48시간 : 매 1시간

　㉡ 손상이 없다면 매 4시간

　㉢ 수술, 석고붕대, 견인 시작 전·후 자료 비교

2 진단검사

(1) 임상검사

① 혈청검사 : 적혈구 침강속도, C-반응 단백질, 요산, 항핵항체, 류머티스 인자, LE세포검사
② 혈청 전해질검사 : 알칼리 인산효소, 칼슘, 인 검사
③ 근육 효소검사 : Aldolse A, Creatine phosphokinase(CPK)

(2) 영상검사

① 단순 X-선 검사

㉠ 뼈와 관절의 문제 진단, 질병의 경과와 치료에 대한 반응을 확인한다.
㉡ 골절, 골밀도의 변화와 위치 변화, 관절면의 미란(Erosion), 좁아진 관절강, 거상돌기, 유기체, 탈구 같은 관절 변화를 확인한다.
㉢ 연조직의 부종은 명확히 나타난다.

② 컴퓨터 단층촬영술(Computerized tomography, CT)

㉠ 뼈의 구조를 자세히 관찰한다.
㉡ 연조직 종양, 인대나 건의 손상을 진단한다.

③ 자기공명영상(Magnetic resonance imaging, MRI)

㉠ 척추, 뼈, 관절구조, 관절염, 무혈성 괴사, 연조직 종양, 다발성 경화증 진단
㉡ 자기장을 사용하기 때문에 보석류, 머리핀, 의치 등의 금속물체를 제거한다.

(3) 침습적 검사

① 골 스캔(Bone scan)

㉠ 뼈에 흡수되는 방사선 동위원소를 주입한 후 방사능 분포 양상을 확인한다.
㉡ 악성 종양, 골수염, 골다공증, 병리적 골절 진단에 유용하다.
㉢ 방사성 물질은 조골세포의 활동이 증가한 부위에 축적되어 검은 점으로 나타난다.
㉣ 검사 후 24~48시간 동안 다량의 수분 섭취를 권장한다.

② 관절강 조영술(Arthrogram)

㉠ 외상성 손상이 의심될 때 사용 : 무릎관절의 연골이 찢어졌는지 확인
㉡ 조영제나 공기를 관절강 내로 주사하고 X-선 촬영
㉢ 검사 전 조영제 알레르기 확인, 국소 마취이므로 금식은 필요 없다.
㉣ 검사 후 12~24시간 동안 심한 운동은 피할 것

③ 관절경 검사(Arthroscopy)

㉠ 피부를 절개하여 내시경을 관절에 삽입하여 직접 관찰 : 관절의 급·만성질환, 관절연골이나 인대의 손상 여부 파악
㉡ 간호중재
 • 수술실에서 무균적으로 시행, 대부분 국소마취(전신마취를 하기도 함)
 • 검사 전 자정부터 금식, 동의서
 • 검사 후 CMS 평가, 2~3일간 환부의 과다한 움직임 금지, 보행 억제

- 24시간 환부 고정, 얼음주머니 적용, 환부 거상
- 합병증 정후 사정 : 활액낭 파열, 감염, 종창, 관절손상, 혈전성 정맥염, 출혈, 움직임 감소 등

(4) 관절천자(Arthrocentesis)

① 목 적

  ㉠ 염증성 관절상태, 관절염, 관절 감염 진단 또는 약물투여

  ㉡ 관절강 내 압력 완화를 위해 삼출액 제거

② 결과 분석 : 활액의 특징

검사 내용	의 미
점성도	• 손가락으로 벌려보았을 때 2.5~5cm • 염증 : 점도 낮고 물과 같은 활액
색, 투명도, 양	• 맑고 옅은 노란색, 소량 • 염증 : 회색빛, 혼탁, 양 증가
백혈구	• $200/mm^3$ 이하 • 염증 : 백혈구 증가
결정체	통풍, 가성통풍
뮤신 응고검사	• 5% 아세트산을 관절액에 첨가 • 진하고 끈적끈적하게 점도가 좋은 상태로 유지 • 염증 : 응고 점액의 질이 나쁘다.

③ 간호중재

  ㉠ 검사 전 국소마취제 투여, 무균술 적용

  ㉡ 압박드레싱, 8~24시간 동안 검사한 관절 안정

(5) 조직 검사(Biopsy)

① 골생검, 근육생검, 활액생검

② 간호중재

  ㉠ 검사부위 출혈, 부종, 혈종 관찰

  ㉡ 심한 통증은 합병증의 신호

  ㉢ 검사 후 24시간 동안 환부상승 : 부종 경감

(6) 근전도 검사(Electromyography, EMG)

① 골격근에 바늘전극을 삽입하여 전위의 변화로 근육의 전기적 활동 측정

② 신경장애, 신경 전도장애, 근육질환 구분

③ 시술 전 24시간 동안 자극제나 진정제 투약 금지

④ 바늘전극 함입으로 통증과 불안 호소 : 얼음찜질

(7) 골밀도 검사(Bone densitometry)
    ① 골다공증 진단
    ② 요추, 대퇴 근위부, 손목뼈의 질량과 밀도 측정
    ③ 통증이 없는 검사임을 설명

출제유형문제 최다빈출문제

50세 관절통을 호소하는 남자에게 관절경을 시행하였다. 이 환자에게 주의해야 할 것으로 올바른 것은?

❶ 시술 후 2~3일간 보행을 제한한다.
② 압박을 피하기 위해서 시술부위에 압박붕대를 감지 않는다.
③ 절대침상안정을 취하게 한다.
④ 검사 후 수분섭취를 권장한다.
⑤ 환자의 슬관절이 40° 이상 굴곡이 되지 않을 때 착용한다.

해설
관절경 검사 후 간호중재
• 검사 전날 밤 12시부터 금식한다.
• 검사 후 24시간 동안 환부를 고정시켜야 한다.
• 검사 후 2~3일간은 환부의 과도한 움직임이나 보행을 억제해야 한다.
• 시술 부위에 압박붕대를 감게 한다.
• 검사 후 수분섭취를 제한한다.

근골격계 손상

제 3 장

1 일반적 외상

(1) 타박상, 화상, 염좌

① 정의 및 원인

구 분	타박상(Contusion)	좌상(Strain)	염좌(Sprain)
정 의	둔탁한 힘에 의한 연조직의 손상	건이 과신전되거나 근육이 심하게 긴장될 때	인대가 늘어나거나 찢어진 상태
원 인	걷어차거나 넘어지는 것 또는 구타, 무딘 물체로 맞음	격렬한 운동 등	격렬한 운동(운동선수 호발), 교통사고, 낙상, 작업장 사고

② 증상, 치료 및 간호중재

구 분	타박상(Contusion)	좌상(Strain)	염좌(Sprain)
증 상	• 피하 출혈, 반상출혈(멍) • 상처 부위 부종, 통증	• 갑자기 심한 통증 • 부 종 • 반상출혈(멍)	인대열상, 반상출혈(멍), 종창, 심한 통증
치 료	• 자연치유 • 혈종 : 흡인, 절개	• 손상 부위 보호 • PRICE법 적용	• 손상 부위 보호 • PRICE법 적용
간호 중재	• P(Protection) : 손상부위 보호 • R(Rest) : 안정, 손상된 관절을 쉬게 함 • I(Ice) : 냉요법, 부종, 통증 완화를 위해 첫 24~48시간 동안 적용(손상 직후) • C(Compression) : 압박, 부종 부위 압박붕대로 고정, 감각저하, 순환장애가 나타나지 않게 주의하고, 8시간마다 풀었다 다시 감기 • E(Elevation) : 거상, 손상 부위를 심장보다 높게 하여 부종 예방 • 냉찜질 시기가 지난 후 간헐적 열적용 : 혈액순환, 치유 증진 • 필요시 진통제나 NSAIDs 투여 • 심한 경우 석고붕대, 부목 적용		

(2) 탈구와 아탈구

① 탈구(Dislocation)

㉠ 뼈가 관절의 정상 위치로부터 이탈되어 관절면의 접촉이 분리된 상태

㉡ 혈액공급 차단, 인대가 찢어지거나 혈관이 파열되며 신경이 손상, 인접 근육의 파열

② 아탈구(Subluxation)

관절이 불완전하게 탈구되거나 약간 빗나간 정도

③ 증 상

㉠ 관절면의 골절이 동반되기도 함, 통증과 부종

㉡ 탈구 시 신경손상 유무 관찰

㉢ 합병증 : 국소적 괴저, 무혈성 괴저, 상해된 관절면의 손상

④ 치료 및 간호

㉠ 탈구치료 원칙 : 정복(Reduction) → 정복유지(Maintenance) → 재활(Rehabilitation)

㉡ 비수술적 정복요법 또는 도수조작(Manipulation)치료, 부목이나 석고붕대로 유지

㉢ 얼음찜질 적용 : 통증, 부종 감소

㉣ 손상부위 말단 자세한 사정 : 혈관 손상 징후(창백, 맥박결손), 신경계 손상 징후(감각지각이상, 마비 등)의 확인

(3) 수근관증후군(Carpal tunnel syndrome, CTS)

① 수근관내 정중신경(Median nerve) 압박으로, 정중신경 지배영역에 이상증상이 나타난다.

② 원 인

㉠ 활액막이 붓거나 두꺼워져 터널의 공간이 감소되어 정중신경 압박

㉡ 혈액투석 환자, 손목의 골절, 탈구, 화상, 손목의 반복적인 운동 등(건축공, 공장 노동자, 요리사, 비서, 컴퓨터 사용 직업군)

㉢ 30~60대 여성에 호발

③ 증 상

㉠ 엄지와 검지, 중지의 감각둔화, 통증, 얼얼, 저린 감각

㉡ 상지와 목 기저부의 방사통

㉢ 엄지두덩의 위축

④ 진 단

㉠ Tinel 징후 : 손목부위의 정중신경을 가볍게 두드릴 때 저림증(Tingling) 유발

㉡ Phalen 검사 : 양 손등을 마주대고 손목을 90°로 약 1분간 굴곡시킬 때 이상감각

⑤ 치 료

  ㉠ 휴식 및 안정 : 손목 보호대, 부목 적용

  ㉡ NSAIDs, 스테로이드제제 투여 : 통증완화(단기간)

  ㉢ 수술 : 개방성 해리술, 내시경 해리술

⑥ 수술 후 간호

  ㉠ 시간마다 손가락 색깔, 모세혈관 충만, 온도감을 측정하여 혈류 사정

  ㉡ 안위증진 : 손과 팔을 24시간 동안 올리고 있기

  ㉢ 손목안정 : 부목으로 굴곡 방지

  ㉣ 통증관리 : 얼음찜질, 진통제

  ㉤ 4~6주간 무거운 물건 들기 금지

출제유형문제 최다빈출문제

1-1. 십자전방인대파열 수술 후 5일째인 환자가 부종과 통증을 호소하면서 운동하기가 힘들다고 한다. 적절한 간호로 옳은 것은?

① 침상안정한다.

② 통증감소를 위해 냉찜질을 적용한다.

③ 다리를 심장부위보다 높게 상승시킨다.

④ 부종감소를 위해 온찜질을 한다.

❺ 빠른 회복을 위해 지속적 수동운동기계(CPM)를 적용한다.

1-2. 수근관증후군을 사정할 수 있는 신체검진은?

① 알렌 검사

② 롬베르그 검사

❸ 팔렌(Phalen) 검사

④ 창백(Blanching)반응 검사

⑤ 호만스(Homans)징후 검사

해설

십자인대 수술 환자의 간호
빠른 회복을 위해 지속적 수동운동기계를 적용하여 운동한다.

해설

손목굴증후군(수근관증후군) 진단 검사
• Tinel 징후 : 손목 부위의 정중신경을 가볍게 두드릴 때 3개 반 정도의 손가락에 저림감이 있다.
• Phalen's 검사 : 손목을 90° 구부린 상태에서 양 손등을 마주한 채 60초 정도 있게 하면 무감각이나 통증이 발생한다.

2 골절(Fracture)

(1) 정의 및 원인

① 정의 : 골조직의 연속성이 파괴된 상태

② 원 인

㉠ 외상성 : 대부분 차지, 난상, 자동차 사고, 뒤틀림 등 외부의 과도한 힘에 의한 분리상태

㉡ 병리적 변화 : 종양, 골다공증 등

(2) 골절의 종류

① 완전골절(Complete fracture) : 골피질연속성 완전 소실, 성인에 호발

단순(폐쇄)골절 (Closed fracture)	• 연부조직 및 피부 정상 • 골편수 3편 미만
매몰(감입)골절 (Impacted fracture)	• 골절된 뼈의 한 끝이 다른 뼈 속에 그대로 남아 있는 골절 • 대퇴경부 골절에 흔함. 똑바로 추락할 때 발생
분쇄골절 (Comminuted fracture)	• 골편수 3편 이상(여러 조각으로 부서진 상태) • 둔탁한 외력이 광범위하게 가해졌을 때 발생
개방골절 (Open fracture)	• 골절된 뼈의 말단부가 연부조직을 뚫고 피부 밖으로 돌출 • 감염 등 합병증 위험이 높음
복합골절 (Complicated fracture)	골절 주위에 있는 중요 조직이나 기관에 손상을 일으키는 골절
압박골절 (Compression facture)	• 뼈의 길이 방향으로 무리한 하중이 가해졌을 때 발생 • 한 개의 골절편이 다른 골편이나 뼈조직에 박히는 골절 • 노인의 골다공증성 척추 압박
전위골절 (Displaced fracture)	• 완전골절되어 골절편이 골절선에서 분리되어 위치를 이탈함 • 골절 부위 양측면의 골막 손상
유연골절 (Greenstick fracture)	• 골절의 한쪽 피질골의 연속성만 소실 • 소아에 호발

② 불완전골절(Incomplete fracture)

유연골절 (Greenstick fracture)	• 골절의 한쪽 피질골의 연속성만 소실 • 소아에 호발

(3) 증 상

① **통증과 압통** : 부종으로 인한 주위 신경 압박, 연조직, 근육 손상, 불수의적 근육경련

② **부종과 종창** : 골절부위 장액성 체액 증가와 출혈로 인해 발생, 순환장애와 신경손상의 유발가능

③ **변형** : 뼈의 모형이나 위치가 변하여 각이 생기거나 회전, 단축, 뼈 외양의 변화, 눌림

④ **손상부위 반상출혈(Ecchymosis) 및 타박상** : 피하조직에 혈액 유출로 인한 피부 변색

⑤ 기능 상실 : 통증, 근육경직, 뼈나 관절 손상으로 수의적 운동 제한

⑥ 근경련 : 방어적 반응으로 골절부 근육의 불수의적 수축

⑦ 염발음(Crepitus) : 골절편이 서로 부딪쳐 나는 소리, 불유합 가능성 증가

⑧ 감각변화, 쇼크

(4) 골절치유 과정

① 혈종형성(Hematoma formation) : 부러진 뼈 부분 출혈과 삼출물 발생, 골막과 근접 조직이 손상부위를 에워싸고 혈종 생성, 24시간 내에 혈종 내 혈액이 엉겨 붙어 섬유소 그물망을 형성한다.

② 세포증식단계(Granulation tissue formation, 육아조직 형성) : 손상 2~3일 내에 신생혈관, 섬유아세포와 조골세포로 구성되는 육아조직을 형성하고, 활발한 대식작용에 의해 괴사된 조직들이 흡수된다.

③ 가골 형성 : 손상 후 6~10일 후 새로운 골기질이 골양에 축적되면서 정상보다 느슨하게 짜여진 기골을 형성한다.

④ 골화 단계(Ossification) : 골절 후 3~6주 칼슘과 무기질이 침착하여 단단한 진성 가골로 변화된다.

⑤ 골 강화와 재형성 단계(Consolidation & Remodeling)

(5) 치 료

기본 원칙 : 정복 → 고정 → 재활

① 정복(Reduction) 골절편을 해부학적 위치로 재정립

    ㉠ 도수정복(Manipulation) : 폐쇄적 방법

      • 시술자의 힘으로 잡아당겨 정렬하는 방법, 부종 전 가능한 빨리 치료

      • 고통스러운 절차 : 마취 필요

    ㉡ 수술적 정복 : 개방적 방법

      • 개방성 골절, 전위 골절, 골절 사이에 이물질이 있는 골절 등에 적용

      • 골편을 고정하기 위해 내부고정기구 사용 : 금속선, 나사, 핀

② 고정(Fixation) 정복 후 치유될 때까지 골절편이 움직이지 않도록 하는 것

    ㉠ 견인장치(Traction)

      • 골절을 정복하여 고정될 수 있도록 신체에 당기는 힘 적용

      • 종류 : 피부 견인, 골격 견인

    ㉡ 석고붕대(Cast)

      • 손상 부위를 안정화시켜 통증을 없애고 2차적 손상 예방

      • 기형 예방 및 교정에 이용

    ㉢ 외부적 고정(External fixation) : 골절부위의 안정적 유지를 위해 골절부 상하에 핀을 삽입한 후 외부 금속틀로 고정

    ㉣ 내부적 고정(Internal fixation)

      • 못, 막대, 판, 나사못, 핀 등을 사용하여 수술로 골편 재정렬 후 고정

      • 조기 이상이 쉽고, 관절운동이 용이하다.

③ 재활(Rehabilitation)

    ㉠ 손상된 부분의 정상적 힘과 기능 회복

    ㉡ 등척성 운동, 수동적·능동적 관절 운동, 물리치료 등

(6) 간호중재

① 부동 : 조직손상 최소화

    ㉠ 옮길 경우 척추손상 고려

    ㉡ 옮기기 전 골절부위에 부목 적용(골절 상하 관절까지 고정되도록)

② 말초 조직관류 유지

    ㉠ 손상부위 신체사정

      • CMS 사정

      • 부종 발생 전에 조이는 물건 제거

    ㉡ 상처 드레싱

      • 노출된 뼈를 밀어 넣지 않기

      • 감염 예방 : 드레싱 교환 시 무균술

    ㉢ 출혈중재

      • 상처 위에 국소적 압력

      • 지혈대 사용은 삼가

      • 지혈대를 사용할 경우 : 혈액순환을 방해하지 않도록 5분 간격으로 풀어준다.

    ㉣ 개방성 골절 그대로 부목 적용

    ㉤ 수술 후

      • 이동할 때 삼각손잡이 이용

      • 손상된 사지 상승

③ 통증 관리

    ㉠ 고정, 부목 적용

    ㉡ 진통제 투여

    ㉢ 비약물적인 통증 간호 : 이완, 전환요법

④ 피부 통합성 유지 : 고정 장치를 한 환자 간호

    ㉠ 조기이상 격려

    ㉡ 초기에 사지 상승 : 통증, 부종 감소

    ㉢ 철저한 피부 관리

⑤ 기동성 회복

    ㉠ 정복수술 시행 전까지 견인

    ㉡ 부 동

    ㉢ 피부간호, 마사지, 체위변경

    ㉣ 양호한 위생 상태 유지

    ㉤ 비사용 증후군 예방 간호

⑥ 골절 시 응급처치

㉠ 전신 상태, ABC(Airway, Breathing, Circulation) 확인

㉡ 환부를 움직이지 말고 가능한 신속히 고정

㉢ 개방성 골절 : 무균방포나 깨끗한 헝겊으로 덮고 부목을 대준다.

㉣ 골절부위가 하지일 경우 : 억지로 벗기지 말고 가위로 잘라서 벗긴다.

㉤ 전신상태, 활력증상, 의식상태 shock 여부, 체위이상 여부를 관찰

㉥ 골절부위 : 마음대로 정복·타진하거나 잡아당기지 말고, 골편을 제거하지 않는다.

㉦ 손상부위 상승

㉧ 신속히 후송

(7) 합병증

① 지방색전증(Fat embolism)

㉠ 정 의

• 손상된 골격의 골수에서 유리된 지방조직이 혈액 속으로 유입되어 발생

• 장골, 골반부 골절, 하지 골절, 다발성 골절, 분쇄성 골절일 때 흔하다.

㉡ 증 상

• 대개 손상 후 2~3일 이내 나타난다.

• 뇌 : 어지러움, 혼란, 섬망, 흥분, 혼수

• 폐 : 저산소증, 빈맥, 청색증, 호흡곤란, 흉통

• 점상출혈, 지방뇨

㉢ 치 료

• 고농도 산소 투여

• 인공호흡기

• 스테로이드 : 폐의 염증, 뇌부종 감소(스테로이드 사용은 논란의 여지 있음)

• 헤파린 : 지방조직 파괴, 혈류 증진

• Morphine : 통증과 불안 완화

• 예방 : 골절 시 즉각적인 골절부위 부동, 자세 고정 및 지지

② 구획증후군(Compartment syndrome)

㉠ 정 의

• 구획(Compartment) : 심부 근막이나 뼈에 의해 둘러싸여 있으나 하나 또는 여러 개의 근육 다발을 포함하는 폐쇄된 해부학적 공간

• 한정된 근막구획 내 간질액 압력 증가로 공간 내 조직의 신경·혈관의 손상

㉡ 원 인

• 구획의 크기 감소 : 화상 시의 가피, 지나친 견인, 손상된 근막이 닫힌다.

• 외부압력 : 체위, 억제성 드레싱, 조이는 석고붕대, 부목, 외과적 지혈대

• 출혈 : 혈관 손상, 응고장애

• 부종, 정맥주사 침윤으로 인한 구획 내용의 증가

     ⓒ 증 상
- 진통제로 조절되지 않는 극심한, 터질 듯한 통증
- 부종, 긴장, 압통, 감각소실(없을 수도 있음), 후기에 맥박이 촉지되지 않는다.
- 국소 빈혈이 발생 후 6시간 경과 시 근육과 신경에 치명적 손상 시작, 24~48시간 후에는 회복 불가능, 허혈성 근육조직이 섬유성 조직으로 대체
- 볼크만 허혈성 구축(Volkmann's ischemic contracture) : 팔과 손이 갈고리 모양의 기형으로 변형된 영구적 마비형태

     ⓔ 치료 및 간호중재
- 광범위 피부 근막 절개술 : 외과적 감압
- 예 방
  - 손상된 사지를 심장 높이로 상승(심장보다 높으면 혈액순환 장애)
  - 규칙적으로 CMS 사정, 환자 증상 호소 경청, 간헐적 냉요법
  - 조이는 석고붕대, 드레싱 즉시 제거
  - 충분한 수분 섭취 권장

③ **무혈성 괴사(Avascular necrosis)**
     ⓐ 정의 : 골절이나 탈구 시 혈관이 손상되어 골부분의 혈액 공급 장애, 뼈조직 괴사
     ⓑ 호발부위 : 대퇴경부
     ⓒ 증상 : 통증, 기능적 제한
     ⓔ 치료 및 간호중재 : 체중 부하 금지, 목발, 보조기 착용, 골 이식술, 관절 고정술, 대퇴 골두 치환술, 인공관절 치환술

④ **기타** : 심부정맥혈전증, 폐색전증, 말초신경 손상, 감염, 변형

(8) 신체 부위별 골절

① **손목 골절(Colles' fracture)**
     ⓐ 요골 원위 골절, 척골의 주상돌기에서 주로 발생
     ⓑ 여성, 노인에 호발
     ⓒ 합병증 : 손목터널증후군

② **고관절 골절(Hip and femur fracture)**
     ⓐ 여성, 노인에 호발
     ⓑ 골절로 인한 합병증, 부동으로 사망 초래

출제유형문제 최다빈출문제

2-1. 분쇄골절에 대한 설명으로 옳은 것은?

① 뼈가 한 중간에서 부러진 상태이다.
② 뼈는 이상이 없고 인대가 늘어난 상태이다.
❸ 골절부위의 뼈가 여러 조각이 난 상태이다.
④ 부러진 뼈가 완전히 분리되지 않은 상태이다.
⑤ 부러진 뼈의 가장자리가 날카로운 톱니 모양으로 살을 뚫고 나온 상태이다.

2-2. 경골이 골절되어 내원한 환자에게 붕대를 감아주었다. 환자에게 취해 주어야 할 간호중재 중 옳은 것은?

① 간지러우면 핀을 넣어서 긁어야 한다.
❷ 붕대 위에 천으로 두른 얼음주머니를 적용한다.
③ 환자의 통증을 경감하기 위해서 가까운 거리에서 열요법을 적용한다.
④ 경골부위를 심장보다 아래로 내린다.
⑤ 능동적 관절운동을 시킨다.

2-3. 대퇴경부 골절로 내고정술을 받고 병실로 돌아온 환자에게 알맞은 간호중재는?

① 조기이상을 격려한다.
② 대퇴를 외회전한 상태로 유지한다.
③ 체중 부하를 주는 운동을 격려한다.
❹ 대퇴 사두근의 등척성 운동을 격려한다.
⑤ 훈련효과를 높이기 위해 보행보조기구는 사용하지 않는다.

2-4. 응급실에 내원한 노인 환자에게 콜리스 골절(Colles' fracture) 진단이 내려졌을 때 우선적으로 사정해야 할 것은?

① 어깨의 내회전
② 팔꿈치의 굴곡
③ 볼크만 허혈 구축
❹ 손가락의 운동범위
⑤ 손가락의 척골편위

해설

분쇄골절이란 골절편이 3개 또는 그 이상으로 부서진 상태를 말한다.

해설

핀을 넣어 긁게 하지 말아야 하며 통증 경감하기 위해 석고 창구를 내어 피부를 관찰한다. 또한 경골부위를 심장보다 위로 향하게 하며 관절운동범위 운동을 하게 한다.

해설

대퇴부(넙다리뼈) 경부 골절 후 내고정술을 받은 환자는 등척성 운동을 통해 근위축을 방지해야 한다.

해설

콜리스 골절은 손목부위의 골절이므로 주변 신경부위 손상여부 진단을 위해 손가락 운동 범위의 사정이 필요하다.

❸ 석고붕대 환자 간호

(1) 목 적
① 골절 치유과정, 수술 후 치유과정 동안 환부 부동
② 기형 예방과 교정 : 관절염, 척추측만
③ 질병 시 휴식 증진
④ 조기 체중부하

(2) 적 용
① 석고붕대 할 피부는 비누로 깨끗이 씻고 완전 건조
② 석고붕대 할 부위를 부드러운 스토키네트(Stockinette)로 조이지 않고 주름 없이 감싼다.
③ 돌출부위에 스펀지나 솜을 대서 압박으로부터 피부를 보호
④ 적절한 자세를 유지하고 부동 : 초기 10~15분간 석고에서 열 발생
⑤ 석고 창구(Cast window) : CMS 사정, 조직 손상의 우려가 있는 부위 관찰, 수술 부위 배액 및 상처 간호

(3) 제 거
① 치유 후 전기 석고 절단기로 절개
② 미지근한 물과 약알칼리성 비누로 부드럽게 세척
③ 서서히 점차적으로 운동 : 불편감, 부종 예방
④ 물리치료, 운동 시작

(4) 종 류

종 류	적용부위	적응증
단상지 석고(Short arm cast)	팔꿈치 밑-손바닥	손, 요골하부 골절(Colles' fracture), 손목 골절, 손가락 골절
장상지 석고(Long arm cast)	겨드랑이-손바닥	전박, 팔꿈치, 손목 골절, 손목인대 손상
상박 현수석고 (Hanging arm cast)	장상지 석고를 목에 걸어 매는 것	• 상완골 간부 골절 중 골절면이 넓을 때 • 상박과 어깨관절 지지
단하지 석고(Short leg cast)	무릎 밑-발가락	• 발목골절, 발목인대손상, 족근골 골절 • 발가락 노출 : CMS 사정
장하지 석고(Long leg cast)	상부대퇴-발가락	경골, 비골, 불안정한 발목골절, 원위 대퇴골, 무릎 손상
체간부 석고 (Body jacket cast)	상부흉부-치골부위	• 척추 골절, 척추 유합술 후 몸통 부분 고정 • 머리, 어깨, 사지 자유로움 • 호흡, 소화를 돕고 복부 압박을 줄이기 위한 복부 전면 창구
수상 석고(Spica cast)	몸체-사지	• 수상 : 8자형으로 교차된 형태 • 몸체와 사지의 주요부분 함께 고정 • 둔부와 회음부 창구

(5) 간호중재

① 석고붕대의 건조

㉠ 석고붕대의 건조는 종류와 두께, 주위환경의 습도, 기온, 환기 상태 등에 따라 다르다.

㉡ 건조 시에는 실내 온도가 적당하다.

㉢ 드라이기, 히터 등 사용 금지 : 바깥이 먼저 마르면서 화상 가능성이 있다.

㉣ 석고붕대는 속까지 완전히 말라야 하며, 골고루 일정한 속도로 건조되어야 한다.

㉤ 안쪽이 마를 때까지 다른 것으로 덮지 않는다.

㉥ 석고붕대를 하지 않은 부분은 담요로 덮어 보온을 유지한다.

② 신경혈관계 손상 예방

㉠ 신경혈관계 상태 사정 : 창구 또는 말단부위에서 CMS 사정, Blanching test

㉡ 손상부위 상승, 냉적용 : 부종 감소

㉢ 석고 용대 말단 사지에 5P 시 석고붕대 제거 : 통증(Pain), 창백 또는 청색증(Pallor), 맥박 소실(Pulselessness), 감각 이상(Paraesthesia), 마비(Paralysis)

㉣ 꽉 조이는 석고붕대는 자르거나 반원통으로 자른다.

③ 피부 통합성 유지

㉠ 석고붕대 가장자리 피부는 매일 깨끗이 씻고 건조하며, 모서리 다듬기

㉡ 가려움증 : 옷걸이, 연필, 자 등으로 석고붕대 밑을 긁지 않도록 한다. 가려움증 반대 부위에 얼음을 대주거나 진통제 투여 등

㉢ 땀띠가루, 녹말가루 사용 금지 : 덩어리져 피부자극, 소양감 유발

㉣ 골절 환자용 변기 사용, 석고붕대 부위가 젖지 않도록 보호

㉤ 합성 석고붕대 : 가볍고 방수가 잘되며 빠르게 건조

㉥ 2~3시간마다 체위변경 : 석고붕대의 모든 부위가 골고루 노출되도록 한다.

㉦ 회음부를 씻고 완전 건조한다.

㉧ 석고붕대 부위를 베개로 받쳐놓기

④ 감염 사정

㉠ 눈에 띄는 배액

㉡ 곰팡이 냄새

㉢ 열감, 통증 사정

⑤ 운동 장애

㉠ 보조기구 사용 : 목발, 보행기, 지팡이

㉡ 보행용 발뒤축, 석고붕대용 장화 사용

㉢ 관절운동범위의 운동

㉣ 손상근육에 등척성 운동 : 근력 유지

⑥ 석고붕대 증후군(복부를 덮는 석고붕대로 인한 십이지장 급성폐색)
  ㉠ 증상 : 오심, 구토, 복부팽만, 통증
  ㉡ 간호중재
   • 비위장관을 삽입하여 감압
   • 수분, 전해질 공급 : 정맥주사
   • 금 식
   • 석고붕대 제거

출제유형문제 최다빈출문제

3-1. 다리에 석고붕대를 한 부위에 창백함, 족배동맥 소실, 냉감, 부종 등의 증상이 나타날 경우 우선적인 간호중재는?

① 근막절개술을 시행한다.
② 신경학적 검사를 한다.
③ 압력붕대를 풀고 다시 감는다.
❹ 석고붕대를 제거한다.
⑤ 심장보다 높게 상승시킨다.

해설
구획증후군의 간호중재
• 창백함, 냉감, 부종 등의 증상이 나타날 경우 먼저 석고붕대를 제거한다.
• 구획증후군이 나타나면 석고붕대의 반을 제거하고 압력붕대를 제거한다.
• 사지를 심장높이에 두게 되면 혈량을 증가시키는 보상기전을 억제하여 종창이 감소된다.
• 1시간 내 증상이 호전되지 않으면 근막 절개술을 실시한다.

3-2. 75세 노인이 사선골절로 단하지 석고붕대(Short leg cast)를 한 후 8일 후에 X-ray 상에서 미세하게 가골(Callus)이 확인되었을 때 중요한 간호는?

① 하지를 올려 준다.
② 냉찜질을 적용한다.
③ 무기질 섭취를 늘린다.
④ 등장성 운동을 권장한다.
❺ 부동자세를 유지한다.

해설
골절 치유단계 중 가골 형성단계는 새롭게 형성된 연골과 골기질로 이루어진 가골이 형성되는 시기로, 손상 후 6~10일 이후에 나타난다. 가골은 부동이 잘 유지되었을 때 넓은 면적으로 충분하게 형성될 수 있다.

4 **견인장치 환자 간호**

(1) 정의 및 목적

　① 정의 : 골절을 정복하여 고정될 수 있도록 신체에 당기는 힘을 적용하는 것

　② 목 적

　　㉠ 근육 경련 감소 및 예방

　　㉡ 관절과 신체 부위 고정

　　㉢ 골절 또는 변위 예방

　　㉣ 특정 체위로 사지를 고정하여 손상 예방

　　㉤ 척추 압박 요인의 제거

(2) 견인 종류

　① 피부견인

　　㉠ 적용 : 피부에 힘을 가하여 뼈에 간접적인 힘을 전달하며, 결정적 치료를 하기 전 부종 예방과
　　　　골절편 고정을 위해 일시적으로 적용한다.

　　㉡ 단점 : 개방성 상처가 있는 경우, 피부염·테이프 과민반응이 있는 경우에는 사용이 불가능하다.

　　㉢ 종 류

　　　• Buck 신전 견인 : 수평 견인

　　　• Bussel 견인 : 수평 + 수직 견인

　　　• 골반 현수 견인(Pelvic sling traction)

　　　• 골반띠 견인(Pelvic belt traction)

　　　• 경부 견인(Cervical traction)

　　　• Bryant 견인 : 3세 미만 소아, 고관절 90° 굴곡

　② 골격견인

　　㉠ 적용 : 뼈에 직접적으로 힘을 전달하며, 골절의 정도가 보다 심할 때 적용한다.

　　㉡ 단점 : 핀 삽입 부위의 감염 위험이 있다.

　　㉢ 종 류

　　　• 평형 현수대 견인(Suspension traction)

　　　• 두부 골격 견인

(3) 방법 및 적응증

구 분	피부견인	골격견인
방 법	피부에 플라스틱 물질, 부착성 테이프를 적용하고 추로 견인력 적용	철사, 핀, 집게 등을 뼈에 직접 삽입하여 견인력 제공
견인력	2~4kg	10~16kg
적응증	• 골절치료 시작 전 부종예방 • 골절편 고정을 위해 일시적, 단기적 • 관절경축 우려 시 예방적으로 간헐적 사용	• 견인력을 계속 적용해야 하는 경우 • 근육경련 완화를 위해 무거운 추를 사용해야 하는 경우

(4) 간호중재

① 올바른 견인력 유지

  ㉠ 피부 견인 밴드 및 테이프는 주름이 생기지 않게 동일한 압력을 유지

  ㉡ 골격 견인 시 추, 견인줄, 도르레의 움직임 주의

  • 안정적으로 고정하고, 추는 함부로 만지지 않는다.

  • 추는 바닥에 닿지 않게 주의한다.

  ㉢ 올바른 자세 유지, 발이 중립 자세를 유지하도록 지지

② 피부 간호

  ㉠ 피부 견인 : 특히 피부 자극, 말초신경 압박이 가해질 수 있다.

  • 압박 부위에 패드 사용, 주기적으로 압박 붕대를 풀어 피부 사정

  • Buck 견인은 매 8시간마다 풀고 다시 감는다.

  • 뼈 돌출부위 보호대 적용, 자주 마사지를 해 준다.

  ㉡ 욕창 관찰 : 가능한 범위 내 체위변경, 운동, 앙와위 견인 시 2시간마다 등(Back) 간호, 침요 주름이나 부스러기 정돈, 공기침요 사용

  ㉢ 고정부위 상승 : 부종 예방

③ 신경혈관계 손상 예방

  ㉠ 매 2시간마다 견인 부위 CMS

  ㉡ 말초맥박, 피부색, 체온 등 관찰, 혈전성 정맥염 증상사정, 감각이상, 무딘감 사정

  ㉢ 비골신경 마비 관찰 : 손상된 발의 배굴 확인

  ㉣ 감각의 악화나 상실 발견 : 탄력붕대를 느슨하게 다시 감는다.

  ㉤ 고정부위 상승 : 부종 완화

④ 감염 예방(골격 견인 시 주합병증 예방)

  ㉠ 핀 삽입 부위의 멸균 드레싱 1~2회/일

  ㉡ 냄새나고 색이 변화한 배액물의 관찰(소량의 장액성 배액은 정상)

⑤ 신체 선열 유지

㉠ 앙와위 시 불필요한 긴장 제거, 하수족(Foot drop) 예방을 위한 지지대 사용

㉡ 쿠션지지 : 내번, 외번 방지

㉢ 삼각손잡이를 이용하여 움직일 수 있도록 한다.

⑥ 운 동

㉠ 근력 긴장 상태 유지, 혈액순환 증진(혈전성 정맥염 예방), 관절 구축 예방의 효과

㉡ 견인의 제한 범위 내에서 실시 : 삼각손잡이 당기기, ROM 운동, 정상 관절의 체중 부하 운동 등

㉢ 등척성 운동 : 움직이지 못하는 정우 사둔근, 둔근 힘주기 등

출제유형문제 최다빈출문제

4-1. 피부견인의 방법 및 적응증에 해당하는 것은?

① 철사, 핀, 집게 등을 뼈에 직접 삽입하여 견인력을 제공한다.

② 견인력이 약 10~16kg이다.

③ 근육경련 완화를 위해 무거운 추를 사용해야 하는 경우 사용된다.

④ 견인력을 계속 적용해야 하는 경우 사용된다.

❺ 골절치료 시작 전 부종예방을 위해 사용된다.

4-2. 견인장치를 한 환자와 가족에게 교육해야 할 내용으로 옳은 것은?

① 견인추는 안전하게 바닥에 놓여 있도록 한다.

② 필요에 따라 견인기구를 조절하거나 변형하도록 교육한다.

③ 어느 정도의 감각 이상이나 통증은 정상이다.

❹ 신체 부동으로 인한 부작용을 감소하기 위해 고안된 활동에 대해 지도한다.

⑤ 효과적이고 빠른 회복을 위해 견인장치를 한 부분에 운동을 해야 한다고 설명한다.

해설

피부견인

• 견인력 : 2~4kg

• 방법 : 피부에 플라스틱 물질, 부착성 테이프를 적용하고 추로 견인력을 적용한다.

• 골절치료 시작 전 부종예방을 위해 사용한다.

• 골절편 고정을 위해 일시적, 단기적으로 사용하거나 관절경축 우려 시 예방적으로 사용한다.

해설

견인장치를 했을 때 대상자의 체위와 침상을 유지하는 것이 중요하며 활동을 하기 위해 견인장치의 힘을 변화시키면 뼈의 정립상태가 변형되므로 효과적인 견인유지를 위해서는 활동의 제한이 필요하다는 것을 설명한다. 견인추는 닿는 부위가 없이 잘 매달려 있도록 한다.

5 절단(Amputation)

(1) 절단의 정의 및 원인
① 정의 · 환자의 생명과 안위를 위하여 신체의 일부를 외과적으로 제거하는 것
② 원 인
  ㉠ 말초혈관질환 : 원인 중 70%, 노인의 동맥경화증, 당뇨병 합병증
  ㉡ 외상, 감염, 종양, 신경손상, 선천성 기형

(2) 절단 방법
① 개방성 절단(Open amputation)
  ㉠ 환부를 단면으로 절단하는 것, 주로 감염이 심할 때 시행
  ㉡ 환부 상처 치유 후 절단부를 봉하기 위한 재수술
② 폐쇄성 절단(Closed amputation) : 절단부를 피부로 봉합하는 방법, 감염의 위험이 없을 때 시행

(3) 간호중재(하지절단술 기준)
① 수술 전
  ㉠ 신체적, 심리적 준비
  ㉡ 사지 강화 : 절단 후 보행에 대한 준비
  ㉢ 환자의 반응에 대한 무비판적인 수용
② 수술 방법
  ㉠ 수술 직후 의지 착용 방법
    • 절단 수술 후 즉시 절단부에 석고로 만든 임시 의족 대치물 적용
    • 단단한 드레싱
      ‐ 사지 절단부 드레싱 위에 석고 드레싱 적용
      ‐ 석고 말단부에 임시 의족 적용
      ‐ 영구 의족을 적용하기 전까지 3~4회 교환
      ‐ 장점 : 환자에게 심리적 격려, 절단부 보호, 조기이상
  ㉡ 지연성 의지 착용 방법
    • 수술 후 상당 기간 후 의지 착용
    • 압박 드레싱을 한 후 수술 부위를 관찰하기 위해 단단한 드레싱을 하지 않는다.
③ 수술 후 간호(지연성 의지 착용 방법)
  ㉠ 통 증
    • 염증, 감염, 골 돌출부위의 압박, 혈종에 의한 통증
    • 다양한 이완요법, 마약성 진통제 투여
    • 수술 부위에 발판, 크레들을 이용하여 압박 예방
    • 상처부위에 얼음 사용 금지

        ○ 변화된 감각지각 최소화
- 수술 직후 또는 절단 2~3개월 후 환상지통 경험
- 절단된 사지 존재, 으스러지는 느낌, 저린 느낌, 꼬인 느낌, 무딤, 근경련 등
- 통증을 표현하게 하고 점차 감소됨을 설명

        © 피부통합성 유지
- 드레싱 교환 시 무균술, 항생제 투여
- 감염 증상, 압박부위, 피부염, 물집 확인
- 크림, 로션을 사용하지 않는다(피부를 너무 부드럽게 하여 의지 사용에 불편).
- 알코올을 사용하지 않는다(피부 건조).
- 양말을 신어 땀을 흡수, 피부가 보철물에 직접 닿지 않도록 한다. 일회용 밴드 금지

        ② 관절구축 예방 및 운동 증진
- 수술 후 48시간 이후는 거상 금지
- 고관절 내전상태로 휴식(하지의 외전, 외회전, 굴곡을 피함)
- 복위 : 3~4회/일
- 조기 ROM 운동 : 수술 후 1~2일부터, 조기이상 : 절단 다음날
- 이두박근, 삼두근 강화(목발 보행에 필요)

        ⑩ 재활간호
- 근력강화 운동과 ROM 운동을 즉시 시작한다. 수술 후 최소한 1년간 계속
- 상지수술 후 어깨 힘 강화운동, 하지수술 후 시두근 강화 운동을 3개월간 지속
- 골이식한 경우 수개월 동안 뼈가 완전히 결합될 때까지 체중부하운동을 금한다.

        ⑪ 수술 후 합병증 : 출혈, 혈종, 절단부 부종, 관절구축, 환상지감, 감염

(4) 대상자 간호

    ① 하지절단 대상자 간호 : 관절구축 예방을 최우선으로 한다.
        ○ 관절구축을 유발하는 자세
- 둔부나 슬부 아래에 베개를 놓는 것
- 절단부를 내려놓은 채 휠체어에 앉는 것
- 척추를 구부리는 것
- 무릎이나 둔부를 굴곡시킨 채 눕는 것
- 대퇴 사이에 베개를 놓는 것
- 목발 손잡이 위에 절단부를 놓는 것
- 침대에 절단부를 걸쳐 놓는 것
- 절단부를 외전시키는 것

ⓛ 하지절단부 관리
　　　• 피부표면 반흔, 피부 욕창, 신경종, 종창, 부종 방지
　　　• 절단부를 원추형 모양으로 유지
　　　• 매일 따뜻한 물과 중성비누로 절단부를 깨끗이 씻는다.
　　　• 피부를 수건으로 완전히 닦고 건조
　　　• 절단부를 씌우는 양말을 청결히 유지
　　　• 탄력붕대를 사용하여 2회/일, 원위부위는 단단히, 근위부는 약간 느슨하게 감는다.
　　ⓒ 대퇴절단의 운동 치료법
　　ⓔ 하퇴절단의 운동 치료법
② 상지절단 대상자 간호
　　㉠ 하지절단보다는 낮은 빈도
　　ⓛ 상지의 근육운동, 어깨관절의 운동을 미리 실시하여 관절구축을 예방한다.
　　ⓒ 상지절단운동은 수술 후 첫날부터 실시

출제유형문제 최다빈출문제

사고로 인해 하지절단술을 받은 환자가 보행훈련을 시작하려고
한다. 가장 우선적으로 필요한 간호중재는?

❶ 상지근육 강화
② 목발 보행 연습
③ 의족을 착용하고 걷는 연습
④ 의족을 착용하고 균형을 잡기
⑤ 의족을 착용하고 체중부하 운동을 시작

해설
하지절단 후 재활
• 2주 후부터 절단부에 체중부하를 적응시키
　기 시작한다.
• 남아 있는 사지는 근력과 기능을 강화시킨
　다.
• 절단된 하지는 근위축과 관절경축을 예방해
　야 한다.

제 4 장

인공관절 치환술

※ 인공관절 적용
- 관절로부터 손상된 뼈나 연골을 제거하고 관절의 체중부하 표면을 재정렬하거나 교환
- 관절기능 회복, 질병 예방, 질병 악화 방지

1 고관절 전치환술(Total hip arthroplasty, THA)

(1) 수술 전 간호

① 수술 절차, 수술 후 시행되는 간호 및 퇴원 후 제한점 등을 설명한다.

② 양측 고관절 수술을 한번에 실시할 수 있다.

③ 고관절 대치술(치환술) 환자 간호

　㉠ 체 위
- 수술한 부위로 측위 금지
- 90° 이상의 고관절 굴곡 금지
- 의전 부목, 베개를 다리 사이에 적용해서 내전금지
- 다리 옆에 모래주머니를 두기도 함
- 발등이 밖을 향하게 유지하여 내회전 금지
- 고관절 굴곡, 내전, 내회전 금지

　㉡ 활 동
- 체중부하 제한 한도 내에서 활동 격려
- 침상운동부터 시작, 관절가동범위 운동, 경사침대, 평행봉 운동, 등척성 운동
- 2~3주 후 걷기 : 목발 걷기가 가능하다.
- 3개월 후 걷기 : 목발 없이 걷기가 가능하다.

(2) 수술 후 간호

① 탈구 예방 : 삽입된 인공관절이 이탈되지 않도록 유의한다.

  ㉠ 관절굴곡은 6~7일에 60°, 2~4개월에 90° 정도로 제한한다.

  ㉡ 탈구 예방을 위해 내전은 2~3개월 동안 중앙선을 넘지 않도록 한다.

  ㉢ 외전 상태 유지 : 다리 사이에 베개를 두고 잔다.

  ㉣ 주치의의 처방 없이 수술부위가 있는 측위로 눕지 않는다.

  ㉤ 말단부위의 내측, 외측 회전을 삼간다.

  ㉥ 높은 변기와 의자를 이용하고, 특히 팔걸이가 있는 의자를 이용한다.

② 통증 관리

  ㉠ 처방된 진통제, 근육 이완제 투여

  ㉡ 물리치료, 조기이상(Ambulation)은 진통제 투여 20~30분 후 실시

③ 활동 및 운동

  ㉠ 침상 머리 부분을 올릴 때 굴절 제한 정도를 관찰한다.

  ㉡ 고관절의 굴곡경축예방을 위해 침상 머리 부분을 주기적으로 올리고 내린다.

  ㉢ 체중이동과 침상용 변기의 사용을 위해 침상에 설치된 삼각대의 사용법을 교육한다.

  ㉣ 발목관절 배굴신전운동과 삼두박근 및 둔부운동 격려 : 정맥순환, 혈전형성 방지, 근육긴장 유지

  ㉤ 수술 받은 다리를 외전 및 신전시킨 상태로 수술 받지 않은 쪽으로 눕는다.

  ㉥ 수술 후 첫날부터 조기이상하여 운동한다.

  ㉦ 굴절 억제하에 앉는 적절한 다리 조절법 교육 및 시범

④ 퇴원교육

  ㉠ 내전을 피하기 위하여 보행보조기를 사용하고, 2~3개월 동안 둔부굴절을 90° 정도로 제한한다.

  ㉡ 집에서 간이용 좌변기를 사용하도록 한다.

  ㉢ 항생제 장기간 사용 : 박테리아 감염으로부터 보철기 보호

  ㉣ 통목욕, 자동차 운전은 4~6주간 피한다.

  ㉤ 다리를 꼬고 앉지 않도록 한다.

  ㉥ 팔걸이 있는 의자를 사용하도록 한다.

⑤ 고관절 탈구증상

  ㉠ 대퇴관절을 90° 굴절시킬 때 내전근의 단축으로 인해 외전을 제한한다.

  ㉡ 외측성 탈구 시 비대칭적 둔근의 주름

  ㉢ Piston 징후 : 아탈구 시 탈구부쪽 하지를 당겼다 놓을 때 비구와 대퇴두부가 맞닿는 느낌(딸깍거리는 소리)이 있다.

  ㉣ 외측성 탈구 시 양쪽 하지의 길이가 다르고 골반 부위가 허약하다(환측이 짧아짐).

  ㉤ Trendelenburg 증상 : 기립 상태에서 고관절의 굴곡이 제한된다(비뚤어진 골반모습).

  ㉥ 양측성 탈구일 경우 골반이 넓어지고 오리걸음과 같이 걸으며, 하복부가 돌출되고 요추가 전만되어 있다.

출제유형문제 최다빈출문제

1-1. 고관절 치환술을 실시한 환자에게 주의해야 할 점은?

① 절대 안정시킨다.
② 낮은 소파에 앉게 한다.
③ 허리를 숙이고 신발을 신게 한다.
④ 운전은 해도 된다.
❺ 다리를 외전시켜 놓는다.

1-2. 척추수술을 받은 직후의 환자에게 시행해야 할 간호로 적절한 것은?

① 침상에 기대어 앉아 있도록 한다.
② 복위로 누워 있게 한다.
③ 수동적 관절운동을 시행한다.
❹ 체위변경을 할 때에는 통나무 굴리기를 통해 수행한다.
⑤ 환자의 다리를 올려 준다.

1-3. 요추간판절제술을 받은 환자의 수술 후 간호중재는?

① 취침 시 높은 배개 사용
② 트렌델렌부르크자세 유지
❸ 통나무 굴리기식 체위 변경
④ 수술 후 1주일 동안 절대 안정
⑤ 수술 직후 수술 부위 온습포 적용

1-4. 척추유합술(Spinal fusion)을 받은 환자를 위한 간호중재는?

① 수술 직후부터 좌위를 취해 준다.
② 하지통증이 있어도 운동을 하게 한다.
③ 척추굴곡운동을 통해 근력을 강화시킨다.
❹ 침상 밖으로 나올 때는 보조기를 착용한다.
⑤ 발가락의 감각소실은 정상이라고 알려 준다.

해설

고관절 치환술 환자는 무릎과 대퇴부 사이에 베개를 놓아주어 안쪽 몰리게 되어 탈구가 되는 것을 방지해야 한다. 낮은 의자에 앉거나 다리를 꼬고 앉지 않는다. 자동차 운전은 4~6주간 하지 않는다. 고관절을 90° 이상 굽히지 않도록 한다.

해설

척추수술 환자의 간호중재
• 수술 후 12~24시간 동안 침상 안정
• 배변 시를 제외하고는 좌위를 금지해야 한다.
• 체위변경으로 통나무 돌리기를 한다(신체선열을 유지하기 위해).
• 장이나 방광 팽만 정도를 사정하고 운동감각 기능을 규칙적으로 사정해야 한다.

해설

허리뼈(요추) 수술 환자의 간호중재
• 취침 시 머리를 높이지 않고 편평하게 유지한다.
• 수술 후 12~24시간 동안은 앙와위 자세로 절대안정한다.
• 체위 변경 시 통나무 굴리기로 운동한다.
• 수술 후 첫 48시간 이내에 얼음주머니, 그 이후에 온습포를 적용한다.

해설

척추유합술 환자의 간호중재
• 척추를 지지하기 위해 보조기 또는 코르셋을 일시적으로 사용한다.
• 처음에는 침대에 누워 있거나 침대 밖에 있을 때 모두 사용한다.
• 근육의 힘이 강화되면 착용시간을 점차 줄인다.

1-5. 흉추 4~5번 손상을 입은 환자가 갑자기 심한 두통을 호소하고 있다. 사정결과가 다음과 같을 때 우선적인 간호중재는?

> • 안면홍조
> • 맥박 40회/분, 수축기혈압 250mmHg
> • 유치도뇨관을 통한 시간당 소변량 10mL

① 냉찜질을 적용한다.
② 호흡음을 청진한다.
③ 수분섭취를 권장한다.
❹ 도뇨관의 개방성을 확인한다.
⑤ 트렌델렌부르크자세를 취해 준다.

해설
척수손상 환자의 간호중재
• 척수손상 환자는 손상 부위에 따라 교감신경계 통제 불능 장애가 발생한다.
• 보기 환자의 경우 유치도뇨관에서 배출되는 시간당 소변량이 매우 감소되어 있다.
• 급성 요정체의 임상증상인 통증 및 혈압증가가 나타나고 있기 때문에 일차적으로 문제가 의심되는 도뇨관의 점검이 필요하다.

1-6. 고관절 치환술을 시행한 환자에게 합병증인 고관절 탈구의 증상을 교육하였다. 환자가 올바르게 이해했다고 볼 수 있는 반응은?

① "통증이 없겠군요."
② "만졌을 때는 별로 아프지 않겠군요."
③ "심한 출혈이 있겠군요."
④ "운동은 할 수 있겠군요."
❺ "수술부위에 극심한 통증이 있고, 다리 길이가 짧아져요."

해설
고관절 탈구의 증상
• 갑작스런 통증과 함께 다리를 움직일 수 없거나 체중을 지탱할 수 없다.
• 다리가 짧아진다.

1-7. 우측 고관절 골절로 고관절 전치환술을 받은 환자에게 환측의 고관절을 굴곡시키지 않도록 교육한 근거는?

① 극심한 통증이 유발된다.
❷ 관절이 탈구될 위험성이 있다.
③ 혈액순환에 문제가 생길 수 있다.
④ 수술부위 조직이 손상될 위험이 있다.
⑤ 수술부위에 염증이 생길 확률이 있다.

해설
고관절 전치환술 후 탈구를 예방하기 위해 4~6주 동안 고관절의 과도한 내회전, 내전 및 90° 굴곡을 피해야 한다. 환자의 다리는 외전된 상태를 유지하도록 외전 베개를 다리 사이에 끼우고 환자의 고관절이 굴곡하지 않도록 하기 위해 침상은 60° 이상 올리지 않도록 한다.

1-8. 우측 대퇴골두의 무혈관성 골괴사로 고관절 전치환술을 받은 환자에게 수술 받지 않은 관절에서의 '능동적 관절운동' 처방이 났다. 이때 관절운동의 목적은?

① 통증을 감소하기 위함이다.
❷ 관절강직 예방과 근육을 강화하기 위함이다.
③ 발병 후 외상의 회복 정도를 사정하기 위함이다.
④ 관절에 생길 수 있는 염증을 예방하기 위함이다.
⑤ 운동에 대한 대상자의 저항을 감소하기 위함이다.

해설
관절의 강직 예방과 근육을 강화하기 위함이다.

1-9. 대퇴관절(고관절) 치환술을 받은 환자에게 탈구를 방지할 수 있는 방법에 대해 교육을 하려고 한다. 적절한 것은?

❶ 대퇴관절을 외전한 채로 유지한다.
② 낮은 의자에 앉아야 한다.
③ 보조기 아래 두 다리를 20~40° 정도 교차한다.
④ 다리를 꼬고 앉는다.
⑤ 앙와위를 취하여 관절의 신체선열을 유지한다.

해설
대퇴관절(고관절 치환술)
• 허용 이상으로 굽히거나 돌리면 탈구되므로 주의한다.
• 낮은 의자에 앉거나 다리를 꼬고 앉지 않아야 한다.
• 수술 받은 다리를 살짝 벌리고 편 상태로 누워 있어야 한다.
• 내전되지 않도록 다리 사이에 베개를 끼운다.
• 내회전되지 않도록 발등을 밖으로 향하도록 한다.

1-10. 고관절 치환술 환자가 외전베개를 해야 하는 이유를 물어 볼 때 옳은 설명은?

① "낙상을 방지합니다."
❷ "탈구를 예방합니다."
③ "통증이 감소됩니다."
④ "혈전이 줄어듭니다."
⑤ "감염을 줄여 줍니다."

해설
대퇴관절(고관절) 치환술 환자는 허용 이상으로 굽히거나 돌릴 경우 탈구가 될 수 있다. 탈구예방을 위해 낮은 의자에 앉거나 다리를 꼬고 앉지 않아야 하며, 내전되지 않도록 외전베개를 이용하여 수술 받은 다리를 살짝 벌리고 편 외전 상태로 누워 있어야 한다.

1-11. 고관절 치환술을 시행한 환자에게 합병증인 고관절 탈구의 증상을 교육하였다. 환자가 올바르게 이해했다고 볼 수 있는 반응은?

① 온찜질을 한다.
❷ 탄력 붕대를 한다.
③ 환부를 낮춘다.
④ 손상부위를 마사지한다.
⑤ 손상부위에 수동적 ROM을 한다.

해설
염좌 환자의 간호중재
• R : Rest, 휴식
• I : Ice, 냉요법
• C : Compression, 압박
• E : Elevation, 거상

1-12. 고관절 치환술을 시행한 환자에게 합병증인 고관절 탈구의 증상을 교육하였다. 환자가 올바르게 이해했다고 볼 수 있는 반응은?

① "통증이 없겠군요."
② "만졌을 때는 별로 아프지 않겠군요."
③ "심한 출혈이 있겠군요."
④ "운동은 할 수 있겠군요."
❺ "수술부위에 극심한 통증이 있고, 다리 길이가 짧아져요."

해설
고관절 탈구의 증상
갑작스런 통증과 함께 다리를 움직일 수 없거나 체중을 지탱할 수 없으며 다리가 짧아진다.

❷ 슬관절 전치환술(Total knee arthroplasty, TKA)

(1) 수술 후 간호

① 체 위
  ㉠ 처음 48시간 동안 정맥 순환 촉진을 위해 수술 받은 다리를 거상하며, 이때 무릎을 굴곡시키지 않도록 주의한다.
  ㉡ 측위, 앙와위로 번갈아 변경이 가능하다.

② 상처 확인
  ㉠ 수술 부위 출혈, 배액관 분비물 확인 등
  ㉡ 큰 압박 드레싱이 있을 때 배액을 눈으로 볼 수 없으므로 혈액 상실 증상(저혈압, 빈맥 등)이 있는지 사정한다.
  ㉢ 수술 2일 후 능동적 굴곡운동을 하기 전에 드레싱을 제거한다.

③ 운 동
  ㉠ 지속적 수동운동기계(Continuous passive motion, CPM) : 가능한 오래 적용, 점차 각도를 늘려 퇴원 시 약 100~120° 정도 구부릴 수 있도록 한다.
  ㉡ 수술 후 첫째 날 보조기구를 이용한 가벼운 체중부하를 시작하고, 견딜 수 있는 만큼 증가한다.
  ㉢ 수술 후 약 3~5일째 3~4회/일 능동적 굴곡운동을 시작한다.
  ㉣ 능동적으로 발목의 배족저 굴곡, 대퇴사두근을 조절하도록 환자를 격려한다.
  ㉤ 대퇴사두근 조절(능동적인 하지직거상운동)이 가능할 때까지 수술 받은 다리에 무릎 고정장치 (Resting knee extension splint)를 착용한다.

④ 통증 관리
  ㉠ 초기 마약성 진통제를 투여하며, 체위를 변경하여 불편감을 조절한다. PCA(통증자가조절기)로 조절
  ㉡ 능동적 굴곡운동 전후 20~30분 얼음주머니를 적용한다.

(2) 퇴원교육

① 한국식 좌식생활 : 불편한 요를 깔고 자기, 재래식 화장실 사용 등 자제
② 꾸준하게 관절범위 가동운동을 지속하고, 물리치료, 대부분의 운동이 가능하다.

출제유형문제 최다빈출문제

2-1. 전슬관절 대치술을 받은 환자의 수술 후 중재는?

❶ 혈전방지스타킹 착용
② 4주 이상 항생제 정맥투여
③ 무릎을 90° 굴곡상태로 유지
④ 지속적 수동운동기구(CPM)를 24시간 동안 적용
⑤ 수술 직후 48시간 동안 수술 부위 온습포 적용

2-2. 무릎관절 치환술을 받은 다음 날 환자의 기동성 증진을 위한 간호중재는?

① 체중부하 운동을 시작한다.
❷ 대퇴사두근 힘주기 운동을 시작한다.
③ 양측대퇴 사이에 외전베개를 시작한다.
④ 침상에 걸터 앉아 다리를 아래로 내리게 한다.
⑤ 수술한 무릎에 간헐적 공기압박장치를 작용한다.

2-3. 대퇴부 골절로 내부고정술을 받은 75세 노인 환자에게 침상에 누워서 대퇴사두근 등척성 운동을 실시하는 목적은?

① 배설 기능의 촉진
❷ 근력 저하 방지
③ 호흡기 염증 예방
④ 심장 합병증 예방
⑤ 욕창 예방

해설
슬관절 치환술(슬관절대치술) 수술 후 간호
• 혈전방지스타킹을 착용하여 혈전 예방
• 항생제는 평균적으로 5일 정도 투여한다.
• 바로 누운 자세로 무릎이 굴곡되지 않도록 유지한다.
• 지속적 수동운동기구(CPM)는 하루 중 사용하는 일정 시간에만 적용한다.
• 수술부위 부종 예방과 감염 방지를 위해 수술 직후에는 온습포를 적용하지 않는다.

해설
무릎관절 치환술 환자의 간호중재
• 수술 후 이튿날 침대 밖에서 움직이도록 격려한다.
• 수술 후 1~2일부터 다리 올리기 운동과 대퇴사두근 힘주기 운동을 시작하도록 격려한다.
• 초기에는 수동으로 무릎의 굽힘 운동과 펴는 운동부터 시작한다.
• 서서히 발목의 배족저 굽힘, 대퇴사두근 조절을 능동적으로 수행하도록 환자를 격려한다.
• 수술 후 3~5일째에 하루에 3~4회씩 능동적 굽힘 운동을 시작한다.

해설
근력 저하 방지를 위해 등척성 운동을 해 주어야 한다. 등척성 운동은 근육 장력만 변화하고 근섬유의 길이는 변하지 않는 정적인 운동이다.

제 **5** 장

근골격계 염증성 질환

1 관절염

※ 관절염(Arthritis)은 크게 류머티스 관절염(Rheumatoid arthritis)과 골관절염(Osteoarthritis, 퇴행성관절염)으로 구분한다.

(1) 류머티스 관절염(Rheumatoid arthritis)

① 정의 및 원인

ㄱ 정 의
- 활막 관절 내의 결합조직의 염증성 변화가 나타나는 만성적, 전신적 자가면역질환
- 여러 가지 관절 외의 증상을 동반한다.
- 30~50대, 여성에게 호발한다.

ㄴ 원 인
- 감염과정에 의한 자가면역기전
- 유전적

② 증상 및 진단

구 분	병 증
증 상	• 대칭적 증상 • 활액막의 비후, 활액막 조직이 판누스(Pannus) 형성 → 관절 연골의 미란, 연골하 뼈 손상 • 초기 : 피로감, 미열, 전신적 근골격계 통증 • 아침에 강직증상(조조강직) : 1시간 이상 지속 • 손목, 손 변형 : Swan-neck 변형, Boutonniere 변형 • 류머티스성 결절(Rheumatoid nodule) • 안구건조 : 쇼그렌 증후군(Sjogren syndrome)
진 단	• 류머티스 인자(Rheumatoid factor, RF) : 자가항체, 특이도 약 70%(확진 어려움) • 항핵항체 역가(ANA Titer) : 증가 • 적혈구 침강속도(ESR) : 증가 • 활액검사, 혈액검사, 방사선 검사

안심Touch

③ 치료 및 간호중재

구 분	병 증
치 료	• 약물요법 　– NSAIDs, 진통제 　– 항류머티스제 : Methotrexate, Sulfasalazine, 항말라리아제(Hydroxychloroquine) 　– 스테로이드 : 염증제거 　– 면역 억제제 • 활막 절제술, 관절낭 절제술 • 관절이식, 관절 고정술, 인공관절 대치술 • 대체요법 : 침술, 명상치료, 음악 치료 등
간호중재	• 안위 증진 　– 급성기 : 절대 안정으로 관절 휴식 및 보호 　– 활동과 휴식 계획 　– 통증 조절 : 열/냉요법, 파라핀욕 　– 조조강직 : 따뜻한 물에 부위 담그기, 더운물 목욕 　– 마사지, 전환 요법 • 운 동 　– 침상안정 기간 중 등척성 운동 　– 통증이 심하면 중단, 운동 20분 전 냉요법 　– 관절운동 4~5회/일 • 간호 증진 : 보조기구 사용

※ 스테로이드 장시간 투여 시 부작용
- 스테로이드를 남용하거나 장기적으로 투여했을 경우 발생
- 얼굴과 손발이 붓고, 피부가 얇아져 상처가 잘 생긴다.
- 골다공증 유발
  - 6개월 이상 스테로이드 치료를 받은 환자의 약 50%에서 발생한다.
  - 초기에는 골흡수가 증가하고, 후기에는 골흡수와 골형성 모두 감소하면서 골형성 감소가 더 심하여 결국 골소실이 유발되기 때문에 골다공증이 발생한다.
- 골다공증 예방
  - 스테로이드는 꼭 필요할 때만, 최소 용량, 최단 기간 사용한다.
  - 동시에 예방식이 및 운동요법, 필요시 약물요법을 병행한다.

(2) 골관절염(Osteoarthritis, 퇴행성관절염)

① 정의 및 원인

㉠ 정 의
- 국소적 관절에 점진적인 관절 연골의 소실 및 그와 관련된 이차적 변화와 증상을 동반하는 만성적, 비염증적 질환이 발생할 수 있다(퇴행성변화로 발생하는 비염증성 질환이지만 이후 뼈의 마찰 등으로 인한 염증 발생이 가능).
- 노인에게 호발한다.

㉡ 원인 : 관절연골의 마모와 파열로 인한 외상, 기계적 스트레스에 의한 염증, 기형, 약물 등

② 증상 및 진단

구 분	병 증
증 상	• 비대칭적 증상 • 관절부위 국소적 통증 : 휴식하면 완화 • 강직 : 아침, 오래 앉아있다 일어설 때, 15분 내 호전 • 뼈의 마찰음, 관절 비대 • 운동 제한 • 헤버든 결절(Heberden's node) : 손가락 원위지 관절 골증식 • 부샤르 결절(Bouchard's node) : 손가락 근위지 관절 골증식
진 단	• 환자의 나이, 유병기간, 관절 침범 양상, 염증의 유무, 방사선 소견 종합하여 진단 • RF 음성

③ 치료 및 간호중재

구 분	병 증

치 료	• 관절 성형술
	  – 전고관절 성형술(Total hip replacement)
	  – 전슬관절 성형술(Total knee replacement)
	• 약물요법
	  – Salicylates, NSAIDs, Corticosteroid
	  – 관절강 내 히알루론산 투여

간호중재	• 휴식과 관절 보호 : 급성 염증기간 동안 휴식, 보조기구 사용 • 열/냉요법 : 열요법은 강직에 특히 도움, Hot pack, 와류욕(Whirlpool bath), 초음파와 파라핀욕 등 사용, 냉요법은 급성염증 시 사용 • 식이요법 : 정상체중 유지, 항산화 영양소 섭취 • 운동 : 유산소 운동이나 관절 주변 근육의 저항 운동은 통증 감소, 기능 호전시킴

출제유형문제 _{최다빈출문제}

1-1. 다음 중 골관절염의 증상으로 알맞은 것은?

❶ 비대칭적으로 나타난다.
② 발열과 같은 전신증상으로 주로 나타난다.
③ 백조목(Swan neck) 현상이 일어난다.
④ 조조강직이 1시간 이상 진행된다.
⑤ 휴식을 해도 완화되지 않는다.

1-2. 골관절염 환자에게 특징적인 징후는?

① 발 열　　　　② 피하결절
③ 부 종　　　　❹ Heberden's 결절
⑤ 휴식 시 통증 악화

1-3. 류머티스 관절염의 특징으로 옳은 것은?

① 식사조절로 증상이 완화된다.
② 관절을 침범하는 국소 질환이다.
③ 아침강직은 30분 이내 소실된다.
❹ 증상은 좌우 관절에 대칭적으로 나타난다.
⑤ 초기 병변은 관절연골 부위에서 시작한다.

1-4. 메토트렉세이트 복용 중인 류머티스 관절염 환자에게 나타날 수 있는 부작용을 확인하기 위해 모니터링해야 하는 검사결과는?

① 골밀도　　　　② 근전도
❸ 전혈구　　　　④ 심초음파
⑤ 혈청 삼투압

1-5. 급성기 류머티스 관절염 환자가 부종과 통증을 호소하며 운동하기 어려워진다. 이때 적용할 수 있는 간호중재로 무엇인가?

① 일상생활을 격려한다.
❷ 침상안정을 취하도록 한다.
③ 통증부위를 마사지한다.
④ 부종 부위에 온찜질한다.
⑤ 관절범위 이상으로 운동하도록 한다.

해설

골관절염의 증상
• 비대칭적으로 나타나고 침범관절과 그 주위 조직만 손상된다.
• 움직일 때마다 뼈에서 소리가 난다.
• 관절의 손상을 예방하기 위해 무릎을 구부리고 앉는 것은 피해야 한다.
• 관절의 연골부위가 거칠고 닳아져 파괴되는 변화로 겪게 되는 퇴행성 질환

해설

골관절염 환자의 특징적인 징후
• 관절의 마찰음
• 춥거나 습한 날씨에 악화되는 통증
• 비대칭적 통증
• 원위지관절의 Heberden's 결절

해설

류머티스 관절염
• 전신성 자가면역성 질환
• 아침 기상 후 30분에서 1시간 동안 조조강직이 나타난다.
• 손과 발의 변형이 대칭적이다.

해설

메토트렉세이트
• 류머티스 질환의 치료에 사용되는 항암제
• 항대사성 약물 계열의 부작용으로는 구역, 구토, 식욕부진, 혈구감소증 등이 나타날 수 있으므로 유의해서 살펴보아야 한다.

해설

급성기 류머티스 관절염 환자의 간호중재
급성기에 수동적 ROM 운동으로 관절변형을 최소화하나, 심한 통증을 호소할 때에는 처방된 NSAIDs를 투여하고 침상안정한다.

2 골수염(Osteomyelitis)

(1) 정의 및 원인
① 정의 : 뼈, 골수, 주변 연조직의 중증 세균 감염
② 원 인
    ㉠ 외상, 수술, 골격견인
    ㉡ 다른 신체부위 감염 : 황색포도상구균(80~90%)

(2) 증 상
① 급성 골수염
    ㉠ 대퇴골, 경골, 상완골, 요골의 순서, 주로 장골(특히, 골간단 부위)에 침범하거나 혈관이 많이 분포된 골부위에도 흔히 침범
    ㉡ 전신 증상 : 권태, 전신적 허약감, 오한, 초조, 야간 발한, 발열(38℃ 이상)
    ㉢ 국소 증상 : 휴식으로 완화되지 않는 극심한 통증, 부종, 압통, 움직임 제한
    ㉣ 관절을 굴곡시킨 보호적 체위
② 만성 골수염
    ㉠ 염증이 1개월 이상 지속, 초기 항생제 치료에 반응이 없는 골수염
    ㉡ 국소 증상이 일반적 : 지속적인 뼈 통증, 부종, 압통, 온감(급성기보다는 약함)
    ㉢ 발열, 손상부위 삼출, 피부궤양, 공동선(Sinus tract)

(3) 진 단
① 백혈구 증가, ESR 증가,
② 세균 배양 검사, X-ray 검사, MRI

(4) 치 료
① 항생제
② 절개 배농
③ 석고붕대, 부목 : 감염의 확산을 막고, 통증을 경감한다.
④ 만성골수염 : 수술, 항생제 장기간 병행

(5) 간호중재

　① 통 증

　　㉠ 침범된 부위를 조심스럽게 다룬다.

　　㉡ 단단한 침요, 올바른 신체선열

　　㉢ 환측 관절을 적절히 지지한다.

　② 감염 예방

　　㉠ 무균술 적용

　　㉡ 석고 붕대를 건조하게 유지

　　㉢ 적절한 수분 공급

　　㉣ 고단백, 고열량 식이, 무기질 함유(비타민 C) 식이

출제유형문제 최다빈출문제

골수염 환자의 간호중재로 옳은 것은?

① 침상 안정보다 걷도록 한다.

② 감염부위는 심장보다 아래에 위치하도록 한다.

③ 항생제는 1주일만 사용한다.

④ 사지의 능동적, 수동적 운동을 제한한다.

❺ 견인, 부목 적용 시 순환 및 통증 상태를 평가한다.

해설

골수염 환자의 간호중재

• 통증과 염증을 완화시키기 위해 침상 안정을 취해 준다.

• 고용량의 비경구용 항생제를 4~6주 동안 투여한다.

• 개방상처는 무균적으로 드레싱하여 상처와 피부의 감염을 예방한다.

• 통증 완화를 위해 견인, 부목 적용 시 순환, 통증 상태를 평가하고 환측을 거상시킨다.

• 활동장애로 올 수 있는 근 위축과 골 용해를 예방하기 위해 환측과 비환측 사지의 능동적, 수동적, 등장성, 등척성 운동을 시작한다.

제 6 장
근골격계 대사성 질환
(대사성 질환)

1 골다공증(Osteoporosis)

(1) 정의 및 원인

① 정의 : 뼈에서 무기질이 빠져나가 골밀도가 감소하고 병리적 골절이 생기는 대사성 질환
② 원 인
　㉠ 주원인 : 에스트로겐 결핍, 노화, 부동, 영양결핍
　㉡ 기타 원인 : 가족력, 과도한 음주, 과도한 카페인 섭취, 흡연, 마르고 작은 체형
　㉢ 질환 : 부갑상샘 기능항진증, 스테로이드 장기 사용, 성장호르몬결핍증, 당뇨병 등

(2) 증 상

① 증상 없이 오래 진행된다.
② 초기 증상 : 불안정한 걸음걸이, 경직과 식욕부진, 흉추·요추 하부의 통증
③ 다발성 압박골절 : 신장 감소, 낙상 시 골절이 호발한다.

(3) 진 단

① 혈중·요중 칼슘(Ca) 농도 검사, 혈중 인(P) 농도 검사
② 골밀도 검사, CT

(4) 치료 및 간호

① 예방이 우선이며, 진행 후에는 더 이상 진전되지 않도록 한다.
② 골절 예방
③ 약물 치료
　㉠ 구강으로 소량의 에스트로겐 투여 : 골밀도 감소, 골파괴 저하
　㉡ 칼슘, 비타민 D 투여
　㉢ 칼시토닌 : 골파괴 억제

　　　㉣ Biphosphonates 골파괴 억제 : Alendronate(Fosamax), Etidronate(Didronel)
　　　　　Alendronate(Fosamax) 식도염 유발, 아침에 다량의 물과 복용, 1시간 이상 앉아 있도록 한다.
　　　㉤ Raloxifene(Evista) 골다공증 치료 및 예방
　④ 통증 : 국소적으로 열적용, 진통제
　⑤ 식이요법 : 적당량의 단백질, 마그네슘, 칼슘, 비타민 D의 섭취 권장
　　　㉠ 칼슘 권장 섭취량 1,500mg/일 이상(골다공증 시)
　　　㉡ 칼슘 함유 음식 : 뼈째 먹는 생선, 멸치, 뱅어포, 고기, 정어리, 우유, 달걀, 버터 등
　⑥ 규칙적인 운동
　　　㉠ 체중 부하 운동(걷기) : 30분씩 주 3회 이상(승마는 요추 압박을 악화한다)
　　　㉡ 근력 강화 운동과 병행, 야외 활동 권장, 안전(낙상)사고 주의
　⑦ 통증 관리 : 약물 치료와 자세 교정 기구 착용

출제유형문제　최다빈출문제

1-1. 골다공증과 관련된 설명으로 알맞은 것은?

① 체중부하 운동은 하면 안 된다.
② 원발성 골다공증은 비만한 여성에게 잘 일어난다.
③ 경구 피임약 투여를 제한한다.
④ 폐경 후에 위험률이 감소한다.
❺ 낙상위험에 주의하도록 한다.

해설

골다공증의 간호중재
· 낙상예방과 골절 예방
· 폐경기 여성 : 에스트로겐 대체 요법
· 체중부하 운동 : 걷기, 자전거 타기 등의 운동
　을 30분씩 주 3회 실시
· 비타민 D의 적절한 섭취

1-2. 골다공증의 발생 위험 요인은?

① 가임기 여자
② 수근관증후군 병력
❸ 스테로이드제제 장기 복용
④ 에스트로겐 대체요법 적용
⑤ 체질량지수(BMI) 30kg/m^2

해설

골다공증 원인
· 폐경기 여성(에스트로겐 결핍), 고단백 식이
· 알코올, 카페인 섭취, 흡연, 운동부족, 부동
· 장기간의 스테로이드 요법
· 영양결핍

2 골연화증(Osteomalacia)

(1) 정 의

비타민 D의 결핍으로 인한 칼슘과 인의 대사 장애로 골기질(Bone matrix)에 무기질이 침착되지 않아 뼈가 연화되는 현상

(2) 원인 및 병태생리

① 원인 : 비타민 D 결핍(섭취 부족, 흡수 불량, 자외선 흡수부족, 약물치료, 만성 신부전)
② 병태생리 : 칼슘과 인산염 등 무기질이 침착되지 않아 골피질(Bone cortex)이 얇아진다.

(3) 증 상

① 광범위한 뼈조직의 탈칼슘화 및 연화(척추, 골반, 하지에 흔함)현상이 나타난다.
② 척추 측만증과 후만증, 골반의 변형, 근육 쇠약 등

(4) 치료 및 간호중재

① 흡수불량증후군 : 원인적 치료가 필요하다.
② 비타민 D 투여 : 장기투여 시 고칼슘혈증 모니터를 위해 혈청검사, 요검사를 시행한다.
③ 고단백 식이
④ 태양광선 및 인공일광요법 : 비타민 D 합성
⑤ 단단한 침요, 보조기, 코르셋
⑥ 골절 위험성을 감소시키기 위해 안전한 자세로 운동을 한다.
⑦ Calcium lactate, Gluconate 투여

출제유형문제 최다빈출문제

2-1. 골연화증의 치료 및 간호중재로 옳은 것은?

① 저단백 식이를 한다.
② 햇빛을 차단한다.
❸ 단단한 침요, 보조기 등을 착용한다.
④ Vit D의 투여를 제한한다.
⑤ 칼슘을 제한한다.

해설
골연화증의 간호중재
• 고단백 식이
• 비타민 D 투여
• 태양광선 및 인공일광요법
• 단단한 침요, 보조기, 코르셋 착용
• Calcium lactate, Gluconate 투여

2-2. 흉추부위의 만곡이 둥글게 뒤로 나온 것을 시진했을 때 의심되는 척추질환은?

① 척추협착증(Spinal stenosis)
② 수핵탈출증(Herniated nucleus pulposus)
③ 전만증(Lordosis)
④ 측만증(Scoliosis)
❺ 후만증(Kyphosis)

해설
후만증은 흉추의 만곡이 정상적으로 증가한 상태로 등이 둥글게 뒤로 튀어나온 형태이다.

3 통풍(Gout)

(1) 정 의

단백질의 일종인 퓨린(Purine)의 대사 장애로, 요산 결정체가 관절에 축적되어 염증을 일으키는 전신성 대사장애

(2) 원인 및 병태생리

① 원발성 : 퓨린 대사의 유전적 결함이며, 배설량보다 생산량이 많다.
② 속발성 : 다른 질병이나 약물에 의해 과요산혈증 초래
③ 통풍의 진행 단계
　　㉠ 무증상 고요산혈증 : 혈중 요산은 증가되어 있으나 증상은 없는 시기
　　㉡ 급성 통풍성 관절염 : 작은 관절에 격심한 통증과 염증 증상이 있다. 엄지발가락 관절의 염증
　　㉢ 간기 통풍 : 급성 통풍 발작 후 수개월~수년간 증상이 없는 시기
　　㉣ 만성 결절성 통풍 : 통풍이 치료되지 않으면 피부 아래 여러 장기(특히 신장)에 결정체가 침착된다.

(3) 증 상

① 동풍결절(Tophi)
② 침범된 발가락에 종창, 충혈, 열감
③ **통증에 민감** : 침구가 통증부위에 스치기만 해도 매우 고통스러워한다.
④ 만성 진행 시 조조강직
⑤ 엄지발가락(90%), 족근관절, 발목관절, 무릎관절에도 흔히 발생

(4) 치료 및 간호중재

① 급성 발작 : 3~5일 내 증상 완화
　　㉠ 절대적 안정
　　㉡ 부목고정
　　㉢ 냉습포, 마사지
　　㉣ 약물요법
　　　　• 콜히친(Colchicine)
　　　　• Allopurinol : 요산생성 억제
　　　　• Probenecid 요산배설 촉진
　　　　• Corticosteroid
　　　　• 아스피린 복용금지 : 요산배설촉진을 불활성화시켜 요산 축적

ⓜ 통증관리
- 약물 투여 : NSAIDs
- 통증 있는 부위에 크레들 사용 : 침구로 인한 압력 제거
- 관절에 냉찜질
- 조기이상 금지 : 급성 재발 촉진

② 가정 간호
ⓐ 아스피린 약물 복용 금지
ⓑ 식이요법 : 퓨린이 적은 음식 섭취, 수분섭취 권장(신석 형성 예방), 과체중 예방

고퓨린 식품	중등도 퓨린 식품	저퓨린 식품
• 내장류(곱창, 천엽, 간, 허파) • 진한 고기국물(곰국, 갈비탕) • 멸치(멸치조림, 멸치국물) • 술	• 고기류(쇠고기, 돼지고기, 닭고기) • 흰살 생선(조기, 갈치, 명태) • 콩류(강낭콩, 완두콩) • 곡류(현미, 통보리 등 도정 안 된 것) • 버섯류(표고, 양송이, 느타리) • 일부 야채류(시금치, 아스파라거스)	• 곡류(빵, 쌀밥, 감자) • 계란, 우유, 치즈 • 과일 및 주스류 • 당류(설탕, 꿀, 비만인 경우 제한) • 대부분의 야채류(시금치, 아스파라거스 제외)

출제유형문제 최다빈출문제

3-1. 만성 통풍환자의 요산 생성을 억제하기 위한 약물로 적절한 것은 무엇인가?

① 콜히친
❷ 알로퓨리놀
③ 아스피린
④ NSAIDs
⑤ 스테로이드

해설
만성 통풍환자의 간호중재
• 알로퓨리놀 : 요산 생성 억제
• 콜히친 : 요산을 배설시켜 통증 완화
• 아스피린 : 약효를 방해하므로 복용금지

3-2. 다음 중 통풍환자에게 권장할 수 있는 식이로 옳은 것은?

① 곱 창
② 갈비탕
❸ 우 유
④ 고등어
⑤ 멸 치

해설
통풍 식이
• 통풍은 DNA의 성분인 퓨린을 대사하지 못하면서 요산이 정체되어 발생된다.
• 동물성 DNA가 포함된 곱창, 갈비, 고등어, 멸치는 피한다.
• 야채, 곡류, 과일, 유제품, 계란, 견과류 등을 섭취한다.

제 7 장

척추 질환

1 강직성 척추염(Ankylosing spondylitis)

(1) 정의 및 원인

① 정 의

ㄱ 척추 인대 골화(Ossification)가 특정적인 고관절과 척추를 침범하는 만성 염증성 질환

ㄴ 상대적으로 드문 질환, 여성보다 남성에 많이 발생하고, 20~40대, 백인

ㄷ 호발부위 : 천장 관절, 추간판 공간, 늑골척추 관절

② 원인 : 불확실, 가족력

(2) 증 상

① 척추의 염증성 통증, 포도막염(비골격성 증상)

② 초기 : 요통, 조조강직, 운동제한

③ 대나무 척추(Bamboo spine) : 완전히 강직, 체위 기형과 변형 초래

(3) 진 단

① X-선, HLA-B27 항원 확인

② ESR 상승

(4) 치료 및 간호중재

① 목적 : 통증, 강직, 피로를 감소시키고 좋은 자세, 좋은 육체적, 정신 사회적 기능 유지

② 일반적 치료 : 관절가동성 유지 운동(수영, 수중운동 등), 바른 체위 생활

③ 물리적 치료 : 근경련 감소를 위한 온적용

④ 수술 : 일상생활이 어려운 위치에 발생 시 시행

⑤ 약물요법 : NSAIDs(Indomethacin)

출제유형문제 최다빈출문제

강직성 척추염의 특징적인 증상으로 옳은 것은?

① 간헐적 파행증
② 둔부나 항문 부위로 전이되는 요통
③ 하퇴부 감각 이상
❹ 대나무 척추, 완전한 강직
⑤ 추간판 탈출증이 동반될 시 증상 악화

해설

강직성 척추염의 증상
• 척추의 염증성 통증, 포도막염
• 초기 : 요통, 조조강직, 운동제한
• 대나무 척추 : 완전히 강직, 체위 기형과 변형 초래

2 **척추관 협착증(Spinal stenosis)**

(1) 정의 및 원인

① 정의 : 요추부 중앙의 척추관, 신경근관, 추간공이 좁아져 신경근을 침범하는 질환
② 원 인
　㉠ 선천성, 발육성 척추관 협착증
　　• 특발성, 연골 무형성증
　　• 30대 초기에 증상이 나타난다.
　㉡ 후천성 척추관 협착증
　　• 퇴행성 : 50~60대에 증상이 시작된다.
　　• 혼합형 : 선천성/발육성, 퇴행성 또는 추간판 탈출증의 혼합, 척추 전방 전위 또는 척추 분리
　　• 외인성 : 추궁판 절제 후 척추 고정술 후 외상성 지연 변화
　　• 기타 : Paget병, 불소침착증(Fluorosis)

(2) 증 상

① 요통 : 둔부나 항문 부위로 전이
② 걷거나 서 있을 때 당기고 찌르는 듯하고 쥐어짜는 것 같은 통증(간헐적 파행증)
③ 추간판 탈출증이 동반될 시 증상 악화
④ 하퇴부 감각이상, 운동장애

(3) 치료 및 간호중재(추간판 탈출증 대상자와 유사)

① 자세의 교정, 복근 강화 운동, 필요시 보조기 이용
② 통증 시 NSAIDs 복용
③ 보조기 사용 : 6주간 착용, 오래 앉아있거나 운전 시 착용
④ 증상이 심할 경우 : 신경의 압박을 제거하는 감압술 시행

출제유형문제 최다빈출문제

요추부 중앙의 척추관, 추간공이 좁아져 신경근을 침범하는 질환은?

① 강직성 척추염
❷ 척추관 협착증
③ 류머티스성 관절염
④ 골다공증
⑤ 척추측만증

해설

척추관 협착증은 요추부 중앙의 척추관, 신경근관, 추간공이 좁아져 신경근을 침범하는 질환이다.

3 **척추측만증(Scoliosis)**

(1) 정의 및 원인

　① 정의 : 척추가 측방으로 만곡되거나 편위되어 있는 상태

　② 원인

　　㉠ 80~90%는 원인을 알 수 없다.

　　㉡ 성장이 빠른 시기에 나쁜 자세, 운동 부족

　　㉢ 허리디스크, 척추의 양성 종양

　　㉣ 성장이 왕성한 14세 이전에 흔히 발생

　　㉤ 남자보다 여자에 많다.

(2) 증상 및 진단

　① 증상

　　㉠ 어깨, 등, 허리의 불편감과 통증, 피로, 요통, 심한 경우 호흡곤란

　　㉡ 늑골돌출부 : 한쪽의 둔부가 나오거나 굴곡이 심해지면 발생

　　㉢ 등, 어깨, 팔꿈치, 장골능 높이 불일치

　　㉣ 예후 : 발생연령, 발견 당시 만곡의 각도, 만곡의 유형, 추체의 변화의 정도 등과 연관

　② 진단 : 척추의 구조적 변화, X-ray 촬영

(3) 치료 및 간호중재

　① 만곡 20° 이하

　　㉠ 운동요법

　　㉡ 매 3개월마다 재검사

　② 만곡 20° 이상

　　㉠ 운동요법

　　㉡ Milwaukee 보조기 : 뼈 성장이 완료될 때까지 24시간 착용

　　㉢ 경피성 신경자극(TENS) : 전기적으로 유도된 근육수축으로 척추교정

　③ 수술

　　㉠ 만곡 45° 이상, 보존적 치료로 치료 불가능한 경우 실시

　　㉡ 수술 후 Milwaukee 보조기 착용

　④ 간호중재 : 조기에 발견하여 만곡 진행을 예방한다.

출제유형문제 최다빈출문제

3-1. 만성 요통환자에게 적합한 자세는 무엇인가?

① 복위로 누워 있는다.
② 허리를 굽히고 걷는다.
③ 누웠을 때 다리를 올려 준다.
❹ 서 있을 때 한 발을 발판에 올리고 있는다.
⑤ 요통을 감소시키기 위해 좌위를 취한다.

해설
요통환자의 자세
• 서 있을 때 한발을 발판에 올리고 있으면 요통이 감소한다.
• 앙와위, 측위를 취한다.
• 체위 변경 시 통나무 굴리기

3-2. 척추측만증의 증상으로 옳은 것은?

① 외반족
② 연골소실
❸ 장골능 높이 불일치
④ 내반족
⑤ 연골 연화

해설
척추측만증의 증상
• 어깨, 등, 허리의 불편감과 통증, 피로, 요통
• 견갑골비대칭, 장골능 높이 불일치, 심한 경우 호흡곤란

제 8 장

골종양

1 골육종(Osteosarcoma)

(1) 정의 및 특징
① 정의 : 침습성이 흔하고 다른 곳(특히 폐)으로 전이가 빠른 원발성 골암
② 특 징
  ㉠ 15~25세에 호발(젊은 층에 호발), 남성＞여성
  ㉡ 대퇴골과 경골 같은 장골의 골간단부에서 많이 발생

(2) 증 상
① 뼈에 촉진 시 통증, 주로 밤에 통증을 느낀다.
② 국소적 종창, 덩어리
③ 기동범위 제한
④ 피로, 운동감소, 빈혈

(3) 치 료
① 종양 제거
② 폐전이 예방을 위한 방사선 요법

(4) 간호중재
① 통 증
  ㉠ 마약성, 비마약성 진통제 모두 사용가능
  ㉡ 환부고정 : 침상반정, 부목
  ㉢ 이완, 상상요법
  ㉣ 두려움을 말로 표현하도록 격려

② 조기재활과 독립심 증진

　　㉠ 재활 프로그램은 수술 후 첫날 시작한다.

　　㉡ 간호에 적극 참여하도록 격려한다.

　　㉢ 자조집단 소개

출제유형문제 최다빈출문제

골육종의 특징 및 증상으로 옳은 것은?

① 주로 낮에 통증을 느낀다.

② 전이가 느리다.

③ 노인층에 호발한다.

❹ 침습성이 흔하다.

⑤ 운동범위의 제한은 없다.

해설

골육종의 특징 및 증상

• 침습성이 흔하고 폐로의 전이가 빠른 원발성 골암

• 15~25세의 남성에게 호발한다.

• 운동범위의 제한이 오며 피로, 운동감소, 빈혈이 온다.

• 뼈에 촉진 시 통증이 있으며 주로 밤에 통증을 느낀다.

안심Touch

MEMO

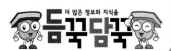

혈액계

간호사 국가고시
성인간호학 2

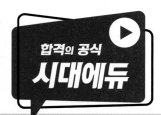

제 **1** 장

혈액계의 구조와 기능

1 혈 액

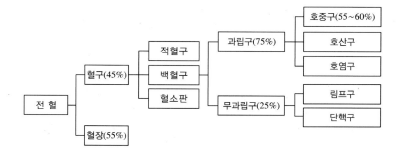

(1) 혈장(Plasma)

① 기 능

ㄱ 체액량 유지

ㄴ 단백질, 전해질 등 운반

② 구 성

ㄱ 물 : 92%

ㄴ 단백질 : 6~8%

ㄷ 전해질(Na^+, Cl^-), 당, 요소, 지방질

③ 혈장단백질

ㄱ 알부민(Albumin)

• 혈장 단백질의 60%

• 혈장 교질 삼투압 유지 : 적절한 혈액 점도 유지

ㄴ 글로불린(Globulin)

• 당단백(Glycoprotein) : 탄수화물, 단백질

• 지단백(Lipoprotein) : 지방, 단백질

• 면역 글로불린(Immunoglobulin) : 면역반응 중개

안심Touch

ⓒ 피브리노겐(Fibrinogen)
- 혈액응고의 주인자
- 혈장 단백질 중 가장 큰 단백질 중 하나

ⓔ 혈청(Serum) : 혈장(Plasma) 응고인자

(2) 적혈구(Red blood cell, RBC)

① 기능 : 조직으로의 산소 운반, 대사 과정에서 만들어진 CO_2와 H^+를 처리

② 구 조

ⓐ 양쪽이 오목한 원반형, 세포 내 소기관(Intracellular organelle)이 없다.

ⓑ 주요성분 : 헤모글로빈

③ 생 성

ⓐ 생성장소
- 태아 : 간, 비장
- 성인 : 골수(척주, 늑골, 흉골, 두개골, 골반뼈 등)

ⓑ 과정 : 조혈모세포(Hemopoietic stem cell) → 적아구(Normoblast) → 망상적혈구(Reticulocyte) → 적혈구(Erythrocyte, Mature RBC)

ⓒ 조절 : 조혈촉진인자(Erythropoietin)에 의해 크게 좌우
- 신장 생성, 분비
- 저산소증에 반응하여 분비
- 골수를 자극하여 적혈구 생성 및 분비 가속

ⓓ 필요조건
- 철(Iron) : 식이로 10~20mg/day 섭취 시 1mg/day 흡수
  - 신체 내 철의 2/3가 적혈구의 헤모글로빈 성분
  - 붉은 육류, 간, 과일, 녹색 채소(시금치, 부추)
  - 부족하면 철 결핍성 빈혈
- 비타민 B_{12}
  - 적혈구 생성과 성숙 과정의 DNA 합성에 필요한 물질 함유
  - 내인성 인자와 결합해야 장에서 흡수 가능
  - 부족하면 미숙 적혈구(거대적아구, Megaloblast)가 나타난다.
- 내인성 인자(Intrinsic factor)
  - 위벽의 벽세포에서 생성되는 비타민 B_{12}의 장관흡수에 필요한 인자
  - 내인성 인자가 결핍되면 비경구적으로 비타민 B_{12} 공급 필요
- 엽산(Folic acid)
  - 적혈구 성숙과정의 DNA, RNA 합성에 필요
  - 녹색채소, 콩, 땅콩, 간, 과일
  - 부족하면 거대적아구성 빈혈 야기

ⓔ 기타 영향요소 : 내분비 호르몬(타이록신, 코르티코스테로이드, 테스토스테론)

④ 파 괴

    ㉠ 장소 : 비장, 간, 골수의 대식세포

    ㉡ Globin : 아미노산이 되어 재활용

    ㉢ Heme : 철분은 골수로 돌아가 재사용되고 포르피린 분자가 분리되어 간에서 빌리루빈으로 전환 되어 담즙에 섞여 배출(담즙의 노란색, 대변의 갈색 원인)

(3) 백혈구(White blood cell, WBC)

① 기능 : 식균작용으로 미생물이나 다른 해로운 물질의 침입에 대해 신체 방어

② 생성장소

    ㉠ 골수 : 호중구, 호산구, 호염기구, 단핵구

    ㉡ 림프절, 흉선, 비장 : 림프구

③ 구조와 기능

포		구 조	기 능
과립구(박테리아 소화, 파괴하는 리소좀 효소 함유, 식균작용)	호중구(Neutrophil) (65%)	• 다엽의 핵 • 눈에 띄지 않는 세포질 과립	• 침입한 외부 물질의 첫 번째 방어선 • 탐식 및 살균작용
	호산구(Eosinophil) (2~4%)	• 이엽의 핵 • 붉은 세포질 과립	• 식균작용(호중구보다는 약함) • 알레르기 반응에서 항원-항체 복합체 포획 → 알레르기성 질환 시 수치 상승 • 기생충 감염으로부터 보호
	호염기구(Basophil) (0.5%)	• 엽이 있는 핵 • 큰 청보라색 세포질 과립	과립 내 히스타민 등 염증 매개체를 저장하고 있다가 IgE에 특이항원이 결합하면 즉각적 과민반응 증상
무과립구	림프구(Lymphocyte) (20~40%)	• 구형, 톱니모양의 핵 • 흐린 청색 세포질	• 세포성(T cell), 체액성 면역(B cell) • 자연살해세포(NK cell)
	단핵구(Monocyte) (4~8%)	• U자, 신장모양 • 청색 세포질	• 탐식, 혈관 생성 자극, 상처치유 • 염증 부위에서 증식

(4) 혈소판(Platelet)

① 기 능

    ㉠ 부착(Adhesion)

    ㉡ 분비(Secretion)

    ㉢ 응집(Aggregation)

② 생 성

    ㉠ 장소 : 골수의 간세포(Stem cell)

    ㉡ 비장(30~40%)에 나머지는 말초 혈액에 존재

(5) 혈액의 물리적 특성과 용량

① 용량 : 정상인 체중의 7~8%(70~75mL/kg)

② 원심분리

　㉠ 액체성분(55%) : 혈장

　㉡ 고체성분(45%) : 세포성분

　㉢ Hematocrit(Hct) : 원심 분리한 혈액 중 RBC의 비율

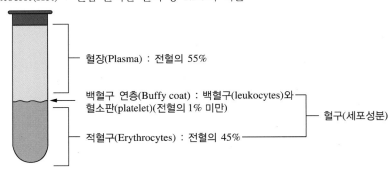

　　혈장(Plasma) : 전혈의 55%

　　백혈구 연층(Buffy coat) : 백혈구(leukocytes)와 혈소판(platelet)(전혈의 1% 미만)

　　적혈구(Erythrocytes) : 전혈의 45%

　　혈구(세포성분)

[원심분리]

③ 혈액의 비중 : 1.048~1.066, pH : 7.35~7.45

④ 삼투압

　㉠ 290mOsm/H_2O

　㉡ 0.9% 염화나트륨과 동일

출제유형문제　최다빈출문제

과립 내 히스타민 등 염증 매개체를 저장하고 있다가 IgE에 특이항원이 결합하면 즉각적 과민반응이 나타나는 백혈구는?

① 호중구
② 호산구
❸ 호염기구
④ 림프구
⑤ 단핵구

해설
호염기구
• 0.5%를 차지한다.
• 과립 내 히스타민 등 염증 매개체를 저장하고 있다.
• IgE에 특이항원이 결합하면 즉각적 과민반응이 나타난다.

2 골수, 간, 비장

(1) 골 수
   ① 적골수 : 혈구 세포의 생산
   ② 조혈줄기세포(Stem cell) : 적골수 내의 미분화된 미성숙 세포로 성숙되고 분화됨으로
      다양한 혈구세포가 만들어진다.

(2) 비장(Spleen)
   ① 조혈 기능 : 태아기 동안 적혈구 생산
   ② 여과 기능 : 항원 제거, 노쇠한 적혈구 파괴
   ③ 면역 기능 : 림프구와 단핵구 혈장세포, 항체 생성
   ④ 저장 기능 : 적혈구와 혈소판의 주요 저장소

(3) 간(Liver)
   ① 혈장단백과 응고인자 합성
   ② 혈색소를 철분과 포르피린으로 분해하고 재사용

출제유형문제 최다빈출문제

비장의 기능 중 항원을 제거하고 노쇠한 적혈구를 파괴하는 기능은?

① 조혈 기능
❷ 여과 기능
③ 면역 기능
④ 저장 기능
⑤ 대사 기능

해설
비장은 항원을 제거하고 노쇠한 적혈구를 파괴하는 여과 기능이 있다.

3 지혈 및 혈액 응고

(1) 혈액의 기능

① 운반 기능

㉠ 폐 → 조직 : 산소 운반

㉡ 소화기관 → 조직 : 영양소 운반

㉢ 세포 → 배설부위 : 대사노폐물 운반

㉣ 내분비기관 → 표적기관 : 호르몬 운반

② 조절기능

㉠ 체온조절 : 열을 흡수하고 분배

㉡ 체조직의 pH 유지·혈장단백질, 용질이 완충제로 작용

㉢ 체액량과 전해질 균형 유지 : 혈장 단백질이 염(Salt)과 작용하여 과도한 체액손실을 방지

③ 방어기능

㉠ 지혈 : 혈관 손상 후 혈소판, 혈장 단백질이 혈괴 형성 → 혈액 손실을 막는다.

㉡ 신체방어 : 항체, 보체, 백혈구 이물질에 대한 감염을 막는다.

(2) 혈액응고의 과정(Hemostasis)

① 1차 지혈(Primary hemostasis) = Vascular and Platelet phase

㉠ 혈관 수축(Reflex contraction)

세동맥 손상 → 혈관 수축으로 혈류를 감소 → 혈액 손실을 줄임

㉡ 혈소판의 손상부위 부착(Adhesion)

㉢ 혈소판의 응집(Aggregation)

혈소판 활성화 & 응집유발 물질 배출 → 혈소판 혈전(Hemostatic plug) 형성

② 2차 지혈(Secondary hemostasis) = Coagulation phase

㉠ 응고 1단계

• 내인계(Intrinsic pathway) : 혈장에서 일어나는 반응

– 관련 응고 검사 : aPTT

– 혈소판 인지질이 Factor 12, 11, 9, 8, 10, 5 및 Ca과 작용 → 혈장 Thromboplastin을 형성

• 외인계(Extrinsic pathway) : 조직에서 일어나는 반응

– 관련 응고 검사 : PT

– 조직 유래 불완전 트롬보플라스틴이 Factor 7, 10, 5 및 Ca와 작용, 완전한 트롬보플라스틴을 형성

㉡ 응고 2단계 : 트롬보플라스틴이 Ca^{2+}의 존재하에서 프로트롬빈을 트롬빈으로 전환

ⓒ 응고 3단계 : 트롬빈이 피브리노겐을 피브린으로 전환

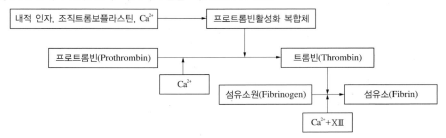

[응고 과정]

③ 섬유소 용해(Fibrinolysis)

　　ㄱ 용해 과정 : 플라스민이 주된 역할 → 피브린 분해

　　ㄴ 플라스민은 불활성 물질인 플라스미노겐이 플라스민으로 활성화되어 만들어진다.

　　ㄷ 플라스민 활성화 : Plasmin Activator tPA(tissue Plasminogen Activator), uPA(urinary Plasminogen Activator, Urokinase)

　　ㄹ 플라스민의 역할 : 섬유소 용해(Fibrinolysis) → Clot 분해, 분해산물인 Fibrin degradation product(FDP) 생성

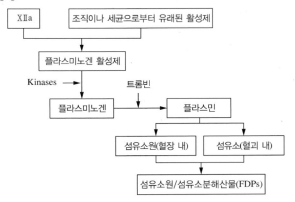

[섬유소 용해 과정]

(3) 항혈소판 제제(Antiplatelet agents)

① 혈소판 활성화 과정의 다양한 여러 단계에 작용, 혈소판의 응집을 억제, 가장 널리 알려져 급성 심근경색 및 심혈관, 뇌혈관 질환의 예방을 위해 사용한다.

② Aspirin

　　ㄱ 적응증 : 심혈관계 질환의 이차적 예방, 사용 시 남성과 여성 모두에 장기적인 이득(남성은 주로 심혈관질환(MI)의 위험이 감소하고, 여성은 뇌졸중의 위험이 감소)

ⓛ 부작용
- 위장관 부작용 : 소화불량, 미란성 위염, 궤양성 질환, 위장관 출혈
- 아스피린 알레르기 → 투여금지

③ 그 외 Ticlopidine, Clopidogrel 등의 항혈소판 제제가 있다.

(4) 항응고제(Anti coagulants)

① 혈전증 빛 색전증 치료의 근간이 되는 약제

② Heparin
   ㉠ Antithrombin Ⅲ의 항응고 작용의 촉진기전
   ㉡ 부작용 : 출혈 부작용, 혈소판 감소증
   ㉢ aPTT 모니터링을 해야 한다.
   ㉣ 태반은 통과하지 못하므로 임신 중에도 사용이 가능하다.

③ LMWH(Low-Molecular-Weight heparin)
   ㉠ Heparin과 같은 정도의 항응고 효과를 가지면서, 출혈 부작용과 혈소판 감소증의 부작용이 적다.
   ㉡ 피하로 투여, 긴 반감기 → 안정된 용량으로 모니터링이 필요하지 않다.

④ 경구용 항응고제(Oral anticoagulant) : 와파린(Wafarin)은 항응고제로, 쿠마린(Coumarin)계의 제제
   ㉠ 비타민 K 의존 요소(Ⅱ, Ⅶ, Ⅸ, Ⅹ)가 감소
   ㉡ PT 모니터링을 해야 한다.
   ㉢ 부작용 : 태반을 통과하여 기형, 사산, 태아사망 등을 유발하므로 임신 시 금기

(5) 섬유소 용해제(Fibrinolytic agents)

① 급성 심근정색, 뇌경색에서 사용

② u-PA, t-PA : 직접 Plasminogen을 Plasmin으로 활성화하여 혈전의 주성분인 섬유소를 용해시킨다.

출제유형문제 최다빈출문제

항응고제인 코마딘을 투여하는 환자에게 점상출혈이 나타났을 때의 간호중재는?

① 부위에 온습포를 적용한다.
② PTT를 검사한다.
❸ PT를 검사하여 용량을 조절한다.
④ Protamine sulfate를 투여한다.
⑤ 코마딘을 즉시 중단한다.

해설
코마딘(Coumadin) 사용 시 간호중재
- PT(P-time) 수치를 확인하여 용량을 조절한다.
- 부작용 시에는 비타민 K를 투여한다.

제 2 장

혈액계 기능사정

1 신체검진

(1) 피부, 눈, 입

    ① 피 부

        ㉠ 혈액계 기능장애 사정

        ㉡ 자연채광에서 검사

    ② 눈 : 황달, 창백

        ㉠ 공막(노란색) : 과도한 용혈로 담색소 축적

        ㉡ 결막(창백) : 헤모글로빈량 감소

        ㉢ 망막 출혈, 망막 삼출 : 심한 빈혈, 혈소판 감소증

    ③ 입

        ㉠ 점막 궤양 : 호중구 감소증, 백혈병

        ㉡ 종창, 발적, 잇몸 출혈 : 백혈병

점상출혈 (Petechiae)	• 작은 모세혈관 출혈 • 압력을 가해도 변화가 없다.	혈관, 혈소판 비정상
반상출혈 (Ecchymosis)	• 피하조직, 피부 내 출혈 • 검푸른색 → 갈색 띤 녹색 → 노란색	• 정맥문제 • 응고인자 결핍 • 혈관, 혈소판 장애
자반(Purpura)	넓은 부위에 합쳐진 점상출혈	혈관, 혈소판 비정상
모세혈관확장증 (Telangiectasis)	• 압력을 가하면 창백해졌다 붉어진다. • 얼굴, 입술, 점막, 손, 발	• 거미모양 : 간질환, 임신 • 출혈성 : 혈관의 유전성 출혈 장애
관절혈증 (Hemarthrosis)	• 활액낭 안 출혈 • 겉으로 보이지 않고 심한 관절통증	심한 유전성 응고장애

(2) 림프절, 흉부, 비장, 간

① 림프절 : 비후되고 단단한 림프절, 혈액 질환, 감염성 질환

② 흉부 : 압통, 백혈병, 다발성 골수종

③ 비장, 간

㉠ 비장 비후 : 림프종, 단핵세포 증가증, 백혈병

㉡ 간 비후 : 백혈병

(3) 골격계, 신경계

① 골격계

㉠ 뼈 통증·혈액계 악성종양

㉡ 관절기형 : 출혈성 질환

② 신경계 : 뇌종양 증상·징후(백혈병, 림프종성세포의 침윤)

출제유형문제 최다빈출문제

피부 넓은 부위에 합쳐진 점상출혈을 무엇이라고 하는가?

❶ 자 반

② 모세혈관확장증

③ 관절혈증

④ 림프절염

⑤ 림프종

해설

자 반

• 넓은 부위에 합쳐진 점상출혈

• 혈관, 혈소판 비정상을 나타냄

2 진단검사

(1) 혈액검사

① 전혈검사

구 분	참고치	의 미
백혈구(WBC)	4,000~11,000/mm^3	• 급성 감염 시 증가 • 감소하면 침입물질에 대항을 못하므로 위험
적혈구(RBC)	남자 : 4.5~6×10^6/mm^3 여자 : 4~5.0×10^6/mm^3	빈혈 구분
헤마토크릿 (Hematocrit, Hct, %)	남자 : 42~52% 여자 : 37~48%	전혈량에 대한 적혈구 비율
헤모글로빈(Hemoglobin)	남자 : 13~18g/dL 여자 : 12~16g/dL	적혈구의 산소 운반 색소
혈소판	130,000~400,000/mm^3	

② 혈액응고검사

구 분	참고치	의 미
출혈시간(Bleeding time)	1~6분	• 혈관, 혈소판의 비정상을 알아낸다. • Aspirin, NSAID는 BT를 연장한다.
응고시간(Coagulation time)	5~10분	헤파린요법 사정, 조절
피브리노겐(Fibrinogen)	200~400mg/dL	• 피브리노겐 증가 : 응고율 증가 • 피브리노겐 감소 : 출혈 경향
activated Partial Thromboplastin Time(aPTT)	23~45초	• 부분 트롬보플라스틴 활성화 시간 • 헤파린(내인계에 작용하는 것이 특징적)요법 사정 • 내인성 응고체계 사정(선천성인지 후천성인지) • 응고과정에 이상이 있으면 시간 연장
Prothrombin Time(PT)	12~14초	• 응고작용의 비정상 선별 • 외인성 응고체계 사정(응고인자에 관한) • Warfarin 치료 감시(PT가 먼저 연장되고 aPTT도 연장) • 비타민 K 결핍, DIC에 대한 선별검사
혈소판(Platele, PLT)	15만~40만/mm^3	혈소판 비정상적 수준 감별

③ 쿰즈검사(Coombs Test) : Coombs 혈청을 이용하여 적혈구 항원에 대한 항체를 발견하기 위한 검사

　㉠ 직접 쿰즈검사
　　• 적혈구를 손상시키는 자가 항체를 발견하기 위해 수행
　　• 자가 항체가 있을 경우 Coombs 항체와 반응하여 응집반응 발생
　　• 수혈을 위한 교차시험이나 태아적아구증 진단을 위한 제대혈액 검사. 그 외 자가면역성 용혈성 빈혈을 진단하는 데 사용

ⓛ 간접 쿰즈검사

- 순환하고 있는 항적혈구 항체의 존재를 밝혀내는 검사
- 수혈을 받고자 하는 사람이 공혈자의 적혈구에 대한 혈청항체를 가지고 있는지의 여부확인

(2) 골수 생검(Bone marrow biopsy)

① 목 적

ㄱ 조혈작용에 대한 평가(진단, 치료의 효과 판단)

ㄴ 골수 검사물 채취

② 방 법

ㄱ 부위 : 후상장골극, 전장골능, 흉골

ㄴ 국소마취 후 탐침을 골수강 안으로 삽입

ㄷ 0.2~0.5mL의 골수액 흡인

ㄹ 바늘 제거 후 출혈이 멈출 때까지 천자부위 압박, 무균적 드레싱

③ 간호중재

ㄱ 검사 전

- 검사의 목적, 과정을 설명한다.
- 검사 시의 불편감을 설명한다.

ㄴ 검사 후

- 30분 동안 침상 안정
- 3~4일간 천자부위 주변 통증 지속
- 출혈, 쇼크 징후, 계속되는 통증 여부 사정

ㄷ 시술 전·후 진통제, 진정제 투여

출제유형문제 최다빈출문제

2-1. 수혈을 하던 환자가 발열, 호흡곤란, 창백 등의 반응을 나타냈을 시, 간호사가 가장 먼저 해야 할 중재는?

① 의사에게 바로 보고한다.

② 활력징후를 측정한다.

❸ 즉시 수혈을 중지한다.

④ 중지하고 바늘을 바로 제거한다.

⑤ 수액을 연결한다.

해설

수혈 부작용 시 간호중재

• 혈액 주입을 즉시 중단하고 의사에게 보고한다.

• 0.9%의 생리식염수를 주입한다.

• 5분마다 활력징후를 측정한다.

2-2. 다음 중 혈액검사에 대한 설명으로 옳은 것은?

① 혈색소는 전혈량에 대한 적혈구 비율을 말한다.

② 백혈구는 급성 감염 시 감소한다.

❸ aPTT는 응고과정에 이상이 있으면 시간이 연장된다.

④ 응고시간의 정상 범위는 1~6분이다.

⑤ 피브리노겐의 증가는 출혈경향을 나타낸다.

해설

혈액검사

• 혈색소 : 적혈구의 산소 운반 색소

• 백혈구 : 급성 감염 시 증가

• 헤마토크릿 : 전혈량에 대한 적혈구 비율

• aPTT : 부분 트롬보플라스틴 활성화 시간, 응고과정에 이상이 있을 경우 연장됨

• 응고시간의 정상 범위 : 5~10분

• 피브리노겐의 증가는 응고율 증가

2-3. 골수 생검에 대한 설명으로 옳은 것은?

① 시술 전에는 진정제 및 진통제를 투여하지 않는다.

② 후상장골극, 전장골능은 피한다.

❸ 0.2~0.5mL의 골수액을 흡인한다.

④ 전신마취 후 탐침을 골수강 안으로 삽입한다.

⑤ 검사 후 일반적인 드레싱을 한다.

해설

골수 생검

• 시술 전·후 진통제, 진정제를 투여한다.

• 부위 : 후상장골극, 전장골능, 흉골

• 0.2~0.5mL의 골수액 흡인

• 국소마취 후 탐침을 골수강 안으로 삽입한다.

• 바늘 제거 후 출혈이 멈출 때까지 천자부위 압박, 무균적 드레싱 적용

안심Touch

제 **3** 장

혈액계 대상자의 일반적 간호

1 출혈 예방

(1) 출혈 징후관찰

① 피부 관찰 : 점상출혈, 반상출혈 등
② 코피, 잇몸출혈, 혈변, 상처·천자부위 출혈 관찰
③ 내부출혈 주의 : 활력 징후 관찰

(2) 출혈 예방

① 상해로부터 환자보호
　㉠ 체위교환, 드레싱할 때 주의
　㉡ 구강간호
　　• 부드러운 칫솔 사용, 치실 사용 금지
　　• 생리식염수로 구강 세척 : 2~4시간 간격
　　• 바셀린 젤리 : 입술 건조 방지
　㉢ 기립성 저혈압이 있는 환자는 천천히 기동
　㉣ 침습적 처치 제한
　　• 근육주사, 피하주사는 피함 : 작은 바늘 사용
　　• 침투성 물질 사용금지 : 직장 체온계, 좌약, 관장, 질정제, 탐폰
　　• 침투성 처치
　　　– 혈소판 수치 5만/mm^3 이상일 때 시행 : 간 생검, 요추천자, 개방성 폐 생검
　　　– 동맥 채혈 후 10~20분간 압력
　㉤ 사지 교대로 혈압 측정 : 점상출혈 방지
　㉥ 직장체온 측정, 비위관, 산소튜브, 좌약 사용 자제 : 점막마찰은 출혈 유발
　㉦ 아스피린 제제, 항응고제 사용 제한
　　• 아스피린은 출혈 경향 증가
　　• 발열 시 아세트아미노펜(Tylenol) 사용
　㉧ 침대 난간에 패드를 대어 손상 받지 않도록 주의
　㉨ 과격한 운동이나 발치 제한

② 자가간호 교육

ㄱ 부드러운 면봉 및 칫솔을 사용하고, 치실 사용을 금한다.

ㄴ 수염은 전기면도기 사용

ㄷ 튼튼한 신발, 슬리퍼 착용

ㄹ 코를 심하게 풀거나 장운동을 과잉 촉진하는 것, 심한 기침은 금물

(3) 출혈 조절

① 5~10분 직접 압박

② 출혈부위 얼음찜질

③ 출혈부위는 심장 위로 상승

④ 위장관 출혈 시 차가운 생리식염수 세척

(4) 출혈 발생 시 조기 처치

① 적혈구, 백혈구, 혈소판, 전혈 등 예방적 수혈

② 용혈성 반응 관찰 : 백혈구를 제거한 적혈구의 수혈로 예방 기능

출제유형문제 최다빈출문제

출혈을 예방하기 위한 일반적 간호중재로 옳은 것은?

① 치실을 사용하게 한다.

② 직장 체온계를 사용한다.

③ 발열 시 아스피린을 사용한다.

❹ 침대 난간에 패드를 대어 준다.

⑤ 질정제, 탐폰은 사용 가능하다.

해설

출혈예방 간호중재

• 부드러운 칫솔을 사용하고, 치실 사용 금지

• 침습적 처치 제한 : 근육주사 및 피하주사 제한

• 직장 체온계, 좌약, 관장, 질정제, 탐폰 사용 금지

• 아스피린 제제, 항응고제 사용 제한

• 침대 난간에 패드를 대어 손상 받지 않도록 주의함

2 감염 예방, 피로 예방 및 영양유지

(1) 감염 예방

① 병원체에 노출 최소화

㉠ 화장실이 있는 독방 사용

㉡ 방문자 제한

㉢ 생것은 깨끗이 씻거나 익혀서 섭취

㉣ 유치 카테터 삽입 제한

㉤ 예방적 항생제 투여

㉥ 필요시 역격리

② 개인위생 교육

㉠ 머리 감기, 손·발톱, 구강, 회음부 간호, 손 씻기

㉡ 감염 증상이 있으면 즉시 의사에게 보고

③ 감염 증상 조기 발견

㉠ 백혈구 수치 관찰 : 백혈구 세포가 미성숙하여 감염에 대한 방어가 미숙

㉡ 활력 징후 매 4시간마다 측정

④ 감염 초기 발견

㉠ 열 : 38℃ 이상

㉡ 오 한

㉢ 지속되는 기침

㉣ 코, 입, 회음부 궤양 관찰

(2) 피로 예방

① 피로감 최소화

㉠ 활동과 휴식을 교대로 계획

㉡ 제한된 에너지를 사용해야 하는 경우 일상 활동 보조

㉢ 심계항진, 숨 가쁨이 발생한 경우 활동 중단

㉣ 조용한 환경 제공, 조용한 수면 환경 제공

② 보온 : 근육운동, 열 생산기전 장애가 있어 쉽게 추위를 호소

㉠ 따뜻한 담요, 면양말, 부드러운 가운 사용

㉡ 방 온도 조절

(3) 영양 유지

① 고단백, 고열량 식이 조금씩 자주 제공

② 수분 3L/일 섭취 : 대사량 증가로 인한 수분손실 보충

(4) 혈액계 대상자의 일반적 간호

출혈 예방	감염 예방	피로 완화

• 상해로부터 보호
  – 구강간호 : 부드러운 칫솔 사용, 생리 식염수 함수
  – 침습적 처지 제한 : 근육, 피하 주사 삼가
• 아스피린 제제 사용 제한
• 자가간호
  – 수염은 전기면도기 사용
  – 코를 심하게 풀거나 장운동 과잉 촉진하는 것, 심한 기침 등은 삼간다.
• 출혈 조절
  – 위장관 출혈 : 차가운 생리 식염수 세척
  – 5~10분 이상 압박
  – 출혈 부위 얼음찜질
	• 병원체에 노출 최소화
	  – 방문자 제한
	  – 음식은 익혀서 섭취
	  – 화장실 있는 독방 : 필요시 역격리
	  – 유치 카테터 삽입 제한
	• 개인위생 간호
	• 천자, 주사 삼가
	• 체위변경 : 욕창예방
	• 감염 초기 발견
	  – 38℃ 이상
	  – 오한, 기침
		• 활동과 휴식 교대로 계획
		• 일상 활동 보조
		• 안 정
		• 보온 : 근육운동, 열 생산기전 장애가 있어 쉽게 추위 호소
		• 따뜻한 담요, 면양말, 부드러운 가운 사용
		• 방 온도 조절
		• 영양 유지

제 4 장

적혈구 장애

1 빈혈(Anemia)

(1) 빈혈의 개요
① 정의 및 분류
  ㉠ 정 의
    • 적혈구수, 혈색소(Hb) 수준, 적혈구 용적비(Hct)가 정상보다 낮은 상태
    • 순환 적혈구의 양이 조직 내 산소 요구량을 충족시키지 못할 만큼 감소된 상태
  ㉡ 분 류
    • 적혈구 생산 장애
    • 혈액 손실
    • 적혈구 생존기간의 장애(적혈구 파괴 증가)
② 임상 증상
  ㉠ 경한 빈혈(Hb 10~14g/dL) : 증상이 없을 수 있고, 운동이나 활동 후 심계항진, 호흡곤란, 심한 발한 등
  ㉡ 중등도 빈혈(Hb 6~10g/dL) : 운동 후 호흡곤란, 심계항진, 심한 발한, 만성적인 피로
  ㉢ 심한 빈혈(Hb 6g/dL 이하) : 신체의 모든 장기의 빈혈, 심장 합병증

(2) 재생불량성 빈혈(Aplastic anemia, AA)
① 정 의
  ㉠ 골수 손상과 연관된 빈혈(Bone marrow failure)과 같다.
  ㉡ 골수에 적혈구 전구체가 부족하여 생기는 빈혈 : 골수의 손상이나 감염, 종양 때문
  ㉢ 골수의 조혈 조직이 감소되어 전혈구 감소증 발생
② 원 인
  ㉠ 다양한 원인과 발병기전에 의한 조혈모세포의 손상이나 발현 이상
  ㉡ 40~70%에서는 명확한 원인을 찾을 수 없다.
  ㉢ 약품(항암제), 화학물질(벤젠, 벤젠 유도체, DDT), 바이러스 및 세균감염 예상

③ 증상(전혈구 감소증(Pancytopenia)에 의한 증상)
  ㉠ 출혈증상(자반증)−초기 증상(쉽게 멍이 들고, 코피, 점상 출혈, 잇몸 출혈 등)
  ㉡ 빈혈 : 쇠약감, 피로, 운동 시 호흡곤란, 창백한 안색 등
  ㉢ 감염증상(발열, 염증소견) : 초기에는 드물다.
④ 진 단
  ㉠ 전혈구 감소증의 소견 : 망상적혈구수 감소
  ㉡ 골수검사(Bone marrow)에서의 저세포충실도(Hypocellularity) 검사
⑤ **치료 및 간호중재** : 원인물질 확인·제거, 지지적 간호
  ㉠ 조혈모세포 이식 : 45세 이전의 수혈을 받지 않은 젊은 환자에게 효과가 좋다.
  ㉡ 골수기능을 위축시키는 약품 및 물질 사용중단
  ㉢ 면역억제법 : 면역 억제제를 투여 골수기능의 회복을 목적으로 한다.
  ㉣ 보존적 치료만으로 장기 생존이 가능
  ㉤ 적혈구 수혈 + 과도한 체내 철 제거
  ㉥ 출혈, 감염 예방
  ㉦ 전혈구 감소증에 대한 증상 감소
  ㉧ 고비타민, 고단백질 식이 섭취 격려

(3) **철 결핍성 빈혈(Iron deficiency anemia, IDA)**
  ① 정의 및 원인
    ㉠ 정의 : 적혈구 생성의 저하(Hypoproliferative anemia)로, 체내 저장 철이 정상 적혈구 생성에 필요한 양보다 감소하게 되어 발생하며, 적혈구 생성에 장애가 발생하려면 그 이전에 저장 철의 결핍이 우선된다.
    ㉡ 원 인
      • 영양 부족 : 섭취 부족, 흡수 장애(위절제술 등), 만성 감염질환자, 채식주의자
      • 철분 요구량 증가 : 유아, 사춘기, 임신 중인 여성
      • 혈액 손실·만성적인 위장관 내 출혈, 월경 과다 등
  ② 증 상
    ㉠ 피로, 두통, 심계항진, 호흡곤란, 창백함, 설염, 입술의 염증
    ㉡ 어지럼증, 허약, 권태
    ㉢ 숟가락 모양 손톱(Koilonychia), 이식증(음식이 아닌 것을 먹고자 하는 충동)
    ㉣ Plummer-vinson 증후군의 3대 증상 : 연하곤란, 구내염, 위축성 설염
  ③ 진 단
    ㉠ 혈청 Ferritin 감소 12g/dL 이하
    ㉡ 말초혈액 소견으로 MCV 감소

④ 치료 및 간호중재

    ㉠ 원인을 규명하고 교정

    ㉡ 철분 투여

- 음식이 철 흡수를 방해할 수 있으므로 공복 시 투여가 원칙. 단, 위장 자극 증상으로 계속 복용을 못하는 경우에는 식후 즉시 복용
- 액체제제의 경우 희석시켜 빨대로 복용(치아 변색 예방)
- 비타민 C 섭취 : 철분 흡수 도움(위장이 산성일 때 흡수율 빠름)
- 고섬유 식이 섭취 : 변비예방
- 변의 색깔이 짙어짐을 설명
- 제산제 섭취 : 철분 흡수 방해
- 부작용 : 속쓰림, 변비 설사
- 비경구용
  - 근육주사 : Z-track 기법은 주사 후 걷도록 하여 약물 흡수를 촉진(마사지 금지)
  - 정맥주사 : 경구용 철분제제의 부작용을 견딜 수 없는 환자, 출혈이 심한 환자

    ㉢ 가임기 여성, 임신 중 철분 섭취(철분 함유 음식 : 붉은 육류, 간, 콩, 달걀노른자, 건포도, 당근 등)

    ㉣ Cobalamin(비타민 B_{12}) 부족 빈혈과 엽산 결핍성 빈혈

종류	Cobalamin(비타민 B_{12}) 부족 빈혈	엽산 결핍성 빈혈
정상치	200~900pg/mL(<100pg/mL이면 진단)	6~20ng/mL(<4ng/mL이면 진단)
원인	• 섭취 부족 : 드묾, 채식주의자 • 위장관 흡수 장애, 위전절제술 – 내인자 부족인 경우 비타민 B_{12}가 회장에서 흡수 안 됨 → 악성빈혈(Cobalamin 부족이 가장 흔한 원인)	• 섭취 부족 : 알코올 중독자, 청소년, 일부 영아 • 요구량 증가 : 임신, 영아, 악성종양, 투석 • 대사장애 : 일부 약물이나 알코올 • 흡수장애 : 약물(Barbiturates) 등
증상 : 조직의 저산소증	• 위장계 : 혀의 통증, 식욕부진, 오심, 구토, 복통 • 신경계 : 허약, 손과 발의 감각 이상, 진동감 및 위치감각 이상, 운동 실조증, 근육약화, 혼돈, 치매 • 증상의 악화와 완화의 교대	• 악성빈혈과 매우 비슷 : 신경계 증상은 없다. • 위장 장애 : 소화불량, 두툼하고 부드러운 붉은 혀

진단	• 실링테스트(Schilling test) 양성
	  – Cobalamin 부족의 확진과 원인을 찾기 위한 것
	  – 공복상태에서 Cobalamin 조영제를 경구투여하고, 24시간 소변 모음. 체내에서 결합하지 못한 Cobalamin은 소변으로 배출
	  – 적혈구 : 모양이 크고 비정상적, 수명이 짧다.
		혈중 엽산 감소, 혈중 비타민 B_{12} 결핍 빈혈과 감별진단 : Schilling test 음성

치료 및 간호	• 악성빈혈 : 비타민 B_{12} 근육주사(내인자가 없으므로 경구로 투여해도 흡수 안 됨) • 비타민 B_{12} 섭취를 증가 : 간, 내장, 견과류, 녹황색채소 등 • 빈혈, 울혈성 심부전, 신경장애에 대한 증상 경감, 예방	• 엽산 함유가 높은 식품 섭취 : 육류, 내장, 달걀, 양배추, 브로콜리, 오렌지, 녹색잎채소 등 • 균형 식이 제공 • 비경구적 치료는 거의 필요 없다.

(4) 거대적아구성 빈혈(Megaloblastic anemia) = 무효조혈(Ineffective erythropoiesis)

① DNA 합성에 필요한 엽산과 Vit B_{12}가 부족하여 DNA 합성이 잘 이뤄지지 않는다.

② 비타민 B_{12}나 엽산이 부족한 경우에 나타나는 빈혈

③ 세포 분열은 제대로 이루어지지 않지만 세포질의 발달은 계속 → 크기가 큰 RBC

④ 조혈계의 DNA 합성 장애로 골수 기능 장애 초래 → Pancytopenia 초래

⑤ **무효조혈** : 재료는 있으나 제대로 된 적혈구를 만들지 못하는 상황

(5) 용혈성 빈혈(Hemolytic anemia)

① **정 의**

㉠ 적혈구 수명감소에 의한 빈혈(Decreased red cell survival)

㉡ 적혈구 수명이 간헐적 또는 지속적인 감소가 특징

② **원 인**

㉠ 내인성 : 겸상세포, G6PD(글루코스-6-인산탈수소효소)의 결핍, 적혈구 막의 기형 등

㉡ 외인성 : 약물, 면역반응 및 자가면역장애, 외상, 감염성 질환, 방사선 노출, 화상, 전신 질환 등

③ **증 상**

㉠ 빈혈에 의한 창백, 붉은빛 소변

㉡ 혈관 : 적혈구 파괴 시 생성되는 간접 빌리루빈 농도의 증가 때문

㉢ 간, 비장 비대 : 결함 있는 적혈구 파괴를 담당하기 때문에 흔히 관찰된다.

㉣ 담석증 : 담낭 내에 빌리루빈의 과도 축적, 흔함, 황달이 더 악화시킨다.

㉤ 합병증 : 신부전(적혈구 분해산물의 배설에 대한 신장 부담 증가)

④ **진 단**

㉠ 조혈 활성 증가 : 망상적혈구(RPI) 2.5 이상

㉡ 간접 빌리루빈 농도 증가 : 소변과 대변의 유로빌리노겐의 배설 증가

㉢ LDH(Lactate dehydrogenase) 농도 상승

⑤ **치료 및 간호중재**

㉠ 원인이 되는 질환의 치료

㉡ 빈혈 증상 완화 : 산소 투여, 필요시 수혈

㉢ 신장기능 유지 : I/O 측정, 수분전해질 불균형 관리, Sodium bicarbonate 투여

㉣ 비장절제술 : 자가면역에 의한 용혈반응이 스테로이드에 반응하지 않을 때

(6) **겸상 적혈구성 빈혈(Sickle cell anemia)**

① **정의** : β-globin 유전자의 변이로 특징적인 낫 모양 세포를 형성하여 적혈구가 딱딱하고 점성이 있다. 허혈, 통증, 장기부전 등의 통증발작

② **증 상**

ㄱ 무증상~만성 용혈성 빈혈까지 다양하다.

ㄴ 비장, CNS, 뼈, 간, 콩팥, 폐 등을 잘 침범한다.

ㄷ 통증 발작 : 조직 허혈에 의한 통증, 신체 모든 부위에서 발생 가능

ㄹ 다양한 합병증 유발

ㅁ 성장장애

③ **진 단**

ㄱ 헤모글로빈 전기영동 : 전기 흐름에 대한 반응으로 Hb의 존재와 수치(%) 확인

ㄴ 말초혈액도말(Peripheral blood smear, PBS) 겸상세포(초승달 모양의 적혈구)의 존재확인

④ **치료 및 간호중재**

ㄱ 특별한 치료나 예방법이 없으므로 지지적 중재 필요

ㄴ 수혈 : 농축 적혈구

ㄷ 통증발작 : 수액공급, 진통제, 감염 등의 유발 인자를 찾아 교정

ㄹ 겸상 적혈구 위기(맥관폐쇄의 위기 초래, 심각한 통증, 적혈구의 겸상화 악화) 예방

- 적절한 휴식
- 통증완화
- 탈수되지 않도록 주의

(7) **후천성 용혈성 빈혈(Acquired hemolytic anemia) = 적혈구 수명감소에 의한 빈혈**

① **원 인**

ㄱ 물리적 요인 : 투석, 심폐기를 이용한 체외 순환, 인공심장판막

ㄴ 면역반응 : 항원-항체 반응, 자가면역 반응

ㄷ 감염성 병원제와 독소 : 말라리아 감염, 납 중독, 독사의 독 등

ㄹ 발작성 혈색소뇨증(Paroxysmal hemoglobinuria)

② **증상** : 황달, 만성피로, 비장종대 등

③ **치료 및 간호중재**

ㄱ 원인 요인제거

ㄴ 대증적 치료 : 수혈, Corticosteroids, 비장절제술 등

출제유형문제 최다빈출문제

1-1. 재생불량성 빈혈 환자에게 교육할 내용으로 알맞은 것은 무엇인가?

❶ 피로하지 않을 정도로 활동을 한다.
② 생과일과 채소를 섭취한다.
③ 치실을 사용한다.
④ 예방적으로 항생제를 투약한다.
⑤ 주기적으로 수혈을 받는다.

1-2. 중년기 이후의 환자에게 철 결핍성 빈혈이 나타났다. 무슨 검사를 해야 하는가?

❶ 위 내시경
② 골수 검사
③ 안저 검사
④ 위액 검사
⑤ 요 검사

1-3. 다음 중 내인자 부족으로 거대적아구성 빈혈의 위험이 높은 사람은?

① 조혈모세포를 이식받은 사람
❷ 근치적 위절제술을 받은 사람
③ 출산한 뒤 곧바로 임신하여 분만한 여성
④ 다이어트 중인 젊은 여성
⑤ 3개월 이상의 만성 염증성 질환을 가진 사람

1-4. 다음 중 악성빈혈 환자에게 사이아노코발라민(Cyanoco-balamin, Vit B₁₂)을 투여하는 이유는?

❶ 적혈구 증가
② 호중구 감소
③ 혈소판 증가
④ 조골세포 증가
⑤ 응고인자 IX 증가

1-5. 용혈성 빈혈 환자의 검사 결과는?

① 엽산 결핍
② 겸상적혈구 증가
③ 혈청백혈구 증가
❹ 혈청빌리루빈 증가
⑤ 소변유로빌리노겐 감소

해설

재생불량성 빈혈의 치료
• 면역장애를 원인으로 보고 면역 억제제를 투여하여 골수기능회복을 도모한다. 따라서 감염에 취약하므로 생과일과 채소의 섭취는 삼가고 출혈을 예방하기 위해 치실은 사용하지 않는다.
• 고비타민, 고단백식이 적용
• 골수기능을 억제하는 물질과 약물투여중단

해설

철 결핍성 빈혈은 모든 연령에 흔한 빈혈이지만 중년기 이후에는 위장출혈을 의심해 봐야 한다. 그러므로 위 내시경을 시행한다.

해설

내인자
• 내인자는 위에서 위액과 함께 분비되어 비타민 B₁₂와 결합하여 소장으로 내려가 흡수된다.
• 비타민 B₁₂는 핵산과 단백질 등의 합성에 관여하는 등의 작용을 하며, 부족할 경우 악성빈혈과 거대적아구성 빈혈이 발생한다.

해설

악성빈혈은 내인자의 부족 또는 소장에서의 흡수능력 부족으로 비타민 B₁₂가 흡수되지 않아서 초래된다. 비타민 B₁₂는 혈구의 정상 성숙에 관여하므로 악성빈혈 환자에게서는 범혈구 감소증이 나타난다.

해설

용혈성 빈혈은 적혈구의 조기 파괴로 인해 발생하므로 빌리루빈 수치가 상승된다.

안심Touch

2 적혈구 증가증(Polycythemia)

(1) 적혈구 증가증

① 정의 : 혈액에 적혈구 농도가 적정치 이상으로 증가하는 것

② 적혈구 : 600만/mm^3 이상

③ 헤모글로빈(Hb) : 18g/dL 이상

④ 헤마토크릿(Hct) : 55% 이상

⑤ 혈소판(PLT) : 증가

(2) 일차성 다혈구혈증(Primary polycythemia) = 진성 적혈구 증가증(Polycythemia vera, PV)

① 정의 : 활성화 신호를 전달하는 단백질의 돌연변이(Mutation)로 인해 적혈구를 계속 생산한다.

② 증 상

    ㉠ 비장비대(Splenomegaly)

    ㉡ Hb, Het 증가 : 증상 없이 우연히 발견되는 경우가 가장 흔하다.

    ㉢ 혈액 점성 증가(Hyperviscosity) : 신경성 증상 유발(어지러움, 이명, 두통 등)

    ㉣ 혈전증 : 모든 혈관에 침범 가능하다.

    ㉤ 물 원인 가려움증(Aquagenic pruritus) : 피부가 물에 닿으면 가려움이 유발된다.

    ㉥ 혈중 요산 증가 : 일부 통풍을 동반하기도 한다.

③ 진 단

    ㉠ RBC, Het 증가, Hb 증가

    ㉡ Erythropoietin(EPO) 감소 : PV는 EPO(적혈구 생성인자)와 무관하게 RBC(적혈구)가 많아지는 질환

④ 치료 및 간호증대

    ㉠ 혈액의 점도를 낮춘다(적혈구 증가에 따른 혈전증 예방).

      • 정맥절개술 : Hb이 남성은 14g/dL, 여성은 12g/dL가 되도록 혈색소를 제거(격일)

      • 철분 제제 제한(굴, 간, 조개, 콩류 등), 저용량 아스피린

      • 수분 섭취를 증가하고, 활동을 권장한다.

      • 혈전증이 일어날 수 있는 위험 요인 제거 : 금연, 고혈압 관리, 고지혈증 관리, 체중관리 등

    ㉡ 대증요법(약물요법)

      • 통풍 치료제 Allopurinol

      • IFN-a : 비장비대 증상 완화용

⑤ 합병증

    ㉠ 치료하지 않을 경우 : 평균수명 1.5년 정도

    ㉡ 혈전, 색전, 출혈

    ㉢ 급성 백혈병으로 전환된다(대략 10%).

(3) 이차성 다혈구혈증(Secondary polycythemia)

　① 정의 : Erythropoietin(EPO)의 농도 상승 때문에 적혈구의 생산 증가

　② 원 인

　　㉠ 저산소 등의 상황에서 생리적으로 EPO(Erythropoietin) 증가 : 폐질환, 높은 고도

　　㉡ 질병에 의한 EPO 증가 : 신장질환, 종양 등

　　㉢ EPO는 정상이나 상대적으로 농도가 상승 : 탈수, 화상, 설사, 구토

　③ 증상 및 진단

　　㉠ 백혈구, 혈소판의 증가 없이 적혈구만 증가

　　㉡ 비장 비대가 없다.

　④ 치료 및 간호 : 원인이 되는 요인을 제거, 산소결핍증 관리, 정맥절개술

출제유형문제 최다빈출문제

일차성 다혈구혈증 환자에게 수분을 섭취시켜야 하는 이유 중 가장 적절한 것은?

① 혈구의 수를 일정하게 유지시키기 위해

② 혈구의 배설을 증가시키기 위해

③ 혈구의 파괴를 위해

❹ 혈액의 점성도를 감소시키기 위해

⑤ 혈구의 생성을 저하시키기 위해

해설

일차성 다혈구혈증은 혈액의 점성이 높기 때문에 수분을 섭취하여 점성도를 감소시켜야 한다(하루 3L 이상).

제 5 장

백혈구장애, 조혈장애

1 백혈구 장애

(1) 백혈병(Leukemia)

① 정 의

㉠ 골수, 비장, 림프계 조직의 악성 종양으로 미분화된 백혈구의 과잉 증식

㉡ 미성숙 백혈구의 축적과 비정상적인 증식, 신체 장기와 조직뿐만 아니라 골수, 말초혈액까지 전구물질이 침범하는 것이 특징이다.

㉢ AML > ALL > CML > CLL

② 증상, 치료 및 간호

㉠ 급성 골수성 백혈병(Acute myelogenous leukemia, AML)

호발연령 및 특징	증 상	치료 및 간호

• 성인에게 흔함(성인 급성 백혈병의 85%)
• 모든 골수 세포의 장애
	• 골수부전에 의한 증상
	  – 심각한 감염, 출혈경향
	  – 빈혈(피곤, 숨참, 창백),
	    뼈 통증
	• 적혈구, 혈소판 감소
	• 골수검사
	  – 골수아구(Myeloblast)의
	    현저한 증가
		• 치료 : 빠른 시간 내 백혈병세포를 제거하고 관해 유도
		  – 항암화학요법, 수혈, 조혈모세포 이식
		• 간 호
		  – 감염예방 : ANC 관찰, 격리 및 방문객 제한
		  – 출혈예방 : PLT 관찰
		• 예 후
		  – 치료를 안 하면 2달 이내 사망
		  – 평균 생존기간 : 13개월

㉡ 만성 골수성 백혈병(Chronic myelogenous leukemia, CML)

호발연령 및 특징	증 상	치료 및 간호

• 20세 이전에 발생이 드물고 나이가 들면 증가
• 점진적인 발생과 느린 진행이 특징
• 골수의 간세포(Stem cell) 증식
	• 무증상(20%), 피로, 야간 발한
	• 비종대(90%), 간종대(50%), 흉골압통(80%)
	• 현저한 백혈구 증가증
	• 골수검사 : 필라델피아염색체 발견(95%)
		• 치료 : 동종 조혈모세포 이식, 항암화학요법
		• 간호 : 환자상태와 증상에 따른 간호
		• 예 후
		  – 급성으로 변하면 항암제가 반응하지 않고 사망
		  – 평균 생존기간 : 3~4년

ⓒ 급성 림프성 백혈병(Acute lymphocytic leukemia, ALL)

호발연령 및 특징	증 상	치료 및 간호
• 2~9세 호발(어린이 백혈병 중 가장 흔함) • Lymphoblast의 악성 종양	• 골수 Lymphocytes 증식 • 간비대, 비장비대, 림프절 비대가 흔함 • 중추신경계 및 고환 침범	• 치료 : 항암화학요법 • 예후 : 50% 어린이 5년 생존

ⓔ 만성 림프성 백혈병(Chronic lymphocytic leukemia, CLL)

호발연령 및 특징	증 상	치료 및 간호
• 60~80세 이상 성인, 노인에서 흔하다. • 비교적 경미한 증상	• 피로감, 식욕부진, 체중감소, 발열 • 적혈구 감소, 혈소판 감소 • 림프구 증가증 (Lymphocytosis) • 림프절 종대 및 간, 비장 종대 • 완화와 악화의 교대	• 치 료 - 경하면 치료하지 않는다. - 심하면 화학요법 • 예후 : 생존기간 7~15년 이상도 가능

(2) 호중구 감소증(Neutropenia)

① 정의 : 백혈구 내의 과립구(호중구, 호산구, 호염기구) 중에 백혈구 내 차지하는 비율이 50~70%인 호중구의 수가 비정상적으로 감소된 것(절대 호중구수 정상 : 1,500/mm^3 이상)

　　ⓐ 과립구 감소증

　　ⓑ 호중구의 수가 1,000~1,500 미만일 때 경도(중등도 위험 1,000 이하, 고위험 500 이하)

　　ⓒ 감염률이 증가

② 원 인

　　ⓐ 약물 : 항암제, 항생제, 항우울제

　　ⓑ 혈액질환 : 혈액암, 악성 종양, 재생불량성 빈혈, 백혈병

　　ⓒ 자가면역장애 : SLE, 류머티스성 관절염

　　ⓔ 심한 감염 등

③ 증 상

　　ⓐ 감염 취약 : 미열, 권태감, 작열감, 빈뇨, 두통, 식욕부진, 구강 및 인후 점막의 궤양, 질 소양감, 호흡곤란, 기침, 패혈증

　　ⓑ 화농 반응은 드물다.

④ 진 단

　　ⓐ 말초혈액의 호중구수(1,500/μL 이하), 무과립구증(200/μL 이하)

　　ⓑ 골수 검사 : 과립구 감소, 골수성 원시세포수 증가

⑤ 치 료
  ㉠ 호중구 감소를 초래하는 원인 규명
  ㉡ 감염 시 원인균 확인
  ㉢ 예방 및 치료적 항생제 투여
  ㉣ 조혈성장인자 투여
  ㉤ 보호적 격리술

⑥ 간호중재
  ㉠ 감염 예방 및 조기 관리가 중요하다.
  ㉡ 감염의 징후 관찰 : 발열, 호중구 수 확인, 활력징후 관찰, 오한, 계속되는 기침, 흉통, 구강
     통증
  ㉢ 가능한 침습적 처치 제한, 침습적 치료 및 처치 시 무균술 적용
  ㉣ 철저한 손 씻기 : 환자, 방문자
  ㉤ 개인위생 교육
  ㉥ 고단백, 고비타민, 고탄수화물 식이, 날 음식, 생과일, 생야채 등은 제한
  ㉦ 충분한 휴식과 안정

출제유형문제 최다빈출문제

1-1. 급성 골수성 백혈병 환자의 사정결과가 다음과 같다. 우선적인 간호중재는?

- 소변량 감소, 피로, 허약감
- 백혈구 5,000/mm^3, 혈색소 10.8g/dL, 혈소판 50,000/mm^3
- 요소질소 26mg/dL, 크레아티닌 1.8mg/dL

① 격 리
② 혈액투석
③ 수분 제한
❹ 잇몸출혈 확인
⑤ 농축적혈구 수혈

해설

보기의 환자는 혈소판 수치가 50,000/mm^3 (정상범위가 130,000~400,000/mm^3)에 비해 상당히 낮다. 낮은 혈소판 수치는 출혈 시 지혈과 혈액응고 작용에 문제를 일으키기 때문에 손상되기 쉬운 구강과 잇몸의 출혈을 사정하고 부드러운 칫솔을 사용하는 등 출혈을 예방하기 위해 중재가 적용되어야 한다.

1-2. 급성 림프성 백혈병 환자가 항암요법을 받고 있던 중 절대호중구 수치(ANC)가 500 이하로 되었을 경우 가장 우선적인 간호중재는?

❶ 역격리를 한다.
② 가능한 침습적 처치를 제한한다.
③ 날 음식 및 생과일을 제한한다.
④ 방문객을 금지한다.
⑤ 충분한 휴식과 안정을 취하도록 한다.

해설

절대호중구 수치가 500 이하가 되면 각종 세균 및 미생물 감염에 취약해지므로 보호격리(역격리)를 해야 한다.

1-3. 항암화학요법을 받고 있는 백혈병 환자의 출혈예방으로 옳은 것은 무엇인가?

❶ 소변과 대변에 혈액이 섞여 있는지 확인한다.
② 공기침대에서 부동한다.
③ 2~3일 간격으로 구강관리를 한다.
④ 수분을 제한한다.
⑤ 가능한 움직이지 않는다.

해설

백혈병 환자의 간호중재 - 출혈예방
- 근육주사와 피하주사를 피한다.
- 아스피린 복용금지
- 직장체온계, 좌약, 관장금지
- 질정제, 탐폰금지
- 부드러운 칫솔이용
- 출혈 징후 사정

2 조혈 장애

(1) 다발성 골수종(Multiple myeloma, MM)

※ 단일 클론성 형질세포의 악성 증식 질환

① 정 의

ㄱ 골수에서 항체를 생산하는 형질세포(Plasma cell)가 비정상적으로 증식하는 혈액질환

ㄴ 뼈 침범이 많은 것이 특징이다.

② 원 인

ㄱ 대부분 잘 모른다.

ㄴ 방사선 노출, 화학물질 노출, 염색체 이상

③ 증상 : 초기에는 대부분 무증상, 다발성 골수종의 20%는 우연히 발견된다.

ㄱ 근골격계

• 뼈 통증(Bone pain) : 가장 흔한 증상(70%)으로, 주로 허리나 갈비뼈의 통증과 움직임에 의해 악화되고 아픈 부위가 이동한다.

• 광범위 골다공증(요통) : 반복적인 흉추, 요추의 압박골절, 키의 감소, 병리적 골절

ㄴ 감염에 취약 : 2번째로 흔한 증상(폐렴, 신우신염)

ㄷ 콩팥기능 상실 : 고칼슘혈증(다뇨, 식욕부진, 발작, 혼수)

ㄹ 골수억제 증상 : 빈혈, 혈액응고 장애

ㅁ 신경학적 증상 : 피로, 두통, 오심, 구토, 여러 가지 감각/운동 신경병증

④ 진 단

ㄱ 골수 생검 : 혈장세포 증식(Marrow plasmacytosis 증식 10%), 정상(5%)

ㄴ X-선 검사 : 골다공증의 특징적인 벌집 모양

ㄷ 소변 검사 : Monoclonal protein(Bence jones protein)

ㄹ 혈액 검사 : 과립구 감소증, 빈혈, 혈소판 감소증, 고칼슘혈증, 고요산혈증

⑤ 치료 및 간호중재

ㄱ 증상 완화, 생명 연장

ㄴ 항암화학요법, 골수종 크기를 감소시키기 위해 방사선요법 병용

ㄷ 통증완화 : 경한 통증-NSAIDs, 필요시 마약성 진통제 사용

ㄹ 합병증 치료

• 적절한 신장 기능 유지

– 이뇨제 투여 : 신기능 장애로 인한 울혈성 심부전 예방

– 충분한 수분 공급 : 신기능 장애 예방(3~4L/day)

– Allpurinol 요산 형성 감소

- 골절예방
  - 기동(Ambulation) 권장 : 뼈의 탈무기질화된 뼈의 병리적 골절을 예방
  - 진통제, 근육이완제 투여
  - 낙상 예방 : 혼란상태와 지남력 상실
- 감염예방 : 감염의 조기발견
- 빈혈, 출혈 증상관리

(2) 림프종(Lymphoma)

① 호지킨병(Hodgkin's disease)

ㄱ 정의 : 림프절에 있는 비정상의 거대 다핵세포인 Reed-sternberg cell(쌍안경을 낀 듯한 특징적 세포)이 과다 증식하는 것

- 여성보다 남성에 많고, 흑인보다 백인에 많다.
- 20대 초, 50대 이후 흔하다.

ㄴ 원 인

- 대부분 원인 세포 : B림프구
- Epstein-barr virus 감염
- 유전적 요인
- 독성물질 노출
- HIV 감염군에서 증가

② 비호지킨병(Non-Hodgkin's disease)

ㄱ 정 의

- 림프조직의 악성 종양 중 하나이며, Reed-sternberg cell이 없다.
- 여성보다 남성에 많다.
- 청소년 초기에 가장 높고, 10대 이후 감소하여 20대 초기에 다시 증가한다.

ㄴ 원 인

- 원인 세포 : B 림프구(90%), T 림프구(10%)
- HIV 감염군, 류머티스 관절염
- 호지킨병을 치료받은 환자에서 비호지킨병 발생(이유는 모름)

③ 증상, 진단, 치료

구 분	호지킨병(Hodgkin's disease)	비호지킨병(Non-Hodgkin's disease)
증 상	• B symptom : 체중감소, 열, 야간 발한 중 하나라도 있으면 양성 • 림프절 서서히 비대 • 국소성인 경우가 많다. • 림프절이 커져 주위 장기 압박 • 90% 이상 초기 관해를 보인다.	• 무통성 림프절 비대 • 1~2주 내 급속히 비대 • 종격동, 복강 내 침범 • 피로, 권태, 체중감소 • 예후 나쁨 : 분류에 따라 1~7년 후 사망
진 단	• 자세한 병력과 신체검사 : B symptom의 유무 파악 • 적혈구 침강속도 증가 • 림프 조영술	• 림프절 생검 : 림프구, 조직구, 혼합형 세포 발견 • 골수 생김, 뇌척수액 검사 • 컴퓨터 단층 촬영
치 료	• 방사선 조사 : 다른 림프절로 많이 전이되면 불가 • 전이되면 화학요법, 방사선 조사 병용	• 방사선 조사 : 림프절에 국한된 경우 • 항암화학요법 : 전이된 림프종 • 골수이식

※ 호지킨 림프종의 병기 결정 기준과 특징
- Stage Ⅰ : 질병이 단일 림프절이나 림프절 외의 한군데에 국한
- Stage Ⅱ : 횡격막을 기준으로 동측에 두 개 이상의 림프절 침범
- Stage Ⅲ : 횡격막 양쪽의 림프절 침범. 림프절 외 단일 영역, 비장 포함
  - Stage Ⅲ 1 : 비장, 복강 및 문맥 림프절
  - Stage Ⅲ 2 : 대동맥 주변, 장간막 및 장골 영역 등 하복부
- Stage Ⅵ : 하나 이상의 림프절 외 기관이나 조직과 림프절 침범 또는 침범하지 않은 광범위 또는 파종성 질환

(3) 조혈모세포 이식

① 정의 및 목적
  ㉠ 정의 : 공여자의 골수, 말초혈액, 제대혈 등에서 조혈모세포를 채취하여 환자에게 주입(이식)
  ㉡ 목적 : 화학요법이나 방사선 요법으로 악성세포를 제거한 뒤 골수 기능이 억압된 대상자에게 건강한 골수를 다시 생착하는 것

② 이식의 분류
  ㉠ 자가골수 이식(Autologous bone marrow transplantation) : 자신의 조혈모세포를 치료 전 냉동 하였다가 다시 주입하는 방법, 이식 거부확률이 높은 대상자에 이용
  ㉡ 동형골수 이식(Syngeneic bone marrow transplantation) : 일란성 쌍생아의 골수 이식, 거부의 위험이 적음
  ㉢ 동종골수 이식(Allogeneic bone marrow transplantation) : 주요 HLA형이 일치하는 공여자로부터 골수를 이식받는 형태, 이식편대숙주반응(GVHD) 발병 가능
  ㉣ 말초혈액조혈모세포 이식(Peripheral blood stem cell transplantation)

③ 조혈모세포 이식 전 준비(공여자 간호)
　㉠ 골수기증 적합성 검사, 과정 설명, 동의서
　㉡ 골수 채취 후 출혈가능성 : 압박 드레싱
　㉢ 통증 감소 : 채취 부위에 얼음주머니
　㉣ 골수 채취 후 몇 시간 경과 후 걷기 가능, 다음날 퇴원
　㉤ 1~2개월 동안 철분제제 복용
④ 조혈모세포 이식
　㉠ 골수 채취・장골능에서 1,000mL 정도 채취
　㉡ 전처치 : 화학요법, 방사선요법으로 면역 억제
　㉢ 생착기 : 12~28일 소요, 생착을 돕기 위해 과립구 군락 자극인자(G-CSF), 과립구-대식세포
　　군락 자극인자(GM-CSF) 투여 가능
　㉣ 합병증
　　• 이식거부(Graft rejection) : 기능을 유지하고 있는 환자의 림프구에 의해 주입한 공여자의
　　　조혈모세포가 파괴되는 경우
　　• 급성, 만성 이식편대숙주병(GVHD)
　　• 감염 : 초기(생착 이전)에 주로 세균감염, 후기에는 주로 바이러스 감염에 의한 기회감염
　　• 정맥폐쇄성 질환

출제유형문제 최다빈출문제

2-1. 다발성 골수종 환자가 신장 손상을 입었을 때, 혈액 검사상 나타나는 소견으로 알맞은 것은?

① 칼슘 저하
❷ 요산 증가
③ 과립구 증가
④ 혈소판 증가
⑤ 적혈구 증가

2-2. 호지킨종을 앓고 있는 환자의 혈액검사 수치이다. 다음 중 이 환자가 가장 유의해야 할 증상은?

> 적혈구 35만/마이크로리터, Hb 8.5g/dL, 백혈구 3,500/mm³,
> PLT 100,000/mm³, 알부민 2.5g/dL

① 통증
② 출혈 위험성
❸ 감염 위험성
④ 체액 손상
⑤ 쇼크

2-3. 다음 중 호지킨 림프종의 특징적인 증상으로 적절한 것은?

❶ 무통성 림프절 종대
② 체온 상승
③ 부종
④ 체중 감소
⑤ 무기력

2-4. 림프종 환자에게 과립구집락자극인자(G-CSF)인 뉴포젠 (Neupogen)을 투여하는 목적은?

❶ 호중구 증가
② 고체온 조절
③ 종양세포 사멸
④ 뼈의 통증 완화
⑤ 구역과 구토 완화

해설
다발성 골수종 환자의 증상
• 요통, 사지마비, 신경병증, 뇌신경이상
• 반복적 감염, 허약, 체중감소
• 추위에 지나치게 민감하다.
• 만성신부전 → 골조직 파괴 → 고칼슘혈증
  → 신결석, 신세뇨관 폐쇄 → 요산 증가

해설
호지킨 병
• 종양세포가 B세포와 T 세포를 모두 갖고 있다.
• Reed-Sternberg cell(Hodgkin cell)이 특징적으로 나타난다.
• 발열, 체중감소, 야간 식은땀, 림프절 종대
• 피부소양감, 백혈구 증가, 림프구 감소, 빈혈
• ESR과 CRP 상승, 세포성 면역 저하 → 감염의 위험성이 높아진다.

해설
호지킨 림프종의 증상
• 무통성 림프절 종대(통증 없이 림프절의 부종)
• 만졌을 때 자유로이 움직인다.

해설
과립구집락자극인자는 호중구 전구세포의 성장과 분화를 자극하는 물질로 혈액계 장애를 동반한 암환자의 골수억제 및 동반되는 호중구감소증의 기간을 단축시킨다.

혈소판 · 출혈 · 응고 장애

※ 혈액응고검사의 진단

PT	aPTT	BT	상 태
정 상	정 상	지 연	혈소판 기능장애 혹은 지혈장애(예 특발성 혈소판 감소증 자반증, ITP)
지 연	지 연	정 상	산재성 혈관 내 응고증(Disseminated intravascular coagulation, DIC)
정 상	지 연	정 상	Factor Ⅷ(혈우병 A) 부족
지 연	지 연	정 상	간질환에 의한 지혈 장애(Vit. K 의존 요인 때문에)
지 연	지 연	정 상	피브리노겐의 부족 혹은 결핍

1 혈소판 장애

(1) 혈소판감소증(Thrombocytopenia)

① 정의 및 원인

㉠ 정의 : 혈소판수 140,000/μL 이하로 감소하고, 가벼운 외상 또는 외상 없는 자연 출혈을 야기한다.

㉡ 원 인

- 선천성 : 범혈구감소증, 유전성혈소판감소증
- 후천성(혈소판 파괴 증가) : 특발성혈소판감소성자반증(ITP), 비장 비대/파열, 헤파린유도성혈소판감소증
- 혈소판 생산 감소 : 약물로 인한 골수 기능 저하, 항암제, 바이러스 감염, 재생불량성 빈혈, 방사선 조사

② 증상 : 점상출혈(Petechia), 반상출혈(Ecchymosis), 자반증(Purpura)

③ 진 단

㉠ 혈소판 수가 $1.5 \times 105/\text{mm}^3$ 이하, $0.2 \times 105/\text{mm}^3$ 이하일 때는 자연적 출혈로 사망할 수 있다.

㉡ 말초혈액도말, 출혈시간(BT) 지연

㉢ 골수검사

- 거대세포(Megakaryocytes, 골수 내 혈소판 전구물질) 여부 사정
- 존재 : 말초 혈소판 파괴에 의한 혈소판 감소증
- 부재 · 감소 : 혈소판 합성 문제

④ 치료 및 간호중재
  ㉠ 원인 파악과 치료
  ㉡ Corticosteroids
  ㉢ 혈소판 수혈
  ㉣ 출혈 예방 및 관리

(2) 특발성혈소판감소성자반증(Idiopathic thrombocytopenic purpura, ITP)
  = 자가면역성 혈소판감소성자반증(Autoimmune thrombocytopenic purpura, ATP)
  ① 정 의
    ㉠ 항혈소판 항체가 생겨 혈소판 수명이 짧아지는 질환으로, 어린이·젊은 여성에 흔하다.
    ㉡ 자가면역 질환(70%에서 평균 2주 전 바이러스 감염 선행)
  ② 증 상
    ㉠ 점상출혈(Petechia), 반상출혈(Ecchymosis), 자반증(Purpura), 혈뇨, 토혈, 잇몸 출혈, 여자
       성인에서 월경 과다, 혈뇨, 잇몸출혈이 있고, 비장비대(Splenomegaly)는 없다.
    ㉡ 창백, 피로감, 활동능력 감소, 호흡곤란
    ㉢ 혈소판 감소 10만/mm^3 이하, 출혈시간 연장
    ㉣ 골수검사 : 혈소판 전구세포인 거핵구(Megakaryocyte) 증가
  ③ 치료 및 간호중재
    ㉠ 스테로이드 : 조직의 면역반응 감소, 혈소판 파괴 감소
    ㉡ 면역억제
    ㉢ 혈소판 수혈
    ㉣ 출혈 예방 및 조절

출제유형문제 최다빈출문제

혈소판 감소증의 간호중재로 적절하지 않은 것은?

① 골수 검사를 통해 원인을 파악한다.
② Corticosteroid를 투여한다.
③ 혈소판을 수혈한다.
④ 출혈 예방 및 관리를 한다.
❺ 항암제를 사용한다.

해설
혈소판 감소증의 원인으로 약물로 인한 골수 기능 저하, 항암제 투여, 바이러스 감염, 재생 불량성 빈혈, 방사선 조사 등이 있다.

2 혈우병(Hemophilia)

(1) 정의 및 특징

① 정의 : 유전성 응고장애로 Ⅷ(혈우병 A), Ⅸ(혈우병 B), Ⅺ(혈우병 C) 응고인자 장애로 출혈 경향이 증가하며, 성염색체(X)로 유전되는 열성질환

② 혈소판 장애 및 혈액 응고인자 장애의 특징 비교

구 분	1차 지혈 이상-혈소판 장애	2차 지혈 이상-혈액 응고인자 장애
출혈 양상	외상 후 즉시, 찰과상에 의한 출혈	지연성 출혈(수시간~수일)
출혈 부위	• 표면적(Superficial) • 피부, 점막, 비출혈, 위장관계, 요로계	• 심부(Deep) • 관절, 근육, 후복막강
진찰소견	점출혈(Petechiae), 출혈반(Ecchymosis)	혈종(Hematoma), 혈관절증(Hemarthrosis)
가족력	흔하지 않다.	흔하다.
치료/반응	국소압박에 의해 쉽게 지혈	지속적 전신치료 필요

(2) 증 상

① 혈관절증(Hemarthrosis) : 슬관절, 족관절, 고관절, 주관절, 수근관절과 견관절에서 발생하여 관절 강직을 초래하며, 결국 근위축을 유발한다.

② 혈종 : 피하출혈이나 근육 혈종

③ 심부출혈에 의한 혈관 및 장기 압박 소견

④ 점상출혈, 자반증은 나타나지 않는다.

⑤ 합병증 : 두개강 내 출혈

(3) 진 단

① 혈우병 A : aPTT만 연장(다른 임상검사 수치 정상), 응고인자 Ⅷ 감소

② 혈우병 B : PT, aPTT 연장, 응고인자 Ⅸ(비타민 K dependent factor) 결핍

(4) 치료 및 간호중재

① 혈우병 A : Factor Ⅷ 응고인자 농축액 투여

② 혈우병 B : 신선냉동혈장(FFP) 투여

③ 출혈조절 : 손상부위 압박, 지혈제, 침습적 처치제한, 아스피린이나 NSAID 금기

④ 통증조절 : 통증 심할 때 관절의 혈액 흡인, 냉찜질 혹은 진통제로 Codein 사용

⑤ 관절운동 : 출혈이 멈추고 부종이 가라앉을 때, 근위축 예방

(5) 환자교육

① 부모에게 출혈에 대한 대처방법을 교육하는 것이 중요하다.

② 일반적인 출혈 예방에 대한 간호

※ 'medic alert'(혈우병 표식)를 항상 지참하고 다니도록 한다.

③ 농축제제 주사 : 필요한 초기 징후 교육, 정확한 사용방법과 주의사항

출제유형문제 최다빈출문제

혈우병의 증상 중 슬관절, 족관절, 고관절 등에 발생하여 관절강직을 초래하며 근위축을 유발하는 것은?

❶ 혈관절증
② 혈 종
③ 혈관 및 장기 압박
④ 점상출혈, 자반증
⑤ 심부출혈

해설
혈관절증
슬관절, 족관절, 고관절, 주관절, 수근관절과 견관절에 발생하여 관절강직을 초래하며, 결국 근위축을 유발한다.

3 **산재성 혈관 내 응고증(Disseminated intravascular coagulation, DIC)**

(1) 정의 및 원인

① 정의 : 어떤 원인 질환의 경과 중 혈관 내 응고기전이 활성화되어 전신의 미세혈관 내 혈전 형성이
일어나는 동시에 섬유소 용해 작용이 일어나 발생하는 후천성 출혈성 질환

② 원 인

㉠ 쇼크, 패혈증, 용혈 과정

㉡ 산과적 상태 : 태반조기박리, 양수색전증, 패혈성 유산

㉢ 암, 조직 손상 : 광범위한 화상, 외상, 이식 거부 반응, 지방 폐색전, 뱀독 등

㉣ 감 염

(2) 병태생리

원발성 질환의 응고과정 → 전체 혈관계의 응고기능 항진상태 → 혈전 용해를 위한 섬유소 용해작용
활성화 → 응고인자 고갈 → 응고기능 저하상태

(3) 증 상

① 출혈이 주증상 : 비출혈, 점상출혈, 반상출혈, 혈압 저하, 체위성 저혈압, 빈맥, 적혈구 감소

② 혈전 증상 : 덜 흔함, 침범 기관이나 신체 조직에 따라 다르다.

(4) 진 단

① 혈소판 감소증(Thrombocytopenia) : 너무 많이 소비되어 부족

② PT, aPTT 연장

③ 피브리노겐 저하, 섬유소 분해산물(Fibrin degradation products, FDP) 증가

(5) 치료 및 간호

① 원인 질환의 치료가 가장 중요하다.

② 출혈 조절, 응고인자의 정상 수준 유지

③ 응고물질 투여 : 동결침전제제, 신선냉동혈장, 혈소판 투여, 필요시 수혈한다.

④ 약물요법 : 출혈을 조절하기 어려운 때 피브린용해 억제제 Epsilon aminocaproic acid(EACA,
Amicar) 투여, Heparin을 Ⅳ로 투여

⑤ 심리적 간호

출제유형문제 최다빈출문제

3-1. 패혈증으로 인해 파종성 혈관 내 응고(Disseminated intra-vascular coagulation, DIC)가 동반된 환자의 사정결과는?

❶ 반상출혈
② 혈압 상승
③ 소변량 증가
④ 혈소판수 증가
⑤ 프로트롬빈 시간 단축

3-2. 산재성 혈관 내 응고증(DIC) 환자의 초기 치료제로 적절한 것은?

❶ 헤파린
② 혈소판
③ 비타민 K
④ 면역 억제제
⑤ 스테로이드제

3-3. 산재성 혈관 내 응고증을 일으키는 원인은?

① 협심증
② 고지혈증
❸ 양수색전증
④ 방사선 조사
⑤ 조직 검사

해설
DIC의 증상
• 피하 반상출혈
• 무뇨, 핍뇨
• 혈소판 감소
• aPTT 및 PT 연장

해설
DIC의 초기치료제는 헤파린으로 출혈과 쇼크 조절, 혈전을 예방하기 위해 4시간마다 정맥투여한다.

해설
산재성 혈관 내 응고증
• 응고기전이 갑작스럽게 비정상적으로 자극되는 상태
• 내과적 응급상태
• 원인 : 그람양성균이나 그람음성균, 바이러스로 인한 전신감염, 광범위한 화상이나 외상, 이식 후 거부반응, 폐색전증, 태반조기박리, 양수 색전증, 패혈성 유산, 급성 저산소증, 전격성 간염, 급성 백혈병, 전이성 암종 등

8

심혈관계

간호사 국가고시

성인간호학 2

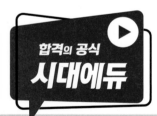

심장의 구조와 기능

1 심장의 구조와 기능

(1) 심 장

① 크기 : 무게 250~300g

② 위치 : 종격동(Mediastinum) 내에 위치, 2번째~5번째 늑간까지 12~14cm 정도 걸쳐 있다.

(2) 심방(Atrium)과 심실(Ventricle)

① 심 방

㉠ 우심방 : 신체를 돌고 온 정맥혈(상대정맥, 하대정맥, 관상정맥동)을 받는다.

㉡ 좌심방 : 4개의 폐정맥으로부터 동맥혈(산화된 혈액)을 받는다.

② 심 실

㉠ 우심실 : 우심방으로부터 정맥혈을 받아들여 폐동맥을 통해 폐로 보낸다.

㉡ 좌심실

• 좌심방 동맥혈을 받아들여 대동맥을 통해 전신동맥순환계로 방출된다.

• 8~15mm의 두꺼운 근육조직, 우심실보다 2~3배 두껍다.

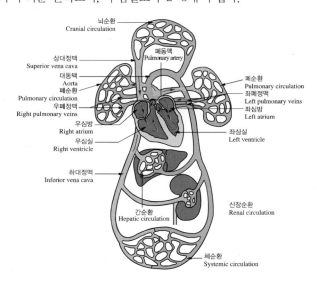

안심Touch

(3) 심낭(Pericardium)

① 심낭 : 이중벽의 장액성 섬유낭으로 심장을 싸고 있다.

② 섬유성 심낭

㉠ 느슨하게 붙어 있는 바깥쪽 부분

㉡ 심장을 보호

㉢ 심장으로부터 나오는 큰 혈관과 횡격막과 같은 주위 구조물에 심장을 고정한다.

③ 장액성 심낭

㉠ 얇고 미끄러운 두 층의 장막 심낭

㉡ 심장의 마찰을 감소한다.

(4) 판막(Heart valve)

① 방실판막(Atrioventricular valves) : 심실에서 심방으로 역류 방지

㉠ 삼첨판(Tricuspid valve) : 우심방과 우심실 사이에 위치

㉡ 이첨판(Bicuspid valve, 승모판(Mitral)) : 좌심방과 좌심실 사이에 위치

② 반월판막(Semilunar valves) : 대혈관에서 심실로 혈액의 역류 방지

㉠ 폐동맥판막(Pulmonic valve) : 우심실과 폐동맥 사이에 위치

㉡ 대동맥판막(Aortic valve) : 좌심실과 대동맥 사이에 위치

(5) 관상순환(Coronary circulation)

① 관상동맥(Coronary arteries)

㉠ 대동맥 시작부위(Valsalva's sinus)에서 기시

㉡ 심근에 혈액공급

② 좌측관상동맥(Left coronary artery, LCA)

㉠ 관상동맥질환은 LAD와 LCxA 부위에서 호발한다.

㉡ 좌측전하행동맥(Left anterior descending, LAD) : 심실 내 중격, 심실 전벽 혈액공급

㉢ 좌회선동맥(Left circumflex artery, LCxA) : 좌심방, 좌심실에 혈액공급

③ 우측관상동맥(Right coronary artery, RCA)

㉠ 경계(변연)동맥 : 우측 심근에 혈액공급

㉡ 후심실간동맥 : 심실 후벽에 혈액공급

출제유형문제 최다빈출문제

1-1. 우심방과 우심실 사이에 위치하고 있는 판막은?

❶ 삼첨판
② 이첨판
③ 승모판
④ 폐동맥판
⑤ 대동맥판

1-2. 좌심방으로부터 동맥혈을 받아들여 대동맥을 통해 전신동맥순환계로 방출하는 곳은?

① 우심방
② 우심실
③ 좌심방
❹ 좌심실
⑤ 관상순환

해설
삼첨판은 우심방과 우심실 사이에 위치하고 있는 판막이다.

해설
좌심실은 좌심방으로부터 동맥혈을 받아들여 대동맥을 통해 전신동맥순환계로 방출한다.

안심Touch

2 **전도계**

(1) 심장근육의 특성

① 자동성

㉠ 신경계와 무관하게 자발적으로 전기 신호를 만들어내는 능력

㉡ 동방결절(SA node) : 자동성이 가장 두드러짐, 심박동 조절자

② 흥분성 : 심방에 자극이 가해졌을 때 심박동을 시작하는 심근세포의 능력

③ 전도성 : 동방결절에서 생긴 자극이 특수 전도계를 통해 심근섬유에 전달되는 능력

④ 수축력 : 자극에 대해 수축하는 반응

⑤ 불응성 : 수축에 이어 심근이 회복할 수 있는 자극에 반응하지 않는 기간

(2) 전도계의 구조

① 동방결절(Sinoatrial node, SA node) : 심장의 조절자(Pacemaker), 심방의 탈분극 우심방과 상대정맥의 결합부위 부근

② 방실결절(Atrioventricular node, AV node) : 심방에서 심실로 가는 전도지연(PR 간격형성)은 심방에서 심실로의 혈류유입의 시간을 벌어주기 위한 것

③ 히스번들(Bundle of His) : 정상 심장에서 심방과 심실 사이의 유일한 전기적 통로

④ 다발갈래(Bundle branch) : 좌우 다발갈래로 나뉜다(Lt. Rt. Bundle branch).

⑤ 퍼킨제 섬유(Purkinje fibers) : 심실벽에 수축자극을 전달

(3) 심박출량(Cardiac output, CO)

① 심박출량 : 대동맥으로 분출되는 분당 혈액량

㉠ 심박출량(CO)=1회 박동량(SV)×심박동수(HR)

㉡ 정상 남녀 성인의 평균 심박출량은 4~8L/분

② 1회 심박동량(Stroke volume, SV)

㉠ 매 박동 시 좌심실에서 분출되는 혈액의 양

㉡ 심박동량(SV)=심실 내 이완기말 혈량(EDV) – 심실 내 수축기말 혈량(ESV)

㉢ 정상적인 심실 기능

이완기말 혈량 (End diastolic volume, EDV) : 120mL	심박동량(Stroke volume, SV) : 70mL
	수축기말 혈량(End systolic volume, ESV) : 50mL

③ 심박출량의 조절 : 1회 심박동량(SV)과 심박동수(HR)에 의해 좌우된다.

④ 1회 심박출량(SV)에 영향을 주는 3가지 요인

㉠ 전부하(Preload) : 용적부하

• 수축 시 근육의 길이

• 심장으로 돌아오는 혈액량이 많으면 전부하 증가

- Starling 법칙 : 심근섬유가 늘어나면 심장은 강하게 수축(생리적 환경에서만 가능)한다. 그러나 심근의 과도한 신전은 실제적으로 박동량 감소, 심박출량 감소, CO를 감소시킨다.
  - ⓒ 심근수축력(Contractility)
    - 심근섬유의 길이나 전부하와 관계없는 심장수축의 힘
    - 액틴 : 마이오신 결합부위의 상호작용 강도 증가, 교감신경계 자극, 칼슘, Epinephrine 등의 약물 투여 시 → 수축력 증가
  - ⓒ 후부하(Afterload) : 압력부하
    - 수축기 동안 심실에 가해지는 긴장(Tension) 또는 Stress를 의미
    - 말초 저항의 증가(대동맥의 순응도, 전신 혈관저항과 혈액점성도, 세동맥의 수축 정도) → 심실 긴장도 증가
    - 후부하가 커지면(예 고혈압) → 심실벽 긴장을 줄이기 위해 심실이 두꺼워진다.

(4) 심혈관계 조절
① 자율신경계
  - ㉠ 교감신경계
    - 심장 : 심박동수, 자극전도의 속도, 심방과 심실의 수축력 증가
    - 혈관 : 혈관 평활근 수축
  - ㉡ 부교감신경계
    - 심장 : 미주신경에 의해 조절, 동방결절 자극을 느리게, 심박동수 감소
    - 혈관 : 선택적 분포, 골격근의 혈관은 부교감신경의 자극을 받지 않는다.
② 압력수용체
  - ㉠ 대동맥궁(Aortic arch)과 경동맥동(Carotid sinus)의 압수용체
  - ㉡ 동맥압 증가 : 심박동수 감소, 부교감신경 자극

(5) 혈 압
① 혈압(BP) = 심박출량(CO) × 전신혈관저항(SVR)
② 맥압 : 수축기압과 확장기압의 차이, 수축기압의 1/3
  - ㉠ 맥압의 증가 : 수축기혈압의 상승
  - ㉡ 맥압의 감소 : 심부전, 혈액량 감소
③ 평균동맥압(Mean arterial pressure, MAP) : 전신의 기관에서 느껴지는 관류압
  - ㉠ MAP=(SBP + 2DBP) ÷ 3
  - ㉡ 60mmHg 이상이면 주요장기의 기능유지, 하강 : 신체 주요장기의 관류이상, 허혈

출제유형문제 최다빈출문제

2-1. 심장 수축의 자극 경로로 옳은 것은?

❶ 동방결절-방실결절-히스속-퍼킨제 섬유
② 동방결절-방실결절-퍼킨제 섬유-히스속
③ 방실결절-동방결절-퍼킨제 섬유-히스속
④ 동방결절-히스속-방실결절-퍼킨제 섬유
⑤ 방실결절- 동방결절-히스속-퍼킨제 섬유

2-2. 심근의 특성 중 자동성에 관한 설명으로 옳은 것은?

① 자극에 대해 근세포가 수축하는 능력
② 세포막을 따라 전기적 충격을 전파하는 능력
③ 심근세포가 자극에 반응하여 탈분극하는 능력
④ 탈분극하는 동안 새로운 자극에 반응하지 않는 능력
❺ 신경계와 무관하게 심장 스스로 박동할 수 있는 능력

해설
심장의 자극 전도계
동방결절에서 주기적으로 자극을 발생시킴 →
방실결절로 전도됨 → 히스속으로 전도되며
→ 심근다발에 있는 퍼킨제 섬유에 도달되어
좌우 심실이 수축하게 된다.

해설
자동성이란 심장의 박동을 신경계와 무관하게
스스로 박동할 수 있는 자동능력

제 2 장

심장의 사정

1 흉통(Chest pain)

(1) 흉 통

① 여러 가지 다양한 상황에서 발생 가능

② 심근에 혈액공급이 부족할 때 발생

③ 질 병

　㉠ 협심증(Angina), 심근경색(Myocardiac infarction), 심낭염(Pericarditis)

　㉡ 폐 질환 : 폐렴, 폐색전, 늑막염

　㉢ 기타 : 식도열공탈장, 식도염, 흥분 및 불안 등

④ 흉통 사정 시 고려할 점

　㉠ 특성 : 누르는 듯, 타는 듯, 찌르는 듯 등 흉통의 성격 서술

　㉡ 위치 : 원발 위치, 방사 위치

　㉢ 기 간

　　• 협심증 : 20~30분

　　• 심근경색 : 1시간 이상

　㉣ 강도 10point scale 이용(0~10까지의 순서로 통증 정도를 사정하는 도구)

　㉤ 유발인자 : 통증을 유발하는 상황

　㉥ 관련 증상 : 불안, 오심·구토, 발한, 현기증, 심계항진

　㉦ 경감요인

　　• 휴식, 산소흡인, 체위변경, Nitroglycerine

　　• 위의 중재에도 호전되지 않는 흉통은 심근경색일 가능성이 크다.

(2) 흉통의 증상
　① 숨참, 호흡곤란(Dyspnea)
　　㉠ 정 의
　　　• 힘들여 하는 호흡 또는 호흡곤란을 의미한다.
　　　• 좌심실 부전이 있어 폐울혈, 부종이 있을 때 가장 심하다.
　　㉡ 종 류
　　　• 운동 시 호흡곤란(Dyspnea on exertion, DOE)
　　　　- 안정 시는 정상이나 운동 시 생기는 호흡곤란
　　　　- 울혈성 심부전의 초기 증상
　　　• 기좌호흡(Orthopnea)
　　　　- 누워있을 때 흉강 내 정수압(Hydrostatic pressure)이 증가하여 발생
　　　　- 2~3개의 베개를 사용하여 상체를 높여 주면 완화된다(보통 똑바로 앉은 후 5분 이내
　　　　　완화).
　　　　- DOE보다 나중에 나타난다.
　　　• 발작성 야간 호흡곤란(Paroxysmal nocturnal dyspnea, PND)
　　　　- 밤에 갑자기 나타나는 심한 헐떡임과 기침으로 대개 잠에서 깬다.
　　　　- 누운 자세는 심박출량이 적지만 정맥귀환량이 많아져 폐울혈을 야기하고(낮 동안 신체하부에
　　　　　고여 있던 부종액이 순환혈류 중에 재흡수), 심부전 진단에 매우 유용한 증상
　② 피로(Fatigue)
　　㉠ 활동 증가에 따른 혈액의 박출량 부족으로 발생한다.
　　㉡ 심부전과 관련하여 야뇨증, 불면증, 발작성 야간 호흡곤란 등으로 발생한다.
　③ 심계항진(Palpitation)
　　㉠ 가슴이 두근거리거나 심장 박동이 느껴지는 것
　　㉡ 불안할 때 정상적으로 발생
　　㉢ 유발요인 : 불안, 초조, 과식, 수면부족, 커피, 차, 술, 담배, 약물독성 등
　④ 졸도 기절(Syncope)
　　㉠ 일시적인 의식상실과 함께 근육에 힘이 없어 쓰러진다.
　　㉡ 가장 흔한 원인 : 뇌혈류 감소
　　㉢ 부정맥에서 흔하고, 심박출량 감소(뇌혈류량 감소)
　⑤ 간헐적 파행증(Intermittent claudication)
　　㉠ 말초혈관의 동맥경화증 및 폐색 : 둔부, 종아리, 허벅지, 발 등에서 사지말단의 허혈
　　㉡ 걸을 때 말초통증, 안정하면서 다리를 아래로 내리면 통증 감소
　　㉢ 금연, 소량의 술 허용
　　㉣ 찬 곳에 노출 금지

⑥ 부종(Edema)

  ㉠ 간질강 내에 과량의 액체가 축적되는 상태

  ㉡ 초기 발견이 어렵다. → 매일 몸무게 측정하여 비교하기

  ㉢ 원인 : 울혈성 심부전, 체액과다, 양측성 혈관 또는 림프관 폐색, 신부전 또는 간부전

출제유형문제 최다빈출문제

1-1. 심계항진에 관한 설명으로 옳은 것은?

① 심장이 불규칙하게 뛰는 것이다.
② 심장에서 딸깍거리는 소리가 들리는 것이다.
③ 심장이 너무 느리거나 지나치게 빠르게 뛰는 것이다.
❹ 자신의 심장이 빠르고 강하게 뛰는 것을 느끼는 것이다.
⑤ 자신의 심장이 쿵하고 떨어지는 것을 느끼는 것이다.

1-2. 다음 중 기좌호흡이 발생하는 원리는?

① 활동 증가에 따른 혈액의 박출량 부족이다.
② 불안할 때 정상적으로 발생한다.
③ 뇌혈류가 감소하여 일시적인 의식상실과 함께 온다.
❹ 누워 있을 때 흉강 내 정수압이 증가하여 발생한다.
⑤ 부정맥에서 흔한 증상이다.

1-3. 발작성 야간 호흡곤란과 거리가 먼 것은?

① 밤에 갑자기 나타난다.
② 심한 헐떡임과 기침으로 잠에서 깬다.
❸ 누운 자세에서 심박출량이 많아진다.
④ 심부전 진단에 매우 유용하다.
⑤ 폐울혈을 야기한다.

해설

심계항진

• 심계항진을 불쾌한 심박동의 느낌을 의미하는 것으로 자신의 심장이 뛰는 것을 자각하는 상태이다.
• 대상자는 종종 가슴이 두근거리는 느낌을 갖거나 심장이 팔딱거리고 멈추거나 건너뛰는 것 같다고 말한다.
• 심계항진은 심실조기 수축, 심방세동, 동성 빈맥과 같은 리듬장애가 있을 때 발생하며, 불안 · 스트레스 · 피로 및 카페인과 니코틴 같은 자극제 등에 의하여 촉진된다.

해설

기좌호흡

• 누워 있을 때 흉강 내 정수압이 증가하여 발생한다.
• 2~3개의 베개를 사용하여 상체를 높여 주면 완화된다.

해설

발작성 야간 호흡곤란

• 누운 자세는 심박출량이 적지만 정맥귀환량이 많아져 폐울혈을 야기한다.
• 낮 동안 신체 하부에 고여 있던 부종액이 순환혈류 중에 재흡수가 된다.
• 밤에 갑자기 나타나 심한 헐떡임과 기침으로 대개 잠에서 깬다.
• 심부전 진단에 매우 유용하다.

2 **신체검진**

(1) 시 진

① 피부색

ㄱ 중심 청색증(Central cyanosis)과 손, 발가락의 곤봉지(Clubbing)

- 피부가 파랗게 변색
- 귓불, 혀 밑의 구강점막, 입술, 손톱에서 흔히 관찰된다.

ㄴ 말초 청색증, 차가운 피부, 발한의 증가 : 말초혈관의 수축으로 발생

② 경정맥 팽창 : 우심부전, 상대정맥 폐쇄, 삼첨판 역류로 인한 정맥압 상승을 의미한다.

③ 호흡 양상 : 호흡수 증가(빈호흡 : Tachypnea), 폐정맥 울혈을 의심한다.

④ 말초부종(Peripheral edema)

ㄱ 정맥순환폐쇄로 인한 부종 : 신체부위를 상승시키면 없어진다.

ㄴ 요흔성 부종(Pitting edema) : 심장의 병리적 상태 또는 수분정체(사지나 신체부위를 상승시켜도 없어지지 않는다)

(2) 촉 진

① 말초맥박

ㄱ 맥박의 유무, 속도, 리듬, 강도, 질 등을 평가

ㄴ 대칭성 평가를 위해 좌우 양측에서 동시에 촉진(경동맥 맥박 제외)

② 심첨맥박 : 중앙쇄골선과 좌측 5번째 늑간이 만나는 부위

ㄱ 진동음, 촉진 가능한 잡음 : 심장 내 문합 또는 협착된 판막을 통과하는 혈류의 와류

ㄴ 진동(Thrill) : 심호흡, 좌측위, 앞으로 몸을 기울일 때 쉽게 촉진

③ 맥박촉진 부위 : 측두동맥, 경동맥, 상완동맥, 요골동맥, 대퇴동맥, 슬와동맥, 족배동맥, 후경골동맥

(3) 타 진

① 심장비대 측정 시

② 심장탁음 부위가 5번째 늑간 아래 위치 또는 좌측 중앙 쇄골선 외측이나 흉골의 오른쪽에서 관찰될 때 타진하며, 요즘은 거의 사용하지 않는다.

(4) 청 진

① 심 음

구 분		정 의	시 기	질 병
Normal	S₁	승모판, 삼첨판 닫히는 소리	심실 수축 직전	정상 심음
	S₂	대동맥판, 폐동맥판 닫히는 소리	심실 이완 직전	
Abnormal	S₃	심실 충만음(정상 소아, 청소년은 정상)	심실 초기 이완	울혈성 심부전
	S₄	심방 수축기에 심실이완이 잘 안 되는 소리	심방 수축기	승모판 폐쇄부전

② 비정상적인 심음

　㉠ 심낭막 마찰음(Pericardial friction rub)

　　• 선 자세에서 상체를 앞으로 약간 굽히면 가장 잘 들리고, 흡기 시에 마찰음 항진

　　• 심막염 같은 염증이 생겼을 때

　　• 수축 전기, 수축기, 이완기 초기에 긁는 소리가 나타날 수 있다.

　㉡ 심잡음(Murmurs)

　　• 혈류량이 많아지거나 혈류 속도가 빨라질 때 강도가 증가

　　• 좁아진 판막, 불완전한 판막, 심실 벽이나 대동맥과 폐동맥 사이의 선천성 결함

출제유형문제 최다빈출문제

심음 청진 시 S₄가 들린다면 예상되는 질환은?

① 울혈성 심부전

② 협심증

③ 심근경색

❹ 승모판 폐쇄부전

⑤ 심낭염

해설

S₄는 심방 수축기에 심실이완이 잘 안 되는 소리로 승모판 폐쇄부전을 의미한다.

3 **진단적 검사**

※ 검사로 무엇을 알 수 있는지 검사별로 구분하여 알아둔다.

(1) 혈액역동검사(중심정맥압, 폐동맥압, 심박출량, 동맥내압)

① 중심정맥압(Central venous pressure, CVP)

㉠ 우심방, 우심실의 압력 변화에 대한 정보 제공

㉡ 혈액량과 심장으로 귀환하는 정맥혈액량의 적절성 평가

㉢ 정상 : 5~10cm H_2O 이하

• 정상수치에 있더라도 변화양상이 보이면 주의해서 관찰하기

• 상승 : 과혈량, 우심실의 수축 부전

• 저하 : 순환혈액량 감소

② 폐동맥압과 폐모세혈관쐐기압(Pulmonary capillary wedge pressure, PCWP)

㉠ Swan-ganz cath를 폐동맥 안으로 삽입(말초정맥 → 우심방 → 우심실 → 폐동맥)

⇒ 폐동맥 이완기말압, 폐모세혈관쐐기압 측정가능

㉡ 좌심실 이완기말압 상승 → 폐동맥 이완기말압, 폐모세쐐기압 상승으로 나타난다.

㉢ 정상에서는 폐동맥 이완기말압과 폐모세혈관쐐기압이 비슷

㉣ PCWP 정상 범위 : 4~15mmHg(25mmHg 이상 → 폐부종 암시)

(2) 초음파 검사

① 경흉부 심장 초음파촬영술(Transthoracic echocardiography, TTE)

일반적인 심초음파, 비침습적, 심장의 구조와 운동 사정, 판막의 움직임 사정

② 경식도 심장 초음파촬영술(Transesophageal echocardiogram, TEE)

㉠ 경흉부 초음파로 잘 보이지 않는 곳 관찰, 대동맥 질환, 인공판막 관찰에 유용

㉡ 간호중재

• 시술 8~10시간 전 NPO

• 시술 전 배뇨, 의치제거, 불안 감소를 위해 진정제 처방, 국소 마취제 투여

• 시술 후 Gag reflex가 돌아올 때까지 금식

③ 흉부 X-ray : 심장의 크기와 윤곽, 심방과 심실, 대혈관의 크기와 윤곽 확인

(3) 방사선 동위원소를 이용한 검사
　① 심근관류 검사(Myocardial perfusion scan) Cardiac Spect
　　㉠ 최대 부하(Stress) 시에 동위원소 주입 후 재분포되는 것을 관찰
　　㉡ 탈륨영상(Thallium(T1) scan) : 생존 심근세포에만 들어간다. → 생존 심근세포 영상
　② 양전자 방출 단층촬영술(Positron emission tomography, PET)
　　㉠ 심근의 대사(Metabolism)를 측정, 심근세포 생존율 평가의 Gold standard
　　㉡ 포도당 유사체(FDG)를 이용하여 심근의 포도당 대사를 측정한다. 관류가 감소된 부위에서 FDG 섭취가 증가하면 휴면 심근세포가 있음을 뜻한다.
　　㉢ 휴면 심근세포들은 일시적으로 기능을 못하는 심근세포이다.

(4) 자기공명영상(Cardiac MRI), 전산화단층촬영(Cardiac CT)
　① MRI : 흉부 대동맥질환, 선천성 심기형, 심실의 부피, 심장의 종양 진단
　② CT : 결핵성 심막염, 심장 종양, 폐색전증 진단

(5) 심도자술(Cardiac catheterization)
　① 심장, 혈관에 도관을 넣어 심장의 구조, 판막, 순환계 정보 파악
　② 목 적
　　㉠ 관상동맥질환, 판막질환, 선천성 심기형, 말초혈관질환 등 진단
　　㉡ 심방, 심실, 혈관의 압력 측정
　　㉢ 동맥혈과 정맥혈의 산소포화도(Oximetry), 심박출량(Cardiac output) 측정
　　㉣ 관상동맥을 보기 위한 혈관조영(Coronary angiography)
　③ 방 법
　　㉠ 우심장 접근
　　　• 왼쪽보다 쉽고 위험도 적다.
　　　• 대퇴정맥(Femoral vein) → 하대정맥 → 우심방, 우심실, 폐동맥
　　㉡ 좌심장 접근
　　　• 우측보다 어렵고 위험하다.
　　　• 대퇴동맥(Femoral artery) 또는 요골동맥(Radial artery) → 좌심방, 좌심실, 대동맥 압력, 승모판 · 대동맥판막
　　㉢ 관상동맥 혈관조영술(Coronary angiography)
　　　• 좌심도자술 중 관상동맥에 조영제 투여, 관상동맥의 해부학적 이상, 협착 평가
　　　• 조영제 주입 → 일시적으로 관상혈류 차단, 국소빈혈을 일으킬 수 있다. → 일시적 흉통, 불편감이 나타날 수 있다.
　　　• 협심증 완화를 위해 Nitroglycerin, 혈관확장제(Isosorbide, Isordil) 투여

④ 간 호
　㉠ 검사 전 준비
　　• 서면 동의, 조영제 알레르기 검사
　　• 검사 전 8~10시간 금식, 시술 전 적절한 수액공급(N/S 이용)
　　• 흉부 X-선 검사, 심전도, 전혈구 측정, 소변검사
　　• 도관 삽입부위 면도, 소독
　㉡ 검사 후 간호
　　• 활력징후 관찰, 말초 순환·신경 확인, 심전도 관찰
　　• 절제부위의 출혈, 종창, 염증, 색전증, 피부색, 부정맥 확인
　　• 4~6시간 동안 도관 삽입부위를 구부리지 않고 침상안정, 압박 지혈
　　• 조영제 알레르기(두드러기, 혈관부종, 아나필락시스)관찰, 충분한 수분 공급
　㉢ 합병증 : 흉통, 부정맥, 출혈, 혈종, 신경학적 증상(어눌한 말, 시력장애, 연하곤란 등)

(6) 정맥 검사(Venous study)
　① 도플러 검사(Doppler ultra test)
　　㉠ 정맥의 개방성 검사
　　㉡ 혈관 내의 적혈구에 부딪혀 되돌아온 초음파의 진동수 변화로 혈류의 속도 측정
　　㉢ 소리가 나지 않으면 정맥이 막힌 것, 혈전성 정맥염 진단 시 유용
　② 정맥조영술(Venography)
　　㉠ 하지 정맥 내 혈전을 찾기 위한 검사
　　㉡ 방사선 조영제를 다리 정맥주사 후 X-ray 촬영

(7) 운동부하 검사(Exercise test)
　① 관상동맥 질환의 유무와 그 중증도 평가
　② Treadmill test 또는 Bicycle exercise 운동을 통해 심장에 스트레스를 가한 후 평가
　③ 방법(동의서 필요)
　　㉠ 적당한 운동을 하게 하여 심근의 산소요구를 증가시켜 혈액공급 능력의 변화 사정
　　㉡ 최대 심박동수의 80~90%까지 증가
　　㉢ ST분절, T파에 변화가 있는 경우 : 심근의 산소공급, 수요 불균형의 의미(관상동맥 질환의 증거)
　④ 검사중단
　　㉠ 흉통(발생 시 NTG 투여), 피로감, 극도의 호흡곤란, 어지러움, 저혈압, 심실성 빈맥
　　㉡ 현저한 ST분절 하강
　　㉢ 수축기압의 증가가 안 될 때 : 운동 시 요구되는 심박출량의 증가가 안 된다는 의미
　　㉣ 갑작스런 서맥

⑤ 환자 준비

    ㉠ 검사 2시간 전 : 가벼운 식사

    ㉡ 검사 4시간 전 : 흡연, 음주, 카페인 함유 음료의 섭취 금지

    ㉢ 검사 전날 충분히 휴식하고, 중단약물(Digitalis, Propranolol 등) 결정

    ㉣ 편하고 헐렁한 옷, 편한 신발

(8) 심전도(Electrocardiogram, ECG)

① 심장에 의하여 발생되는 전위의 기록

② 정확한 진단을 위해 다른 자료(병력, 신체사정, 임상검사 등)를 함께 고려한다.

③ 목 적

    ㉠ 빈맥, 서맥, 부정맥의 평가

    ㉡ 협심증, 심근경색 진단

    ㉢ 수술 전·후 평가

    ㉣ 인공 심박동기 기능의 평가

④ 심전도 기록지(Electrocardiographic paper)

    ㉠ 가로(시간) : 1mm=0.04초, 5mm = 0.2초(1분-1,500칸)

    ㉡ 세로(전압) : 1mm=0.1mV

⑤ 기본 파형과 간격

    ㉠ P파(P wave)

       • 심방의 탈분극

       • 정상 Duration : 0.08~0.11초(작은 눈금 2~3칸 정도)

    ㉡ P-R 간격(PR interval)

       • P파 시작부터 QRS군이 시작되는 지점까지(P파와 PR분절을 포함)

       • 심방 → 심실근육 자극 전도시간

       • 동방결절(SA node) → 방실결절(AV node)의 자극, 푸르키니에 섬유까지 흥분

       • 정상 Duration : 0.12~0.2초(작은 눈금 3~5칸 정도)

    ㉢ QRS파(QRS complex)

       • 심실의 탈분극 : 심실 수축

       • 정상 Duration : 0.06~0.11초(작은 눈금 1.5~3칸)

       • 0.12초 이상 : His 줄기의 가지가 차단(심실 내 전도장애)

    ㉣ ST분절(ST segment, 심실의 탈분극과 재분극 사이) : 심실 밖으로 피를 내보내는 시간

    ㉤ T파(T wave, 심실의 재분극) : 심실 이완, 비대칭 모양(대칭이면 비정상)

    ㉥ QT간격(QT interval)

       • QRS군 시작~T파 끝(심실의 탈분극으로부터 심실의 재분극 끝까지)

       • 심실의 수축기

ⓐ U파(U wave) : 정상적으로는 보기 어렵다.

- 퍼킨제 섬유의 느린 재분극
- 뚜렷한 U파 : 서맥, 저칼륨혈증

⑥ 심전도상 심박수(Heart rate) 측정

㉠ RR간격으로 1분당 계산(1칸 300, 2칸 150, 3칸 100, 4칸 75, 5칸 60, 6칸 50)

㉡ (6초 동안의 QRS군 개수) × 10 = 1분당 심박수

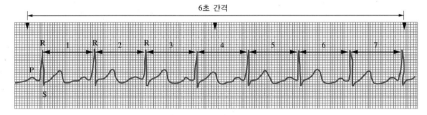

[심전도상 심박동수 측정]

출제유형문제 최다빈출문제

3-1. 중심정맥압에 대해 옳은 설명은?

① 좌심방 내의 압력
② 좌심방으로 귀환하는 혈액의 압력
❸ 순환혈량을 나타내는 지표
④ 좌심방의 압력 변화에 대한 정보 제공
⑤ 폐수종의 주요 지표

해설

중심정맥압
• 우심방 내의 압력
• 전신순환에서 우심방으로 귀환하는 혈액의 압력
• 순환혈량을 나타내는 지표
• 우심방, 우심실의 압력 변화에 대한 정보 제공
• 정상 범위 : 4~10cmH₂O
• 정상 범위보다 높을 경우 심장의 과부담을 의미함(경정맥 울혈)
• 정상 범위보다 낮을 경우 출혈, 탈수 등으로 순환혈량이 저하됨을 의미함

3-2. 심도자술을 옳게 설명하고 있는 것은?

① 심도자술은 심혈관 조영술과 별개로 검사한다.
② 승낙서는 생략하며 검사 전날 자정부터 금식한다.
③ 조영제가 심장으로 들어갈 경우 아무런 느낌이 없음을 설명한다.
④ 강심제나 이뇨제를 복용할 경우 검사 전 바로 복용하도록 한다.
❺ 우심도자술은 정중정맥에서 상대정맥 혹은 대퇴정맥에서 하대정맥을 통해 도관을 삽입한다.

해설

심도자술
• X-선을 이용한 침습적 검사, 심질환의 정확한 검사방법
• 대부분의 심도자술은 관상동맥 조영술과 병행한다.
• 관상동맥에 조영제를 투여하여 촬영
• 우심도자술 : 정중정맥에서 상대정맥으로 혹은 대퇴정맥에서 하대정맥을 통해 도관을 삽입함
• 검사 전날 자정부터 금식, 승낙서를 받음
• 조영제가 심장에 들어가면 화끈거리는 감각, 기침, 심계항진 등의 증상이 있음
• 검사 후 맥박을 자주 측정해야 하고, 조영제 배출을 위해 수분섭취를 권장
• 검사 후 4~6시간 동안 삽입 부위 팔이나 다리를 편 채로 침상 안정

3-3. 심전도에서 P파는?

❶ 심방 수축
② 심실의 탈분극
③ 심실재분극
④ 방실결절의 흥분
⑤ 심실 기외수축

해설

심전도의 파형
• P파 : 심방 수축
• QRS파 : 심실 수축, 심실의 탈분극
• T파 : 심실 재분극(이완)

3-4. 갑작스러운 흉통과 호흡곤란을 호소하는 환자가 내원하였을 때 가장 먼저 해 봐야 할 검사는?

① 폐기능 검사(PFT)
② 동맥혈가스분석(ABGA)
③ 혈관조영술(Angiography)
❹ 심전도 검사(EKG)
⑤ 소변검사

해설

갑작스러운 흉통, 발한, 호흡곤란, 구토, 구역 증상은 심근경색의 증상이므로 판별하기 위해서는 심전도 검사를 우선적으로 한다.

제 **3** 장

심장의 질환-부정맥

1 심장의 질환의 개요(부정맥)

(1) 부정맥(Arrhythmia, Dysrhythmia)

① 정의 : 심장의 리듬이 불규칙하거나 심박동수가 비정상적인 상태

② 종류 : 동방결절장애(동성빈맥, 동성서맥, 동성부정맥, 동정지)

위 치		장 애
SA node		• 동성서맥(Sinus bradycardia) • 동성부정맥(Sinus arrhythmia) • 동성빈맥(Sinus tachycardia) • SA 전도장애(SA block)
심 방		• 조기심방수축(Premature atrial contraction) • 발작성 심방성 빈맥(Paroxysmal atrial tachycardia) • 심방조동(Atrial flutter) • 심방세동(Atrial fibrillation)
방실연접부		• 자동능(Automaticity)장애 : Junctional rhythm • 전도장애 : AV block
심 실	흥분성	• 조기심실수축(Premature ventricular contraction) • 심실세동(Ventricular fibrillation) • 심실성빈맥(Ventricular tachycardia)
	전도성	Bundle branch block

(2) 동방결절 장애

① 정의 : 심장의 박동조율기에 발생한 이상, 동방결절 기능장애

② SA node(동방결절) : 정상에서는 자극형성속도가 가장 빠른 동방결절이 박동조율기(Pace maker)이며, 교감, 부교감 신경에 의해 조절

③ SA node 자체의 장애보다는 교감, 부교감 신경의 조절장애로 인한 것이 많다.

※ 정상 SA node에 의한 Sinus rhythm(Normal sinus rhythm, NSR)

• P파가 규칙적으로 나타난다.

• 심박동횟수(P파) : 60~100회/min

• 각각의 P파 뒤에 QRS군이 나타난다.

• PR간격(0.12~0.2초)과 QRS군(0.05~0.1초) 지속시간이 정상범위

출제유형문제 _{최다빈출문제}

1-1. 다음 중 심실의 전도성장애는?

① 조기심실수축
② 심실세동
③ 심실성 빈맥
④ 심방세동
❺ Bundle branch block

1-2. 동방결절 장애에 대한 설명이다. 옳은 것은?

① SA 자체의 장애가 많다.
② P파가 불규칙적이다.
③ 심박동 횟수는 150회 이상이다.
❹ 각각의 P파 뒤에 QRS군이 나타난다.
⑤ PR 간격이 0.12~0.5초이다.

해설

①, ②, ③은 심실의 흥분성 장애, ④은 심방의 장애, Bundle branch block은 전도성 장애이다.

해설

동방결절 장애
• 정상 SA node의 자체의 장애보다는 교감, 부교감 신경의 조절 장애로 인한 것이 많다.
• 심장의 박동조율기에 발생한 이상, 동방결절 장애이다.
• P파가 규칙적이다.
• 심박동 횟수가 60~100회/min
• 각각의 P파 뒤에 QRS군이 나타난다.
• PR 간격은 0.12~0.2초이고, QRS군(0.05~0.1초) 지속시간이 정상범위이다.

2 동방결절 장애의 종류

(1) 동성부정맥(Sinus arrhythmia)

　① 특 징

　　㉠ 가장 자주 나타나는 부정맥으로 젊은 성인, 노년층에 주로 나타난다.

　　㉡ 불규칙한 리듬으로 PP간격이 0.16초 이상 지연(PP간격 변화 → RR간격 변화 동반)

　　㉢ RR간격이 서로 다른데 P파의 모양과 PR간격이 모두 일정하다면 동성부정맥(흡기 시 R간격 감소)

　② 원인 : 미주신경 활동 변화에 의한 경우가 가장 흔하다.

　③ 치료 : 필요하지 않다(호흡에 따른 정상반응).

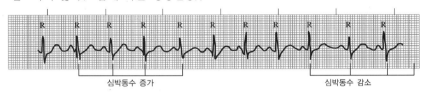

[동성부정맥]

(2) 동성서맥(Sinus bradycardia)

　① 특 징

　　㉠ SA node에서 60회/min 이하의 자극을 보낼 때

　　㉡ 40회/min 이하이면 SA block이라 한다.

　　㉢ 심전도상 P파는 매 QRS군에 선행하고 정상 모양과 시간을 가진다.

　② 원 인

　　㉠ 미주신경의 활동 증가 또는 교감신경의 긴장 저하로 발생한다.

　　㉡ Digitalis 복용, β-blocker, Verapamil, Diltiazem

　　㉢ 심근경색, 뇌압상승, Valsalva maneuver

　　㉣ 갑상샘기능저하증, 저체온증, 노인, 운동선수 등

　　㉤ 운동선수 휴식 시 : 1회 심박출량이 많기 때문에

　③ 치 료

　　㉠ 대부분 치료는 필요하지 않다.

　　㉡ 동성서맥으로 인해 심박출량의 과도한 감소로 피로, 기절한 경우는 위험하다.

　　㉢ 투약 : 항콜린제제(Atropine)

　　㉣ 불응성 서맥 → 영구적 인공 심박동기 이식

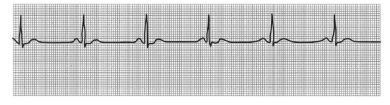

[동성서맥]

(3) 동성빈맥(Sinus tachycardia)

① 특 징

    ㉠ 빠르고 규칙적인 리듬 100~180회/min

    ㉡ 동방결절에서 P파가 시작되지만 심박동이 빠르면 → T파에 감추어진다.

    ㉢ PR간격, QRS군 : 정상범위 또는 짧아진다.

② 원 인

    ㉠ 교감신경 활동 증가, 부교감신경 활동 감소(미주신경 억압)

    ㉡ 카페인, 알코올, 흡연, 공포와 같은 정서적 스트레스, 약물의 효과(Epinephrine, Norepinephrine, Atropine, Theophylline, Nifedipine 등)

    ㉢ 운동, 저산소증, 흥분, 불안, 기초대사량의 증가 시 → 정상적인 생리적 반응

    ㉣ 심부전, 빈혈, 저혈량, 저혈압, 산증에 대한 단기적인 보상기전

③ 증 상

    ㉠ 증상이 없거나 심계항진 호소

    ㉡ 심근기능 저하 시 나타나는 빈맥 → 심박출량 저하 초래 → 어지러움, 흉통, 심부전

④ **치료** : Carotid sinus pressure, Digoxin, Adenosine, β-blocker, 또는 원인질환의 치료

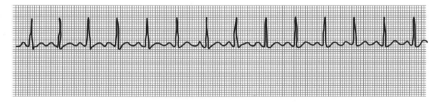

[동성빈맥]

(4) SA 전도장애(동성흥분 차단과 동성정지)

① 특 징

    ㉠ 동성흥분 차단(Sinus excite block)

        • 수축자극이 SA node에서 발생 직후 소멸

        • P파, QRS군이 나타나지 않아 긴 휴지기 형성

        • 다음 수축 자극 시 정상 PP 간격에 따라 발생

    ㉡ 동성정지(Sinus arrest)

        • SA node에서 수축자극이 전혀 발생하지 않는다.

        • P파, QRS군, T파가 나타나지 않아 긴 휴지기 형성, 3초 이상 P파 관찰을 못할 때

        • 다음 수축 자극 시 정상 PP간격과 비대칭적으로 발생

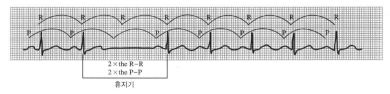

[동성흥분 차단]

② 원 인

　ⓐ 미주신경 활동 증가, 동방결절의 전기 자극 형성의 장애

　ⓑ 관상동맥질환, 심근허혈, 심근경색

　ⓒ SA node에는 문제가 없고 SA node에서 만들어낸 전기 자극이 심방으로 전도되는 과정에서 문제

　ⓓ Digitalis 독성

③ 치 료

　ⓐ 증상이 없으면 관찰

　ⓑ 투약 : Atropine 정맥 투여(→ 심박동, 심박출량 증가)

　ⓒ 인공심박동기 : 심박출량이 감소된 증상이 나타날 경우

출제유형문제 최다빈출문제

두근거림을 호소하는 갑상샘기능항진증 환자의 심전도 결과가 다음과 같을 때 부정맥의 종류는?

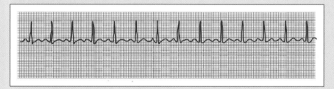

❶ 동성빈맥　　　② 심방조동

③ 심방세동　　　④ 심실빈맥

⑤ 심실세동

해설

굴빠른 빈맥(동성빈맥)

• 정상 P파와 QRS파

• 빠르고 규칙적인 리듬, 100~180회/min

③ 심방에서 발생하는 부정맥(Atrial arrhythmia)

※ 특 징

① 정의 : SA node의 심박조절자 역할을 심방벽의 이소성 초점(Ectopic focus)에서 하는 경우를 말한다.

② SA node에서 자극을 주기 전에 심방에서 먼저 자극을 주면 조기심방수축

③ ECG 특징 : P파 이상(심방벽의 비정상적 자극)

(1) 조기심방수축(Premature atrial contraction, PAC = APC)

① 특 징

ㄱ 정상 성인의 60% 이상에서 발견되는 흔한 부정맥

ㄴ 자극도달 시기에 방실결절이 불응기 상태에 있으면 심장 흥분은 비전도성일 수 있다.

ㄷ ECG

• P파가 일찍 나타나며 모양도 정상과 다르다(거꾸로 되거나 변형).

• 비대상성 휴지기(Non-compensatory pause) 두 개의 연속적인 정상 PP간격보다 PAC를 전후한 PP간격의 합이 더 작다. → PAC가 동방결절을 Reset시킨다.

② 원 인

ㄱ 교감신경의 흥분

ㄴ 스트레스, 흡연, 카페인, 저산소증, 심방비대, 감염, 염증, 심근허혈 등

ㄷ 정상, 비정상 심장에서 모두 나타날 수 있다.

③ 치 료

ㄱ 유발인자의 제거 : 금주, 금연

ㄴ 증상이 있는 경우 : β-blocker

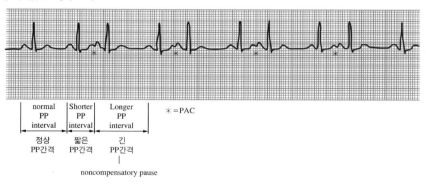

[조기심방수축]

(2) 심방빈맥(Atrial tachycardia)

① 특 징

    ㉠ 100~180회/min

    ㉡ P파가 있으나 심실박동이 높을 때 선행된 T파에 감추어진다. PR간격이 짧아진다.

② 증 상

    ㉠ 갑자기 생겼다가 끝나는 일시적인 현상

    ㉡ 심계항진 호소, 불안

③ 치 료

    ㉠ 미주신경 자극

        • 경동맥 마사지

        • 안구에 압력주기

        • Valsalva maneuver

    ㉡ 투약 : Adenosine(일차적으로 사용) → (반응하지 않으면) Digoxin, Diltiazem, β-blocker

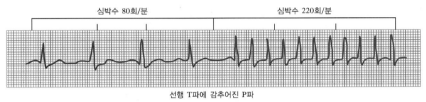

[발작성 심방빈맥]

(3) 심방조동(Atrial flutter, AFL)

① 특 징

    ㉠ 심방수축이 250~350회/min(더 많은 P파), 심실수축이 125~175회/min

    ㉡ P파의 기저선 위치에 톱니모양의 조동파 생성

    ㉢ AV node는 모든 심방흥분이 심실로 전도되는 것을 막고, 심실은 규칙적인 박동으로 반응

        • 심실수축보다 심방수축이 크다.

        • 심실수축을 의미하는 맥박수는 정상일 수 있다.

    ㉣ 임상적으로 1주일 이상 지속되면 심방세동(AF)으로 이행 가능성이 높아진다. → 전신 색전증의 가능성이 있다.

② 원 인
  ㉠ Open heart surgery 후 기질적 심장질환 환자에서 잘 발생
  ㉡ 우심방의 회기성 회로를 형성하여 발생
    ※ 회기성 회로(Reentry circuit)
      심장의 정상 전기전달 조직 외에 심방, 심실 사이에 선천적 우회로가 남아 심장의 전기가
      이 회로를 따라 끊임없이 도는 경우이며, 이 경우 심박동수가 매우 빨라진다.
③ 치료(치료의 목표 : 심실박동의 조절)
  ㉠ 투약 : Diltiazem, Digoxin, β-blocker → 심실박동 저하
  ㉡ 고주파 열치료(Radiofrequency ablation) : Reentry circuit을 끊어준다.

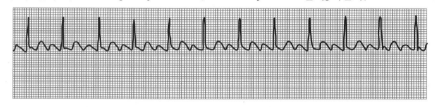

[심방조동]

(4) 심방세동(Atrial fibrillation, AF)
  ① 특 징
    ㉠ 가장 빠른 리듬을 보이는 심방부정맥, 흔한 부정맥
    ㉡ 심방이 350~600회/min으로 무질서하게 탈분극
    ㉢ 구분 가능한 P파가 없고, 불규칙한 파상형태
    ㉣ 맥박 결손 : 심첨맥박보다 말초에서 측정한 맥박수가 적다.
  ② 증상 : 심박출량 저하 → 피로, 호흡곤란, 어지럼증, 전신적 색전증
  ③ 원 인
    ㉠ 심혈관계 요인 : 고혈압, 판막질환, 관상동맥질환, 선천성 심기형
    ㉡ 비심혈관계 요인 : 갑상샘기능 항진증, 만성 폐질환
  ④ 합병증 : 대부분 좌심방의 혈전

안심Touch

⑤ 치료(치료의 목표 ; 심실박동 조절, 정상 동성리듬 회복을 통해 합병증 예방)

    ㉠ 투약 : β-blocker, Ca channel blocker, Digitalis → 심실박동 저하

    ㉡ 예방적으로 항응고제(Aspirin or warfarin) 투약 : 심방벽의 혈전형성 예방

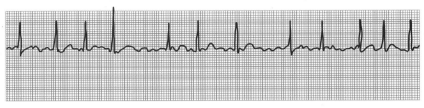

[심방세동]

갑상선기능 항진증 환자가 심전도상에서 다음과 같은 파형을 보이며 피로, 호흡곤란, 어지럼증을 호소한다면 어떤 부정맥인가?

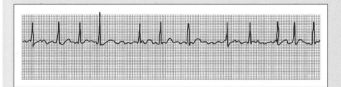

❶ 심방세동

② 조기심방수축

③ 심방조동

④ 심방빈맥

⑤ 조기심실수축

해설
심방세동
• 가장 빠른 리듬을 보이는 심방부정맥, 흔한 부정맥임
• 심방이 350~600회/분으로 무질서하게 탈분극함
• 구분 가능한 P파가 없고 불규칙한 파상형 태임
• 맥박 결손 : 심첨맥박보다 말초에서 측정한 맥박수가 적다.

4 **방실연접부(Arterioventricular junction, AV junction) 장애**

※ AV junction : 방실결절(AV)과 히스번들(His bundle)

(1) **자동능(Automaticity) 장애**

① 연접부성 리듬(Junctional rhythm)

② 특 징

㉠ SA node가 40~60회/min 미만의 심박동 생성 시, 방실연접부 내 자동세포가 리듬 안정을 위해 흥분(이소성 박동)

㉡ 연접부 기와수축 : 연접부로부터의 박동

㉢ P파는 QRS군의 전, 중, 후에 나타날 수 있다. QRS군은 정상이며, 심실리듬은 규칙적

㉣ 연접부 심박점의 자동성이 60회/분 이상 증가 → SA node 대신 심박조절자로 기능

㉤ 가속된(Accelerated) 연접부성 리듬 : 리듬이 분당 60~100회/분일 때

㉥ 연접부 빈맥

• 심박동이 100회/분 이상일 때

• 디기탈리스 독성, 급성 류머티스열, 심장수술과 관련

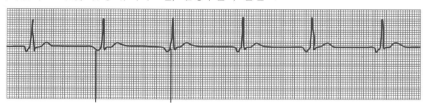

[연접부성 리듬]

(2) **전도장애(Conducting disorder)** : Atrioventricular block(AV block)

① 특 징

㉠ 동방결절에서 시작한 심장수축 자극이 방실결절에 도달한 후 His bundle branch로 전도가 지연되거나 차단되는 것

㉡ AV junction은 전도장애 중 발생빈도가 높고 중요하다.

② 원인 : Junction 손상(허혈, 류머티스열, 약물 독성)

③ 종 류

㉠ 1도 방실 차단(First degree AV block)

• 방실결절에서의 전도장애로 심방과 심실의 전도시간 지연

• AV node의 전도 지연으로 PR간격이 0.2초 이상, 심박동수와 리듬은 정상

- 관련 질환 : 관상동맥질환, Digitalis 중독
- 증상이 없으면 관찰

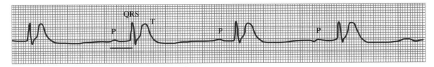

[1도 방실 차단(Mobitz 1)]

ⓛ 2도 방실 차단(Second degree AV block)
- 간헐적인 방실 사이 전도 차단, QRS군이 가끔 탈락, 심실수축보다 심방수축이 크다.
- Mobitz 1
  - PR간격이 다양하다(길어짐), 결국 QRS군이 1회 탈락
  - 주로 일시적이고 가역적이며, 일반적으로 증상이 없으면 치료가 필요 없다.

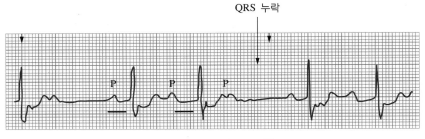

[2도 방실 차단(Mobitz 1)]

- Mobitz 2
  - P파 존재, QRS군 정상범위 또는 없어진다(Mobitz 1에 비해 없어지는 빈도 상승).
  - 완전방실 블록으로 이행
  - 대부분 인공심박동기 이식 필요(Atropine은 심박동만 증가시키므로 비효과적)
  - 원인 : His-purkinje 시스템의 장애

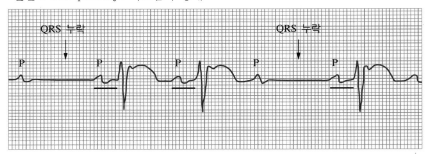

[2도 방실 차단(Mobitz 2)]

© 3도 방실 차단(Third degree AV block)

- 심방의 신호가 심실로 전달되지 않는다.
- P파 따로, QRS군 따로, P파는 존재하지만 PR이 일정한 패턴이 없다.
- 원인 His-purkinje 시스템의 장애
- 치 료
  - 투약 : Epinephrine, Isoproterenol Ⅳ
  - 영구 인공심박동기 삽입 : Adams-Stokes attack
  - 심실이 자극을 만들지 않아 심실수축이 지연 → 뇌 혈류량 감소
  - 즉시 무의식, 사망

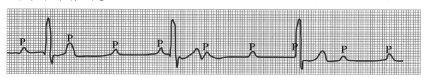

[3도 방실 차단]

출제유형문제 최다빈출문제

4-1. 심한 현기증이 있는 환자의 심전도 결과가 다음과 같을 때의 중재는?

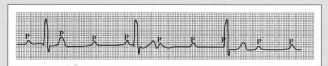

① 강심제 투여
② 침상머리 상승
③ 베타차단제 투여
❹ 인공심박동기 삽입
⑤ 심장율동전환술 실시

4-2. 다음에서 설명하는 전도장애는?

- P파 정상
- PP간격 정상
- RR간격 정상
- P파와 QRS파가 완전히 따로 박동함

① 좌각 블록
② 1도 블록
❸ 3도 블록
④ 2도 블록(Mobitz Ⅰ)
⑤ 2도 블록(Mobitz Ⅱ)

해설
3도 방실 차단
- 완전차단(Complete block)이라고도 한다.
- P-P 간격과 P-R 간격은 각각 일정하다.
- P파가 심실에 전달되지 못해 P파와 QRS파가 완전히 해리되어 나타난다.
- 인공심박동기를 영구적으로 삽입해야 한다.

해설
3도 방실 차단
- 완전차단(Complete block)이라고도 한다.
- P-P 간격과 R-R 간격은 각각 일정하다.
- P파가 심실에 전달되지 못해 P파와 QRS파가 완전히 해리되어 나타난다.

5 심실장애 및 심실전도장애

※ 심실장애는 AV junction 이하에서 생기는 장애로 심방이나 AV junction의 장애보다 심각하며, 직접적인 심박출장애가 발생하는 것

(1) 조기심실수축(Premature ventricular contraction, PVC = VPC)
① 특 징
ㄱ SA node에서 자극이 생기기 전에 심실의 자극 발생(심실 이소성 병소의 조기박동)
ㄴ ECG : 선행하는 P파가 없고, QRS군이 넓고(0.14초 이상) 이상한 모양
  • 심실성 이단맥(Ventricular bigeminy) : PVC와 정상 QRS가 교대로 나타난다.
  • 심실성 삼단맥(Ventricular trigeminy) : 2개의 정상 QRS 후에 PVC가 나타난다.
  • Couplet(Pair) : 2개의 PVC가 연속으로 나타나는 것
  • 대상성 휴지기(Compensatory pause) : PAC와는 달리 심실의 이소성 박동이 심방으로 전도되지 않기 때문에(심방과 심실은 전기적 절연) 동방결절의 Reset이 없다.
② 치 료
ㄱ 기저심장질환이 없거나 증상(심계항진, 기절)이 없으면 치료할 필요가 없다.
ㄴ 심근 진정효과가 있는 약물 사용
  • Lidocaine 정맥주입 : 최근 리도카인과 같은 항부정맥약제는 심근경색 후 환자들에서 빈번한 PVC로 인한 심장돌연사의 위험성을 감소시키지 못한다.
  • 그래서 β-blocker를 주거나 지속적 VT가 발생되면 삽입형 제세동기(ICD) 삽입
③ 위험한 PVC → 심실세동을 예고
ㄱ 1분에 5회 이상의 PVC가 있는 경우나 다양한 양상으로 나타날 경우
ㄴ Complex PVC(Couplets)가 있거나 자주 발생할 경우
ㄷ 3개 이상 PVC가 연이어 발생하는 경우(심실빈맥, Ventricular tachycardia)

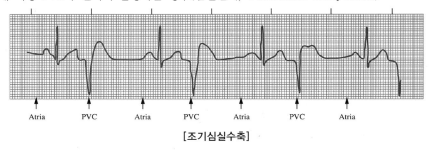

[조기심실수축]

(2) 심실성빈맥(Ventricular tachycardia, VT)

① 특 징

 ㉠ 3개 이상의 조기심실수축(PVC)이 분당 100회 이상으로 연속 출현

 ㉡ 넓은 QRS군(0.12초 이상) "wide QRS complex" tachycardia

 ㉢ 지속적 심실빈맥 : 30초 이상 지속되며, 혈역학적인 이상을 초래

 ㉣ 방실해리(AV dissociation) : 심방과 심실이 독립적으로 뛰는 현상

 ㉤ 심실수축 : 100~250회/min

 ㉥ 심실세동으로 발전할 수 있다.

② 치 료

 ㉠ 맥박이 없는 VT : 심율동전환(Cardioversion), CPR. 수술

 ㉡ β-blocker, Verapamil, K^+ channel blocker

 ㉢ 기도유지, 산소요법

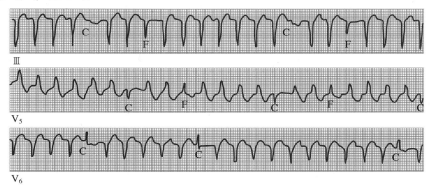

[심실성 빈맥]

(3) 심실세동(Ventricular fibrillation, VF)

① 특 징

 ㉠ 심실의 여러 부위가 불규칙하게 수축, 이완 → 심박출량 감소

 ㉡ QRS군이나 T파 감별이 불가

 ㉢ 3~5분내 적극적인 치료를 하지 않으면 사망

② 관련 질환

 ㉠ 급성 심근경색, 심한 좌심실부전

 ㉡ 저체온, 전해질 불균형, 쇼크

 ㉢ 전기충격

③ 치 료

 ㉠ 즉시 CPR

 ㉡ 전기충격요법(Electroshock therapy) : 제세동(Defibrillation)

 ㉢ Epinephrine 또는 Vasopressin : 제세동의 효과를 증가시키기 위해 투여

ⓔ Magnesium sulfate, NaHCO₃ 정맥주사, 삽입형 제세동기(ICD) 부착

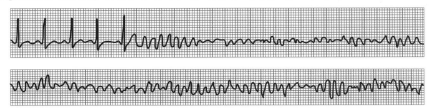

[심실세동]

(4) 심정지(Asystole)

① 심전도상 일직선 : 심장의 전기적 활동이 없고 심박조절세포들의 불능상태

② 혈압, 맥박이 촉지되지 않고 심박동이 들리지 않으며 곧 호흡도 멈추게 된다.

③ 즉시 CPR을 수행하고 약물(Epinephrine, Atropine 등)을 투여하고, 제세동기를 사용하여 심장 흥분을 회복시켜야 한다.

(5) 심실전도장애(Bundle branch block, BBB)

① 특 징

　ⓐ Bundle branch의 전도 이상

　ⓑ QRS군이 0.12초 이상 지연되고 독특한 모양을 보인다(각 심실이 독립적으로 탈분극).

② 종 류

　ⓐ 우각 차단(Right bundle branch block, RBBB)

　　• 우각의 전도장애 : QRS duration ≧ 0.12초

　　• ECG : QRS군에서 R파가 두 개(좌심실 흥분 후 우심실 흥분 : QRS군이 넓어진다)

　ⓑ 좌각 블록(Left bundle branch block, LBBB)

　　• 좌심실의 흥분지연 QRS duration ≧ 0.12초

　　• LBBB는 RBBB에 비해 병적인 경우가 더 많다(관상동맥질환, 심근병증).

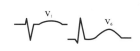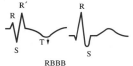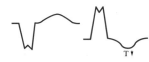

[각 블록]

출제유형문제 최다빈출문제

5-1. 다음 주어진 EKG의 올바른 해석은?

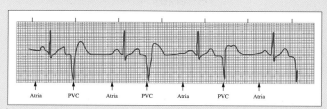

① 심방조동
② 심방세동
③ 방실 2도 차단
❹ 조기심실수축
⑤ 방실 3도 차단

해설
그래프에서 P파 없이 QRS파가 나오므로 조기 심실수축에 해당된다.

5-2. 가슴을 부여잡고 쓰러진 환자가 의식이 없고 호흡과 맥박이 측정되지 않는다. 우선적인 중재는?

① 인공기도 삽입
❷ 가슴압박 실시
③ 심장율동전환술 실시
④ 아미오다론(Amiodarone) 투여
⑤ 에피네프린(Epinephrine) 투여

해설
심박출량이 없는 경우 호흡, 맥박, 의식이 소실되며 이때는 심폐소생술과 제세동을 실시해야 한다. 심실세동(호흡, 맥박, 의식이 없음)과 호흡, 맥박, 의식이 없는 심실빈맥 환자에게는 가슴압박을 실시하는 것이 우선 중재이다.

5-3. 다음과 같은 심전도를 나타내는 환자에게 우선적인 중재는?

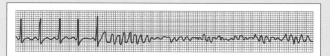

① 산소를 공급한다.
❷ 제세동한다.
③ 절대 안정한다.
④ 리도카인(Lidocaine)을 투여한다.
⑤ 칼슘 글루코네이트(Calcium gluconate)

해설
심실세동(심실잔떨림)은 3~5분 이내로 즉시 치료하지 않을 경우 뇌에 돌이킬 수 없는 손상을 가져오므로 환자의 상태를 사정하는 즉시 제세동을 실시해야 한다.

5-4. 전부하 감소를 위한 방안으로 옳은 것은 무엇인가?

❶ 이뇨제 투여
② 혈관확장제 투여
③ 나이트로글리세린 투여
④ 수분 제한
⑤ 교감신경억제제 투여

해설
전부하 감소는 혈량을 감소시키는 것으로, 이뇨제를 투여하면 신장의 나트륨과 수분이 배설되고 순환혈량이 감소되어 전부하가 감소되고 폐울혈을 감소시킨다.

5-5. 급성 심근경색 환자가 갑자기 의식이 없고, 맥박이 측정되지 않았으며 심전도에도 P, QRS, T 모두 나타나지 않았다. 이런 상황에 우선적인 간호는 무엇인가?

❶ 심폐소생술
② 퀴니딘(Quinidine) 투여
③ 섭취량 – 배설량 측정
④ 15분마다 활력징후 측정
⑤ 트렌델렌버그 체위

해설
심실세동
• 즉시 심폐소생술 실시
• 전기충격요법 : 세동제거술(Defibrillation)
• 에피네프린투여

안심Touch

6 **간호중재**

(1) 부정맥 감시, 중재

① ECG 감시

㉠ 활력징후 측정

㉡ 약물투여 : 혈중농도, 효과, 부작용 감시

② 불안 감소

㉠ 불안은 교감신경을 흥분시켜 부정맥이 심화된다.

㉡ 침착하고 조용한 태도로 접근

③ 자가간호 교육 : 부정맥의 특성, 맥박수와 리듬사정 방법, 약물요법 등 교육

(2) 부정맥의 전기적 중재

※ 부정맥은 심장 내 전기적 이상이므로 외부 전기 자극으로 교정이 가능하다.

① 제세동기(Defibrillation)

㉠ 정 의

• Shock이 주어질 때 심근 전체가 탈분극

• QRS군과 비동기화된 전기충격(QRS에 관계없이 Shock)

㉡ 세동제거 중 관리

• 에너지 준위 : 200~360J

• 전극판 부착위치 : 쇄골 바로 아래 흉골의 오른쪽과 심첨의 왼쪽

• 심실세동(Ventricular fibrillation), 심실조동(Ventricular flutter)은 제세동

• 세동제거 후 ECG를 측정하여 효과 관찰

• 두 번째 세동제거 후 리듬이 돌아오지 않으면 CPR 시작

※ 체외자동제세동기(Automated External Defibrillator, AED) : 심장의 리듬을 분석하는 내부 장치가 있어 작동자에게 전기충격을 하도록 알려준다.

② 동조형 심장율동전환(Cardioversion)

㉠ 정 의

• 불안정한 심실 혹은 심실상성 빈맥성 부정맥이 있는 환자를 위해 선택

• QRS와 동기화된 전기충격(QRS를 찾아 그 위에 Shock)

• 에너지 : 50~200J(낮은 에너지를 사용할 수 있어 더 안전하다)

• 기도유지, 진정제(Diazepam), Digitalis 투여 금지

㉡ 적응증

• 심실세동과 심실조동 외에 나머지 부정맥은 심장율동전환 시행

• AV junctional 부정맥

• 약품으로 조절 안 되는 부정맥

(3) 인공심박동기(Pacemaker)

① 적응증 : 약물요법에 반응하지 않으며 증상을 동반하는 만성 또는 재발성 부정맥

    ㉠ 일시적/가역적인 원인이 아닌 VT나 VF로 유발된 심정지(Cardiac arrest)가 있을 때

    ㉡ 2, 3도 방실차단, BBB

    ㉢ 구조적 심질환이 동반된 지속성 심실빈맥(Sustained VT)

    ㉣ 심한 서맥 또는 반복되는 지속성 심실빈맥

② 종 류

    ㉠ 일시적 인공심박동기

       • 영구 인공심박동기 삽입 전에 임시적으로 적용

       • 심박동 발생기 외부

       • 전극 : 우심방, 우심실

    ㉡ 영구적 인공심박동기

       • SA node의 Dysfunction, type II 2도 방실차단, 약물로 조절이 안 되는 심실빈맥

       • 심박동 발생기 : 오른쪽 쇄골 밑에 Tunnel

       • 전극 : 우심방, 우심실

③ 인공심박동기 삽입 직후 간호

    ㉠ 활력징후 관찰

    ㉡ ECG 관찰

    ㉢ 절개부위 감염증상(발적, 부종, 분비물), 발열 관찰

    ㉣ 합병증 : 울혈성 심부전, 기흉, 감염, 혈관손상, 부정맥, Shock

    ㉤ 전선의 위치 이탈확인

    ㉥ 12시간 침상안정

    ㉦ 심박동기 삽입 후 4일 동안 삽입부위를 건조하게 유지

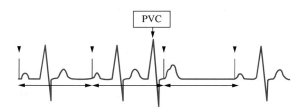

[심박조율기 유도 심전도(유도된 자극)]

④ 인공심박동기 환자 교육

    ㉠ 매일 맥박 측정 : 설정해 놓은 수와 비교

    ㉡ 현기증, 기절, 심계항진 보고

    ㉢ 고압전류, 자력, 방사선, MRI는 피한다(고장가능성 증가). 전자레인지 안전

    ㉣ 신체 접촉이 많은 운동 제한, 6주 후 정상 활동

    ㉤ 금속탐지기에 반응하는 것 교육(공항 검색대 등)

    ㉥ 심박동기 삽입 환자임을 알리는 신분증 휴대

(4) 심폐소생술(Cardiopulmonary resuscitation, CPR)

① 전문심폐소생술 흐름

ㄱ 심전도 리듬 분석 : 2분간 가슴 압박 후 심전도 리듬 확인, 압박과 인공호흡 30:2 비율로 시행

ㄴ 제세동 : 120~200J(이상파형 제세동기), 360J(단상파형 제세동기)

ㄷ 가슴 압박

- 압박깊이 : 5~6cm, 압박속도 : 100~120회/분
- 호기말 이산화탄소 분압 10mmHg 이상, 이완기동맥압 20mmHg 이상 유지

ㄹ 약물 투여

- 모든 심정지 환자
  - Epinephrine : 3~5분 간격 1mg
  - Vasopressin : 40IU(첫 번째, 두 번째 Epinephrine 대체 투여)
- 제세동 후에 지속되는 심실세동/무맥성 심실빈맥
  - Amiodarone 300mg(첫 번째), 150mg(두 번째)
  - Lidocaine, Amiodarone이 없는 경우
- Sodium bicarbonate(Bivon) : 대사성 산독증 교정

② 심폐소생술 후 간호

ㄱ 심전도, 중심정맥압, 활력징후 확인

ㄴ 체온 확인 : 고열-뇌손상이나 뇌부종

ㄷ ABGA

ㄹ 늑골골절과 같은 합병증 관찰

ㅁ 기도유지

ㅂ 유치도뇨관 삽입-소변량 확인(30cc/hr 이하 시 보고)

출제유형문제 최다빈출문제

심폐소생술 후에 대사성 산독증이 나타날 경우 어떤 약을 투여해야 하는가?

① Epinephrine

② Vasopressin

③ Amiodarone

④ Lidocaine

❺ Sodium bicarbonate

해설

Sodium bicarbonate는 대사성 산독증을 교정하는 약물이다.

제4장

허혈성 심장질환
(Ischemic heart disease)

1 ## 허혈성 심장질환 원인

(1) 정의 및 원인

① 정의 : 부적절한 관류상태로 인해 심근에 산소가 불충분해진 상태 또는 심근의 산소요구량과 산소 공급량의 불균형으로 인해 발생하는 심장질환

② 원 인

  ㉠ 혈관을 좁히거나 막히게 하는 죽상경화(Atherosclerosis)

  ㉡ 동맥의 과도한 수축, 혈전, 색전 등

  ㉢ 선천성 기형, 심근의 산소 요구량의 과도한 증가(심한 좌심실 비대, 심한 고혈압, 갑상샘기능 항진증 등)

③ 위험요인

조절 불가능한 위험요인	조절 가능한 위험요인	기여요인

• 유전적 소인 : 가족력
• 연령 : 40대 이상
• 성 별
  – 남성이 여성보다 4배 이상
  – 경구피임약 복용 여성
  – 폐경이 빠른 여성
• 인종 : 흑인
	• 환경 : 도시>농촌
	• 흡연(혈전 발생, 혈관 수축, 산소 조직 공급 저하)
	• 고혈압
	• 고콜레스테롤
	• 고지혈증, 비만
	• 좌식생활, 운동부족
		• 당뇨, 공복 시 혈당>110mg/dL
		• 정서적 스트레스, type A 성격
		• 호모시스테인 수치

(2) 증상 발현

① 동맥 경화증 자체로는 증상이 나타나지 않으나, 심장에 산소, 영양분 공급에 문제가 생기면 증상이 발현된다.

② 협심증 : 관상동맥의 부분적, 일시적인 차단

③ 심근경색 : 관상동맥의 완전한 차단

안심Touch

출제유형문제 최다빈출문제

1-1. 협심증이 가장 위험한 사람은 누구인가?

① 혈압 100/70, 신체활동 잘하지 않는 젊은 여성
❷ 저밀도지방단백질(LDL) 200mg/dL, 흡연자
③ 총콜레스테롤 180mg/dL, 스트레스 많이 받은 사람
④ 식후 2시간 혈당 110mg/dL, 고혈압 가족력
⑤ 체질량지수 23, 30세 남성

1-2. 흉통이 30분 이상 지속되어 응급실에 온 환자에게 창백과 호흡곤란이 있고, 심전도상 ST분절 상승이 나타날 때 원인은?

❶ 심근허혈
② 판막역류
③ 전도장애
④ 흉막삼출
⑤ 위식도역류

해설

협심증 위험요인
• 가족력, 40대 이상
• 경구피임약 복용여성
• 남성이 여성의 4배 이상
• 고혈압, 당뇨, 흡연, 비만, 운동부족
• 지속적인 스트레스

해설

ST분절이 상승할 경우 급성심근허혈에서 심근경색으로 진행되는 것이고 하강할 경우 혈류의 흐름 회복 또는 심근경색으로 진행된다.

2 허혈성 심장질환 종류

(1) 협심증(Angina pectoris)

① 협심증은 심근으로 공급되는 혈류의 감소로 심근의 산소가 결핍되어 갑작스런 흉통을 특징으로 하는 가역적 임상증상

※ 협심증의 병인 및 특성

구분	안전형 협심증	불안정형 협심증	이형성 협심증(변이형 협심증)
병인	• 심근허혈 • 죽상경화증	죽상경화반의 파열이나 미란과 이에 동반된 비폐쇄성 혈전	혈관의 구조적 변화 없이 관상동맥의 간헐적인 경련으로 허혈
특성	• 1~5분(20분 미만)간 지속되는 통증 촉진요인 제거 시 완화 • ECG : ST분절 하강 • 휴식이나 NTG에 의해 완화 ※ 촉진요인 • 운동, 극한 기온, 감정변화, 과식, 흡연 • 성행위, 자극제, 스트레스	• 안정 시 나타나는 통증이 10분 이상 지속, 점점 악화, 증상이 심하다. • 안정형 협심증과 증상 비슷하나 지속시간, 강도, 빈도 모두 증가 • 예측 불가능하며 응급으로 발생 • NTG에 반응하지 않는 통증 • 20~30%가 1년 이내 심근경색으로 진행	• 휴식 시에 일차적으로 발현 • 흡연에 의해 악화 • 관상동맥질환 유무와 관계없이 발현 • 주로 새벽시간 흉통이 나타난다 (Midnight~오전 8시 사이). • ST분절의 상승

② 급성 관상동맥증후군(Acute coronary syndrome) : 불안정협심증, 급성 심근경색(AMI) 허혈이 장기화되고 즉각 회복되지 않으면 급성 관상동맥증후군 발생

　㉠ 병태생리 : 안정된 죽상경화성 플라그가 파열되면서 혈액 내막이 혈액에 노출되어 혈전 형성과 국소적 혈관수축, 혈소판 응집 자극 → 혈전으로 혈관의 부분 또는 완전 폐쇄

　㉡ 급성 관상동맥증후군의 구분

　　• 불안정형 협심증(Unstable angina)

　　• 급성 심근경색(Acute myocardial infarction, AMI) : 비ST분절 상승 심근경색과 ST분절 상승 심근경색으로 나뉜다.

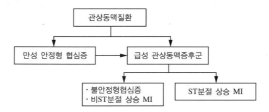

[관상동맥질환, 만성 안정형 협심증 및 급성 관상동맥증후군의 관계]

③ 원인

　㉠ 심근의 산소공급 부족

　　• 혈관관계 문제

　　　- 죽상경화증 : 기질적 협착의 가장 중요한 원인

　　　- 동맥경련 : 추위, 스트레스, 흡연

　　　- 심혈관동맥염 : 감염, 자가면역 질환

- 순환문제
  - 저혈압 : 척추마취, 고혈압 약물, 혈액 손실
  - 대동맥 협착, 기능 부전 : 관상동맥이 채워지는 압력 저하
- 혈액 문제
  - 빈 혈
  - 다혈구혈증·점성 증가로 혈류 속도 저하
  ㉡ 심근의 산소 요구량 증가
  - 생리적 요인 : 피로, 과식
  - 병리적 요인 : 갑상샘기능항진증, 심근 비대, 과도한 운동

④ 증 상
  ㉠ 산소 요구량이 공급량보다 많다. : 무산소 대사(혐기성 대사)(젖산 생성 → 허혈성 협심통 유발)
  ㉡ 통 증
  - 왼쪽 가슴, 팔 안쪽
  - 휴식, Nitroglycerin으로 제거되는 통증
  ㉢ ECG
  - ST분절 하강, 상승
  - T파 역위(Inversion)

⑤ 치 료
  ㉠ 약물 : 항허혈치료(ABCN = Antiplatelet, β-blocker, Ca channel blocker, Nitrate)
  - 혈관확장제(Nitrate, sublingual nitroglycerine)
    - 협심증 치료에 가장 중요한 역할을 하는 약물
    - 심장평활근 이완, 동정맥 확장 : 혈관저항과 혈압하강, 심부담을 줄이고 관상순환 혈량을 증가시킨다.
    - 혀 밑에 넣어 녹인다(약의 효과가 완전할 때에 혀에서 작열감이 느껴진다).
    - 5분의 간격을 두고 3회까지 투여 가능(효과 없으면 병원에 가도록 한다)
    - 빛을 차단하는 갈색병에 보관, 6개월마다 새로운 처방 권고
    - 부작용 : 두통(Acetaminophen 투여), 피부발적, 저혈압, 현기증, 실신, 오심, 구토
    - 발기부전치료 약물(Viagra)과 병용하지 않는다.
  - 지속성 질산염제 : Isosorbide dinitrate(Isordil), Isosorbide mononitrate(Imdur)
    - 약효시간이 긺. 협심증 발작 발생 감소
    - 합병증 : 두통, 기립성 저혈압
  - 교감신경차단제(β-blocker)
    - Propranolol(Inderal), Metoprolol, Atenolol
    - 심박동수 감소, 혈압 저하, 심근수축력 저하, 전신혈관 저항을 감소시켜 심근의 산소요구를 저하시킨다.
    - 이형성 협심증에서는 금기(α-receptor 항진 : 혈관 경련 유발 기능)
    - 천식환자 금기

- 칼슘차단제(Ca channel blocker)
  - Verapamil, Diltiazem
  - 전신혈관 확장을 통한 저항 감소, 심근 수축력 감소
  - 혈관 확장 → 관상동맥 관류 증가
  - β-blocker가 금기이거나 협심증 증상이 조절되지 않을 경우, 좌심실부전 폐부종일 때에는 투여할 수 없다.
- 항혈소판 and 항응고제제
  - 죽상경화증의 악화 방지, 급성 심근경색 예방
  - Aspirin, Ticlopidine, Clopidogrel
- 안지오텐신 전환효소 억제제(ACE Inhibitor : Captopril)
  - 장기간의 이차예방을 위해 투여하고, 위험 만성 안정형 협심증에 유용하다.
  - 작용 : 동맥확장 → 1회 심박출량 증가, 전신혈압강하, 알도스테론 분비 억제 → 체액과부하 감소, 사구체 여과압 저하 → 요비중 감소
  - 부작용 : 사구체 여과압의 지나친 저하(심하면 신부전), 고칼륨혈증, 기침
  ㉡ 외과적 중재
- 경피적 관상동맥 중재술(Percutaneous coronary intervention, PCI)
  - 협착, 폐쇄된 관상동맥 내로 Catheter 삽입 후 재확장을 시도하는 비수술적 요법
  - 대퇴동맥, 쇄골하동맥을 통해 관상동맥 내로 Catheter 삽입 : Balloon을 부풀려 협착된 관상동맥을 확장시킨다. 스텐트 삽입
  - 스텐트 삽입의 합병증 : 급작스런 폐색과 혈관 손상, 재협착(약물방출 스텐트 사용(Drug-eluting stent, DES)으로 감소)
  - 적응증 : 약물치료에도 불구하고 협심증 증상이 지속될 때, 좌심실 기능 유지자 관상동맥 우회술(CABG) 또는 PCI 후에 발생한 관상동맥의 재협착 시
  - 시술 동안 경직응괴와 허탈경련으로 관상동맥의 폐쇄와 같은 합병증이 발생할 수 있다.
  - 도관 삽입 부위는 12~14시간 압박 드레싱
  - 시술 후 혈전 예방을 위한 항응고제 투여, 심근허혈이나 부정맥 관찰을 위해 24hr ECG Monitoring
  - 카테터 삽입 부위는 모래주머니를 얹어두어 압박시키고, 수술한 부위를 절대 움직이지 않는다(침상을 30° 이상 높이지 말고, 상처부위를 굴곡시키지 않는다).
- 관상동맥 우회술(Coronary artery bypass graft, CABG) : 협착된 관상동맥 원위부에 내유선동맥, 복재정맥, 우위대망동맥을 이식하여 심근에 혈액을 공급해 주는 수술
  - 적응증 : PCI를 시행하기 어려운 병변(다혈관 질환), 좌심실부전이나 당뇨, PCI가 실패했거나 합병증이 생긴 경우
  - 합병증 : 심박출량 저하, 고혈압, 출혈, 심근경색, 부정맥, 무기폐, 신경계 기능장애

⑥ 협심증 위험을 줄이기 위한 교육

ㄱ 안위증진

- 통증을 증가시키는 생리적, 정신적 요인을 제거, 감소시킨다.
- 피로, 지식결핍, 불안의 해결

ㄴ 조직관류의 증진 : 과도한 피로는 피하도록 하고 어지러움, 호흡곤란, 흉통이 나타나면 활동중지

ㄷ 체중조절, 저염 식이, 저지방 식이

ㄹ 규칙적 운동 : 관상순환 증진

ㅁ 금연 : 흡연은 심근에 공급되는 산소의 양을 감소시킨다.

※ AHA에서 권고하는 협심증 관리에서 고려할 사항

1. A : Aspirin(항혈소판제제), Anti-anginal drugs(항협심증 요법)
2. B : Beta blocker(β-차단제), Blood pressure(혈압)
3. C : Cigarette smoking(흡연), Cholesterol(콜레스테롤)
4. D : Diet(식이), Diabetes(당뇨)
5. E : Education(교육), Exercise(운동) → 요약하면 증상조절, 위험인자 조절, 생활양식 교정

(2) 심근경색(Myocardiac infarction, MI)

① 정의 : ST분절 상승의 지속적인 허혈의 결과 비가역적인 심근세포의 괴사

② 병태생리

ㄱ 급성 죽상경화반(Plague)의 파열

ㄴ 죽상경화반 → 파열 → 파열부위 혈소판 응집 → 혈전 생성 → 관상동맥의 폐색

③ 증상 및 징후

ㄱ 증상

증상 및 징후			병태생리기전
증상	흉통(Chest pain)		• 혈전성 폐색으로 인한 심근의 완전한 혈액공급의 차단은 심근의 국소빈혈 부위에 산화되지 않은 대사산물의 축적을 야기하고, 신경의 말단부를 자극하여 30분 이상 지속되는 흉통이 발생한다. • 심한 분쇄성 통증이 일정한 강도로 지속적으로 나타난다. • 휴식이나 Nitroglycerin으로 완화되지 않는다. • 왼쪽 어깨, 양팔, 등, 목 아래, 턱 부위로 방사 • 악화 인자 : 운동, 과식, 성행위, 추위 노출, 감정적 스트레스, 흡연
	관련증상(아침에 깬 후 수 시간 내에 발생) 교감신경 활성화	식은땀 (Sweating)	• 미주신경 반사에 의해 발한, 오심, 구토 등 자주 동반 • 심장 펌프 기능 장애로 인한 심인성 쇼크로도 발한증상이 나타난다.
		호흡곤란 (Dyspnea)	심근경색으로 좌심실 부전이 야기되고 폐울혈이 생겨 호흡곤란이 나타난다.
		실신	갑작스런 의식손실, 부정맥, 설명되지 않는 혈압 저하, 극심한 허약

ⓒ 진단(검사) : 보통 응급실에서 심근경색 의심환자가 오면, CK-MB와 Troponin을 본다.

증상 및 징후			병태생리기전
혈액검사	혈청 내 심근 생화학적 지표 (Serum cardiac biomarkers) Cardiac enzyme	CK	• CK는 심근과 골격근에 모두 존재하는 효소로서 심근 손상 외에 골격근 손상이나 근육 주사 등에 의해서도 증가될 수 있기 때문에 심근에만 주로 존재하는 동종효소(Isoenzyme)인 CK-MB가 더 특이한 검사로 이용되고 있다.
		CK-MB	• 심근경색 후 4~6시간 지나면 상승한다. 12~18시간 내에 최고치에 이르며 2~3일 후 정상으로 돌아온다.
		Myoglobin	• 심근경색 이후 가장 먼저 상승한다(1~2시간 후). • 24시간 내에 소변으로 배출, 조기진단에 도움이 되지만 심장특이도가 낮다.
		LDH	• LDH는 심근, 간, 골격근에 존재하는데 그 동종효소 중 LDH1이 심근에 존재하므로 심근경색의 경우 LDH1이 상승하게 된다. • LDH1/LDH2의 비가 1 이상이면 심근경색으로 확진 가능하다. • CK-MB에 비해 늦게 상승하므로 CK-MB가 정상화된 후 환자가 입원한 경우 진단에 도움이 되며, 경색 초기에는 크게 유용하지 않다.
		Troponin	• Troponin I와 T는 CK-MB보다 심근에 대한 특이도는 더 높다(정상인에서는 확인되지 않고 MI 시 20배 이상 상승). • 심근경색 발생 2~6시간 후부터 상승이 시작되고 7~10일 지속(흉통 소실된 환자에게 유용)
	GOT/GPT		• GOT(AST)와 GPT(ALT)는 간을 비롯해 장기에 존재하는 아미노산 합성 효소이며, 이는 간과 특정 장기가 손상되면 세포가 대량 파괴되고 결국 이러한 효소가 세포 외로 유출되어 이 효소의 수치가 상승하게 된다. • GOT는 간, 심근, 골격근, 적혈구에 많이 존재하기 때문에 간기능 외에 심근경색을 진단하는데 이용된다.
	WBC		손상된 심장의 염증반응으로 수치 상승

ⓒ ECG 등

증상 및 징후		병태생리기전
ECG	ST분절 상승 또는 하강	• ST분절 상승 : 급성 심근허혈에서 심근경색으로의 진행 • ST분절 하강 : 혈류의 흐름 회복 또는 심실 후벽의 허혈
	이상 Q파	심근의 괴사
	T파 역전	심근의 허혈로 인한 것
관상동맥 조영술		막히거나 좁아진 혈관에 조영제를 주사해 혈관의 구조를 직접 알아보는 방법으로 어느 부위가 막히고 어떻게 좁아졌는지를 정확하게 알아 낼 수 있다.
심초음파		• 응급실에서 심초음파 검사로 벽운동 이상 유무를 조기에 발견 가능 • 좌심실 기능의 평가 : 예후와 관련되어 중요하다.

④ 급성기 치료

㉠ ECG 확인

㉡ 산소 공급 : Nasal-prong 또는 Facial mask를 통해 2~4L/min

ⓒ 투 약
- Asprin : STEMI(ST분절 elevation MI) 의심되는 모든 환자에게 투여
- Nitroglycerin
  - 대부분의 환자에게 Sublingual로 투여, SBP<90mmHg일 때 금기
  - 사망률 감소 효과는 약하지만 통증 감소에 효과적
- Morphine : IV로 투여(부작용 : 서맥, 호흡 저하, 변비, 기면, 불안, 오심)
- β-blocker 금기가 없다면 다른 치료와 관계없이 경구 또는 IV로 반드시 투여
- Ca channel blocker는 AMI(Acute MI)에서는 효과가 거의 없다.
- Glucocorticoid, NSAIDs(Aspirin 제외)는 경색부위의 치유 지연, 심근 파열위험을 높이므로 금기

ⓔ 재관류요법(Reperfusion therapy)
- 심근경색을 일으킨 관상동맥의 혈류를 적절한 시기에 회복시켜 경색이 일어난 부위의 이하 심근의 혈류 개선으로 경색의 크기 감소
- 증상 발현 후 1~3시간 이내 효과적(1시간 이내 가장 효과적)
- 재관류 요법
  - 혈전용해술 : Streptokinase, Urokinase, Tissue plasmogen activator(t-PA), 근육주사 시 CK 수치가 상승할 수 있으므로 정맥으로 공급
  - PCI(경피적 관상동맥 중재술 : 관상동맥 성형술 및 스텐트를 삽입하는 것)
  - 응급 CABG
- 혈전용해술의 절대적 금기증
  - 이전의 두개내 출혈
  - 두개혈관 병변(예 동정맥 기형)
  - 악성 두개내 종양
  - 대동맥 박리증 의심 시
  - 급성 출혈, 임신부 혹은 수유부
  - 3개월 이내의 심각한 두경부 혹은 안면부 손상
- 재관류요법 중 혈전용해술은 Door-to-needle time 30분 이내로 시행이 이상적

ⓜ 급성기 간호중재
- 산소투여
- 활력 징후 확인
- ECG monitoring
- NTG로 통증 완화 시도, Morphine 투여
- 심음 청진
- 공포 감소, 불안 완화, 편안한 체위(반좌위)
- 휴식(산소요구량 감소시키기 위해 24~48시간 동안 ABR) : 침상 변기 사용, 대변완화제
- 섭취량, 배설량 측정 : 핍뇨 관찰

⑤ 합병증
　　㉠ 부정맥 : 심근경색 후 첫 수 시간 내에 주요 사망 원인
　　㉡ 심인성 쇼크(Cardiogenic shock) : 수축압이 90mmHg인 저혈압, 빈맥, 20cc/hr 이하의 소변량, 차고 축축한 피부, 정신혼돈, 무기력
　　㉢ 심부전, 폐부종
　　　• 중재 : 휴식, 약물
　　　• 예방 : 저염식이, 수분섭취 제한
　　㉣ 혈전색전증 : STEMI 사망 원인의 25% 차지
　　　• 원인 · 큰 경색(특히 전벽), 울혈성 심부전, 좌심실 내 혈전과 관련
　　　• 폐색전증 : 예리한 흉통, 호흡곤란, 빈맥, 기침, 청색증 등 호소
⑥ 심근경색 후 재활
　　㉠ 목 표
　　　• 신체활동 점차적 증가
　　　• 관상동맥 질환, 자가관리 교육
　　　• 재발 위험요소 피하는 방법 교육
　　㉡ 일반적 활동 수준의 증가
　　　• 첫 12~24시간 : 침상 안정 필수
　　　• 합병증이 없을 때 24시간 동안 : 침대에 걸터앉는 정도
　　　• 2~3일 : 보행 기능 증가
　　　• 3~4일 후 : 하루 최소 3회 150m 정도 걷기
　　　• 2주 후 : 퇴원 후 돌아다니는 것 가능
　　㉢ 식 이
　　　• 초기 4~12시간 금식 : 흡인 위험
　　　• 저염, 저지방 식이
　　　• 칼슘, 마그네슘, 섬유질 섭취 증가
　　㉣ 휴식 및 안정
　　　• 신체 안정 및 불안 완화를 위해 필요시 진정제 투여
　　　• 대변완화제 이용
　　　• 충분한 수면

출제유형문제 _{최다빈출문제}

2-1. 불안정형 가슴조임증(협심증)의 증상으로 알맞은 것은?

① 고 열
② 적혈구 침강속도 증가
③ ST분절의 상승
❹ 안정 시에도 지속되는 통증
⑤ CK-MB 증가

불안정형 가슴조임증(협심증)의 증상
• 통증의 빈도와 지속시간, 중증도가 증가한다.
• 최소한의 운동에도 발생하는 특징이 있다.

2-2. 흉통 환자의 사정결과가 다음과 같을 때 통증 완화에 효과적인 약물은?

• 계단을 오르다가 갑자기 나타남
• 강도 1~10의 범위 중 5점
• 명치에서 시작되어 왼쪽 어깨로 방사됨

① 강심제
② 이뇨제
❸ 질산염제제
④ 베타차단제
⑤ 부교감신경차단제

협심증(안정형 가슴조임증)
• 힘든 일을 오래 계속했을 때 가슴 불편감을 느낀다.
• 가슴의 불편감은 빈도, 지속시간, 강도가 여러 달 동안 크게 변하지 않고 지속되며, 약간의 활동 제한만 있다.
• 흉통은 나이트로글리세린 혹은 휴식에 의해 완화된다.

2-3. 우측 대퇴동맥을 통한 관상동맥조영술 후 스텐트삽입술을 받은 환자에 대한 간호중재는?

① 수분섭취를 제한한다.
② 침상 머리를 60° 올려 준다.
③ 우측 무릎 아래에 베개를 대어 준다.
❹ 양측 족배동맥에서 맥박을 확인한다.
⑤ 시술 2시간 후부터 보행하도록 한다.

관상동맥조영술 시행 환자 간호
• 조영제 배출을 위해 수분섭취를 격려한다.
• 천자부위 출혈을 일으킬 수 있으므로 다리를 곧게 편 채로 8시간 동안 절대 안정해야 한다.
• 혈관 폐색 여부를 확인하기 위해 양측의 맥박을 촉지하여 비교한다.

2-4. 급성 심근경색을 나타내는 지표는 무엇인가?

① 백혈구 감소
② ESR 감소
③ CRP 감소
❹ 심전도상 ST분절 상승
⑤ CK-MB 감소

심근경색을 나타내는 지표
• 심근경색 직후 수 시간 이내에 백혈구 증가
• 그 후 CK, GOT, LDH 등의 혈청효소 증가
• CRP와 ESR은 며칠 지나면서부터 상승 시작
• 심전도상 ST분절 상승

2-5. 응급실에 내원한 환자의 증상이 다음과 같다. 이 환자에게 발생한 쇼크의 종류로 알맞은 것은?

• 혈압 90/50mmHg
• 맥박 110회/분
• 중심정맥압 8mmHg
• 폐모세혈관쐐기압 24mmHg

① 신경성 쇼크
❷ 심인성 쇼크
③ 저혈량성 쇼크
④ 패혈성 쇼크
⑤ 아나필락틱 쇼크

심인성 쇼크
• 혈압이 저하되어 있으며 맥박이 빠르다.
• 중심정맥압은 정상이고 폐모세혈관쐐기압이 높아져 있다. → 심박출량 감소에서 오기 때문에 심인성 쇼크라고 한다.

2-6. 중심정맥관을 갖고 있는 환자에게 청색증, 빈호흡, 창백 등이 나타났다. 이 환자에게 발생한 문제는?

❶ 중심정맥관 폐색전증   ② 저혈소판증
③ 정맥 혈관염   ④ 폐정맥 울혈
⑤ 부정맥

해설
중심정맥관의 카테터로 혈액 내 공기가 유입되어 공기 색전이 발생할 수 있고 가장 가까운 폐로 유입될 수 있다.

2-7. 급성 심근경색환자에게 나타날 수 있는 사망의 주요 원인인 것은?

① 심장비대   ② 심근염
❸ 심실세동   ④ 심장파열
⑤ 협심증

해설
심근경색증의 합병증에는 심부전, 폐수종, 심실류, 심인성 쇼크, 부정맥 등이 있으며 그 중에서도 심실세동이 주요 사망원인이다.

2-8. 심근경색환자에게서 가장 주의해서 보아야 할 상황은?

① 심박출량 50%
② 혈압 130/90mmHg
③ Troponin 1.25
④ 요비중 1.035
❺ 조기심실수축(PVC) 8회 이상 관찰됨

해설
심근경색은 심근의 완전한 혈액공급이 차단되어 흉통이 발생되며 Troponin 등의 심근 효소 상승, 대사산물의 축적 등의 증상이 나타나지만, 조기심실수축(PVC)이 5회 이상 나타날 경우 심실세동을 예고하기 때문에 가장 위험한 증상이다.

2-9. 급성 심근경색증 환자에게 심장성 쇼크가 발생했을 때 사정 결과는?

① 체온 상승   ② 맥압 상승
③ 소변량 증가   ❹ 수축기혈압 저하
⑤ 중심정맥압 저하

해설
심장성(심인성) 쇼크의 증상
• 저혈압, 빈맥
• 적은 소변량, 정신 혼돈, 무기력 등

2-10. 인공판막대치술 예정인 환자에게 헤파린 치료를 시작할 때 모니터링해야 하는 검사결과는?

① 혈소판
② 알부민
③ C-반응단백질
④ 프로트롬빈시간
❺ 활성화 부분트롬보플라스틴시간

해설
aPTT(활성화 부분트롬보플라스틴시간)
• aPTT는 내인성 및 공통 경로의 혈액응고인자가 부족하거나 기능에 문제가 있을 경우 연장되는 수치이다.
• 헤파린 및 와파린의 복용, 비타민 K의 결핍, 간질환 등에 의해 연장된다.
• 헤파린 치료 시 일정수준 (35~45)을 치료적 목표로 유지해야 하기 때문에 투약 전부터 지속적인 모니터링이 필요하다.

2-11. 급성 심근경색 환자의 2단계 심장재활 운동을 위한 교육 내용은?

① 계단오르기, 조깅, 수영 등을 한다.
② 최대강도에서 시작하여 점차 낮춘다.
③ 처방된 수준보다 한 단계 높게 운동한다.
❹ 호흡곤란이 없으면 운동을 서서히 시작한다.
⑤ 중등도 이상의 운동을 매일 한 시간씩 지속한다.

해설
2단계 심장재활
• 급성 심근경색의 경우 퇴원 1개월 후부터 6~12주간 실시하며, 운동 중 혈압과 심전도를 관찰해야 한다. 운동은 준비 운동, 본 운동, 정리 운동 순으로 서서히 시작할 수 있도록 구성한다.
• 준비운동 : 7~15분, 최대 산소섭취량 40~50% 수준, 안정 심박동수보다 10~12회 상승된 수준, 체조, 관절운동, 걷기, 무저항 자전거 타기 등
• 본운동 : 최대 산소섭취량의 50~70%, 안정 심박동수보다 20~30회 상승한 수준, 15~20분 시행(매번 2~3분씩 시간을 늘려 나갈 수 있음), 자전거 타기, 트레드밀, 노젓기 등
• 정리 운동 : 5~10분, 최대 산소량의 40% 혹은 2MET 수준의 강도, 체조, 관절 운동 등

2-12. 심근괴사가 있을 때 1시간 후 정확히 진단할 수 있는 검사는?

① ESR
② CK-MB
③ Troponin
④ CRP
❺ Myoglobin

해설
심근경색 시 혈청 효소의 변화
• Myoglobin : 1~4시간에 상승하여 6~12시간에 정점에 달한다.
• CRP, ESR : 며칠 지나면서부터 상승을 시작한다.
• Troponin : 경색 후 3~4시간에 상승하기 시작하여 24~48시간에 정점에 달한다.
• CK-MB : 증상 발현 후 4~6시간에 상승한다.

2-13. 다음 심전도를 나타내는 부정맥은 무엇인가?

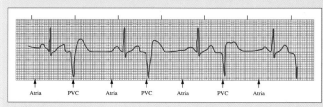

① 심방세동
② 심실세동
③ 동성서맥
④ 동성빈맥
❺ 조기심실수축

해설
조기심실수축
• EKG : P파 없고, QRS군이 넓고 이상한 모양
• 심박동수 : 60~100회/분
• 전도 : 심실에서 수축 시작되어 방실결절 및 심방으로 전달

2-14. 인공판막 대치술을 받은 사람이 와파린을 투여받는다. 주의 깊게 봐야 할 검사는 무엇인가?

① BT
❷ PT
③ CBC
④ aPTT
⑤ TDM

해설

와파린
• 와파린은 비타민 K의 환원을 억제하여 비타민 K 의존성 혈액응고인자에 의해 혈액이 응고되는 것을 억제한다.
• 프로트롬빈타임은 피가 응고되는데 걸리는 시간으로 이것이 치료적인 수치보다 낮으면 와파린의 효과를 얻을 수 없고, 치료적인 수치보다 높으면 출혈경향의 위험성이 있다. 따라서 복용 시 프로트롬빈타임을 지속적으로 측정하여 용량을 조절해야 한다.

2-15. 급성 심근경색을 나타내는 지표는?

① 백혈구 감소
② ESR 감소
③ CRP 감소
❹ 심전도상 ST분절 상승
⑤ CK-MB 감소

해설

급성 심근경색을 나타내는 지표
• 심근경색 직후 수 시간 이내에 백혈구 증가
• 그 후 CK, GOT, LDH 등의 혈청 효소 증가
• CRP와 ESR은 며칠 지나면서부터 상승을 시작함
• 심전도상 ST분절 상승

2-16. 심근경색 환자가 갑자기 의식이 없고 맥박도 측정되지 않았으며 심전도에도 P, QRS, T 모두 나타나지 않았다. 이런 상황에 우선적인 간호는?

❶ 심폐소생술
② 퀴니딘 투여
③ 섭취량-배설량 측정
④ 15분마다 활력징후 측정
⑤ 트렌델렌버그 체위

해설

심실세동 시 간호중재
• 즉시 심폐소생술 실시
• 전기충격요법 : 세동제거술
• 에피네프린 투여

3 **심장질환 예방**

(1) 생활습관의 개선

① 운동처방에 따른 지속적인 운동요법 이행

② 관상동맥 위험인자 개선 : 고지혈증, 고혈압, 당뇨병, 흡연, 비만, A형 성격(공격적, 적극적), 지속적인 스트레스, 운동 부족

③ 협심증 발작에 대한 약물치료 및 교육

(2) 운 동

① 심장질환 예방을 위하여 걷기, 달리기, 수영, 줄넘기, 자전거 타기 등의 유산소 운동실시

② 빈도 : 주일에 적어도 3번 이상

③ 시간 : 30분 이상의 지속적 운동

④ 강 도

　㉠ 최대심박수의 70~80% 강도

　㉡ 최대심박수 : 220 – 나이

⑤ 순서 및 주의사항

　㉠ 준비운동 : 스트레칭, 맨손체조

　㉡ 유산소 운동 : 달리기 등 본 체조 20~60분

　㉢ 정리운동

⑥ 운동 시 호흡곤란, 흉통, 맥박의 급격한 상승 및 혈압 저하가 나타날 시 운동을 멈춘다.

⑦ 운동의 빈도, 시간, 강도 등을 점진적으로 증가

⑧ 심장에서 신체의 대사요구에 따른 혈액량을 박출하지 못해서 발생

(3) 식 이

① 저지방식이(총열량의 20% 미만), 저콜레스테롤식이(1일 300mg 이하)

② 저염식이, 고섬유소식이, 저칼로리식이

출제유형문제 최다빈출문제

협심증이 가장 위험한 사람은 누구인가?

① 혈압 100/70, 신체활동을 잘하지 않는 젊은 여성

❷ 저밀도지방단백질 200mg/dL, 흡연자

③ 총콜레스테롤 180mg/dL, 스트레스를 많이 받은 사람

④ 식후 2시간 혈당 110mg/dL, 고혈압 가족력

⑤ 체질량지수 23, 30세 남성

해설
협심증 위험요인
• 가족력, 흡연자, 40대 이상
• 경구피임약 복용 여성
• 남성이 여성의 4배 이상
• 저밀도지방단백질 200mg/dL 이상인 자
• 지속적인 스트레스

제5장

심부전
(Heart failure)

1 정의 및 보상기전

(1) 정의 및 원인

① 정 의
  ㉠ 여러 가지 원인으로 초래된 심장 구조와 기능의 이상 때문에 각 조직에 혈류를 공급하지 못함으로써 발생하는 일련의 임상증상
  ㉡ 심박출량을 조절하는 정상기전의 방해 : 전부하, 후부하, 심근수축력, 심박수, 대사상태 등
② 원인 : 주원인은 관상동맥 질환, 노화, 고혈압, 당뇨, 흡연, 비만, 고지혈증 등
  ㉠ 수축성 기능부전(Systolic dysfunction) : 심부전의 가장 흔한 원인
    • 심실수축 능력 저하 → 심박출량의 저하
    • 수축능력의 손상(관상동맥 질환), 후부하 증가(고혈압), 심근증, 기계적 이상(심장판막 질환) 등
  ㉡ 이완성 기능부전(Diastolic dysfunction)
    • 이완기 동안 심실의 혈액을 채우는 능력의 손상
    • 부적절한 심실 충만 : 심박출을 위한 혈액의 양을 감소시킴(만성 전신고혈압, 대동맥 협착, 심근섬유증, 좌심실 비대)
  ㉢ 수축 기능부전과 이완성 기능부전이 복합된 경우 : 확장성 심근증

(2) 심부전의 보상기전(교감신경계, 신장, 심실확대와 심근비대)

① 교감신경계(Sympathetic nervous system ; SNS) : 1차적 보상기전이나 효과는 적음
  ㉠ 교감신경계의 활성 → 심박수와 심근의 수축력 상승
  ㉡ 카테콜아민 농도 증가(노르에피네프린의 농도가 높을수록 예후 나쁨)
  ㉢ 동맥, 정맥의 수축(혈관 저항의 증가로 인한 후부하의 증가)
    • 동맥의 수축 : 혈액을 피부의 혈관보다 중요한(뇌, 심장, 신장) 혈관으로 재분배 → 주요기관의 관류 증진
    • 정맥의 수축·심장으로 돌아오는 정맥귀환 증가 → Starling 법칙에 의해 더 많은 양의 혈류를 펌프하도록 한다.

② Renin-Angiotensin-Aldosterone(RAA) system의 활성화(신장의 수분보유)

　㉠ 만성 심부전 시 가장 중요한 보상기전

　㉡ 심박출량 감소로 인해 신장의 소동맥 압력이 감소함 → 레닌 분비 → RAA system 활성화

　㉢ Angiotensin Ⅱ의 작용 : 과도한 혈관 수축, Aldosterone의 작용 : 수분 및 염분 저류

　㉣ 염분(Salt)과 수분의 저류(Retention)를 통해 심박출량을 유지하려고 한다.

　㉤ 심장 귀환혈류량을 증가시킴 → 과부하된 상태에서 혈액량 증가 심화

　㉥ 심박출량 감소의 임상적 증상 : 30mL/hr 미만의 소변량, 요삼투질 농도의 상승

③ 좌심실 재형성(LV Remodeling) 심근확대와 심근 비대

　㉠ 심근세포의 비후(Hypertrophy) : 심장벽의 Stress가 증가되면 심실벽의 두께가 증가 → 생리적 한계에 도달하면 더 이상 기능을 하지 못하고 대상부전을 야기한다(심근이 일정 길이 이상 늘어나면 심근수축력은 더 이상 증가하지 못하고, 늘어난 길이로 인해 산소 요구량 증가 → 저산소증, 심박출량 감소가 나타남).

　㉡ 비정상적인 심근의 대사(Metabolism)

　㉢ 심근세포 주변의 세포 외 기질의 재배열 : 심장구조의 변화 → 수축 및 이완 기능의 장애, 좌심방 Mass 증가, 섬유화

　㉣ 심실확대 : 심장 귀환 혈액량 증가 → 심근 섬유길이 증가, 심실용적 증대

출제유형문제 최다빈출문제

울혈성 심부전 환자의 맥박이 갑자기 150~170으로 상승하였다. 이때 가장 적절한 간호진단은 무엇인가?

① 배뇨장애

② 운동장애

❸ 심박출량 저하

④ 자가간호결핍

⑤ 급성통증(흉통)

해설

심부전 시 교감신경계의 보상기전

• 빈맥으로 심박출량 증가를 유도하기 위해 심박동수가 증가한다.

• 순환상태 개선을 위해 심장 수축력 증가시킨다.

• 주요기관의 관류 증강을 위해 동맥이 수축하고 심장의 펌프능력 증가(Starling 법칙)를 위해 정맥이 수축한다.

2 심부전의 종류 및 사정, 진단

(1) 심부전의 종류

좌심실부전 폐울혈 → 호흡기계 조절기전 장애	우심실부전 정맥혈 귀환 문제 → 말초 부종, 정맥 울혈
• 폐울혈로 인한 호흡곤란 　− 좌심전의 초기증상 　− 체액 축적으로 인한 가스교환 장애로 발생 　− 기좌호흡(Orthopnea) 　− 발작성 야간 호흡곤란 　− 체인-스톡 호흡(무호흡-과호흡을 번갈아가며) • 기 침 　− 체액 축적 → 폐, 기관지의 자극으로 인해 발생 　− 많은 양의 거품 섞인 객담 수반(객담에 혈액이 섞여 있기도 함) 　− 청진 시 악설음(Crackle sound) • 뇌 저산소증 : 뇌혈류 감소 • 신장의 변화 : 신장 혈류 감소	• 전체적 부종(Systemic edema) • 정맥계 울혈 → 간비대, 우상복부 압통, 비대 • 정맥혈 정체 → 문맥압 상승, 복강 내 혈관으로부터 혈액의 유출(복수) • 말초 부종 : 요흔성 부종(Pitting edema), 압통은 없다. • 손톱의 청색증 : 저산소혈증 반영 • 경정맥 확장 • 중심정맥압 상승 • 우심실 부전의 가장 흔한 원인은 좌심실부전에 의한 Failure가 많다.

① 좌심실부전(Left ventricular failure)

　㉠ 심부전의 가장 흔한 형태

　㉡ 좌심실의 기능부전 → 좌심실의 혈액이 폐정맥으로 역류 → 폐압력 증가 → 폐울혈, 폐부종

② 우심실부전(Right ventricular failure)

　㉠ 폐질환으로 인해 발생될 수 있으나, 대개 좌심실부전 후 우심실부전 발생

　㉡ 혈액이 우심으로 역류 → 우심실 압력 증가 → 우심실부전 증가 → 정맥 울혈 증가, 정맥 귀환 감소 → 중심정맥압(CVP) 증가 → 말초 부종

③ 만성 심부전(양측 심실부전의 증상 모두 보임)

　㉠ 피로, 위약감

　　• 비특이적이지만 흔한 증상, 만성 심부전의 초기 증상

　　• 심박출량 감소, 주요기관으로의 관류 손상, 조직의 산소 감소, 빈혈로 야기

　㉡ 호흡곤란

　　• 가장 흔한 증상, 휴식 시나 약간의 활동 시에도 나타난다.

　　• 간질 부종과 폐 부종으로 폐압 증가

　　• 기좌호흡, 발작성 야간 호흡곤란, 지속적인 마른기침

　㉢ 빈 맥

　　• 심부전의 초기 증상

　　• 심실기능 상실을 보상하기 위한 첫 번째 기전

　㉣ 부종(요흔성 부종) : 말초 부종, 간비대, 복수, 폐 부종

ⓜ 야뇨증
- 낮 시간 동안 신장 관류 손상으로 소변량 감소
- 밤 동안 체액이 간질강에서 순환계로 이동, 6~7번 배뇨

ⓗ 피부 변화 및 체중 변화

ⓢ 흉 통

(2) 심부전 기능적 사정

[심장환자 분류(뉴욕심장협회. NYHA의 심장질환자의 기능적 분류)]

분 류	사 정
Class Ⅰ	• 일상 신체활동에 불편감이 없는 경우 • 일상 활동에 제한 없음
Class Ⅱ	• 약간의 신체활동 제한 • 휴식을 취하면 증상 소실 • 일상생활로 피로, 호흡곤란, 심계항진, 흉통 발생
Class Ⅲ	• 일상 활동의 현저한 제한 • 휴식 시에만 증상이 없음
Class Ⅳ	• 활동의 경중과 무관하게 불편함 • 안전 시에도 피로, 심계항진, 호흡곤란, 흉통 발생

(3) 진 단

① 임상검사

ⓐ 전해질, 심장효소, 혈액 검사, ABGA

ⓑ 혈중 BNP(Brain natriuretic peptide) : 심실압력이 증가할 때 심실근육에서 분비되는 호르몬

② 흉부 X-ray : 좌심부전 진단에 유용, 심비대(Cardiomegaly), 폐울혈(Pulmonary congestion) 확인

③ Echocardiogram

ⓐ 심부전 진단에 큰 도움 : 심장 크기, 심실기능, 판막기능, 심박출량

ⓑ 박출계수(Ejection fraction, EF) 측정
- 심실 이완기 후 혈액량 중 1회 박출량으로 내보내는 혈액량 비율
- 정상 55~75%
- 심근수축력 지표

④ 기타 검사(ECG, MRI, 핵방사선)

ⓐ ECG : 심부전의 원인 감별진단을 위해 시행. MI 흔적 확인

ⓑ MRI : 좌심실 부피 평가에 있어서 Gold standard

ⓒ 핵방사선 검사 등

출제유형문제 최다빈출문제

2-1. 울혈성 심부전 환자의 활동 계획으로 가장 적절한 것은?

① 가능한 운동을 빨리 늘리도록 한다.
② 자신의 한계를 극복할 수 있는 운동을 선정한다.
③ 운동 중 수분섭취를 권장하며 2L 이상 섭취한다.
❹ 집안에서 걷는 운동 프로그램을 세우도록 권장한다.
⑤ 지속적인 수포음이 있는 환자는 운동을 계속 유지한다.

2-2. 심부전의 치료약물 중에서 모든 단계에 효과가 있는 1차 약물로서 엔지오텐신 전환요소 억제작용(ACE inhibitor)을 통해 전신혈관저항의 감소와 심박출량 증가를 유도하는 약물은?

① Losartan(Cozaar)
❷ Enalapril(Vasotec)
③ Valsartan(Diovan)
④ Carvedilol(Dilatrend)
⑤ Norepinephrine(Lecophed)

해설
심부전 환자의 활동계획
• 심부전 환자에게 가능한 만큼 활동하도록 격려한다.
• 규칙적인 운동계획을 세우며 과도하게 운동하지 않도록 교육한다.

해설
ACE(Angiotensin-Converting-Enzyme) inhibitor
• 혈액 내와 국소조직에서 ACE를 억제하여 Angiotensin II의 생성을 저하시킨다.
• Kininase II를 억제하여 혈중 Bradykinin의 농도를 높여서 혈관을 확장시킨다.
• 교감신경계의 활성을 저하시키고, 염분 배설을 촉진시키는 작용을 나타낸다.
• ACE 억제제 사용은 심부전 환자들에게 증상을 완화시키고, 심부전의 진행을 억제한다.

3 **심부전 치료 중재**

(1) 심근수축력 강화

① Digitalis 투여 : 심근수축 강화

㉠ 목 적

- 심실수축 능력 증가
- 심장 활동량 증가
- 심박동수, 전도속도 저하·빈맥으로 인한 울혈성 심부전에 유용
- 심실이완 → 심실 내 혈액 귀환량을 높인다.

㉡ 간호 : Digitalis 독성 Sign 사정

- 증상 : 위장계(식욕부진, 오심, 구토), 시각계(시야 흐림, 시야가 노랗게 보임, 어두운 물체 주변에 후광이 보임), 중추신경계(피로, 졸림), 심혈관계(부정맥, 서맥, 빈맥, 심첨요골맥박 결손 등)
- 투여 전 1분 동안 심첨맥박 측정 : 빠르거나 60회/min 이하이면 의사에게 보고
- 부하용량(Lading dose) : 짧은 시간에 치료 농도에 도달하는 많은 용량 투여(치료효과를 볼 수 있는 혈중 농도를 올리기 위해, 처음 투약 시 어느 정도 농도를 맞출 수 있게 투여되는 양) Digitalis는 축적되고 천천히 배설되므로 → 적합한 치료 용량에서 매일 유지용량으로 투여
- 맥박수 매일 관찰하도록 교육 : 서맥 주의
- K^+ 수치 Monitoring
  - 저칼륨혈증 : Digitalis의 중독증상을 가중시킨다.
  - 울혈성 심부전 치료를 위해 사용하는 대부분의 이뇨제는 염분, 수분, 칼륨 상실을 유발
    : 칼륨 보유 이뇨제 사용하기, 이뇨제와 칼륨제제는 다른 시각에 투약하기
  - 고칼륨혈증 : Digitalis의 작용을 억제하여 치료적 용량에 도달하지 못하게 한다.

② Dopamine, Dobutamine 투여 : Inotropic agent(변력성 제제 : 근육수축 변화) 투여 → 심근수축력, 1회 박출량 증가

③ 산소 투여 : 폐정맥 울혈 → 호흡곤란 → 산소부족

(2) 심근의 부하감소

① 전부하 감소(체액량의 조절)

㉠ 이뇨제 투여

- Digitalis요법이나 나트륨의 제한으로 심부전을 교정할 수 없을 때 사용
- 울혈성 심부전 : 신장의 병리적 변화 → 나트륨, 수분 재흡수 → 말초부종, 폐울혈, 심실비대
- 신장에서 나트륨, 수분 배설 → 순환 혈액량 감소 → 전부하 감소 → 폐울혈 감소
- 신혈류를 증가시키므로 신기능 손상 시의 심부전 치료에 효과적
- Thiazide : 부작용으로 Na^+ 배설 증가 → $Na^+ - K^+$ 교환 활성화 → K^+ 배설 증가
- Loop diuretics : 모든 심부전 환자에 효과적(Furosemide, Bumetanide)

- 부작용
    - 저칼륨혈증(Hypokalemia) : 정상 범위는 3.5~5.4mg, K^+ Sparing diuretics(칼륨보존 이뇨제)는 Spironolacton
    - 저혈량증, 저혈압
 ⓛ 수분, 나트륨 섭취 제한
- 구갈이 심하면 얼음조각, 얼음과자 제공
- 매일 몸무게 측정
- 섭취량, 배설량 사정
- 저염식이
 ⓒ 직립자세 : 상체를 상승시킨 자세, 호흡곤란 감소
 ⓔ 정맥절개(Phlebotomy)로 순환혈액량 감소 : 말초정맥에서 250~500cc의 혈액 제거
② 후부하 감소
 ⓐ ACE 억제제(Captopril, Ramipril, Enalapril) : 거의 모든 단계의 심부전 치료 및 예방에 효과적 (최대한 빨리 투여 시작)
- 기전 Wall stress 감소, 세포내액 통로(Intracelluar pathway)의 직접적 억제
- 증상 완화, 급성 악화 감소, 이뇨제와 함께 염분 배설의 촉진
 ⓑ β-blocker(Metoprolol, Bisoprolol, Carvedilol)
- ACE 억제제를 투여받고 있는 만성 심부전 환자에서 점진적으로 용량을 증가시키면 심부전 증상 개선, 사망률이 감소한다. 단, 과량을 급속하게 투여(특히 급성 심부전)하면 악화된다.
- 금기 : SBP<90mmHg, 심한 체액과다, AV block
 ⓒ 혈관 이완제(Vasodilator) : 혈관 이완제는 ACE 억제제에 비해 사망률 감소 효과가 떨어지고 환자들이 장기간 투여 중 포기하는 경우가 많으므로 ACE 억제제를 투여할 수 없는 환자에 고려한다.
③ 스트레스 감소
 ⓐ 휴식 : 산소요구도 낮춤, 호흡부담 감소
 ⓑ 진정제 사용

출제유형문제 최다빈출문제

3-1. 다음 중 Furosemide를 울혈성 심부전 환자에게 투여하는 목적은?

❶ 전부하 감소　　　　② 후부하 감소
③ 심근 수축력 감소　　④ 저산소증 완화
⑤ 혈압 상승

3-2. 심부전 환자에게 투여되는 약물 중 부작용으로 잦은 마른 기침을 유발할 수 있는 것은?

① 질산염　　　　　　② 디곡신
❸ 캡토프릴　　　　　④ 푸로세마이드
⑤ 스피로놀락톤

3-3. 강심제를 복용 중인 울혈심부전 환자의 심박동수가 50회/분이고, 심전도상 동성서맥을 보일 때 우선적인 중재는?

① 호흡음을 청진한다.
❷ 강심제 투약을 보류한다.
③ 침상 머리를 45° 올려 준다.
④ 혈청 나트륨 수치를 확인한다.
⑤ 임시박동조율기(Temporary pacemaker)를 삽입한다.

3-4. 울혈심부전 환자에게 나이트로글리세린과 푸로세마이드 (Furosemide)를 함께 투여할 때 주요 교육 내용은?

① 매일 체온 측정
② 칼륨 섭취 제한
③ 칫솔모가 부드러운 칫솔 사용
④ 최대심박동 수준의 운동 격려
❺ 누웠다가 일어날 때 천천히 일어나기

3-5. 심부전 환자에게 디곡신(Digoxin) 독작용의 위험을 높이는 약물은?

① 모르핀(Morphine)
② 도파민(Dopamine)
③ 캡토프릴(Captopril)
❹ 푸로세마이드(Furosemide)
⑤ 나이트로글리세린(Nitroglycerin)

해설
전부하의 감소
• 전부하는 이완기 말 좌심실로 유입되는 혈액의 양을 말한다.
• 전부하를 감소시키는 방법에는 이뇨제 투여, 수분의 염분 제한, 순번 지혈대 적용 등이 있다.

해설
Captopril 약리작용
• Captopril은 심부전 환자에게 후부하를 감소시키기 위해 투여되는 ACE Inhibitor 계열의 약물이다.
• 기침, 호흡곤란, 발열 등의 부작용이 나타날 수 있다.

해설
Digitalis의 부작용
• 서맥, 이단맥, 방실차단, 심실성 빈맥
• 이러한 증상이 나타날 경우 우선적으로 투약을 중지한 뒤 심전도 검사를 한다.

해설
나이트로글리세린과 이뇨제 투여 시 부작용으로 기립성 저혈압 증상이 나타날 수 있으므로 낙상사고 예방을 위한 교육을 실시해야 한다.

해설
Digitalis 제제는 심근세포 내로 칼륨이 통과하는 것을 방해하여 심장기능에 장애를 줄 수 있다. 염분, 수분, 칼륨 상실을 유발하는 이뇨제 사용 시 혈중 칼륨수치를 측정하여 저칼륨혈증을 사정한다. 푸로세마이드(Furosemide)는 저칼륨혈증을 유발할 수 있으므로 Digitalis 독작용의 위험을 높인다.

3-6. 다음 약물 중 심근수축력을 증가시키고 심박동수를 낮추는 약물은 무엇인가?

❶ 디곡신(Digoxin)
② 푸로세마이드(Furosemide)
③ 나이트로글리세린(Nitroglycerin)
④ 스피로놀락톤(Spironlactone)
⑤ 하이드랄라진(Hydralazine)

해설
디곡신
세포 내 Na 농도를 증가시키고, Ca의 세포 내 유입을 증가시켜 심근수축력을 좋게 함으로써 심박출량을 증가시키고 심박동수를 낮춘다.

3-7. 울혈성 심부전 환자가 푸로세마이드(Furosemide)를 복용하고 있다. 먹으면 좋은 식품은 무엇인가?

① 우 유
❷ 바나나
③ 감자칩
④ 훈제 고기
⑤ 아이스크림

해설
푸로세마이드(Furosemide)
푸로세마이드는 루프성 이뇨제로 과량 투여 시 심각한 수분 및 전해질 손실이 있을 수 있다. 부작용으로 저나트륨혈증, 저칼륨혈증 등이 나타날 수 있으며 저칼륨혈증의 경우 디기탈리스 중독을 악화시킬 수 있다. 따라서 칼륨이 많이 함유된 식품(바나나, 토마토, 참외, 오렌지, 당근) 등을 섭취하는 것이 좋다.

3-8. 울혈성 심부전 환자에게 알맞은 식이는?

① 콩 ❷ 과 일
③ 통조림 ④ 브로콜리
⑤ 토마토케첩

해설
울혈성 심부전 환자의 식이
• 저칼로리, 저염, 저섬유소 식이 제공
• 비타민 함유 식이(과일) 제공
• 소량씩 자주 제공하여 위장계에 필요한 혈액량과 심부담을 감소해야 한다.

3-9. 다음 중 심부전 환자에게 ACE Inhibitor인 Captopril을 투약하였을 때 발생할 수 있는 부작용은?

① 혈당 상승 ② 체온 상승
③ 칼륨 저하 ❹ 혈압 저하
⑤ 맥박 저하

해설
ACE Inhibitor(ACE 억제제)
• 알도스테론의 분비를 저하시켜 심장의 전부하를 감소시킨다.
• 혈압을 낮추는 효과가 있다.
• 부작용으로 고칼륨혈증, 피로, 두통, 신장 손상 등이 있다.

3-10. 다음 중 교감신경을 차단하여 심근수축력을 감소시키고 심근의 산소요구량을 감소시키는 약물은?

① Aspirin
❷ Atenolol
③ Verapamil
④ Morphine sulfate
⑤ Nitroglycerin

해설
심부전 약물
• Atenolol – 베타 1 차단제로서, 심박수와 심근수축력을 줄이고 심근의 산소요구량을 감소시킨다.
• Verapamil – 칼슘 채널 차단제로 심근수축력을 감소시키고 산소요구량을 감소시킨다.
• Morphine sulfate – 통증과 교감신경의 자극을 줄이며, 혈관을 이완시켜 전부하를 감소시킨다.
• Nitroglycerin – 혈관을 확장시켜 심근 부담을 줄이고, 관상동맥의 순환량을 증가시킨다.

3-11. 울혈성 심부전으로 안정을 취하고 있는 대상자에게 혈액 정체와 관련된 조직관류 장애라는 간호진단이 내려졌다면 가장 적절한 간호중재는?

① 조용하고 편안한 환경을 유지한다.

② 환자와 가족들을 정서적으로 지지한다.

❸ 피부를 깨끗하고 건조하게 유지하고 자주 체위를 변경시킨다.

④ 활동과 휴식의 균형을 맞추어 에너지 사용을 조절한다.

⑤ 각 활동에 대한 환자의 반응을 관찰하고 사정한다.

해설
조직관류를 회복시키기 위해 매일 적당한 운동을 하여 말초조직의 혈류를 증진시킨다. 부종이 있는 대상자가 안정을 취할 경우 욕창이 쉽게 초래되므로 피부를 깨끗하고 건조하게 유지하고 체위를 변경시킨다.

4 합병증 및 간호중재

(1) 합병증

① 심인성 급성 폐부종(Cardiogenic acute pulmonary edema)
  ㉠ 폐모세혈관쐐기압(PCWP)의 상승 → 좌심실부전에 의해 일어나며 즉각 치료
  ㉡ 증 상
    • 심한 호흡곤란, 기좌호흡
    • 창 백
    • 빈 맥
    • 많은 양의 혈액 섞인 가래 배출
② 흉막 삼출
③ 부정맥
④ 좌심실 혈전
⑤ 간비대
⑥ 신부전

(2) 간호중재

① **목표** : 증상 감소, 말초 부종의 감소, 운동 내구성 증가, 치료적 식이요법 이행, 합병증 관리하는 것
② **일반적 간호**
  ㉠ 가스교환 증진
    • 간헐적으로 호흡상태(호흡수, 리듬, 질)와 산소화 상태(ABGA) 사정
    • 호흡곤란 완화자세 : High-Fowler's Position, 침상탁자에 기대는 자세
    • 2~6L/분, Nasal Cannula or 부분적 재호흡 마스크로 주입 → 조직관류 증진
    • 불안 감소 : 불안은 호흡곤란을 증가시킴
  ㉡ 심박출량 증진
    • 안정 : 조직의 산소 요구량 감소 → 심장의 부담 감소
    • 체 위
      – Semi-Fowler's position(상체를 45° 정도 세움) → 정맥환류 감소
      – 기좌호흡 : 침상 아래로 다리를 내리고 탁자에 기댈 수 있도록
  ㉢ 활동 증진
    • 활동 시 심폐기능 확인
    • 활동과 휴식을 교대로
    • 대상자의 에너지 수준에 맞는 신체 활동 격려
    • 심장으로 피가 몰리는 것 방지

ㄹ 체액균형 유지
- 매일 체중 측정(수분의 축적 정도 체크)
- 수분과 염분 섭취 제한
- 섭취량, 배설량 측정
- 탈수, 부종상태 확인
- 단백질 섭취 : 수분 정체로 인한 알부민 수치에 따라

ㅁ 영양 증진
- 부드러운 저칼로리, 저섬유, 비타민 함유 식이 제공
- 식욕부진 : 위장관 부종, 호흡곤란, 피로, 약물의 효과 등으로 나타난다.
- 소량씩 자주 제공 → 환자 부담 감소(위장계 필요한 혈액량 감소, 심부담 감소)

ㅂ 배설 증진
- Valsalva 수기 금지
  - 흉곽 내 압력 증가로 심장에 되돌아오는 정맥혈류량 감소
  - 힘을 준 후 압력이 감소되면 정맥 귀환혈액이 심부담을 증가시킨다.
- 변완화제, 설사약, 필요시 관장

ㅅ 부종으로 인한 피부 손상
- 자가간호 감소, 피부간호 : 부종 있는 피부-영양 불량으로 손상받기 쉽다.
- 침상 안정, 체위 변경, 수분과 염분 섭취 제한, 단백질 섭취 권장, 섭취량·배설량 측정

ㅇ 감염 예방
- 독감, 폐렴, 신종플루 예방 접종
- 개인위생

출제유형문제 〔최다빈출문제〕

4-1. 기좌호흡과 발작성 야간호흡곤란을 보이는 심부전 환자의 객담양상은?

① 묽은 회색
② 진한 녹슨색
③ 끈적한 녹색
④ 악취 나는 노란색
❺ 거품 섞인 분홍색

해설

좌심부전의 증상

• 호흡곤란 : 체액 축적으로 인한 가스교환 장애로 발생, 기좌호흡, 발작성 야간호흡곤란, 체인스톡 호흡(무호흡과 과호흡이 교대로 나타남)
• 기침 : 많은 양의 거품 섞인 객담(혈액이 섞여 있기도 함), 청진 시 악설음
• 피 로
• 뇌 저산소증 : 뇌혈류 감소

4-2. 울혈성 심부전증 중 우심부전이 단독으로 발생하였을 때 관찰 가능한 증상으로 옳은 것은?

① 기좌호흡, 객혈
② 부종, 기좌호흡
❸ 복수, 경정맥 팽창
④ 거품 있는 붉은 객담, 호흡곤란
⑤ 야간성 발작성 호흡곤란, 부종

해설

기좌호흡과 객혈, 야간성 발작성 호흡곤란은 좌심부전의 증상이다.

4-3. 울혈성 심부전 환자에게 Digitalis제 투여 외에 산소 투여를 실시하는 이유는?

① 약물의 필요량을 줄여 준다.
② 말초동맥 확장을 도와준다.
③ 신장관류 증가로 소변량이 증가한다.
❹ 심실 펌프작용을 도와 심박수 조절과 호흡곤란이 감소된다.
⑤ 정맥이완으로 정맥귀환 혈액을 감소시켜 심장부담이 감소된다.

해설

Digitalis와 산소요법은 심실 펌프작용을 증진시켜 울혈성 심부전을 치료하는 데 도움을 준다.

4-4. 울혈성 심부전 환자에게 제한되어야 하는 식품은?

① 과일, 두유
② 꿀, 목장우유
③ 식물성 기름, 레몬
④ 식초, 마늘, 신선한 야채
❺ 마가린, 조개, 라면, 된장

해설

울혈성 심부전 환자에게는 수분제한, 저염식이가 필요하며 꿀, 목장우유, 식물성 기름, 레몬, 식초, 마늘, 신선한 야채, 과일 등은 허용되는 식품이지만 마가린, 조개, 라면, 된장 등은 염분 함유가 많아 제한된다.

4-5. 66세 환자가 10년 전 고혈압으로 진단받고 관리해 오던 중 가슴이 답답하며 숨쉬기가 어려워서 입원하였다. 검사상 좌심실 비대와 폐울혈이 있었다. 이 환자에 대해 간호사가 예측할 수 있는 증상은?

① 복 수
② 간비대
③ 복부팽만
④ 경정맥 팽창
❺ 거품과 혈액이 섞인 객담

해설

좌심부전에 의한 증상은 폐울혈로 인한 호흡곤란, 빈호흡, 기침, 혈담 등이 있으며 우심부전은 정맥환류가 잘되지 않아서 발생하는 오심, 구토, 소화장애, 복부팽만 등의 소화기계 증상과 경정맥 울혈, 간비대, 하지부종, 체중증가 등이 있다.

급성 폐부종(또는 폐수종)
(Acute pulmonary edema)

(1) 원인 및 병태생리

① 원 인

ㄱ 심인성 급성 폐부종 : 폐모세혈관쐐기압(Pulmonary capillary wedge pressure, PCWP)의 상승 → 혈관 외부의 간질로의 액체 증가(부종 발생), 심부전, 승모판 협착증 등

ㄴ 비심인성 급성 폐부종 : PCWP의 상승 없이 발생한 폐부종, 혈장삼투압의 감소(저알부민혈증), 기흉의 급격한 교정, 기도의 폐쇄, 원인 미상

② 병태생리

좌심부전처럼 좌심실의 과부하 → 좌심방압 증가 → 폐정맥, 모세관 압력의 증가 → 폐모세관압 > 혈관 내 삼투압 → 수분, 염분을 폐포 안으로 밀어냄 → 수분이 찬 폐포는 가스교환이 안 됨(폐포부종) → 산소화되지 않은 혈액이 좌심방으로 유입

(2) 진 단

① 증 상

ㄱ 휴식 시에도 지속되는 호흡곤란의 급성 악화, 빈호흡, 빈맥, 심한 저산소증

ㄴ 청진 : 폐의 천명음, 수포음

② 심인성과 비심인성의 감별

ㄱ Swan-Ganz Catheter : PCWP 측정(18mmHg 이상 → 심인성 시사)

ㄴ 도플러 심초음파

(3) 치료 및 간호중재

※ 치료 목표는 순환혈량 감소와 호흡 증진이다.

① 산소 공급과 환기(산소 공급) : PaO_2 60mmHg 이하 유지, 양압환기 PEEP

② 약물요법(Morphine IV 투여)

ㄱ 일시적 정맥확장 유도, 호흡곤란과 불안감을 경감시킨다.

ㄴ Digitalis, Dopamine 요법 : 심근의 수축력 증진, 심박출량 증진

ㄷ 이뇨제 : 정맥환류 감소

ㄹ Aminophylline IV : 기관지 확장, 신장혈류량 증가, Na^+ 배설의 촉진

ㅁ ACE 억제제 : 전부하와 후부하의 감소

③ 윤번지혈대(순환지혈대)
　　㉠ 사지에 혈액을 정체시켜 심장부담을 감소시킨다.
　　㉡ 한번에 세 부분의 사지에 묶음(혈압기 커프 또는 자동 공기주입 도구 사용)
　　㉢ 한 방향으로 15분 간격, 교대로 풀어 준다.
　　㉣ 정맥혈을 차단시키는 것이므로 동맥혈이 차단되지 않도록 묶기
　　㉤ 끝날 때는 하나씩 풀기 : 갑작스런 심장 정맥 순환량 증가 → 폐수종을 야기할 수 있으므로 문제의
　　　 소지가 있어 최근에는 많이 사용하지 않는다.
④ 정맥절개술(Phlebotomy) : 이상의 방법으로 폐수종 증상이 완화되지 않을 경우 250~300mL 혈액을
　　제거한다. 그러나 Hb을 감소시키고 저산소혈증을 초래할 수 있다.
⑤ 간 호
　　㉠ 좌위, 반좌위 : 다리와 발을 침대 아래로
　　㉡ 가능한 활동 지속, 심리적 지지

출제유형문제 최다빈출문제

급성 폐수종 환자가 심한 호흡곤란을 호소할 경우 다리를 침상 아래로 내리게 한다. 그 이유는?

① 혈압을 상승시킨다.
② 배뇨량을 감소시킨다.
③ 조직의 산소 요구량을 감소시킨다.
❹ 호흡을 촉진하고 정맥순환량을 감소시킨다.
⑤ 심박수를 증가시켜 심근수축력을 증강시킨다.

해설
폐수종
• 폐포에 수분이 축적되어 저산소혈증이 점점 더 심해지고 폐신장이 감소하는 상태
• 발을 밑으로 하여 앉는 자세는 호흡을 촉진하고 정맥순환량을 감소시킨다.

제 7 장

염증성 심장질환
(Inflammatory heart disease)

1 류머티스성 심장질환, 감염성 심내막염

(1) 류머티스성 심장질환(Rheumatic heart disease)

① 병태생리
- ㉠ 급성 감염성 질환으로 Group A β-Hemolytic streptococcus(연쇄상구균)이 원인
- ㉡ 류머티스열을 앓았던 사람 중 약 10% 정도가 류머티스성 심질환으로 발전
- ㉢ 급성 류머티스열의 40%에서 심장의 전층을 침범하는 심장염 발생(판막 ; 승모판 손상이 일차적)
- ㉣ 판막을 포함한 심내막에 침범(특히 승모판)하여 염증 후 반흔 형성. 판막 협착, 심근염, 심낭염을 일으켜 주위 조직과 협착을 일으킬 수 있다.
- ㉤ '성장기 통증'의 조사 → 유년기에 류머티스열을 앓았을 가능성 확인

② 진 단
- ㉠ A군 연쇄상구군의 감염확인 : Antistreptolysin O(ASO)
- ㉡ 발열, ESR, CRP의 상승
- ㉢ 과거력(관절 침범이 있는지, 피부증상이 있었는지)과 신체사정

③ 치료 및 간호
- ㉠ 심장기능 유지, 관절 통증 없이 일상활동 재개, 질병관리 능력증진
- ㉡ 무도병(Chorea) 증상이 있는 환자에게 침상안정, 조용한 환경 유지, 진정제, 안정제를 준다.
- ㉢ 항생제 투여 Penicillin G-A군 연쇄구균에 대한 치료로 1차 치료약물 Erythromycin - 페니실린 알레르기가 있는 환자에게 투여
- ㉣ 진통제 Aspirin, NSAIDs
- ㉤ 항염제, 스테로이드제 : 급성기 동안

(2) **감염성 심내막염(Infective endocarditis)**

① **정의 및 원인**

 ㉠ 정의 : 미생물에 의한 심내막의 염증(판막, 특히 승모판에 호발)

 ㉡ 원 인

  • 연쇄상구균(Streptococcus) : 주로 병원에서의 IV Catheter를 통한 박테리아 감염

  • 기타 심내막염 원인균 Enterococci(장구균), Group A β−hemolytic streptococci

  • 판막 등 심장의 구조적 이상 → 비정상적인 와류 발생 → 저압력 측의 심내막 손상 → 손상
  부위로 미생물 직접 침투 → 혈전이 형성되어 그곳에 세균이 부착, 증식

② **증상(비특이적)** : 판막이상이 있거나 IV Drug User에서 열이 날 때 의심

 ㉠ 발열(80~90%), 오한, 발한, 식욕부진, 체중감소

 ㉡ 심잡음(Cardiac murmur)

 ㉢ 색전 : 우심, 폐, 뇌, 신장, 비장, 위장, 말초 등

 ㉣ 말초합병증 : 점상출혈, 곤봉상지 등

③ **합병증**

 ㉠ 울혈성 심부전 : 판막손상

 ㉡ 색전증 : 심내막염 회복기에 떨어진 혈전이 문제

④ **치 료**

 ㉠ 항생제

  • 원인균에 맞는 살균성(Bactericidal) 항생제를 IV로 투여(기본 4주) : 가장 중요

  • 페니실린 G와 Ceftriaxone + Gentamicin

 ㉡ 수술 : 감염된 판막을 제거하고 효과적인 항생제가 없을 때

 ㉢ 색전 제거

 ㉣ 항응고제 사용

⑤ **간호중재**

 ㉠ 투 약

  • 항생제 치료는 장기간 지속적으로 시행

  • 신기능 사정 : 항생물질이 신독성을 가지므로 BUN, Creatinine level 관찰

 ㉡ 활동과 휴식의 적절한 균형

 ㉢ 교 육

  • 판막의 반흔에 재감염이 쉽다.

  • 간단한 수술, 발치 시 항생제 사용 필수

  • 부드러운 칫솔을 이용해 잇몸을 보호하고 충치 예방하기

  • 재발의 증상 알기 : 오한, 발열, 발한, 식욕부진, 피로, 체중감소

  • 합병증(색전, 심부전)의 증상 알기 : 빈맥, 피로, 기침, 호흡곤란, 심잡음 등

⑥ 예방(다음 증상이 있는 사람은 감염성 심내막염 예방을 위한 항생제요법 필요)

　ⓐ 인공판막

　ⓑ 이전에 감염성 심내막염의 병력

　ⓒ 외과적으로 만들어진 전신-폐 문합

　ⓓ 교정되지 않은 청색증 질환

　ⓔ 심장 이식 후 판막병증

출제유형문제 〔최다빈출문제〕

급성 감염심내막염 환자의 사정 결과가 다음과 같을 때 간호중재는?

- 혈압 130/80mmHg, 체온 38.2℃, 맥박 92회/분, 호흡 22회/분
- 백혈구 20,430/mm^3, 호중구 17,470mm^3

① 수분 제한　　　　② 지혈제 투여
③ 심낭천자 준비　　④ 신체활동 격려
❺ 혈액배양검사 결과 확인

[해설]
호중구

- 백혈구 종류 중 하나로 세균, 진균 감염으로부터 인체를 보호한다.
- 백혈구와 호중구 수의 증가, 높은 체온 등은 세균 감염 또는 염증 반응을 의미하므로 원인균을 알아내고 알맞은 항생제를 투여해야 한다.

2 심막염, 심근염

(1) 심막염(Pericarditis)

① 정의 : 박테리아, 바이러스, 진균 감염에 의한 장측, 벽측 심막의 염증

② 분 류

　㉠ 급성 심막염(Acute pericarditis) 6주 미만

　　• 원인 : 바이러스, 박테리아, 진균 등

　　• 증 상

　　　- 심낭성 흉통 : 앉거나 앞으로 숙이는 경우에 통증이 감소하고 누우면 심해진다. 등이나 왼쪽 어깨의 연관통(협심증과 구분이 어렵다)

　　　- 심막 마찰음(Pericardial friction rub) : 급성 심막염에서 가장 중요한 소견

　　　- 호흡곤란, 발열, 오한, 불안, 연하곤란

　㉡ 만성 교착성 심낭염(Chronic constrictive pericarditis) : 6개월 이상, 염증에 의해 심낭이 섬유화되어 두꺼워진다.

　　• 원 인

　　　- 감염 : 결핵, 심낭염

　　　- 외상 : 흉부 외상, 개흉 수술 등

　　• 증 상

　　　- 호흡곤란, 전신위약, 부종, 복수, 피로, 식욕부진, 간기능 저하, 경정맥 확장

　　　- Kussmaul's sign 흡기 시에 경정맥압이 감소하지 않는다.

③ 합병증

　㉠ 심장압전(심낭눌림증, Cardiac tamponade) 응급상황

　　삼출액이 심낭강에 축적 → 심장압전 → 귀환 정맥혈 감소, 심박출량 감소 → 심부전 야기

　㉡ 심낭삼출(Pericardial effusion) : 심음의 감소 및 마찰음 감소, 심초음파로 심낭삼출의 양과 위치를 파악

　㉢ 증 상

　　• 흔돈, 불안, 안절부절, 경정맥 확장 - 기이맥(Pulsus paradoxus)

　　• 흡기 시 수축기 혈압이 비정상적으로 떨어지고(약 1mmHg 또는 10Torr 이상) 파동의 진폭이 작아지는 맥), 심음감소

④ 진 단

　㉠ ECG : PR분절 감소, ST분절의 상승, 편평한 T파 역전이

　㉡ CT, MRI

　㉢ 백혈구 증가, ESR 증가

⑤ 치료 및 간호

    ㉠ 통증 조절 : 45° 상승 체위, 항염증 약물(NSAIDs, 심할 때 Morphine 가능)

    ㉡ 불안 완화, 휴식, 염분제한

    ㉢ 심낭천자(진단과 치료 동시에 가능), 항생제 주입

    ㉣ 만성 심낭염 : 심낭절제술(Pericardiectomy), 가장 확실한 치료방법

    ㉤ 심낭압전 : 응급 심낭천자술(pericardiocentesis) 실시

(2) 심근염(Myocarditis)

① 정의 및 원인

    ㉠ 정의 : 심근의 부분적, 전반적 염증

    ㉡ 원 인

       • 심내막염이나 심낭염으로 인해 이차적으로 발생

       • 감염 : 바이러스(콕사키 바이러스 B, 아데노 바이러스), 미생물(살모넬라균)

② 증상 및 징후

    ㉠ 급성 바이러스 단계 : 감기와 유사, 고열, 림프선종, 인두염, 근육통, 위장관계 증상

    ㉡ 심장 관련 증상 : 동반된 심낭염으로 흉통 발생, 울혈성 심부전, 실신, 심낭 삼출액

③ 진 단

    ㉠ 흉부 X-ray : 심비대, 폐울혈

    ㉡ 심초음파 : 심장 확대

    ㉢ ECG : 심근경색과 비슷한 ST분절 상승, 납작하거나 역전된 T파, QT 간격연장

    ㉣ 혈액 검사 : ESR, WBC 증가

④ 치료 및 간호

    ㉠ 원인규명 치료

    ㉡ 활동 제한, 휴식, 조용한 환경 제공

    ㉢ ECG Monitoring : 부정맥 등에 의해 환자의 상태가 나빠지거나 사망

    ㉣ 심부전 치료 : ACE 억제제, 이뇨제, 염분제한

    ㉤ 면역 억제제, 항생제 : 심근 염증 감소, 비가역적 심근 손상의 예방

⑤ 염증성 심장질환 간호중재

    ㉠ 지나친 피로가 없도록 흉통이나 호흡 곤란 시 즉시 활동제한

    ㉡ 조용한 환경 제공

    ㉢ 반좌위

출제유형문제 최다빈출문제

2-1. 다음 중 심장압전의 증상으로 적절한 것은?

① 혈압 상승
② 경정맥압 감소
③ 심박출량 증가
④ 서 맥
❺ 기이맥

2-2. 삼출액이 많은 심장압전 시 가장 우선적인 간호중재는?

❶ 심낭천자
② 기이맥 조절
③ 경정맥 관찰
④ 항생제 투여
⑤ 산소 투여

2-3. 심막염의 증상으로 거리가 먼 것은?

① 흉 통
② 호흡곤란
③ 심장압전
❹ 심박출량 증가
⑤ 심막 마찰음

[해설]
심장압전
- 심장압전 시 호흡곤란, 가슴조임증(협심증), 불안감, 기침, 연하곤란이 나타난다.
- 혈압저하, 심음미약, 정맥압 상승이 나타난다.
- 기이맥, 빈맥, 종격동의 변위를 보인다.

[해설]
심장압전 간호중재
- 삼출액이 많을 경우 우선적으로 심낭천자 실시
- 심낭 내 항생제 투여, 부신피질호르몬 투여

[해설]
심막염의 증상
- 급성 심막염 : 심막 마찰음
- 흉통 : 어깨, 목, 좌측 팔을 통해 아래로 파급된다.
- 호흡곤란, 체온 상승, 빈맥

제 8 장

심장판막질환
(Valvular heart disease)

1 승모판막질환, 대동맥 판막질환

(1) 승모판막질환

　① 승모판 협착증(Mitral stenosis, MS)

　　㉠ 원인 및 병태생리

　　　• 대부분 Rheumatic fever 류머티스성 심근염을 앓고 약 20년 뒤에 MS 발생

　　　• 판막의 석회화 + 두꺼운 섬유 조직으로 대체 → 물고기 입모양 밸브 → 혈류의 정체로 인한 심방 혈전 형성

　　　• 만성적인 승모판 협착 : 좌심실, 폐혈관, 우심실의 압력 증가

　　㉡ 증 상

　　　• 호흡곤란(운동성 호흡곤란, 기좌호흡), 기침, 객담, 피로, 현기증

　　　• 흉통 : 심각한 승모판 협착증의 10%에서 발생

　　　• 전신색전증 : 대부분 좌심방의 혈전 때문

　　　• 우심부전(Rt. Heart failure) : 부종, 간비대, 복수 등

　② 승모판 역류(Mitral regurgitation, MR) or 폐쇄부전

　　㉠ 병태생리

　　　• 혈액이 좌심방으로 역류 → 좌심실부전 → 효과적인 심박출량의 감소

　　　• 류머티스 심장병, 감염성 심내막염, 외상 등

　　　• 좌심실, 좌심방의 확대와 비대를 일으킨다.

　　㉡ 증 상

　　　• 심잡음 : 고음의 수축기 잡음, 제3심음(제1심음은 들리지 않음)

　　　• 심방세동 → 심계항진, 발작성 야간 호흡곤란

　　　• 전신색전증 : 승모판 협착증에 비해 적게 발생

(2) 대동맥판막질환

※ 승모판 질환보다 훨씬 드물다.

① 대동맥판막 협착(Aortic stenosis, AS)

  ㉠ 원 인

- 노년기에 호발, 80%가 남자
- 노화에 따른 퇴행성 석회화 : 혈관의 죽상경화증과 같은 위험인자를 공유
- 류머티스 심내막염

  ㉡ 병태생리

  좌심실 유출로 폐쇄(LV Outflow obstruction) : 심박출량을 유지하기 위해 좌심실 압력증가 → 좌심실 압력 증가에 따른 보상기전 → 산소요구량 증가 → 좌심실 비대

  ㉢ 증 상

- 3대 대표 증상
  - 활동 시 호흡곤란(DOE) : 심박출량 감소, 폐모세혈관압의 상승으로 인해 발생
  - 협심증 : 좌심실 비대가 원인, 비교적 DOE보다 늦게 나타난다.
  - 운동 시 실신 : 심박출량이 늘지 않은 상황에서 운동 시 근육으로 가는 혈류 증가와 다른 부위의 혈관수축이 함께 일어나기 때문이다.
- 후기 증상 : 피로, 허약, 기좌호흡, 발작성 야간 호흡곤란, 폐부종
- 우심부전의 증상은 주로 마지막 단계에 나타난다.

② 대동맥판 역류(Aortic regurgitation, AR) or 폐쇄부전

  ㉠ 원인 : 류머티스 질환, 강직성 척추염

  ㉡ 병태생리

- 심장 이완기 판막이 닫히지 않는다.
- 이완기 동안 대동맥으로부터 좌심실로 혈액 역류 → 좌심실 부담 증가 → 좌심실 비후, 좌심실 기능 저하

  ㉢ 증 상

- 증상 없이 지내는 경우 많다.
- 맥압(Pulse pressure) 증가 증상 : 누울 때 이상한 심박동, 수축기마다 몸이 흔들린다.
- 활동 시 호흡곤란(DOE), 야간에 발생하는 흉통(협심통)과 발한
- 이완기 잡음, 부종

출제유형문제 최다빈출문제

1-1. 대동맥판막 협착증 환자에게 나타날 수 있는 병리적 상태는?

① 뇌혈류 증가
❷ 심박출량 감소
③ 폐동맥압 저하
④ 관상동맥혈류 증가
⑤ 좌심실 이완기말압 저하

1-2. 승모판막 협착증의 증상은?

① 고혈압
② 좌심실 비대
③ 경정맥 허탈
❹ 약하고 불규칙한 맥박
⑤ 간헐적 파행증

1-3. 대동맥판막 협착증에 대한 설명으로 옳은 것은?

① 젊은 시절에 호발한다.
② 우심실 압력 증가에 따른 보상기전으로 발생한다.
③ 산소 요구량이 감소한다.
④ 활동 시 호흡이 편안해진다.
❺ 심박출량을 유지하기 위해 좌심실 압력이 증가한다.

해설

대동맥판막 협착증 병태 생리과정
대동맥판막협착 → 수축기 좌심실압 상승 → 좌심실벽 비대 → 좌심실 유순도 감소 → 좌심실 확장기말압 상승 → 좌심부전(→ 폐정맥 울혈 : 폐부종 → 우심실기능상실)

해설

승모판 협착증의 증상
• 혈압 저하, 기좌호흡, 기침, 객혈
• 경정맥 울혈, 호흡곤란, 피로감
• 약하고 불규칙한 맥박, 쉰 목소리
• 간 비대, 복부 불편감, 말초부종, 청색증

해설

대동맥판막 협착증
• 노년기에 호발하며 80%가 남자
• 혈관의 죽상경화증과 같은 위험인자를 공유함
• 좌심실 유출로 폐쇄 → 심박출량을 유지하기 위해 좌심실 압력이 증가 → 좌심실 압력 증가에 따른 보상기전 → 산소 요구량 증가 → 좌심실 비대
• 활동 시 호흡곤란, 협심증, 운동 시 실신

❷ 진단, 치료, 간호 및 외과적 치료

(1) 판막질환의 진단, 치료

① 판막질환의 진단

ⓐ 병력 및 신체 검진

ⓑ 흉부 X-ray 검사

ⓒ 심전도, 심초음파, 심도자술

② 치료 및 간호

ⓐ 비수술적 방법

• 예방적 항생제 치료 : 류머티스열, 감염성 심내막염

• 나트륨 제한

• 심부전 조절 : 혈관확장제, 심근수축제, 이뇨제, β-blocker

• 항응고 요법

• 항부정맥 약물

• 휴식, 안정

ⓑ 수술적 방법 : 판막 절개술, 판막 성형술, 판막륜 성형술, 판막 치환술

(2) 판막의 교정술, 판막 치환술(외과적 치료)

① 판막의 교정술(Valve Repair)

ⓐ 판막섬유륜 성형술(Annuloplasty) : 확장된 판막섬유에 조형 링(Ring)을 삽입하여 판막구경을 좁힌다.

ⓑ 판막 성형술(Valvuloplasty)

• 판막부위에 풍선을 이용하여 구경을 넓히는 방법

• 승모판이나 대동맥 판막 협착증 시 주로 사용

• 판막연합 절개술(Commissurotomy) : 유착되어 있는 판막의 소엽을 절개하여 넓혀주는 수술

② 판막 치환술(Valve replacement)

ⓐ 유 형

• 인공판막 : Warfarin을 평생 복용한다.

• 조직판막 : 돼지판막을 많이 사용하고, 응고물질형성의 위험감소, Warfarin을 평생 복용하지 않는다.

• 동종판막 : Warfarin을 평생 복용하지 않는다.

ⓛ 항응고 요법
- 판막 교체한 환자는 전신색전증 위험 증가 → 말초맥박사정 → 혈전생성 감소를 위해 항혈전제 투여
- 출혈 주의 깊게 관찰하기
- Warfarin(Coumadin) : 가장 흔히 사용되는 항혈전제, 용량기준은 PT가 10~15sec 유지

(3) 판막수술 전후 간호

① 수술 전 간호
ㄱ 수술 후 통증관리, 절개부위 관리, 호흡기계 합병증 예방 교육
ㄴ 수술 72시간 전에 항응고제 복용 중단
ㄷ 수술 전 치과 검진(치아우식증, 치주질환은 수술 전에 치료)

② 수술 후 간호
ㄱ 호흡 사정
ㄴ 출혈 증상 관찰, 심박출량 관찰
ㄷ 인공판막 사용 시 혈전색전증, 출혈위험, 용혈 증상 관찰

(4) 퇴원 교육

① 휴식, 점차적 활동 증가
② 약물 투여의 중요성 교육
③ 예방적 항생제 시용
④ 항응고제 복용 시 식이요법(비타민 K포함 음식제한), 출혈 예방법 교육

출제유형문제 최다빈출문제

2-1. 심장수술 직후 환자의 사정 결과가 다음과 같을 때 간호중재는?

- 체온 36℃, 맥박 100회/분 혈압 90/60mmHg
- 중심정맥압 4cmH₂O, 폐모세혈관쐐기압 2mmHg
- 흉관 배액량 100mL/시간

① 냉습포를 적용한다.
❷ 수액량을 증가시킨다.
③ 침상머리를 높여 준다.
④ 베타차단제를 투여한다.
⑤ 6시간마다 활력징후를 측정한다.

해설

혈액 역동학적 검사의 정상범위
- 중심정맥압 : 5~15cmH₂O
- 폐모세혈관쐐기압 : 6~12mmHg
- 보기의 환자는 중심정맥압과 폐모세혈관 쐐기압이 정상치보다 낮으므로 이는 순환혈액량의 감소를 의미한다. 이때는 수액량을 증가시킬 필요가 있다.

2-2. 체외순환으로 심장수술을 할 때 저체온법을 적용하는 이유는?

① 혈전 예방
② 폐활량 증가
③ 정상혈압 유지
④ 수술시간 단축
❺ 조직의 산소요구량 감소

해설

인체는 일반적으로 체온의 하강에 비례하여 조직의 산소요구량을 감소시키기 때문에 심장수술, 뇌수술의 경우 인공적으로 체온을 하강한 상태에서 수술을 시행해야 한다.

2-3. 심장수술 후 통증을 조절하기 위해 투여하는 약물은?

① Valium
② Chloral hydrate
❸ Morphine sulfate
④ Phenobarbital
⑤ Mepheridine

해설

심장수술 후 불안과 동통을 완화하기 위하여 Morphine sulfate를 투여한다.

2-4. 심장수술 후 심박출량 감소에 따른 신기능을 사정하기 위한 가장 적절한 내용은?

① 활력징후 측정
② 중심정맥압 측정
③ 혈청효소 검사 시행
④ 혈청단백과 혈청학적 검사 시행
❺ 혈액요소질소와 크레아티닌 검사 시행

해설

심장수술 후 심박출량 감소에 따른 신장기능 사정을 위해서는 먼저 소변량을 정확히 측정하고 (20cc/시간 이하일 때 저혈량을 의미), 신세뇨관의 소변농축능력을 검사하기 위해 요비중을 측정한다. 또 BUN, 혈청 크레아티닌, 소변과 혈청 전해질 수치에 주의를 기울인다.

제 9 장

심근병증
(Cardiomyopathy)

(1) 심근병증 정의

고혈압, 선천성 심질환, 판막질환, 관상동맥질환, 혹은 심막질환에 의한 것이 아니라 심장근육 자체가 일차적 이상으로 문제가 생기는 것

(2) 병증 종류

① 확장 심근병증(Dilated cardiomyopathy) : 수축장애

   ⑦ 좌심실 and/or 우심실의 확장, 심실수축 기능의 저하, 울혈성 심부전

   ⓒ 좌우 심실수축 장애 → 혈액 정체 → 좌심실 재형성(LV Remodeling)이 일어나 심장이 점차 비대해진다.

   ⓒ 원인 : 대부분 특발성이고 가역적 원인으로는 알코올 중독, 임신, 약물, 갑상샘질환, 저칼슘혈증 등

   ⓔ 치 료

     • 항응고요법 : 전신색전증 위험이 높으므로

     • 일반적인 심부전 치료와 동일 : Digitalis, ACE 억제제, 혈관확장제, 이뇨제 등

     • 저염식이

② 비대 심근병증(Hypertrophic cardiomyopathy, H-CMP) : 이완장애

   ⑦ 고혈압 등 뚜렷한 원인을 발견할 수 없는 비대칭적 좌심실 비대(심실중격이 두꺼워짐)

   ⓒ 주요 사망 원인 : 급성 심장사(Sudden cardiac death, SCD)

   ⓒ 증상 : 증상이 없거나 운동 후 급사, 호흡곤란(심실이완기 압력증가 → 좌심방 압력증가), 협심증, 실신, 좌심실 이완기압 상승

   ⓔ 치 료

     • 격렬한 활동이나 탈수를 피할 것 : 급사의 위험

     • β-Blocker, Verapamil/Diltiazem 초기 치료 약물(심박수 감소 → 이완기 시간 길게)

       - 협심증, 실신 증상 호전

       - 심박수 감소 → 이완기 시간을 길게 만든다.

       - 심근수축력 감소

     • 부정맥의 치료 Amiodarone(Sudden death 위험을 감소시킴)

     • 이뇨제 : Fluid retention이 있을 때 사용(단, 저혈압 주의)

     • 삽입형 제세동기(ICD) : 급사 위험이 큰 경우

③ 제한 심근병증(Restrictive cardiomyopathy) : 이완장애
  ㉠ 주로 이완 기능 장애 : 뻣뻣한 심실 벽 → 심실 충만 감소 → 심박출량 감소 대칭적 좌심실 비대
  ㉡ 증 상
    • 운동 능력 감소, 호흡곤란(심박출량의 감소가 원인)
    • 부종, 복수, 간비대 : 정맥압 상승
  ㉢ 치료 : 심부전과 부정맥을 위한 고식적 치료, 심장 이식
    • 심부전에 대한 대증적 치료
    • 원인 질환교정
    • Digitalis 혹은 혈관이완제 : 도움이 되지 않는다. 확장성 심근증과 달리 심실수축 기능은 정상에 가깝다.
    • 항응고치료 : 심실 내에 혈전이 생기기 쉬우므로

출제유형문제 최다빈출문제

확장성 심근병증의 치료제로 항응고요법을 사용하는 이유는?

① 울혈을 제거하기 위해
❷ 전신색전증의 위험을 예방하기 위해
③ 심부전을 예방하기 위해
④ 혈관을 확장하기 위해
⑤ 심실 중격 비대를 예방하기 위해

해설
확장 심근병증은 전신색전증의 위험이 높기 때문에 항응고요법 치료가 필요하다.

제 10 장

고혈압
(Hypertension)

1 고혈압의 개요

(1) 고혈압 정의 및 분류

① 정의 : 수축기 혈압이 140mmHg 이상, 이완기 혈압이 90mmHg 이상일 때

② 분 류

[혈압 분류(JNC-VII)]

범 주	수축기	이완기	
적 정	< 120	그리고	< 80
고혈압 전단계	120~139	또는	80~89
고혈압 1단계 2단계	140~159 ≥ 160	또는 또는	90~99 ≥100

(2) 증 상

① 수축기 고혈압(Systolic hypertension)
- ㉠ 수축기 혈압이 140mmHg 이상
- ㉡ 동맥의 경화적 변화 : 탄력조직의 손상

② 이완기 고혈압(Diastolic hypertension)
- ㉠ 이완기 혈압 90mmHg 이상
- ㉡ 동맥의 직경감소 : 혈액의 점도증가

③ 일차성 고혈압(Primary hypertension)
- ㉠ 본태성 혹은 일차성 고혈압(Essential hypertension = Primary or Idiopathic)
- ㉡ 고혈압을 일으킬 만한 이차적 원인이 없는 경우로 약 80~95% 차지
  - 본태성 고혈압은 평생 약물복용 필요
  - 환경적 요인(염분 섭취, 비만, 직업, 음주), 유전적 요인

④ 이차성 고혈압(Secondary hypertension)
　　㉠ 35세 이전 또는 55세 이후에 발생한 고혈압
　　㉡ 원인 : 심장질환, 신장질환, 내분비질환, 뇌손상 등
　　㉢ 이차성 고혈압 감별이 중요한 이유 : 고혈압 환자의 5~20%, 수술로 완치가 가능하기 때문이다.

출제유형문제 최다빈출문제

다음에 해당하는 고혈압의 종류는?

- 고혈압을 일으킬 만한 이차적 원인이 없는 경우로 약 80~95%를 차지한다.
- 평생 약물을 복용해야 한다.
- 환경적 요인(염분 섭취, 비만, 직업, 음주), 유전적 요인

① 수축기 고혈압
② 이완기 고혈압
❸ 본태성 고혈압
④ 이차성 고혈압
⑤ 고혈압 전단계

해설
일차성 혹은 본태성 고혈압은 평생 약물을 복용해야 하며, 이차적 원인이 없는 상태를 말한다.

안심Touch

2 일차성 고혈압(본태성 고혈압)

(1) 본태성 위험요인

① 조절 불가능한 요인 : 가족력, 연령(높을수록), 성별(남성), 인종(흑인)

② 조절 가능한 요인 : 비만, 죽상경화증, 흡연, 고염식이, 알코올, 정신적 스트레스, 음주, 신체활동 부족, A type 성격

(2) 병태생리

① 혈압의 조절

  ㉠ 심박출량(심박동수 × 박동량)

  ㉡ 말초혈관 저항(혈관직경, 혈액의 점성과 관련)

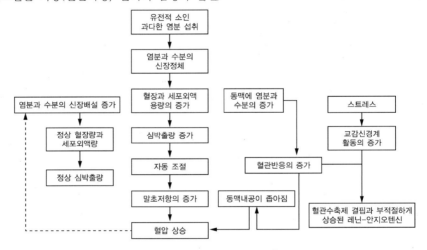

[본태성 고혈압의 병태생리]

② 자극 → 교감신경 활성화 → 카테콜아민(Norepinephrine, Epinephrine) 방출

  ㉠ Norepinephrine : 신경절 후방의 신경섬유에서 방출 → 혈관수축증가, 말초저항증가

  ㉡ Epinephrine : 부신수질에서 분비 → 혈관수축증가, 심실수축력증가, 심박출량증가

  ㉢ 신장혈류감소 → Renin-Angiotensin 활성화 → Renin을 혈액 내로 분비 → Angiotensin(강력한 혈관수축제) 형성유도 → Aldosterone분비 자극(Na^+, 수분 정체 증가)

(3) 증 상

① 고혈압은 원래 증상이 없는 질환이지만, 증상이 나타나면 대부분이 진행된 상태

② 현기증, 심계항진, 안절부절, 흉통, 두통, 흐릿한 시력, 허약, 비출혈

(4) 고혈압성 위기(Hypertensive emergency)

① 이완기혈압의 심한 상승(> 130mmHg) + 유두부종, 심한 뇌증과 콩팥기능의 저하(핍뇨)

② 응급성(내과적 응급질환)

  ㉠ 진행하는 심각한 표적장기 손상(MI, Stroke, 폐부종, 신부전)을 동반

  ㉡ 원인 : 고혈압성 뇌병변, 급성 분리성 대동맥류, 두개강 내 출혈, 자간증, 심한 화상

  ㉢ 치료 : 1시간 내 신속한 혈압 감소

③ 긴급성

  ㉠ 진행하는 표적장기 손상을 동반하지 않는 심한 급성 고혈압

  ㉡ 가속성 고혈압(악성 고혈압)

  ㉢ 증상 : 심한 두통, 혈압 상승, 어지럼증, 시야 흐림, 지남력 장애

  ㉣ 치료 : 경구 항고혈압제, 반좌위, 산소공급, 혈압 하강, 합병증 관찰

출제유형문제 최다빈출문제

본태성 고혈압 환자의 투약관리로 옳은 것은 무엇인가?

❶ 의사지시가 없으면 투약을 중단하지 않는다.

② 자기 마음대로 조정이 가능하다.

③ 투약 후 신체활동을 증가시킨다.

④ 증상이 없으면 복용하지 않는다.

⑤ 증상이 나타날 때만 복용한다.

해설

고혈압 환자의 투약교육

• 증상이 없어도 혈압이 잘 조절되고 있는 것이 아니라는 사실을 환자에게 이해시키고 의사의 처방대로 약을 복용하도록 교육한다.

• 기립성 저혈압이 발생할 수 있으므로 약물 복용 후 격한 운동이나 운전, 오래 서 있는 것을 피한다.

• 갑자기 약물 중단 시 반동성 고혈압이 발생할 수 있다는 것을 교육한다.

3 치료 및 간호중재

(1) 비약물요법

① 이상적인 체중 유지, 10kg 감소 : 수축기압 5~20mmHg 감소

② 염분제한 식이(6g 이하의 소금 섭취), 섬유질 섭취 증가, 수분 섭취 증가, 저지방식이, 생선 섭취(Omega-3 지방산) 등

③ 알코올 섭취 제한, 금연

④ 운동 : 1회 30분 이상, 주 5회 이상, 중간 강도의 운동(걷기, 조깅, 수영 등)

⑤ 스트레스 완화

⑥ 구강피임제 이외의 다른 피임법 권장

(2) 약물요법

① 적응증

㉠ 생활습관 교정 3개월 후 혈압변화가 없을 때

㉡ 이완기 혈압이 90~95mmHg 이상인 경우, 수축기 혈압이 140mmHg 이상

② 약 물

㉠ 이뇨제 : Thiazide, Loop diuretics(Lasix), 칼슘보유 이뇨제(Aldactone)

㉡ β-Blocker : Propranolol, Nadolol, Atenolol 등

㉢ α-Blocker : Phentolamine, Prazocin 등

㉣ 칼슘길항제 : Dihydropyridine(Nifedipine), Nondihydropyridine(Verapamil, Diltiazem)

㉤ 안지오텐신 전환효소 억제제(ACE Inhibitor) : Captopril, Enalapril 등

㉥ 안지오텐신 수용체 차단제(ARB) : Losartan, Irbesartan 등

㉦ 혈관확장제 : Hydralazine, Minoxidil 등

③ 불이행 예방

㉠ 불이행의 원인

• 혈압이 악화되기까지 증상이 없다.

• 불쾌한 약물 부작용을 경험했거나 의료원 재방문을 주저한다.

㉡ 치료법의 이행을 돕는 방법

• 약물 이름, 종류, 약리작용, 용량, 투약 스케줄을 교육

• 증상이 없다고 혈압이 잘 조절되고 있는 것은 아니라는 사실을 환자에게 이해시킨다(질환이 악화될 때까지 증상은 나타나지 않는다는 사실을 환자에게 상기시킨다).

• 약물 복용에 대해 기억하기 쉬운 방법을 검토(시간이 표기된 용기나 색깔이 다른 용기에 약물 준비 등)

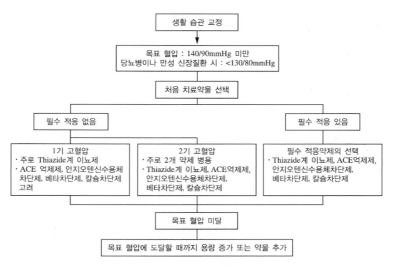

[고혈압 치료의 단계적 접근]

- 불쾌한 약물의 부작용과 비약물요법에 대해 건강전문인과 상의할 수 있도록 격려
- 약물 복용 직후 체위성 저혈압, 현기증이 있을 수 있다.
- 갑자기 약물 중단 시 반동성 고혈압이 발생될 수 있다는 것을 교육
- 약물로 인한 수분 : 전해질 불균형을 예방하기 위해 적절한 식이를 섭취할 것을 교육(Thiazide이 뇨제와 Loop이뇨제의 경우 저칼륨(Potassium) 혈증 유발 가능)

출제유형문제 최다빈출문제

3-1. 고혈압환자에게 클로로티아자이드(Chlorothiazide)를 투여한다. 이 환자에게 교육해야 할 부작용으로 알맞은 것은?

❶ 일어날 때 어지러울 수 있으니 주의하도록 한다.
② 저섬유소 식단을 유지하도록 교육한다.
③ 사우나와 통목욕을 권장한다.
④ 유산소 운동을 1시간 이상하도록 교육한다.
⑤ 야간에 수분 섭취를 권장한다.

3-2. 35세 남자 환자가 6개월 전 고혈압 진단을 받고 관리법에 대한 교육을 받았다. 그리고 현재 직장생활로 인해 스트레스를 받고 있으며, 운동을 안 하고, 흡연 및 음주를 하고 있다. 가능한 간호진단은 무엇인가?

❶ 치료지시 불이행   ② 심박출량 감소
③ 비효율적 조직관류   ④ 조직관류 변화
⑤ 지식부족

3-3. 고혈압 환자의 식이요법으로 올바른 것은?

① 저단백 식이
② 고칼로리 식이
③ 고나트륨 식이
❹ 고섬유 식이
⑤ 고지방 식이

3-4. 본태성 고혈압 환자에게 이뇨제를 투여하는 궁극적인 이유는?

❶ 나트륨과 수분을 배출하기 위해
② 신부전을 예방하기 위해
③ 고혈압성 위기를 예방하기 위해
④ 대동맥류를 예방하기 위해
⑤ 혈관의 경련을 예방하기 위해

해설
클로로티아자이드(Chlorothiazide)는 이뇨제 작용을 하기 때문에 혈압저하 효과가 있으므로 기립성 저혈압에 주의해야 한다.

해설
치료지시 불이행 : 건강문제에 관련된 치료적인 지시를 이행하지 않고 있는 상태

해설
고혈압 환자의 식이요법
• 염분의 섭취를 줄이고, 칼로리량 제한
• 저지방 식이
• 고섬유소 식이(음식물의 장내 체류시간을 단축하여 콜레스테롤의 배설을 촉진하고 지방산의 합성을 방해하여 비만에 따르는 고지혈증을 감소시켜 혈압을 조절함)

해설
이뇨제를 투여하는 이유
• 세뇨관의 피질 부위에서 나트륨의 재흡수를 억제함
• 나트륨과 함께 수분이 배설되므로 혈량을 감소시켜 혈압을 조절함

제 11 장

혈관질환

1 맥관계 구조와 기능

(1) 구조와 기능

체순환, 폐순환으로 이루어진 폐쇄회로이며, 동맥, 모세혈관, 정맥으로 구성된다.

(2) 기 능

① 동 맥
- ㉠ 대동맥을 통해 심장에서 → 조직으로 산소, 혈액을 운반하는 벽이 두꺼운 혈관
- ㉡ 3개 조직층으로 구성
  - 내막(Tunica intima)층의 내피세포 및 내피밑층
  - 중막(Tunica media) 결합조직, 탄력 조직, 평활근으로 구성된 중간층
  - 외막(Tunica adventitia)신경, 혈관맥관, 림프 및 결합조직으로 구성된 외층
- ㉢ 문제시 경색, 조직괴사 : 산소와 영양소 이동 장애 유발

② 정 맥
- ㉠ 산소가 제거된 혈액을 모세혈관에서 → 심장으로 되돌려 보내는 벽이 얇은 혈관
- ㉡ 내막, 중막, 외막으로 구성 : 평활근, 결합조직이 적음 → 정맥 확장이 용이하다.
- ㉢ 판막 : 혈류의 흐름이 중력에 저항하여 한 방향으로 흐르게 한다.
- ㉣ 문제 : 정맥판막의 손상, 정맥 내 혈전 형성(정맥혈전증 = 심부정맥혈전증, Homan's sign)

③ 모세혈관
- ㉠ 단일 세포막으로 구성된 미세하고 벽이 얇은 혈관
- ㉡ 세동맥 – 세정맥 연결

④ 림 프
- ㉠ 간질 공간에서 세포내액을 혈액으로 보낸다.
- ㉡ 림프관 폐쇄 : 심한 부종을 일으킨다.

출제유형문제 최다빈출문제

정맥의 구조와 기능 중 옳게 설명하고 있는 것은?

① 조직으로 산소와 혈액을 운반한다.
② 내막, 중막, 외막은 결합조직이 많다.
❸ 혈류의 흐름이 중력에 저항하여 한 방향으로 흐르게 한다.
④ 문제가 발생했을 경우 조직이 괴사하고 경색된다.
⑤ 간질 공간에서 세포내액을 혈액으로 보낸다.

해설
정 맥
• 내막, 중막, 외막으로 구성
• 평활근, 결합조직이 적어 정맥 확장이 용이
  하다.
• 판막 : 혈류의 흐름이 중력에 저항하여 한
  방향으로 흐르게 한다.
• 문제가 발생했을 경우 정맥 판막이 손상되고
  정맥 내 혈전이 형성된다.

2 **동맥질환 (1) – 죽상경화증, 동맥류, 대동맥 박리**

(1) 죽상경화증(Atherosclerosis)

① 정의 : 혈관 내막에 다량의 콜레스테롤, 중성 지방 등의 지질 침윤

② 원인 : 유전적 요인, 흡연, 고혈압, 고지질혈증, 나이, 육체적 운동 결핍 등

③ 병태생리 : 지질 대사이상과 혈관 내피세포의 상해

동맥 내피세포의 반복적인 자극은 동맥내벽 손상 초래 → 혈소판 응집 억제 작용이 있는 동맥내막의 Prostacyclin 합성능력 손상 → 혈소판 응집 → 혈소판, 단핵구 세포의 축적 → 내막 평활근 세포의 증식 → 혈관벽의 콜레스테롤 투과도 증가 → 콜레스테롤 지방 침전물 생성 → 동맥관강 좁아지고 평활근 세포, 섬유조직이 지방 침전물에 Fibrous cap 형성 → 지방 침전물이 계속 성장하여 혈관 내막, 중막 침범 → 혈관 이완, 수축에 영향(동맥은 70% 폐색 시까지 심근에 산소, 영양소 공급 가능)

※ 동맥경화증(Arteriosclerosis) : 혈관의 중막이 두꺼워지고 혈관의 탄력성 저하

(2) 동맥류(Aneurysm)

① 정의 및 특성

ㄱ 동맥벽이 탄력성을 잃어 부분적으로 약해지거나 늘어나 확장된 상태

ㄴ 복부 대동맥에 호발한다. 그 밖에 대퇴동맥, 슬와동맥

ㄷ 원인 : 죽상경화성 질환, 외상, 매독, 감염, 혈관 선천성기형(Marfan syndrome) 등 혈관벽을 약화시키는 요인

② 유 형

ㄱ 방추형(Fusiform) : 혈관의 일정 부분의 전체 둘레가 영향을 받아 전반적으로 확장

ㄴ 소낭상형(Saccular) : 확장(Dilatation)이 한쪽 벽만 포함 → 혈관벽이 돌출된 모양

ㄷ 분리형(Dissecting) : 혈관내막이 찢어져 내막층 – 중간층 사이 강(Cavity) 안으로 혈액 축적

③ 증 상

ㄱ 대개 동맥류가 인접조직을 압박하기 전까지 증상이 없다.

ㄴ 좌측 요추부위에 가까운 경우 : 허리 통증

ㄷ 배꼽 주변 왼쪽의 박동하는 덩어리

ㄹ 파열 시 증상 : 심한 통증, 쇼크, 적혈구 감소 백혈구 증가

④ 진단 : X-ray, 초음파 촬영, CT Scan

⑤ 치료 및 간호

ㄱ 치료의 목표 : 동맥류 파열의 예방, 조기발견과 즉각적 치료 필수(※ 동맥질환은 항상 다리 내려주기)

ⓛ 수 술
- 일반적으로 4cm 이상 수술시행, 6cm 이상인 경우 파열될 위험이 70~80%
- 파열된 동맥류 또는 분리형 동맥류는 응급수술이 필요

ⓒ 경피적 혈관내 스텐트 삽입술 : 5cm 미만의 복부 대동맥류

(3) 대동맥 박리(Aortic dissection)

① 정의 : 흉부 대동맥에서 흔하고 동맥벽에 깊이 골이 생기면서 내막이 찢어져 가성내강 형성

② 병태생리

ⓐ 동맥 내막의 찢어짐으로 부적절한 혈류 통로 발생 → 수축기 압력으로 손상 심화 → 대동맥 폐색 유발 → 혈액공급 차단

ⓑ 위험요인 : 고혈압, 마르판증후군(Marfan syndrome), 혈관염

③ 증상 : 심한 통증(도끼로 등을 내리찍는 것 같은), 실신, 호흡곤란, 쇠약감 등

④ 합병증

ⓐ 심낭압전 : 상행대동맥궁 대동맥 박리

ⓑ 박리된 동맥 파열 : 출혈로 사망

ⓒ 폐색으로 인한 주요 장기 허혈

⑤ 치료 및 간호

ⓐ 투약 : β-blocker IV과 통증 조절을 위해 Morphine, 심혈관계

ⓑ 수술요법 : 약물요법이 비효과적이고 합병증이 있을 때, 마르판증후군

출제유형문제 최다빈출문제

2-1. 복부대동맥류를 의심할 수 있는 사정결과는?

① 하지부종
② 체온 상승
③ 우상복부 통증
④ 양쪽 팔의 혈압 차이
❺ 복부의 박동성 덩어리 촉진

해설
복부에 대동맥류가 있는 경우 검진 상복부에서 박동성 덩어리가 촉진된다.

2-2. 다음 중 폐색성 하지동맥질환을 가진 환자의 증상으로 옳은 것은?

① 빨갛게 부어올라 있다.
② 구불구불한 혈관을 관찰할 수 있다.
③ 부위에 열감이 있다.
❹ 운동을 하면 통증이 나타난다.
⑤ 휴식을 취해도 통증이 사라지지 않는다.

해설
폐색성 하지동맥질환의 증상
- 간헐적 파행(운동 시 통증, 휴식 시 완화)
- 이환된 부위의 창백, 맥박소실, 감각이상, 마비, 냉감

2-3. 매일 발이 차고 걸을 때 통증이 있으며 다리를 올리면 통증이 더 심해지는 증상을 나타내는 환자의 질병으로 알맞은 것은?

❶ 폐색성 동맥질환
② 하지정맥류
③ 심부정맥혈전증
④ 죽상경화증
⑤ 레이노드병

폐색성 동맥질환의 증상
• 움직이면 통증이 증가한다.
• 다리를 올리면 창백해진다.
• 발을 내리면 통증이 감소한다.
• 내부에 냉감과 저림이 있다.

2-4. 80kg의 대상자가 관상동맥 우회술을 받은 지 3일이 지났다. 간호사가 사정한 다음 내용 중 주의해야 할 것은?

① 체온 – 36.1℃
② 소변량 – 50mL/시간
③ 혈중 칼륨 – 4.2mEq/L
④ 중심정맥압 – 10mmHg
❺ 흉관배액량 – 180mL/시간

관상동맥 우회술 후 3일이 지났는데 흉관의 배액량이 시간당 180mL이면 출혈 등의 징후일 수 있으므로 즉시 보고하고 다른 출혈 징후를 사정한다.

2-5. 죽상경화증의 병태생리와 거리가 먼 것은?

① 동맥 내피세포의 반복적인 자극은 동맥내벽 손상을 초래한다.
② 콜레스테롤 지방 침전물이 생성되어 동맥관강이 좁아진다.
③ 지방 침전물이 계속 성장하여 혈관 내막, 중막을 침범한다.
❹ 혈소판, 단핵구 세포가 축적하여 내막 평활근 세포가 감소한다.
⑤ 동맥은 70% 폐색 시까지 심근에 산소와 영양소가 가능하다.

동맥 내막이 손상되어 혈소판이 응집되면 혈소판, 단핵구 세포가 축적되어 내막 평활근 세포가 증식된다.

2-6. 48세된 고혈압인 남자가 실신과 호흡곤란을 호소해 응급실을 방문하였다. 의식을 회복한 뒤 "도끼로 등을 내리찍는 것 같은" 통증을 호소하고 있다면 어떤 질환을 의심하는가?

① 죽상경화증
② 동맥류
❸ 대동맥 박리
④ 레이노증후군
⑤ 버거 질환

대동맥 박리
• 동맥 내막의 찢어짐으로 부적절한 혈류 통로가 발생함
• 수축기 압력으로 손상 심화 → 대동맥 폐색 유발 → 혈액공급 차단
• 위험 요인 : 고혈압, 마르판 증후군, 혈관염
• 심한 통증(도끼로 등을 내리찍는 것 같은), 실신, 호흡곤란, 쇠약감 등

3 동맥질환 (2) – 폐쇄성 동맥질환, 폐쇄성 혈전 맥관염, 레이노드병, 정맥류질환

(1) 말초 폐쇄성 동맥질환(Peripheral arterial occlusive disease)

① 발생 및 위험요인

ㄱ 발생 : 동맥내막 안쪽에서 일어나는 동맥 경화성 협착이나 진행성 또는 급성 동맥 폐색, 퇴행성 변화에 의해 발생

ㄴ 위험요인

- 죽상경화증, 노화, 운동부족, 흡연, 고혈압, 고지혈증, 비만, 당뇨, 스트레스 등
- 40세 이상에서 호발한다.

② 병태생리

ㄱ 혈관내막에 형성되는 죽종성 플라그 → 부분 또는 완전 혈관폐색, 중막을 석회화 → 탄력성 소실, 동맥벽 약화 → 동맥류 팽창, 혈전형성을 용이하게 한다.

ㄴ 적절한 혈액을 조직으로 운반할 수 없어 조직에 영양공급, 대사산물이 제거되지 않는다.

ㄷ 폐색성 동맥경화증 증상이 나타난다.

③ 증 상

ㄱ 간헐적 파행(Intermittent claudication)

- 초기 : 운동 시 통증(근육에 적절한 혈액공급이 되지 않기 때문에 발생)
- 후기 : 휴식 시에도 통증
- 양측성, 주로 대퇴동맥 또는 슬와동맥 침범
- 경련이나 통증은 운동 중지 후 10분 이내 소실

ㄴ 창백, 맥박소실, 감각이상, 마비, 변온증(손상 부위가 차게 느껴짐)

④ Ankle-brachial index(ABI)

ㄱ 정상일 때 1.0~1.2, 파행일 때 0.5~0.7, 허혈일 때 0.4 미만

ㄴ 동맥의 폐쇄성 질환이 의심될 때 가장 손쉽게 시행할 수 있는 검사법

- 원리 : 정상인은 다리의 혈압이 팔의 혈압보다 높기 때문에 ABI는 항상 1을 넘는다.
- 계산법 : 이완된 다리 발목의 수축기 혈압/양팔 중 더 높은 수축기 혈압

⑤ 치 료

ㄱ 금연이 가장 중요한 치료법

ㄴ 혈중 지질을 저하시키는 약제나 항혈소판제제(Aspirin, Ticlopidine, Clopidogrel)

ㄷ 외과적 관리 : 우회술(Bypass graft), 동맥내막절제술, 혈관내막수술, 절단술

(2) **폐쇄성 혈전 맥관염(Thromboangiitis obliterans, TAO, 버거병, Buerger's disease)**

① 정의 및 위험 요인

ㄱ 정의 : 중간 크기의 동맥, 정맥에 혈전을 형성하고 비화농성인 염증을 일으켜 혈관을 폐색시킴으로써 말초순환부전을 일으키는 질환이며, 주로 동맥, 상지·하지의 말초부에 발병

ㄴ 위험요인 : 20~35세 젊은 남성, 흡연자

② 병태생리

ㄱ 손, 발의 작거나 중간 크기의 동맥, 정맥에서 발생

ㄴ 혈관 외막의 염증성 침윤 → 섬유성 치유과정의 결과로 혈관이 폐색

③ 증 상

ㄱ 통증 : 발바닥, 종아리에 간헐성 파행증

ㄴ 청색증, 냉감, 감각이상, 낮은 온도에 민감하고, 진행되면 괴사, 괴저

④ 치료 및 간호중재

ㄱ 금연 : 가장 중요하고, 수술 시행이 어렵다(동맥의 원위부에서 시작하여 근위부로 진행).

ㄴ 통증완화

ㄷ 혈관확장 증진

ㄹ 발이 기계적, 화학적, 열적 상처를 입거나 찬 곳에 노출되지 않도록 한다.

(3) **레이노드병(Raynaud's disease)**

① 정의 및 위험요인

ㄱ 정의 : 추위나 스트레스에 노출되었을 때 간헐적이고 반복적인 손가락 동맥의 수축

ㄴ 위험요인 : 45세 이전의 여성에 호발되며, 피아니스트, 타이피스트 등 손을 많이 쓰는 직업에 많다.

② 원 인

ㄱ 찬 공기, 물에 노출되거나, 감정적 자극

ㄴ 다양한 류머티스질환, 혈액질환, 약물에 기인

③ 증 상

ㄱ 양측성, 대칭성

ㄴ 주로 상지, 손가락 끝과 중수수지 관절에 많이 침범

ㄷ 증상은 추위에 노출 정도, 정서적 흥분, 카페인 섭취, 흡연 유무와 관련 심혈관계

ㄹ 피부색 변화

- 수축 단계 : 창백(초기 증상), 청색증, 무감각, 냉감
- 발적 : 혈관경련성 반사 후 혈류가 재개되었을 때 나타난다. 급성통증 유발

④ 치료 및 간호중재

　　㉠ 경련 조절 : 교감신경차단제, 칼슘채널길항제

　　㉡ 증상이 심할 경우 교감신경절제술(Sympathectomy)을 시행

　　㉢ 추위에 노출의 최소화(환측 보온), 상해 방지

　　㉣ 스트레스 예방

　　㉤ 실내온도를 따뜻하게 한다.

　　㉥ 카페인, 초콜릿 섭취 제한

※ 말초동맥질환자 교육 내용(폐색성 동맥질환, 폐색성 혈전 맥관염, 레이노드병)

조직관류 증진	• 다리 상승시키지 않기 : 동맥흐름을 방해하므로 • 침범된 사지에 가해지는 압력 피하기 • 마사지하지 않기(색전형성) • 오한, 추위에 노출하지 않기(혈관수축) • 단단히 죄는 옷 입지 않기(순환 방해) • 다리 꼬지 않기(동맥을 압박하므로) • 금연(니코틴 : 혈관수축, 경련을 일으키고, 흡입된 CO는 혈액의 O_2 운반능력을 떨어뜨림)
활동의 증진	• 근수축, 이완을 통해 순환 증진 • 운동은 국소빈혈 부위에 혈류 증가 • 걷기, 수영, 조깅, 자전거 타기 • Buerger-Allen 운동
피부통합성 유지, 감염예방	• 순환부전 → 조직의 산화↓ → 피부감염 위험성 높이므로 매일 피부 관찰, 가능한 움직이도록 격려하기 • 상처, 건조, 발적, 병소가 있는지 매일 피부 사정 • 미온수로 매일 목욕 　- 자극 방지를 위해 중성비누 사용 　- 보습제로 피부 매끄럽게 하기 　- 완전히 말리기 • 통풍이 잘되는 신발 신기
손상예방	• 순환 감소 : 감각을 저하, 손상 • 편하고 보호적인 신발 신기, 매일 바꿔 신기 • 손톱·발톱의 손상 확인 • 온요법, 냉요법 시 화상·동상주의

출제유형문제 최다빈출문제

3-1. 폐색성 혈전 맥관염 환자가 자신의 병에 대해서 간호사에게 질문하였다. 간호사의 대답으로 적절한 것은?

① 혈관 내벽에 콜레스테롤, 지방이 축적되어 발생한다.
② 20~40대 여성에게 많이 발생한다.
③ 추운 지방에서 일하는 사람에게 발생한다.
❹ 통증이 있고 조직 궤양과 괴사가 유발된다.
⑤ 니코틴이 혈관을 막아서 생긴다.

해설
폐색성 혈전 맥관염(Buerger's disease)
• 폐색성 혈전이 특징인 혈관질환
• 주로 하지에 발생하며 20~40세 흡연 남성에게 호발한다.
• 니코틴이 혈관을 막아서 발생한다.
• 발바닥이나 종아리에 간헐성 파행증, 청색증, 냉감
• 더 진행될 경우 괴사, 괴저가 생긴다.

3-2. 왼쪽 3, 4번째 발가락에 폐쇄성 혈전 혈관염(Buerger's disease)으로 진단받은 대상자에게서 관찰할 수 있는 증상으로 옳은 것은?

① 초기 안정 시 통증
② 진행 시 간헐성 파행증
③ 작은 자극에도 감각항진
④ 차갑고 흰색의 발가락 피부
❺ 종아리나 발바닥 혹은 손바닥에 활동 시 통증

해설
초기 증상은 간헐성 파행증이 나타나며, 활동 시 종아리나 발바닥 혹은 손바닥에 통증을 느낀다. 병이 진행되고 허혈상태가 심각해지면 수면 시, 안정 시에도 심한 통증으로 고생하게 되는데, 이것을 안정 시 통증이라고 한다. 무감각, 감각이상, 작열감 등도 허혈성 신경증의 결과로 나타나며 발가락의 피부는 창백하고 차갑고 청홍색으로 변한다.

3-3. 왼쪽 다리의 통증과 무감각을 호소하는 환자를 사정한 결과가 다음과 같을 때 우선적인 중재는?

• 왼쪽 다리의 창백, 냉감
• 혈청 콜레스테롤 326mg/dL
• 20년 동안 매일 1갑 흡연

① 알렌 검사를 시행한다.
② 심전도 결과를 확인한다.
❸ 발목과 팔의 혈압을 비교한다.
④ 왼쪽 다리에 온습포를 적용한다.
⑤ 하지의 위치를 심장 높이보다 높게 유지한다.

해설
Buerger's disease
• 흡연자이며 하지에 청색증 및 냉감을 호소하고 있어 버거병으로 추정된다.
• 상완동맥과 발의 혈압을 비교한다.

3-4. 간헐파행 환자의 반응 중 교육이 필요한 경우는?

① "금연을 합니다."
② "규칙적으로 운동을 합니다."
③ "포화지방 섭취를 줄입니다."
④ "상처가 생기지 않도록 합니다."
❺ "통증이 나타나면 다리를 올립니다."

해설
통증이 나타날 경우 다리를 꼬거나 다리를 상승시키지 않아야 한다. 이는 동맥혈의 흐름을 방해한다.

3-5. 버거병 환자의 퇴원 교육 내용은?

① 45℃ 정도의 물로 족욕을 한다.
② 통증이 나타나면 쭈그리고 앉는다.
❸ 찬 곳에 다리를 노출시키지 않는다.
④ 피부궤양이 있으면 걷기운동을 한다.
⑤ 담배를 끊기 위해 니코틴 패치를 붙인다.

해설
폐색성 혈전 맥관염(버거병) 환자 간호중재
• 금연이 가장 중요하다(니코틴이 혈관을 수축하고 경련을 유발하기 때문에)
• 추위의 노출을 최소화한다.
• Buerger Allen 운동(다리 올리고 1분 → 다리 내리고 30초 → 바로 누워서 1분 6회씩 하루 4번 한다)
• 혈관확장 증진 : 보온(열을 직접 가하는 것은 피함)

3-6. 버거병인 환자가 우측 무릎하절단술 후에 우측 발의 찌르는 듯한 통증을 호소하였다. 이것은 무슨 통증인가?

① 작열통
② 자상통
③ 심인성 통증
④ 침해성 통증
❺ 환상지통

해설
환상지통
환상지통은 절단 수술을 받아서 상실된 신체 부위에서 만성적인 통증을 느끼는 것을 말하며, 환자의 약 반 정도에서 발생한다고 한다. 환상지통은 절단 수술 후 바로 발생할 수도 있고, 몇 개월 또는 몇 년이 지난 후에 발생하기도 하며, 1년 이내에 자연적으로 통증이 없어지는 경우도 있다. 간헐적으로 혹은 지속적으로 나타나기도 한다.

3-7. 레이노드병 증상 완화를 위한 교육을 시행한 후 환자 반응을 사정하였다. 추가교육이 필요한 것은?

① "금연할게요."
② "물을 따뜻하게 할게요."
③ "카페인을 섭취하지 않을게요."
④ "외출 시 양말과 장갑을 착용할게요."
❺ "증상이 심해지면 항생제를 복용할게요."

해설
레이노드 증상완화 교육에 항생제 복용은 필요하지 않다. 보기 ①~④는 교육이 제대로 된 상태이다.

3-8. 레이노드병 환자의 증상완화에 효과적인 약물은?

① 이뇨제   ② 항생제
③ 항응고제   ❹ 혈관이완제
⑤ 혈전용해제

해설
레이노드병은 경련 조절을 위해 혈관이완제와 칼슘채널길항제를 투여해야 한다.

4 정맥질환

(1) 심부정맥혈전증(Deep vein thrombosis, DVT)

① 비르효(Karl Virchow)의 3대 증상 : 정맥 내 혈액저류, 혈관내피세포의 손상, 과응고 상태에 의해 혈전이 형성된 것

　㉠ 정맥 내에서 발생하는 일련의 세 가지 변화로 정맥혈전 형성(정맥혈전색전증)을 결정한다.

　㉡ 정맥벽에 염증을 동반하면 혈전성 정맥염(Thrombophlebitis)라 한다.

② 정맥 혈전의 원인

　㉠ 정맥 울혈 : 장기간 부동, 비만, 임신, 울혈성 심부전

　㉡ 정맥 혈관 내피세포의 손상 : 폐색성 혈전 맥관염, 골절, 탈골, 조영제, 정맥주사 등

　㉢ 혈액응고 항진 : 탈수, 혈소판 증가, 경구용 피임약

③ 증 상

　㉠ 국소적 통증이나 압통, 열감, 발적, 다리 감각이상

　㉡ 일측성 부종, 심부정맥혈전증이 대정맥에 발생 시 양측성 부종

④ 진단적 검사

　㉠ 도플러 검사

　㉡ 정맥조영술 : 가장 정확한 검사법

　㉢ 혈액 검사 : CBC, 출혈시간 등

　㉣ Homan's sign 양성 : 누워서 다리를 들고 발을 배굴할 때 통증이 있는 경우

⑤ 치료 및 간호중재

　㉠ 예방적 간호 : 가장 중요

　　• 혈관내부 손상 예방 : 하지정맥주사 피함

　　• 조기이상(장딴지 근육 활성화), 체위 변경(혈전생성 예방)

　　• 탄력스타킹 착용 : 혈액정체 예방

　　• 마사지 금지 : 색전 형성의 원인

　　• 다리 상승

　　• 통증이 심하면 진통제

　　• 온찜질 : 정맥경련 감소, 진통 효과, 염증 감소

　　• 안정 : 혈전이 형성된 후 5~7일 안정(혈전이 색전이 되지 않도록)

　㉡ 약 물

　　• 항응고요법 : 심부정맥혈전증 형성 예방

- 저분자량 헤파린(Low molecular weight heparin, LMWH) 투여
  - 10일 정도 투여
  - 검사 : 그냥 헤파린을 투여할 경우에는 aPTT검사를 해야 하고, LMWH일 경우에는 aPTT 검사 불필요
  - 치료적 용량 도달하는 5~7일 동안 침상안정이 필요
- Coumadin(Warfarin) 투여
  - Heparin사용 후
  - 검사 : PT
  - 비타민 K는 Coumadin 효과를 중화시키므로 함유된 음식을 과다 섭취하지 않도록 한다.
- 혈전용해제
  - 초기에 사용
  - Streptokinase, Urokinase

ⓒ 외과적 치료 : Thrombectomy, 하대정맥 차단

ⓔ 항응고제를 투여받는 환자의 출혈 예방 간호중재

사 정	주 사	간 호
• 활력징후 • 대소변의 출혈 증상 • 혈압 저하, 빈맥(출혈 증상) • 임상검사 결과 확인	• 정맥천자 최소화, 근육주사 금함 • 정맥천자 부위는 10분 동안 압박	• 조이는 옷 금지 • 가습화된 산소 • 수분로션 바르기 • 전기면도기 사용 • 강하게 코를 풀지 않음 • 반창고 사용 제한(종이반창고 사용) • 억제대는 삼감 • 지시가 있으면 색전 예방 스타킹 사용

(2) 정맥류 혹은 정맥부전증(Varicose veins)

① 정의 및 원인

ⓐ 정의 : 정맥 판막의 기능이상과 정맥압 상승으로 표재성정맥이 확장되고 구불거리는 상태

ⓑ 원 인

- 원발성 : 가족력, 선천성
- 속발성 · 외상, 폐색, 심부정맥혈전증, 손상된 판막의 염증
  - 임신, 복수, 복부종양 등의 외부압력 증가
  - 울혈성 심부전, 간경변증 등 만성질환으로 인한 지속적인 정맥압 상승
  - 오래 서 있는 직업

② 진 단
  ㉠ 걸을 때 정맥압, 혈관의 변화 확인
  ㉡ 도플러 검사, 정맥조영술
  ㉢ Brodie-Trendelenburg Test
    • 누운 자세에서 이환된 다리를 심장보다 높이 올려 정맥을 비운다.
    • 정맥을 차단시키기 위해 부드러운 고무 지혈대로 상부 대퇴부 주위를 묶은 뒤 환자를 일어서게 한다.
    • (+) 반응 : 혈류가 심부정맥에서 표재성정맥으로 흘러 들어간다.
③ 증 상
  ㉠ 검고 구불거리며 튀어나온 혈관, 거친 피부
  ㉡ 따뜻한 환경 또는 장기간 서 있을 때 악화
  ㉢ 약간의 다리부종, 조이는 감각, 가려움, 야간의 종아리 경련
④ 치료 및 간호중재
  ㉠ 경화요법(Sclerotherapy) : 작은 크기의 정맥류에 경화제를 주사기로 주입
  ㉡ 외과적 중재 : 정맥결찰, 제거(궤양이 생기고 혈전이 자주 생기는 경우)
  ㉢ 수술 후 간호
    • 다리 압박 : 탄력 붕대 사용(24~72시간)
    • 다리 운동 : 24시간 후 기동 가능
    • 탄력스타킹 착용(2~3주)
  ㉣ 예 방
    • 탄력스타킹 착용
    • 장기간 앉아 있거나 서 있지 않도록 하고, 자주 다리를 상승시키고 휴식한다.
    • 이상적인 체중 유지

출제유형문제 최다빈출문제

4-1. 하지정맥류 환자에게서 장딴지 통증이 있다. 옳은 설명은?

① 운동 시 통증이 심해진다.
② 휴식 시 통증이 심해진다.
③ 취침 시 탄력스타킹을 착용한다.
❹ 하지를 위로 올리면 통증이 감소된다.
⑤ 빨갛게 부어 있다.

해설
하지정맥류 환자에게서 장딴지 통증이 있을 경우 하지를 상승시키고 휴식을 취해야 한다.

4-2. 심부정맥혈전증으로 와파린을 투여받고 있는 환자에게 교육해야 할 것은?

① 비타민 K를 투여한다.
❷ 부드러운 칫솔을 사용한다.
③ 아스피린을 함께 복용한다.
④ 고혈압에 주의하도록 한다.
⑤ 절대 안정하도록 한다.

와파린 투여받는 환자의 간호중재
• 부드러운 칫솔 사용
• 직장 체온측정 금지
• 근육주사 피하기, 신체손상 주의
• 정맥천자 부위는 5분간, 동맥천자부위는 10분간 압박해야 한다.
• 아스피린 투여를 금지하고 변비를 예방해야 한다.

4-3. 한 달 전 와파린을 처방받은 심방세동 환자의 정기 혈액응고 검사결과에서 국제표준화비율(INR)이 1.3일 때 적절한 중재는?

① 비타민 K 투여
② 농축적혈구 수혈
③ 신선냉동혈장 수혈
④ 프로타민황산염 투여
❺ 와파린 복용 이행 여부 확인

심방세동 환자의 Warfarin 복용
일반적으로 심방세동 환자에 있어 와파린 사용의 범위는 INR 2.0~3.0이다. 보기의 사례는 치료 목적 기준치보다 낮은 수치를 보이고 있으므로 복용 이해 여부를 확인해야 한다.

4-4. 심부정맥혈전증(DVT) 환자에게 적용 가능한 간호중재는 무엇인가?

① 좌 위
❷ 하지상승
③ 환측 다리 마사지
④ 환측 다리에 얼음팩 적용
⑤ 산책하기

심부정맥혈전증 간호
• 다리 상승
• 마사지 금기 : 혈전이 생성된 후에는 마사지로 인해 색전이 형성될 수 있다.
• 탄력스타킹 착용 : 다리 혈액 정체 예방
• 진통제 : 통증조절

4-5. 심부정맥혈전증을 진단하기 위한 검사로 알맞은 것은?

① Tinel test
② Allen test
❸ Homan's sign test
④ Romberg test
⑤ Trendeleburg test

Homan's sign test
발바닥을 위쪽으로 굽히면 장딴지 근육에 통증이 있는 Sign

4-6. 대퇴정맥에 심부정맥혈전증이 있는 환자에게 마사지를 금하는 것은 무엇을 예방하기 위함인가?

① 출 혈　　　　② 감 염
③ 통 증　　　　❹ 폐색전증
⑤ 염 증

심부정맥혈전증 환자에게 마사지를 할 경우 혈전이 이동하여 폐색전을 일으키므로 금지한다.

5 림프부종(Lymphedema)

(1) 림프계 개요

① 림프계의 역할 : 초여과(Ultrafiltration)된 수분, 물질을 재흡수하고 미생물에 대해 림프절을 통해 면역방어를 시행하며, 장에서 흡수된 지질의 흡수 및 운반을 담당한다. 여성에 호발한다.

② 원발성 림프부종

    ㉠ 1단계 함요부종(Soft pitting edema) : 간질에 단백질이 풍부한 수분이 축적되어 발생

    ㉡ 2단계 비함요부종(Nonpitting edema) : 섬유모세포, 지방세포, 대식세포 등과 함께 결체조직이 축적되어 발생

    ㉢ 3단계 림프정체성 코끼리피부병(Elephantiasis) : 염증으로 인한 섬유화 및 흉터가 형성

③ 속발성 림프부종 : 주로 림프계의 손상으로 인해 발생

④ 여성 호발

(2) 병태생리 및 예방

① 림프내 양의 상승으로 판막기능 부전 → 림프액의 역류, 림프관압 상승 → 말초 림프관 울혈 → 간질강 내 단백질 축적, 수분 축적 → 만성 림프 울혈 → 섬유화 초래

② 예 방

    ㉠ 수술 중 림프절이 광범위하게 제거되지 않도록 한다.

    ㉡ 림프절에 방사선이 조사되지 않도록 한다.

(3) 치료 및 간호중재

① 물리요법 : 림프순환 마사지(말단부에서 중심부 방향으로 마사지)

② Coumadin 요법 : 세포 내 단백질 제거, 부종 경감

③ 외과적 치료 : 피하조직 제거술

④ 증상 완화 : 이뇨제, 이완된 사지를 상승, 탄력 붕대 지지

⑤ 식이 : 저염식이

출제유형문제 _{최다빈출문제}

하지림프부종 대상자의 증상 완화를 위한 간호중재는?

① 절대 안정
❷ 부종 부위 상승
③ 충분한 수분섭취
④ 취침 시 탄력스타킹 적용
⑤ 허벅지에서 발목 쪽으로 가볍게 마사지하기

해설
림프부종의 간호중재
• 림프의 배액을 촉진하기 위해 다리를 상승시키고 림프가 흐르는 방향으로(원위부에서 근위부로) 가볍게 마사지하여 짜주며 탄력스타킹을 사용한다.
• 부종감소를 위해 이뇨제를 사용하고 수분을 제한하며 저염식이를 제공한다.
• 운동은 부종을 완화시키는 데 도움이 된다.
• 탄력스타킹은 기상 전 착용하도록 하며 취침 시에는 벗어놓도록 한다.
• 림프부종을 감소하기 위하여 이뇨제를 투여해야 하며 사지는 심장보다 높게 한다.
• 체중증가는 림프액의 순환을 방해함으로 저칼로리 식이를 투여하며, 부종감소 목적으로 수분과 염분 섭취를 제한한다.
• 혈전이 없으므로 항응고제는 필요하지 않다.

6 맥관계 환자 간호중재

(1) 체 위

① 동맥질환

⊙ 혈액공급이 부족한 상태 : 누워 있는 동안 통증 심화

ⓒ 휴식 시에 다리는 내리는 것이 좋다.

② 정맥질환

⊙ 정맥혈이 귀환하지 못하는 것이 문제

ⓒ 휴식 시에 다리는 올리는 것이 좋다.

(2) 혈관 확장증진 및 수축예방

① 혈관 확장증진

⊙ 따뜻한 온도유지

ⓒ 오한, 추위에 노출 시 혈관수축

② 혈관수축 예방

⊙ 흡연, 카페인 제한

ⓒ 감정적 흥분 제한

ⓒ 교감신경 절단 : 혈관수축이 일어나지 않도록 교감신경 절단

(3) 발 간호 : 당뇨환자 발 간호와 유사

① 발 청결 : 물 온도는 손으로 확인

② 시진, 윤활유 도포

③ 발톱 관리 : 일직선으로 자른다.

④ 편하고 신축성 있는 신발

⑤ 안전주의, 발의 보온

⑥ 활동유지

⊙ 개방성 궤양이 있으면 제한

ⓒ 통증이 있으면 쉬었다가 활동

⑦ 전기장판 사용하지 않기 : 온도 감각이 떨어져 있어 화상 위험이 있다.

출제유형문제 최다빈출문제

화학치료를 받고 있는 림프종 환자를 위한 간호중재로 옳지 않은 것은?

❶ 활동을 제한한다.
② 호흡기 감염을 예방한다.
③ 무균법을 철저히 지킨다.
④ 오심과 구토 정도를 사정한다.
⑤ 충분한 영양섭취를 하도록 돕는다.

해설
림프종 환자를 위한 간호중재
• 림프종 환자는 감염위험이 높고 화학치료로 인해 골수기능 저하, 오심과 구토로 인한 위장관계 장애와 영양불량이 올 수 있다.
• 활동을 제한할 이유는 없으며 피로하지 않는 범위 내에서 적절한 활동을 권장한다.

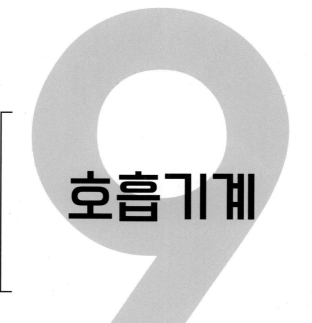

PART

9

호흡기계

간호사 국가고시

성인간호학 2

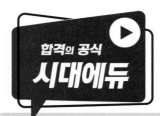

제 **1** 장

호흡기계 구조와 기능

1 상기도와 하기도, 폐와 흉곽

(1) 상기도

① 구 조

㉠ 코(Nose)

㉡ 부비동(Sinuses)

- 두개골 내의 공기로 채워진 기관으로 4쌍의 부비동 : 전두동, 사동, 접형동, 상악동
- 비강과 점막이 이어져 있어 상기도 감염 시 부비동 감염 동반
- 두개골의 무게를 가볍게 하고, 목소리의 공명을 증진

㉢ 인두(Pharynx)

- 비인두(Nasopharynx), 구강인두(Oropharynx), 후두인두(Laryngopharynx)로 구성
- 편도(Tonsil) : 인두 안의 림프조직, 림프액의 박테리아와 이물질 여과

㉣ 후 두

- 갑상연골, 윤상연골, 2개의 피골연골로 구성
- 성대(Vocal cord) : 발성, 기침반사 관여
- 후두덮개(Epiglottis) : 음식이 기관으로 들어가는 것을 방지

(2) 기 능

① 흡입한 공기의 통로, 보온, 습화, 점막 섬모(Cilia)에 의하여 공기 중의 이물질(먼지, 미립자, 세균)의 여과 → 호흡기계(하기도) 감염 예방

② 폐포의 식세포(Phagocyte) : 식작용으로 이물질 제거

(3) 하기도

① 구 조

㉠ 기관(Trachea) : 10~12cm의 튜브모양 관

㉡ 기관 분기부(Carina) : 기관이 제5흉추에서 좌우로 나뉘는 부위, 기침 수용기가 있다.

ⓒ 기관지(Bronchi)
- 오른쪽 기관지 : 짧고 굵으며 수직에 가깝게 서 있어 이물질 흡인과 기관삽관 시 실패율이 높다. 3가지로 갈라져 세 개의 엽을 이룬다.
- 왼쪽 기관지 : 오른쪽 기관보다 길고 얇다. 2가지로 갈라져 두 개의 엽을 이룬다.

ⓔ 세기관지(Bronchiole) : 평활근(자율신경계 지배)에 의해 유지

ⓜ 폐포(Aveoli)
- 산소와 이산화탄소의 확산, 대식세포(Macrophage : Phagocytic cell)에 의해 이물질 제거
- 계면활성제와 인지질 생성 → 표면 장력을 감소시켜 폐 허탈을 방지

※ 계면활성제(Surfactant)
- 폐포의 상피세포층 Type Ⅱ에서 생성
- 표면장력을 감소시켜 폐포의 허탈 방지
- 폐포가 팽창하면 계면활성제의 농도가 낮아져 표면장력이 증가하고, 폐포가 수축하면 계면활성제의 농도가 높아져 표면장력을 감소시킨다.
- 정상적으로 매 5~6회 호흡 후에 한숨을 쉬는데 이는 계면활성제 분비를 촉진시킨다.

② 기 능
㉠ 점막섬모계 : 섬모운동에 의해 먼지, 세균 같은 미립자 제거 → 호흡기계 감염 예방
㉡ 공기의 통로, 여과, 습화, 보온
ⓒ 폐포에 식세포(Phagocytic cell) : 이물질로부터 폐를 보호

(4) 폐와 흉곽
① 흉곽(Thoracic cavity)
㉠ 늑골, 흉골, 흉추 및 견갑골로 구성
㉡ 심장, 폐, 대동맥, 기관, 식도, 흉선 등 보호
ⓒ 흉강(Thoracic cavity) : 흉곽 안 늑골, 척추, 흉골, 횡격막, 근육에 의하여 형성된 공간
ⓔ 종격동(Mediastinum) : 양측 폐 사이의 공간. 심장, 대동맥, 기관, 식도, 흉선이 있다.
② 폐(Lungs)
㉠ 우폐는 3엽, 좌폐는 2엽으로 구성
㉡ 쇄골 바로 위의 폐첨부로부터 11~12번째 늑골의 폐저부까지 위치
ⓒ 흉강(Pleural cavity) : 흉막강(가슴막공간)으로, 늑막(벽측 늑막, 장측 늑막)으로 덮여 있다.
- 벽측 늑막과 장측 늑막 사이의 공간, 음압유지
- 소량의 장액성 액체 함유 → 윤활제 역할 : 두 막의 마찰 방지

출제유형문제 최다빈출문제

1-1. 상기도의 구조 중 비강과 점막이 이어져 있어 상기도 감염 시 부비동 감염을 동반하는 곳은?

① 코
❷ 부비동
③ 인 두
④ 후 두
⑤ 후두덮개

1-2. 다음 중 편도의 역할은?

① 발성, 기침반사에 관여한다.
② 음식이 기관으로 들어가는 것을 방지한다.
❸ 림프액의 박테리아와 이물질을 여과한다.
④ 식작용으로 이물질을 제거한다.
⑤ 후두 안의 림프조직이다.

1-3. 하기도의 표면장력을 감소시켜 폐포의 허탈을 방지하는 것은?

① 산소와 이산화탄소의 확산
② 대식세포
❸ 계면활성제
④ 기관지
⑤ 세기관지

1-4. 호흡 세기관지의 가장 중요한 호흡 방어기전은?

① 기침반사
❷ 폐포 대식세포
③ 공기여과
④ 점액섬모체계
⑤ 기관지 수축반사

해설

부비동
• 두개골 내의 공기로 채워진 기관
• 비강과 점막이 이어져 있어 상기도 감염 시 부비동 감염 동반
• 두개골의 무게를 가볍게 하고 목소리의 공명을 증진한다.

해설

편 도
• 인두 안의 림프조직
• 림프액의 박테리아와 이물질을 여과한다.

해설

계면활성제
• 폐포의 상피세포층 Type Ⅱ에서 생성
• 표면장력을 감소시켜 폐포의 허탈 방지
• 폐포가 팽창하면 계면활성제의 농도가 낮아져 표면장력이 증가한다.
• 폐포가 수축하면 계면활성제의 농도가 높아져 표면장력을 감소한다.
• 한숨을 쉬면 분비가 자극된다.
• 생산장애 원인 : 저산소증, 과산소증, 폐수종, 무기폐, 폐렴

해설

호흡 세기관지
• 호흡 세기관지의 아래에는 섬모세포가 없다(폐포 수준에서의 일차적인 방어기전은 폐포의 대식세포이다).
• 대식세포는 박테리아와 같은 흡인된 이물질을 빠르게 잡아먹는다.

2 환 기

(1) 폐 환기

① 정 의

㉠ 기도를 따라 폐로 드나드는 공기의 움직임

㉡ 흡기와 호기에 의해 산화된 공기가 폐로 들어가고, 사용된 공기가 밖으로 나오는 순환과정

② 호흡 근육

㉠ 안정 시 횡격막, 외늑간근이 수축하면서 흡기운동이 일어난다.

㉡ 부속근 : 사각근, 흉쇄유돌근, 승모근, 대흉근, 소흉근

③ 순응도(Compliance, 폐신장성)

㉠ 폐와 흉벽이 늘어나는 정도

㉡ 흉벽이 빠르게 확장하면 '순응한다'라고 하며 정상

㉢ 폐포의 표면장력이 증가하면 순응도는 낮아진다.

㉣ 계면활성제 : 폐의 표면장력 감소 → 호흡 용이

④ 흉곽내압

㉠ 흡기 : 대기압 > 폐포압 → 기도를 따라 폐포로 공기 이동

㉡ 호기 : 대기압 < 폐포압 → 폐에서 대기로 공기 이동

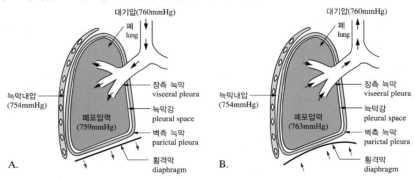

[정상적인 흡기(A)와 호기(B)의 폐내압과 늑막내압]

(2) 가스교환

① 확 산

㉠ 압력 : 높은 곳 → 낮은 곳

㉡ 산소 : 폐포 → 혈액(폐포의 O_2 분압 > 정맥혈의 O_2 분압)

㉢ 이산화탄소 : 혈액 → 폐포(정맥혈의 CO_2 분압 > 폐포의 CO_2 분압)

구 분	모세혈관(정맥혈)	폐 포
산소 분압(PaO_2)	40mmHg	100~105mmHg
탄산가스분압($PaCO_2$)	45mmHg	35~40mmHg

㉣ 산소 확산 억제 : 폐포-모세혈관막 두께 증가, 폐포-모세혈관 표면적 감소, 대기 중 산소압 감소, 폐포환기 감소

② 관류(Blood flow, Q) : 폐의 혈액공급, 5L/분

③ 환기(Ventilation, VA) : 기도를 따라 폐로 드나드는 공기의 흐름, 안정 시 폐포의 환기량 4L/분

㉠ 폐첨의 환기 : 관류 = 1 : 1

㉡ 기저부의 환기 : 관류 = 0.8 : 1

(3) 호흡조절(호흡의 수·깊이 조절)

① 신경성 조절

㉠ 수의적 조절계 : 대뇌피질에 존재하며 흥분을 피질척수를 통하여 호흡근의 운동 뉴런에 전도한다.

㉡ 자율 조절계

• 연 수

- 흡기 중추 : 자동적으로 규칙적 자극 유발

- 호기 중추 : 흡기 중추 억제

• 뇌 교

- 정상적인 호흡리듬을 위해 흡기 중추와 연계

- 호기에 관계하는 호흡조절 중추로부터 오는 자극으로 인해 방해

② 화학적 조절호흡 중추 : 혈액의 CO_2, pH, O_2 농도 변화

㉠ 중추화학 감수체 : 연수복측 표면에 위치, 뇌척수액 또는 조직의 pH 변화와 $PaCO_2$ 감지

㉡ 말초화학 감수체

• 좌우 경동맥궁, 대동맥궁에 위치

• 만성적인 이산화탄소 농도 상승으로 중추화학 감수체가 기능을 제대로 하지 못할 때 동맥 내 PaO_2 저하 감지

ⓒ 호 흡
 • 외호흡 : 환기, 폐포의 가스교환 O_2 공급(산화, 연소) → 에너지 생성
 • 내호흡 : 말초조직 세포의 가스교환 노폐물(CO_2) 제거 → 산, 염기 균형

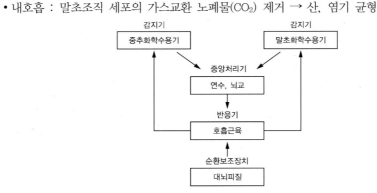

[호흡조절기전]

폐 환기 기전에 대한 설명 중 옳은 것은?

① 안정 시 횡경막, 내늑간근이 수축하면서 흡기운동이 일어난다.
❷ 흉벽이 빠르게 확장하면 순응도가 정상이다.
③ 폐포의 표면장력이 증가하면 순응도는 높아진다.
④ 외호흡은 산, 염기의 균형이다.
⑤ 내호흡은 에너지를 생성한다.

해설
폐 환기 기전
 • 안정 시 횡경막, 외늑간근이 수축하면서 흡기운동이 일어난다.
 • 흉벽이 빠르게 확장하면 순응도가 정상이다.
 • 폐포의 표면장력이 증가하면 순응도는 낮아진다.
 • 외호흡은 폐포의 가스교환으로 에너지를 생성한다.
 • 내호흡은 세포의 가스교환으로 노폐물을 제거하고 산, 염기의 균형을 일으킨다.

호흡기계 기능사정

1 건강력 및 신체검진

(1) 건강력 검진

　① 현 병력(호흡기 병력)

　　㉠ 호흡곤란, 기침, 객담, 호흡음, 객혈 등

　　㉡ 피로, 체중 변화, 흉통

　② 개인력 : 흡연력, 음주력, 알레르기, 투약력, 직업과 사회경제적 상태 등

　③ 가족력

(2) 신체검진

　신체검진은 시진 → 촉진 → 타진 → 청진의 순서로 실시하고, 밝고 조용한 방, 실내 온도 등을 고려한다.

　① 시 진

　　㉠ 시진 자세는 좌위, 순서는 후면 → 전면으로, 위 → 아래로

　　㉡ 관 찰

　　　• 항목 : 전반적 외모, 기관, 호흡수, 흉곽의 외곽 등

　　　• 다혈구증 대상자 : 정상적으로 산화되어도 비산화혜모글로빈 수치가 높아 청색증이 있을 수 있다.

관찰항목	비정상소견

전반적 외모	• 호기 시 입술을 오므림(Pursed lip breathing) : 폐쇄성 폐질환
	• 호흡곤란 : 코를 벌름거림, 호흡 보조근 사용
	• 불안정과 불안
	• 무릎에 손이나 팔꿈치를 얹고 앞으로 기울인다.
	• 피부 발한, 창백하며 붉다.
	• 청색증 : 피부나 점막이 푸르스름하다.
	   – 중추성 청색증 : 조직 산소 부족
	   – 말초성 청색증 : 추위, 신경과민으로 인한 혈관 수축
	• 고상지두 : 만성적인 조직의 저산소증으로 인한 손가락 말단의 무통성 비대(기관지 확장증, 폐암)

기 관	• 기관 변위 : 측면이나 전후방으로 전위 • 경정맥 확장 • 기침 : 강하거나 약하게, 건성 혹은 습성 • 객담유출 : 양, 색깔, 냄새, 농도
호흡수	• 빠른 호흡 : 20회/분 이상 • 느린 호흡 : 10회/분 미만
흉곽의 윤곽	• 흉곽이 불균형하게 팽창 • 근육 발달이 비대칭적 • 척추후만증, 척추측만증 • 견갑골이 비대칭적으로 위치 • 술통 모양의 흉곽 : 좌우 직경과 전후 직경이 같다(폐기종, 노화).

ⓒ 호흡양상

호흡유형	특 성	원 인	모 양
정상 (Normal)	• 정상 : 14~20회 • 호기 : 흡기 = 2:1		
빈호흡 (Tachypnea)	빠르고 얕음(24회/min↑)	• 열, 저산소증 • 폐기능 장애 • 늑막 통증	
느린 호흡 (Bradypnea)	느리고 규칙적(10회/min↓)	• 뇌압 상승 • 수면, 약물	
과환기 (Hyperventilation)	호흡의 깊이 빈도 증가	• 운동, 불안 • 대사성 산독증	
체인스톡 (Cheyne–stoke)	과호흡과 무호흡 반복	• 수 면 • 뇌손상	
호흡실조성 (Ataxic : Biot's breathing)	• 짧은 비정상적 호흡 후 무호흡이 교대로 나타난다. • 예측 불가능	• 호흡억제 • 연수부위 손상	
지속 흡식성 (Apneustic)	• 긴 흡기 후 호기성 정지 • 헐떡거리고 숨이 차다.	호흡 중추 장애	
쿠스마울 호흡 (Kussmaul's)	깊고 빠르거나 혹은 느린 속도	• 당뇨병성 혼수 • 당뇨성 산독증	

② 촉 진

　㉠ 흉곽의 대칭성, 확장

　㉡ 기도 위치 : 종격동 이동이 있을 때 변형

촉진항목	비정상 소견
피부와 흉벽	• 축축하거나 과도하게 건조한 피부 • 염발음(Crepitus) : 피부를 촉진할 때 부스럭거리는 소리가 난다. 폐로부터 피하조직으로 공기가 새어서 생긴다(피하기종).
진탕음	• 국한된 압통 　- 증가된 진탕음 : 폐종양 같은 고형의 물질을 통과할 때 진동이 느껴진다(경화, 섬유화, 무기폐). 　- 감소된 진탕음 : 기흉이나 비만과 같은 흉곽의 공간이 커질 때 진동이 감소된다(늑막삼출액, 기흉, 과팽창). • 비대칭적 진탕음은 항상 비정상
좌우 흉곽 팽창	통증이 있거나 비대칭적으로 팽창

③ 타 진

　㉠ 타진 부위의 공기, 액체, 경화에 따라 다르게 들리는 것을 이용

　㉡ 폐의 밀도, 공기량 사정

　㉢ 타진음의 종류

구 분	공명음 (Resonance)	과공명음 (Hyperresonance)	고음(Tympany)	평음(Flatness)	둔탁음 (Dullness)
특 징	둥글고 낮은음	공명음보다 더 길고 낮고 큰음	높고 큰 북소리 같은음	매우 짧고 낮은음	짧고 높고 작은음
질 병	정상 폐	폐기종	기흉 정상 위	폐 적출 무기폐 정상 간	늑막삼출액 폐 렴 폐부종 정상 간

④ 청 진

　㉠ 자세 : 좌위

　㉡ 호흡 · 정상보다 약간 깊게 코를 이용

　㉢ 호흡음의 특징

호흡음	흡기와 호기기간	고 저	강 도	원 인	임상문제
폐포성 음	흡기 > 호기 5:2	저 음	약하다.	정상 폐조직의 공기 움직인다.	정상 폐조직
기관지 폐포성	흡기 = 호기 호기와 흡기 사이 정지기 없다.	중간음	중 간	폐내 공기량이 줄었을 때 소리의 전도가 증강	폐 렴
기관지음	흡기 < 호기 1:2	고 음	크다.	큰 중심 기도로 공기가 지나감-경화되거나 협착된 주위 폐조직 때문에 폐기도로 공기유통	폐 렴 무기폐

ⓛ 비정상적 호흡음의 특징

종 류	특 징	원 인	질 병
악설음(Crackle)	• 머리카락을 비비는 소리 • 흡기 말기	닫힌 세포기도가 흡기 시 열리면서 폭발적인 소리	• 만성 폐쇄성 폐질환 • 폐부종, 폐렴
천명음(Wheeze)	• 호기, 흡기 시 • 계속 높은 음, 쉬쉬하는 소리 또는 날카로운 소리	좁아진 기도를 흐르는 공기	• 천식, 만성기관지염 • 기도 폐색
협착음(Stridor)	• 고음, 단음성 • 흉벽 위에서 경부에서 크게 들림	후두나 기관 상기도가 붓거나 염증성 조직 또는 이물질로 인한 폐색일 때	• 크룹, 급성 후두개염 • 기관지 폐색
흉막 마찰음 (Pleural friction rub)	• 삐걱거리는 소리 • 가죽을 맞대고 비비는 소리	막 염증으로 마찰	• 늑막염 • 폐렴, 결핵
수포음(Rhonchi)	• 낮은 코를 고는 듯한 소리 • 주로 호기에 두드러짐	좁아진 기관지(분비물, 부종, 암 등)로 공기가 흐르는 소리	큰 기도에 분비물이 있는 경우

출제유형문제 최다빈출문제

호흡 시 그르렁 거리는 소리(Crackle)와 호흡곤란을 호소하는 환자가 호흡수 24회/분, PaO₂ 60mmHg, 폐모세혈관쐐기압 26mmHg의 상태일 때 해당되는 질병은?

① 급성 호흡곤란증후군
② 울혈성심부전
③ 부정맥
❹ 폐수종
⑤ 폐 렴

해설
폐수종(폐부종)의 증상
• 호흡곤란, 저산소혈증
• 청색증, 경정맥 울혈, 호기 시 천명음
• 기관지 경련, 거품나는 객담
• 구강점막의 건조

2 진단 검사

(1) 흉부 X-ray(Chest X-ray)

① 목 적

　㉠ 적절한 치료유형 결정

　㉡ 종양, 염증, 골절, 수분이나 공기 축적 같은 폐의 병리적 변화를 파악

　㉢ 치료의 효과를 평가

　㉣ 튜브와 카테터의 위치를 결정

② 판 독

　㉠ 흰색 : 매우 조밀(뼈)

　㉡ 검은색 : 대체로 공기로 차 있고 덜 조밀(폐, 위, 기도 내부)

　㉢ 회색 : 주로 액체(연조직, 혈액)

(2) 동맥혈 가스검사(Arterial blood gases analysis, ABGA)

① 목 적

　㉠ 폐의 동맥혈 산화능력

　㉡ 가스교환

　㉢ 폐포환기

　㉣ 산-염기 균형

② 검사부위 : 요골동맥(가장 많이 선택), 상완동맥, 대퇴동맥

③ 검사 전

　㉠ Allen test

　　• 요골동맥이 막혀도 척골의 혈행이 적당한지 사정

　　• 요골과 척골의 맥박을 막은 후 척골 쪽을 풀었을 때 손 색깔 회복으로 사정

　㉡ 소독제로 피부준비

　㉢ 국소마취 가능

④ 검 사

　㉠ 헤파린 처리가 된 주사기로 채혈

　㉡ 동맥에 90°로 천자

　㉢ 혈액 표본의 공기방울 제거 : 산소, 이산화탄소 소견에 영향

　㉣ 얼음을 채워 즉시 실험실

⑤ 검사 후

　㉠ 거즈 패드로 5~10분간 압박

　㉡ 혈종, 국소 감염 합병증 예방

⑥ 산소화 측정 : 산화헤모글로빈 해리곡선(PaO₂와 SaO₂의 관계)

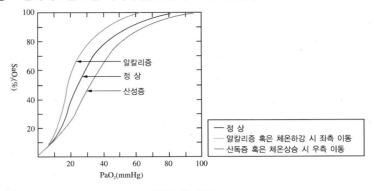

[산소해리곡선]

(3) 폐기능검사(Pulmonary function test, PFT)

① 목 적
  ㉠ 폐질환의 유무와 치료 효과의 진전을 사정
  ㉡ 수술 전 평가와 약물의 영향 평가
  ㉢ 인공호흡기 적용 중단을 위한 환자 상태 평가
  ㉣ 운동이 폐의 생리에 미치는 효과 연구
  ㉤ 폐쇄성(Obstructive) 폐질환과 억제성(Restrictive) 폐질환을 구분 → 폐쇄성 폐질환의 경우 호기시간 연장

② 검사 전 간호
  ㉠ 투약 중지(검사 전 4~6시간 기관지 확장제, 6~8시간 금연)
  ㉡ 아프지 않은 검사임을 환자에게 설명
  ㉢ Mouthpiece를 오래 불도록 격려

③ 공기환기율(Flow rate)
  ㉠ FEV_1와 FVC의 비율을 나타낸다.
  ㉡ 정상 : 강제호기 1초 동안 폐활량의 80%를 내쉬고 3초 동안 나머지 폐활량을 내쉰다.
    • FVC(Forced vital capacity)
      – 노력성 폐활량
      – 최대한 깊게 들이쉰 후 있는 힘을 다하여 최대한 내쉰 공기량
    • FEV(Forced expiratory volume)
      – 1초 동안의 노력성 호기량
      – 1초 동안 최대한 빠르게 내쉰 공기량
  ㉢ 호기 연장 : 5초 이상, 기도폐색

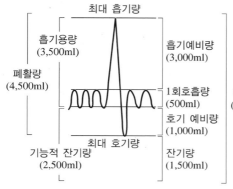

[폐의 용적과 용량 관계]

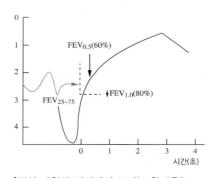

[정상 폐활량 검사에서 보이는 환기율(Flow rate)의 측정]

(4) 기관지경 검사(Bronchoscopy)

① 목 적

  ㉠ 진 단

  • 종양, 염증, 협착 등 비정상적인 소견 확인

  • 종양조직 생검

  • 가래 배양 검사, 세포학적 검사를 위한 가래 흡인

  ㉡ 치 료

  • 이물질 제거

  • 출혈 조절

  • 방사선 물질 삽입

  • 협착부위에 스텐트 삽입, 레이저 요법

② 금기 : 천식 등 심한 호흡곤란 환자, 심부전 및 부정맥이 심한 대상자

③ 검사과정

  ㉠ 국소마취 시행, 대상자를 앉히고 혀와 구강인두에 국소마취제를 뿌리거나 묻힌다.

  ㉡ 앙와위 자세에서 목을 뒤로 젖혀 기관지경이 잘 들어가도록 한다.

  ㉢ 광학섬유 내시경을 코, 입, 기관내관, 기관절개관 혹은 단단한 기관지경을 통하여 삽입

  ㉣ 시진 후 세포학적 혹은 미생물학적 검사를 위한 검사물 채취

④ 간호중재

  ㉠ 검사 전 간호

  • 대상자에게 검사목적, 검사를 받게 될 장소와 검사 소요시간을 알려 준다.

  • 검사 시행 6~8시간 전부터 음식과 수분 섭취를 제한한다.

  • 이완 증진, 불편감을 완화하기 위해 검사하기 전에 진통제, 진정제, 항불안제 투여

  • 검사하는 동안 불편감을 느끼더라도 코로 숨을 쉴 수 있으며, 검사하기 전에 입을 벌린 채 코로 숨쉬는 것을 연습하도록 교육한다.

  • 검사 전 국소마취를 시행함을 교육한다.

  • 시술 전 의치를 제거하고 흔들리는 치아가 있을 시 알리도록 교육한다.

ⓛ 검사 후 간호
- 대상자를 약 2시간 동안 반좌위로 있게 하고 필요시 옆으로 돌려 눕힌다.
- 폐음, 심장 리듬 등 활력징후를 사정하여 검사 전과 비교
- 산소를 투여하고 저산소혈증이 있는지 관찰
- 대상자에게 검사 후 수 시간 동안 담배를 피우지 않도록 한다.
- 구개반사(Gag reflex)가 돌아올 때까지 음식과 수분 섭취 제한
- 구개반사와 연하능력이 회복되면 부드러운 음식과 따뜻한 음료수 제공
- 검사 후 인후통이 있을 수 있음을 알려 준다.
  - 따뜻한 식염수로 함수(Gargle) 시행
  - 목에 Ice collar를 대준다.
  - 구토반사가 돌아온 후 더운물을 마시게 한다.
- 말하기가 힘든 경우 연필과 종이 제공
- 수분 섭취를 권장
- 과도한 출혈이나 호흡곤란, 비정상적인 불편감이나 감각이 있으면 즉시 보고
- 호흡곤란, 기흉 유무 관찰 : 후두 경련, 기관지 경련, 흉통, 불안 고조, 호흡곤란, 청색증, 천명음, 협착음, 호흡 양상의 변화, 비정상적인 호흡음

(5) 기관지 조영술(Bronchography)
① 검사목적 및 적응
  ㉠ 종양, 낭종, 이물에 의한 기관지 폐색 확인
  ㉡ 지속적인 객혈과 폐렴의 재발 원인을 규명
  ㉢ 기관지 확장증, 종양, 낭종 또는 폐부위의 공동(Cavities) 진단
  ㉣ 금기 : 기침이나 객담이 심한 경우, 임산부, 요오드 알레르기 대상자, 급성 염증 환자
② 검사과정
  ㉠ 목과 코에 국소마취제를 스프레이 한 다음 대상자를 앙와위로 눕힌다.
  ㉡ 기관에 카테터나 기관지경을 삽입
  ㉢ 카테터나 기관지경을 통하여 요오드 조영제 투여
  ㉣ 관찰할 기관지 내부에 조영제가 골고루 퍼지도록 대상자에게 여러 가지 자세를 취하게 한다.
③ 간호중재
  ㉠ 검사 전 간호
    - 검사하기 1~3일 전에 분비물을 제거하기 위해 기침과 체위배액을 실시함을 교육
    - 구강 내를 깨끗이 하고 미생물이 기도와 폐로 들어가는 것을 방지하기 위해 양치질 및 구강세척의 구강 간호 시행
    - 의치 제거 확인
    - 목에 뿌려진 국소마취제는 삼키지 않도록 한다.
    - 조영제 알레르기 확인, 동의서 받기

    ⓛ 검사 후 간호
- 조영제 배출을 촉진하기 위해 기침과 체위배액법 시행
- 구개반사(Gag reflex)가 돌아오면 음식과 수분 섭취
- 후두 경련, 기관지 경련, 합병증으로 인한 호흡변화 등 관찰
- 인후통, 자극을 완화시키기 위해 따뜻한 물로 가글 시행
- 아이오딘(요오드) 조영제에 대한 반응 관찰 : 열감, 안면 홍조, 소양증, 오심 등
- 폐렴 예방 : 호흡곤란, 나음, 수포음, 체온상승 및 객담의 색깔 관찰
- 호흡곤란, 천명음, 쉰 목소리 등 관찰

    ※ 기관지 조영술 검사 전후 간호 : 검사 전에는 조영제 알레르기 반응검사, 검사 후에는 조영제 배출을 위한 간호중재가 중요하다.

(6) 흉곽천자(Thoracentesis)

① 목 적
    ㉠ 진단 : 삼출액의 성상 및 색 관찰, 생화학적, 세균학적, 세포학적 검사를 위한 검사물 채취
    ㉡ 치료 : 흉막의 삼출액 및 기흉 제거, 흉막강에 약물 주입

② 검사 전 간호
    ㉠ 금식이나 진정제 투여는 필요 없다.
    ㉡ 흉부 X-ray 촬영 : 늑막액의 양에 따라 바늘 삽입 부위와 깊이 결정
    ㉢ 국소마취, 진정제
    ㉣ 흉막 및 폐 손상을 입지 않기 위해 움직이지 않도록 교육
    ㉤ 환자의 호흡상태 및 활력징후 사정

③ 검사 중 간호
    ㉠ 자세 : 앉은 자세로 테이블에 엎드린다(늑간의 공간을 넓힘).
    ㉡ 호기 말기에 바늘을 삽입하기 위해 숨을 참도록 한다.
    ㉢ 늑막강 내로 공기가 들어가는 것 방지
    ㉣ 활력 징후 자주 관찰
    ㉤ 혈관내액의 전이는 폐부종을 초래할 위험이 있으므로 30분 이내에 제거되는 늑막액이 1,500mL를 넘지 않도록 한다.

④ 검사 후 간호
    ㉠ 천자부위를 위로 하여 안정 : 늑막액의 유출 방지
    ㉡ 활력징후, 천자부위 드레싱을 자주 관찰
    ㉢ 바늘 제거 후 무균적 폐쇄성 드레싱을 하고 압박을 가한다.
    ㉣ 합병증 관찰 : 시술 후 흉부 X-ray 촬영
    ㉤ 쇼크, 기흉, 폐외상 등의 합병증 관찰
- 저혈압, 빠르고 약한 맥박, 증가하는 가쁜 호흡
- 기침발작, 혈액성 객담 혹은 기관 편위

(7) 객담검사 및 폐생검

① 객담검사

　㉠ 흉부질환 의심 환자의 일반적인 검사

　㉡ 객담수집

　　• 아침에 깨어난 직후 수집 → 병원균이 객담에 가장 많이 농축

　　• 객담의 오염을 줄이기 위해 채취 전에 칫솔질을 하지 않고 물로만 입안을 헹구도록 한다.

　　• 입구가 넓은 불투명한 무균의 검사물 용기를 주어 직접 뱉어내도록 한다.

　　• 4mL 가량의 객담이 가장 적절하다.

　　• 객담을 뱉기 힘든 대상자의 검사물 채취법

　　　– 체위배액, 차가운 수증기나 분무기의 증기흡입, 흡인 등

　　　– 기관내흡인법, 기관흡인법(Tracheal aspiration), 기관지경 검사 등

② 폐생검(Lung biopsy)

　㉠ 목적 : 종양의 양성, 악성 구분

　㉡ 방법 : 기관지경 검사, 수술, 침천자 흡인(Needle aspiration)

　㉢ 합병증 : 기흉, 농흉, 출혈

출제유형문제 최다빈출문제

2-1. 폐기종 환자가 심한 호흡곤란과 함께 호흡부속근을 사용하고 있다. 예측할 수 있는 폐기능검사 결과는?

① 잔기량(RV) 감소
② 폐활량(VC) 정상
③ 총폐용량(TLC) 감소
④ 기능적 잔기량(FRC) 정상
❺ 1초 강제호기량(FEV₁) 감소

2-2. 흉막삼출이 있는 환자에게 흉막천자를 실시할 때 간호중재는?

① 시술 시 기침 유도
② 시술 시 앙와위 유지
❸ 시술 후 심호흡 권장
④ 천자 부위에 온습포 적용
⑤ 천자 부위가 아래쪽으로 오는 측위 유지

2-3. 흡연을 하고 있으며 체질량지수가 25kg/m²인 천식 환자의 폐기능검사 결과 노력성 호기량이 70%였다. 이 환자에게 적용할 중재로 가장 적절한 것은?

❶ 금 연
② 체중감량
③ 침상안정
④ 수분섭취
⑤ 고농도 산소투여

2-4. 동맥혈 가스분석 검사 시 채혈한 혈액이 응고되지 않도록 헤파린을 묻히는 데 이때 적정량이 필요하다. 그 이유는?

❶ 혈액의 pH 변화에 영향을 미치기 때문이다.
② 측부 순환을 사정하기 위해서이다.
③ 공기와 접촉하지 않기 위해서이다.
④ 알렌검사에 영향을 미치기 때문이다.
⑤ 얼음상자에 넣기 위해서이다.

해설
폐기종 환자의 폐기능 검사 결과는 일반적으로 잔기량이 올라가고 폐활량이 떨어진다. 또한 1초 강제호기량이 떨어진다.

해설
흉막천자 시 주의사항
• 시술 시 늑막의 손상을 주기 위해 기침을 금지하고, 움직임을 최소화해야 한다.
• 주로 의자에 앉아 침대에 기대어 실시한다.
• 시술 후 무균적 폐쇄드레싱을 시행한다.
• 시술 후 천자 부위를 위로 가게 하여 삼출물이 새어나오지 않도록 한다.

해설
노력성 호기량이 80% 이상이어야 하므로 금연을 해야 한다.

해설
동맥혈 가스분석
• 요골동맥, 상완동맥, 대퇴동맥에서 채혈함
• 채혈한 혈액은 응고되지 않도록 헤파린을 묻힌다(적정량이어야 한다). → 이유는 혈액의 pH 변화에 영향을 미치기 때문이다.
• 검사물에 공기가 섞이면 가스분석 결과가 다르게 나오기 때문에 채혈 후 고무마개로 공기를 차단한다.
• 혈액은 약 2.5mL 정도 채혈하여 즉시 얼음상자에 넣어 검사실로 보낸다.
• 요골동맥을 채혈하기 전에는 척골동맥을 통한 손의 측부순환을 파악하는 것이 중요하다(알렌검사법).

2-5. 기관지 내시경 검사 후 간호중재로 옳은 것은?

① 의식이 있으면 측위, 없으면 반좌위를 취한다.
② 분비물은 삼키도록 한다.
③ 목안의 객담이 있을 경우 강제로 기침을 하게 한다.
❹ 음식과 음료는 구개반사가 돌아올 때까지 금식한다.
⑤ 인후통이 있으면 더운 물로 함수해 준다.

[해설]

기관지 내시경 후의 간호중재
• 안전 시까지 15분 간격으로 활력징후를 관찰해야 함
• 의식이 있으면 반좌위, 없으면 머리를 약간 상승한 상태에서 측위를 한다.
• 분비물은 삼키지 말고 뱉도록 한다.
• 기침을 하면 혈괴가 떨어져 출혈을 일으킬 수 있다.
• 음식과 음료는 구개반사가 돌아올 때까지 금식한다.
• 인후통이 있으면 얼음주머니를 대주고 식염수로 함수하게 한다.
• 선홍색의 피는 출혈의 증거이므로 바로 보고하도록 한다.

2-6. 폐기능 검사 중 폐쇄성 폐질환을 가장 자세하게 판단할 수 있는 지표는?

① 폐활량
② 잔기량
③ 1회 호흡량
❹ 노력성 호기량
⑤ 최대 중간 호기량

[해설]

노력성 호기량(FEV)
• 완전 흡기 후 1~3초가 지나는 동안 힘껏 내쉬는 공기량을 리터로 측정한 것
• 기도폐쇄는 호기를 힘주어 빠르게 했을 때 특히 악화되기 때문에 폐쇄성 폐질환의 중요한 지표가 된다.

제3장

호흡기계 환자의 간호중재

1 호흡곤란(Dyspnea)

호흡곤란은 어렵고 힘든 호흡을 느끼는 불쾌하고 주관적인 느낌

(1) 호흡곤란 사정

① 말하다가 중단

② 호흡 보조근 사용

③ 헐떡거림

④ 입술오므리기 호흡(Pursed lip breathing)

(2) 간호중재

① 급성 호흡곤란

㉠ 심한 불안을 야기하기 때문에 계속 환자 옆에 있어 준다.

㉡ 기도를 유지하고 원인을 확인한다.

㉢ 산소공급 : 4L/min으로 시작(처방에 따라)

㉣ 자 세

• 똑바로 앉아서 다리를 아래로 내리는 자세

• 허약하면 반좌위를 취해 주고 팔을 지지해 준다.

② 만성 호흡곤란

㉠ 병력 수집

㉡ 저산소혈증이 없는 만성 호흡곤란 환자에게 산소 투여는 부적절

③ 생활양식

㉠ 환기요구를 감소시키는 생활양식, 적절한 운동

㉡ 숨이 찰때 자세 : 의자에 앉아 몸을 앞으로 기울이고 허벅지에 팔을 올려놓는 자세

㉢ Pursed lip breathing

㉣ 충분한 영양공급

안심Touch

④ 운 동
　　㉠ 심한 운동 : 피로, 호흡곤란 악화
　　㉡ 점진적 이완운동 적합, 운동 시 혈압, 심박수 관찰
⑤ 과소환기, 과다환기, 청색증
　　㉠ 과소환기
　　　• 증 상
　　　　- 호흡곤란으로 인하여 분당 환기가 감소한 상태 : $PaCO_2$ 증가, pH 감소, PaO_2 감소
　　　　- 저산소혈증과 과탄산혈증
　　　• 간 호
　　　　- 원인 제거
　　　　- 산소공급으로 PaO_2은 교정되지만 $PaCO_2$는 계속 축적되므로 심호흡으로 교정
　　㉡ 과다환기
　　　• 증 상
　　　　- 깊고 빠른 호흡을 하여 이산화탄소 과다 배출
　　　　- 손가락, 입주위 무감각, 저림
　　　　- 동맥가스 분석결과 : $PaCO_2$ 감소 > PaO_2 정상, pH 증가 → 호흡성 알칼로시스
　　　• 간 호
　　　　- 원인 제거
　　　　- 느린 호흡 유도
　　　　- 비닐주머니에 숨을 내쉬고 들이쉬게 한다.
　　　　- 통증, 불안 완화를 위한 약물 투여
　　㉢ 청색증(Cyanosis)
　　　• 산화되지 않은 혈색소가 5g/dL 이상 증가할 때
　　　• 혈색소가 높고 낮음과 상관없이 산화되지 않은 혈색소 수치가 청색증 발현 결정, 저산소증의 지표로 보기 어렵다.
　　　• 혈색소 수치가 저하되고 상대적으로 산화되지 않은 혈색소 비율이 낮은 빈혈은 청색증이 나타나지 않을 수 있다.

출제유형문제 최다빈출문제

1-1. 만성 폐쇄성질환 환자의 사정 결과가 다음과 같을 때 중재는?

- pH 7.30, $PaCO_2$ 56mmHg, HCO_3 26mEq/L
- 호흡 28회/분, 혈압 140/90mmHg, 경피적 산소포화도 90%

① 기관내삽관을 한다.
② 종이봉투를 이용하여 호흡하게 한다.
❸ 입술을 오므리고 숨을 길게 내쉬게 한다.
④ 똑바로 누운 자세로 절대 안정하도록 한다.
⑤ 비강캐뉼러로 분당 6L의 산소를 공급한다.

1-2. pH 7.25, PaO_2 50mmHg, $PaCO_2$ 65mmHg, HCO_3^- 26mEq/L인 환자에게 가장 먼저 해 주어야 하는 간호중재는?

❶ 산소를 공급한다.
② 바이카보네이트(Bicarbonate)
③ 종이봉투로 호흡하게 한다.
④ 수분을 제한한다.
⑤ 흡인한다.

1-3. 깊고 빠른 호흡을 하여 이산화탄소를 과대 배출하는 불안 상태의 환자에게 우선적인 간호중재는?

① 점진적으로 이완운동을 하게 한다.
② 심호흡으로 교정한다.
③ 빠른 호흡을 유도한다.
④ 입오무리기 운동을 한다.
❺ 비닐 주머니에 숨을 내쉬고 들이쉬게 한다.

해설

Pursedlip breathing
만성 폐질환으로 환기장애와 호흡곤란이 있을 때 허탈된 기도를 개방하며, 불안을 완화시키고, 호흡의 속도와 길이를 조절할 수 있도록 해 준다.
② 호흡성 알칼리증에 대한 중재이다.
⑤ 만성 폐쇄폐질환 환자에게 산소요법이 필요한 경우 저농도로 산소를 공급해야 한다.

해설

문항의 증상은 pH가 7.25(7.35 기준), PaO_2 50mmHg(40mmHg 기준)이므로 호흡성 산증이다. 적절한 기도유지와 환기가 최우선되어야 하며 산소공급을 해야 한다.

해설

과다환기 간호중재
• 원인 제거
• 느린 호흡 유도
• 비닐 주머니에 숨을 내쉬고 들이쉬게 한다.
• 통증, 불안 완화를 위한 약물을 투여한다.

2 기도 청결유지

(1) 기 침

① 기 침

㉠ 기도의 분비물 배출과 이물질의 흡인을 방지하기 위한 정상적인 방어기전

㉡ 과도한 지속적인 기침은 피로와 식욕상실, 혈압 및 폐내압, 뇌압상승 및 심장질환 초래

② 효과적인 기침 방법

㉠ 앉은 자세에서 머리와 상체를 앞으로 약간 구부린다.

㉡ 가능한 한 발을 바닥에 닿게 한다.

㉢ 베개를 복부에 대고 무릎을 구부리고 어깨를 편안하게 한다.

㉣ 천천히 코로 흡기하면서 몸을 일으킨다.

㉤ 천천히 Pursed lip breathing으로 호기하면서 머리를 앞쪽으로 숙인다.

㉥ 이상과 같은 호기와 흡기를 4회 반복하여 객담을 이동시킨다.

㉦ 횡격막 호흡으로 최대 흡기한 상태(공기가 폐 저부 끝까지 닿게 3초 정도)에서 몸을 앞으로 숙이고 호기하면서 3~4회 강하게 기침한다. 이때 복부를 베개로 지지

③ 수술 후 통증이 있는 환자

㉠ 기침하기 30분 전 진통제 투여

㉡ 수술부위 지지

④ 폐기종 환자

㉠ 기침으로 인해 기도허탈이 증가되는 경향이 있다.

㉡ 코를 통해 깊게 흡기 → 2초간 참는다.

㉢ 몸을 기울이며 부드럽게 기침을 3번 한다.

(2) 기도 가습요법

① 수분공급(Hydration)

㉠ 경구, 비경구, 하루 1,500~2,000mL 이상 제공 → 호흡기 분비물이 묽게 유지된다.

㉡ 발열, 입으로 호흡, 기침, 다른 방법으로 과도한 신체의 수분을 상실하고 있는 대상자를 주의 깊게 관찰한다.

② 가습요법(Humidify)

㉠ 인공적 기구로 흡입가스의 습도를 높인다.

㉡ 진하고 끈적끈적한 분비물을 묽게 하여 효과적인 기침을 통해 배출되기 쉽도록 한다.

㉢ 건조한 공기 흡입 : 호흡기도의 정상수분을 제거 → 자극, 감염으로부터 방어기능의 손상

③ 분무요법(Aerosol therapy, Nebulizer)
  ㉠ 아주 미세한 입자 형태의 수분이나 약물을 폐 내로 전달
  ㉡ 기관지 확장, 객담의 생성 증가

(3) 흉부물리요법(Chest physical therapy, CPT)
  ① 실시 : 식사 1시간 전 또는 식후 1~3시간 후에 수행
  ② 종류 : 호흡운동, 효과적인 기침, 체위배액, 타진, 진동
    ㉠ 체위배액
      • 중력을 이용하여 분비물 제거
      • 분비물의 위치에 따라 체위 변경
      • 폐 농양, 기관지 확장증
    ㉡ 타진법(Cupping)
      • 점액이 기도벽에서 쉽게 떨어지게 한다.
      • 손을 컵처럼 오므리고 흉벽을 두드린다.
    ㉢ 진동법(Vibration)
      • 호기 동안 흉벽에 분당 200회 정도 진동을 한 분절에 3~5회 실시
      • 호기 촉진, 기침 유도, 점액을 묽게 한다.
  ③ 적응증
    ㉠ 기도 내 분비물이 많은 환자
    ㉡ 기침이 가능한 환자
  ④ 금기증
    ㉠ 객혈, 폐종양, 늑골골절, 조절되지 않는 저산소증, 뇌내압 상승
    ㉡ 심맥관, 혈액학적 불안정 상태, 심한 기관지 경련, 기흉, 혈흉, 늑막삼출액 환자
    ㉢ 체위배액을 하면 청색증과 피로가 증가하는 대상자

(4) 흡인(Suction)
  ① 흡인 종류
    ㉠ 구강 및 비강 흡인 : 기침 유도 및 상부기도 청결을 위해 사용
    ㉡ 기관 흡인
      • 기관이나 기관지에서 분비물을 제거하는 것
      • 카테터는 기도관의 크기보다 1/2 이상 크면 안 된다(산소공급 방해).

② 절 차

㉠ 생리식염수 점적 : 분비물을 묽고 연한 상태로 만들어 이동을 용이하게 하고, 카테터를 윤활시키며 기침자극을 향상시킨다.

㉡ 흡인 전후로 100% 산소 공급 : 흡인 동안 저산소증 예방

㉢ 흡인력이 작동 안 한 상태에서 삽입 : 점막손상 예방

㉣ 10초 이내 흡인 : 저산소혈증 예방

㉤ 시간을 정하지 않고 필요시 시행

③ 합병증

㉠ 호흡기 감염 : 멸균법 적용으로 예방

㉡ 저산소혈증 : 흡인 전후 100% 산소 공급으로 예방

㉢ 심부정맥 : 저산소증과 미주신경 수용체의 자극으로 인해 발생

㉣ 점막 손상 : 반복적인 흡인술을 통해 손상

출제유형문제 최다빈출문제

2-1. 다음 중 기관흡인 하는 방법으로 가장 적절한 것은?

① 1회 흡인 시간은 30초 이내로 한다.
❷ 흡인 시 80~120mmHg의 음압을 유지한다.
③ 100% 산소를 충분히 주어 과호흡시킨다.
④ 카테터를 통과시키는 물은 증류수를 사용한다.
⑤ 흡인력을 작동한 상태에서 삽입한다.

해설
기관흡인 방법
• 1회 흡인 시간은 10초 이내로 한다.
• 흡인 시 80~120mmHg의 음압을 유지한다.
• 흡인 전후 100% 산소를 주어 저산소증을 예방한다.
• 카테터를 통과시키는 물은 식염수를 사용한다.
• 점막손상을 예방하기 위해 흡인력을 작동하지 않은 상태에서 삽입한다.

2-2. 체위배액 환자의 간호중재로 옳은 것은?

① 체위배액은 식후 1시간 후에 실시한다.
❷ 기관지 확장제를 미리 공급하고 실시한다.
③ 병리적 골절이 의심되더라도 타진을 한다.
④ 호흡곤란이 심해질 수 있으므로 수분공급은 제한한다.
⑤ 보통 실시시간은 30분 이상 지속한다.

해설
체위배액
• 식사 전, 취침 전 시행한다.
• 시행 전 기관지 확장제나 물, 생리식염수를 분무하거나 흡입한다.
• 병리적 골절이 의심되면 타진은 금한다.
• 점액을 묽게 하기 위해 수분을 충분히 공급한다.
• 실시 시간은 보통 10~15분 정도가 적당하다.

3 환기 증진

(1) 기관내삽관 및 기관절개(Intubation and tracheostomy)

① 목적 : 기도개방, 기계적 환기 적용

② 적응증

  ㉠ 효과적인 흡인이 필요할 때

  ㉡ 환자의 기도가 효과적으로 유지되지 못한 경우

  ㉢ 기계적 환기를 적용할 필요가 있는 경우

  ㉣ 상부기도에 손상을 입은 경우

③ 종 류

종 류	기관내관(Endotracheal tube)	비강기관(Nasotracheal tube)	기관절개관(Tracheostomy tube)
삽입경로	구 강	비 강	목절개
장 점	• 조직손상 없이 빠른 삽입 • 응급상황	• 장기간 편하게 사용 • 고정이 용이 • 구강섭취 가능	• 장기간 사용 가장 편리 • 구강섭취 가능
단 점	• 구개반사 유발 • 타액분비 증가 • 고정이 어려움 • 장기간 사용 불가 　(의사소통, 구강 섭취 불가능)	• 삽입에 전문성 필요 • 응급상황에 부적당	• 수술 필요 • 응급상황에 부적당
간호중재	• 구강간호 자주 실시 • 커프 압력 감시 　(20mmHg 내외로 유지)	• 비강간호 자주 • 합병증 사정 • 커프 압력 감시 　(20mmHg 내외로 유지)	• 기관지의 무균 관리 • 내관 청결 • 커프 압력 감시 　(20mmHg 내외로 유지)

④ 기계적 환기 : 인공호흡기 적용

  ㉠ 적응증 : 부적절한 환기, 저산소혈증, 고탄산혈증

  ㉡ 목적 : 동맥혈 산화, 이산화탄소를 배출하는 폐의 능력 증진

⑤ 인공호흡기 조절 방식

인공호흡기의 종류	특 성
강제조절환기 (Controlled mandatory ventilation, CMV)	• 자발적 호흡을 할 수 없는 대상자에게 지속적으로 강제 호흡 • 기계는 고정된 호흡수에서 미리 설정된 흡기량을 전달
보조조절환기 (Assist-control mode ventilation, ACMV)	• 자발호흡에 흡기가 시작되거나, 없으면 기계호흡 • 환자 상태에 따라 호흡횟수가 변화되고, 흡기 노력이 없어도 최소한의 호흡 보장
간헐적 강제환기 (Intermittent mechanical ventilation, IMV)	• 기계가 보조해 주는 호흡과 더불어 자가호흡 가능 • 기계호흡은 환자의 노력과 관계없이 미리 설정한 일회 호흡량과 횟수를 제공
동시성 간헐적 강제환기 (Synchronized IMV, SIMV)	• 환자의 자연스런 호흡에 맞추어 기계호흡을 한다. • ACMV는 모든 자발호흡에 기계호흡으로 도와주지만, SIMV는 설정한 호흡수까지만 도와주고 그 이상의 자발호흡은 도와주지 않는다.
지속적 기도양압 (Continuous positive airway pressure, CPAP)	• 전호흡주기 동안 양압을 적용하여 흡기 동안 폐포를 개방하고 호기 동안 폐포 허탈을 예방 • 호흡의 시작과 끝은 모두 환자의 자발호흡
호기말 양압호흡 (Positive end-expiratory pressure, PEEP)	• 자가 호흡하는 대상자에게 호기 동안 양압을 적용하여 폐포의 허탈 예방 • 기능적 잔량량이 증가하여 단락(Shunt)이 생기지 않고 산소포화도가 증가 • 단점 : 흉곽내압 상승으로 심박출량 감소

(2) 간호 및 합병증

① 간 호

㉠ 기도관 위치 확인

• 흉부 방사선 촬영으로 Tube 위치 확인

• 양쪽 호흡음 청진

㉡ Tube 고정

• 기관내관 : 테이프로 고정

• 기관절개관 : 제자리에 고정

㉢ 감염 예방

• 교차감염 예방

• 무균법 적용

• 인공호흡기의 연결관은 24시간마다 교환

㉣ 가 습

• 인공기도는 자연적 가습과정이 없다(가습기의 물을 꼭 확인).

• 기관지 분비물의 건조 방지, 기도 자극 방지

㉤ 흡 인

• 인공기도에 분비물이 있거나 나음이 들리면 흡인

• 흡인 전후 1~2분간 산소 100% 공급

　　　ⓑ 체위 : 상체를 상승시킨 자세

　　　ⓢ 의사소통

　　　　• 예/아니오의 표현을 미리 정해 둔다.

　　　　• 침상 옆에 종이와 펜 준비

　② **합병증** : 인공호흡기의 양압에 의해 모든 신체가 영향을 받는다.

　　　㉠ 순환계 : 저혈압과 체액 정체

　　　　• 흉곽내압 증가로 심장으로의 혈액 귀환 방해

　　　　• Valsalva 수기 금지, 신장혈류 감소-소변량 확인

　　　㉡ 호흡기계 : 기압 상해, 용량 상해, 산염기 불균형

　　　㉢ 소화기계 : 스트레스성 궤양(25%), 담즙의 저류

　　　㉣ 감염 : 폐렴(녹농균, 포도상구균, 그람음성간균)

　　　㉤ 근육합병증

　　　㉥ 인공호흡기 의존

　　　㉦ 심리 또는 생리적 원인(호흡근이 피로해져서 스스로 호흡을 못함)

　※ 기계환기 환자의 발생 가능한 간호진단

　　　• 인공호흡기 탈착, 인공호흡기의 부적응과 관련된 가스 교환 장애

　　　• 기도내관의 분비물 증가, 기도 경련과 관련된 기도개방유지 불능

　　　• 기관 내 삽관, 기관절개, 감염에 대한 정상 방어기전 저하와 관련된 감염 위험성

　　　• 인공호흡기 의존과 관련된 운동 장애

　　　• 기관내관 삽관, 인공호흡기 장착과 관련된 언어소통 장애

　　　• 의사소통 장애, 죽음에 대한 공포, 익숙하지 않은 환경과 관련된 불안

3-1. 보조적 기계환기가 500mL/분으로 자발적 호흡이 가능한 환자에게 적용 중이며, 환자는 현재 24회/분으로 호흡 중이다. 이 환자에게 위험한 상황은?

① 고혈압
② 부정맥
❸ 과환기
④ 저산소증
⑤ 쌕쌕거리는 천명음

3-2. 고농도 산소요법 중인 환자에게 인공호흡기를 적용해야 할 검사결과는?

① pH : 7.35
② SaO_2 : 95%
③ PaO_2 : 80mmHg
❹ PaCO_2 : 60mmHg
⑤ HCO_3^- : 22mEq/L

3-3. 지속적 기도양압기의 특성은?

① 자발적 호흡을 할 수 없는 대상자에게 지속적으로 강제 호흡한다.
② 환자 상태에 따라 호흡횟수가 변화된다.
③ 기계가 보조해 주는 호흡과 더불어 자가호흡이 가능하다.
④ 환자의 자연스런 호흡에 맞추어 기계호흡을 한다.
❺ 호흡의 시작과 끝은 모두 환자의 자발호흡이다.

3-4. 다음의 방식으로 조절하는 인공호흡기는?

- 자가 호흡하는 대상자에게 호기 동안 양압을 적용하여 폐포의 허탈을 예방
- 기능적 잔기량이 증가하여 단락이 생기지 않고 산소 포화도가 증가

① 강제조절환기
② 보조조절환기
③ 간헐적 강제환기
④ 동시성 간헐적 강제환기
❺ 호기말 양압호흡

해설
기계적 환기로 인해 빈호흡이 발생한 상황이다. 이때 과환기가 일어나 이산화탄소 농도가 낮아지며 호흡성 알칼리증으로 이어질 수 있다.

해설
인공호흡기
- 적응증 : 부적절한 환기, 저산소혈증
- ABGA 정상범위
  - pH : 7.35~7.45
  - PaO_2 : 80~100mmHg
  - PaCO_2 : 35~45mmHg
  - HCO_3^- : 22~26mEq/L
  - SaO_2 : 95~100%

해설
지속적 기도양압
- 전 호흡주기 동안 양압을 적용한다.
- 흡기 동안 폐포를 개방하고 호기 동안 폐포 허탈을 예방한다.
- 호흡의 시작과 끝은 모두 환자의 자발호흡이다.

해설
호기말 양압호흡으로 단점은 흉곽내압이 상승되어 심박출량이 감소된다.

4 **산소요법**

(1) 산소요법의 목적, 위험성

① 목적 : 산소분압을 최소 60mmHg로 유지하는 것

② 산소투여의 위험성

ㄱ 감염 : 기구의 멸균과 무균술

ㄴ 발화 : 정전기 방지, 전기제품 사용금지, 금연

ㄷ 호흡기 점막의 건조

ㄹ 산소독성 : 60% 이상의 산소, 24~48시간 이상, 폐조직의 구조적 파괴, 간질부종, 폐포모세혈관 막의 비후, 폐포 내 출혈, 폐포부종, 무기폐, 산소운반 장애

ㅁ 수정체 후방섬유 증식증(미숙아)

ㅂ 산소-유도 무호흡

(2) 산소전달체계

① 저유통방법

ㄱ 21~90% 광범위한 농도의 산소를 투여

ㄴ 산소 농도는 정확하지 않고 환자의 호흡 양상에 따라 산소량이 달라진다.

ㄷ 비강캐뉼러, 단순 안면 마스크, 부분 재호흡 마스크, 비재호흡 마스크

② 고유통방법

ㄱ 고·저농도 산소 모두 가능

ㄴ 대상자의 총흡기요구량을 정확한 FiO_2에 맞추어 제공

ㄷ 벤투리 마스크, 기관 카테터, 기관절개 칼라, T-piece, 안면 텐트

구 분	비강캐뉼러(Nasal prong)	산소마스크(O₂ Mask)
방 법	• 비강에 두 개의 돌기가 있는 관으로 산소공급 • 1~6L/min	• 입과 코를 덮는 마스크 • 흡기 시 마스크 구멍으로 실내공기 혼합 • 5~8L/min
장 점	• 경제적, 가볍다. • 활동에 제거할 필요가 없다. • 기침 용이, 폐쇄공포감이 없다.	• 비강캐뉼러보다 높은 농도의 산소제공 • 간편, 경제적
단 점	• 오래 사용하면 비강점막 건조와 자극 • 귀의 피부 손상, FiO_2가 낮아질 수 있다.	• 폐쇄공포감, 구토 시 흡인 위험이 있다. • 먹거나 기침할 때 마스크를 벗어야 한다.
특 징	• 6L/min 이상 비강점막 건조 – 산소분압 변화 없다. • 가습 : 4L/min 이하에서는 불필요 • COPD 환자 : 고농도 산소공급은 호흡기계 억제 – 이산화탄소 중독증, 혼수, 사망 초래 가능	5L/min 이상의 속도 유지 : 호기한 이산화탄소가 쌓이는 것을 예방

② 산소 투여방법에 따른 FiO_2

비강 캐뉼러	산소마스크	저장백이 있는 산소마스크
1L/min : 24% 2L/min : 28% 3L/min : 32% 4L/min : 36% 5L/min : 40% 6L/min : 44%	5~6L/min : 40% 6~7L/min : 44% 7~8L/min : 48%	6L/min : 60% 7L/min : 70% 8L/min : 80% 9L/min : 90%

⑩ 마스크의 종류

구 분	비재흡입 마스크 (Nonbreathing mask)	부분재흡입 마스크 (Partial rebreathing mask)	벤투리 마스크(Venturi mask)
방 법	• 저장백으로 산소공급 후 밸브를 통해 환자에게 공급 • 내쉰 공기는 마스크 구멍으로 배출 • 7~10L/min • 단기간 사용	• 내쉰 공기가 저장백에 다시 들어가게 되어 있다. • 0~90% 산소 공급 • 7~10L/min	• 일정량의 실내공기와 산소가 섞여서 공급 • 4~50% 산소 공급 • 4~12L/min
장 점	거의 100% 산소 공급	높은 산소 공급, 저장백 산소 보존	산소 공급량을 정확히 조절
단 점	• 착용 불편 • 산소투여량이 낮으면 저장백이 달라붙는다.	비재흡입 마스크와 동일	마스크가 밀착되지 않아 여분의 공기유입을 막기가 어렵다.

(3) 간 호

① 이산화탄소 분압($PaCO_2$)을 확인하여 산소투여량과 방법 결정
② 튜브를 길게 하여 활동 불편감 최소
③ 마스크 사용 환자 식사 시에는 비강캐뉼러로 교체
④ 비강캐뉼러, 마스크 사용 환자는 구강체온 측정 금지
⑤ 중력에 의해 정상적인 폐로 혈류가 가는 체위 적용
⑥ 기능이 좋은 폐가 아래쪽 : 비배액성 폐농양, 일측성 간질성 폐기종은 제외

⑦ 합병증 관리

합병증	증 상	예 방
산소독성	• 기관지염 : 100% 산소 12~24시간 투여 후 흉골 아래 통증, 가래가 적은 기침 • 급성 폐실질 손상 : 100% 산소 24시간 이상 투여 후 ARDS 증상 • 기관지 폐형성 장애 : 미숙아	• 가장 낮은 농도부터 시작 • 산소 농도와 투여시간 모니터링 • 60% 이하 농도는 장기간 투여가능 • 100% 산소는 24시간 이내 투여
저산소성 환기 자극 억압	• 만성 폐쇄성 폐질환 환자 – 고농도의 산소가 호흡중추 억압	• 낮은 농도로 산소 투여(1~2mL/min) • 동맥혈가스 검사 수치 감시
호흡기 점막 건조	산소 투여 시 호흡기 점막의 건조	습화된 산소 공급(멸균 증류수 사용)
무기폐	• 고농도 산소 투여 시 산소가 폐포에서 폐순환으로 과확산 → 폐포 허탈 • 호흡음 감소	호흡음 사정
수정체 후방 섬유증식증	• 미숙아에게 발생 • 고농도 산소 공급으로 수정체 뒤가 섬유화되어 빛을 통과시키지 못한다.	저농도 산소 투여

출제유형문제 최다빈출문제

일정량의 실내공기와 산소가 섞여서 공급하며 분당 4~12L가 투여되는 산소마스크는?

① 비재흡입 마스크
② 부분재흡입 마스크
❸ 벤투리 마스크
④ 비강 캐뉼러
⑤ 안면 텐트

해설
벤투리 마스크
• 일정량의 실내공기가 산소가 섞여서 공급함
• 4~50% 산소 공급
• 분당 4~12L가 투여
• 산소 공급량을 정확히 조절함
• 마스크가 밀착되지 않아 여분의 공기유입을 막기가 어렵다.

5 밀봉배액(Water-sealed thoracic drainage)

(1) 밀봉 흉곽배액의 목적

　① 흉막강 내의 공기나 액체 제거

　② 흉막강 내에 정상 음압 유지

　③ 폐의 재팽창 증진

(2) 원 리

　① 배액병

　　㉠ 혈액, 삼출물 제거

　　㉡ 관 2개

　　　• 배액물이 병 속으로 들어가는 통로

　　　• 배액병의 공기가 밀봉병으로 들어가는 통로

　② 밀봉병(Water seal bottle)

　　㉠ 공기, 액체가 환자의 폐로 들어가지 못하게 하는 밸브 역할

　　㉡ 관 2개

　　　• 긴 관 : 흉부배액관과 연결, 2~3cm 물(멸균수)에 잠겨 있다(호흡에 따라 파동).

　　　• 짧은 관 : 외부와 연결, 병 속 공기의 외부 유출

　③ 흡인조절병

　　㉠ 배액촉진

　　㉡ 관 3개

　　　• 짧은 관 : 밀봉병과 연결

　　　• 긴 관

　　　　- 물에 잠겨 있으며 끝은 대기와 연결

　　　　- 물에 잠긴 관의 길이가 흡인력 결정

　　　• 짧은 관 : 흡인기계에 연결

(3) 간호중재

　① 배액관 개방성 유지

　　㉠ 파동 정상 : 흡기 시 물이 올라가고 호기 시 내려간다.

　　㉡ 파동 사라짐 : 관의 막힘, 다른 문제가 있는지 사정

　　㉢ 기포 : 호기 시에 소량 발생

　　　• 발생 증가 : 밀봉체계 또는 환자에서 공기가 새고 있음을 의미

　　　• 발생되지 않는 경우 : 폐의 재팽창, 배액관의 꼬임, 폐색 의미

　② 배액병의 양, 색, 특징 관찰 : 배액량이 100mL/hr 이상이면 보고(과다 출혈)

③ 배액관 분리
    ㉠ 무균적으로 연결
    ㉡ 환자 측 배액관이 분리된 경우 : 삽입 부위 바셀린 거즈로 덮고 의사 호출
④ 관 훑기
    ㉠ 혈액 응고물이나 죽은 조직을 물리적으로 제거
    ㉡ 배액용이, 개방성 유지
    ㉢ 흉막조직의 손상과 흉막내압 상승의 위험이 있으므로 권장하지 않는다.
⑤ 지지적 간호
    ㉠ 통증경감
    ㉡ 체위변경 시 배액관이 당겨지거나 눌리지 않게 주의
    ㉢ 폐를 팽창시키기 위해 환자에게 지속적인 심호흡과 환부측 어깨 활동 권장
    ㉣ 배액병은 환자보다 낮은 곳에 위치

(4) 배액관 제거
① 흉부 X-ray 촬영으로 폐가 재팽창되고 배액물이 완전히 배출된 것이 확인되면 제거
② 흉관을 제거하기 30분 전에 진통제 투여
③ **흉부 방사선 촬영** : 폐 확장 유지 확인
④ 발살바 수기(Valsalva maneuver)로 숨을 참아 공기의 유입을 방지
⑤ 상처는 바셀린 거즈로 덮고 멸균거즈를 대어 단단히 고정(밀폐 드레싱)

출제유형문제 최다빈출문제

5-1. 흉관을 제거할 때 환자의 호흡방법에 대한 교육내용은?

① 기침을 한다.
② 빠른 호흡을 한다.
③ 평소대로 호흡을 한다.
④ 기침과 심호흡을 교대로 한다.
❺ 깊게 숨을 들이마신 후 내쉰 상태에서 멈춘다.

해설
흉관 제거 시 간호중재
• 가슴 방사선 촬영으로 폐의 팽창을 확인
• 배액관 제거 30분 전에 진통제를 투여한다.
• 환자에게 깊이 숨을 들이쉬고 내쉰 상태에서 잠시 숨을 참게 한 후 관을 제거(기흉 예방)
• 제거 후 상처를 바셀린 거즈로 덮고 멸균거즈를 대어 압박

5-2. 흉관 배액관을 제거할 때 주의해야 할 점으로 옳은 것은?

① 배액량이 많을 때 제거한다.
② 제거 전에 고농도 산소를 투여한다.
③ 제거 후 초음파로 확인한다.
④ 전신 마취 후 제거한다.
❺ 제거와 동시에 폐쇄성 드레싱을 적용한다.

해설
흉관 배액관 제거 시 간호중재
• 가슴 방사선 촬영으로 폐가 팽창되었는지를 확인해야 한다.
• 배액관을 제거하기 30분 전에 진통제를 투여한다.
• 환자에게 깊이 숨을 들이쉬라고 한 뒤 배액관을 제거한다.
• 배액관 제거 후 즉시 상처를 바셀린 거즈로 덮고 멸균거즈를 대어주어 압박해야 한다.

5-3. 흉곽수술 후 밀봉배액체계를 가지고 있는 환자에게 간호중재가 필요한 상황은?

① 밀봉병은 흉부 아래에 위치해 있다.
❷ 밀봉병 내의 파동이 발생하지 않는다.
③ 환자 이송 시 배액관이 개방되어 있다.
④ 밀봉병의 긴 관 끝이 물 속에 담겨 있다.
⑤ 삽입 후 첫 24시간 동안 배액량이 300mL이다.

해설
밀봉병 안에서 물의 파동은 환자의 환기를 반영하는 것으로 튜브가 개방되고 기능이 완전하다는 것을 의미한다. 물의 파동이 보이지 않으면 튜브가 눌리거나 꼬이지 않았는지 조사해 본다. 이때 환자의 자세를 바꿔보고 심호흡과 기침을 하도록 한다.

5-4. 밀봉흉관 배액 시 배액병에 물을 넣는 이유는?

① 폐의 팽창을 위해서
② 튜브를 세척하기 위해서
③ 배액기구를 멸균된 상태로 유지하기 위해
④ 관을 따라 올라가는 세균을 막기 위해
❺ 늑막강으로 공기가 들어가는 것을 막기 위해

해설
배액병에 물을 넣어 배액병과 연결된 관의 끝을 잠기게 한다. 이유는 공기가 들어가는 것을 막기 위해서이다.

5-5. 밀봉배액병을 하고 있는 환자가 흡기 시 배액병으로부터 물거품이 올라온다면 그 이유는?

❶ 공기가 새어 들어가고 있다.
② 정상이다.
③ 늑막에서 나온 공기가 물을 통과하는 것이다.
④ 물이 밀려 올라오는 것이다.
⑤ 물이 아래로 내려가는 것이다.

해설
호기 시에는 늑막강 내의 압력이 높아져 늑막강 내의 공기를 밀어내므로 늑막에서 나온 공기가 물을 통과하여 올라오므로 물거품을 볼 수 있다. 흡기 시에 배액병으로부터 물거품이 올라온다면 공기가 새어 들어가고 있음을 의미한다.

제4장

상부호흡기계 장애의 간호

1 감기, 비염, 부비동염

(1) 감기(Common cold : 급성 비염, Acute rhinitis)

  ① 정의 : 다양한 바이러스에 의해 발생되고 코점막 염증, 분비물이 생기는 상부 호흡기계의 경미한 증상

  ② 징후 및 증상

    ㉠ 잠복기 : 48~72시간

    ㉡ 징후 : 기침, 재채기, 콧물, 홍반성 인두, 결막염, 후두염, 약간의 체온상승

    ㉢ 증상 : 전신적인 권태감, 인후염, 비염, 유루안(Watery eye)

  ③ 합병증(2차적 세균감염 시) : 폐렴, 중이염, 부비동염, 편도염, 기관지염 등

  ④ 치 료

    ㉠ 수액공급, 휴식, 균형잡힌 식이

    ㉡ 해열제, 진통제 : Acetylsalicylic acid(아스피린), Acetaminophen(타이레놀)

    ㉢ 항생제 : 2차 박테리아성 감염이 있을 경우에만 처방

    ㉣ 비강 충혈완화제 : Ephedrine 0.5~2%(제한하여 사용)

  ⑤ 간호중재

    ㉠ 감염예방 : 다른 사람에게 감염되지 않도록 주의

      • 군중이 모이는 장소 피하기

      • 자주 손 씻기, 기침이나 재채기 시 입을 가리기

      • 매년 백신접종 권장 : 노인, 만성질환자 등

    ㉡ 인후통 : 소금물 함수

    ㉢ 분비물 배출 : 코를 풀 때 입을 벌리고 풀고, 자주 풀지 않는다(유스타키오관으로 감염 물질의 확산 방지).

(2) 비염(Rhinitis, 고초열, Hay fever)

① 정의 및 원인

　　㉠ 알레르기성 비염(Allergic rhinitis)

　　　　• 정의 : 외부 항원에 대한 비강점막의 반응으로 인한 염증으로, 고초열(Hay fever)

　　　　• 원인 : 알레르기원 : 꽃가루, 계절성, 곰팡이, 먼지, 동물 털, 스트레스, 내분비 장애로 인한
　　　　　자율신경계 장애 등

　　㉡ 비알레르기성 비염(Nonallergic rhinitis)

　　　　• 정의 : 공기 온도, 습도, 냄새 같은 요소에 대한 비강 반응

　　　　• 원인 : 온도 변화, 습도, 냄새, 스트레스, 긴장 등

② 증상 및 치료

구 분	알레르기성 비염	비알레르기성 비염
증 상	• 알레르기원은 IgE와 반응하여 매개체 방출 • 부종, 염증, 점액분비 증가, 비혈관의 확장, 재채기 • 두통, 눈물이 나고 가려움	• 약물성 비염(국소 교감신경 자극제 과다복용) • 직접 접촉되는 점막에 국소적 증상 • 비점막의 부종, 맑은 분비물, 결막의 충혈, 부종
치 료	• 알레르기원 없는 환경 • 약물 : 항히스타민제(부작용 : 졸림, 어지럼증), 교감신경 자극제 • 면역요법 : 탈감작 요법	• 약물 : 항히스타민제, 교감신경자극제 • 부신피질 호르몬 비강 내 투여

③ 간호중재

구 분	알레르기성 비염	비알레르기성 비염
간호중재	예방 : 알레르기원과 분리	부교감 자극 상황 피함 : 알코올, 흡연, 기온과 습도변화
	• 충분한 휴식 • 가습, 수분섭취 증가 • 감염 예방 　– 기침과 재채기는 휴지로 입을 가리고 한다. 　– 사람이 많이 모이는 곳은 피한다. 　– 자주 손 씻기 　– 고열, 심한 흉통, 이통(Earache)이 2주 이상 지속되거나 감기가 재발되면 병원 치료를 받는다. • 코풀기 : 코를 풀 때 양쪽 비공이 열려 있는 상태로 푼다(염증이 유스타키오관으로 퍼지지 않도록).	

(3) 부비동염(Sinusitis)

① 요인 및 빈도

　　㉠ 부비동 점막의 감염, 상악동이 가장 잘 감염된다.

　　㉡ 비염을 앓은 후 호발

　　㉢ 발병 요인 : 비중격 만곡증, 용종, 종양, 오염된 공기 흡입, 안면외상, 비강삽관, 치아감염, 면역력
　　　저하

　　㉣ 이환 빈도 : 상악동, 전사골동, 전두동 순

② 원인 및 병태생리
  ㉠ 급성 부비동염
    • 원인 : 바이러스(Rhinovirus, Influenza, Adenovirus 등), 세균(Staphylococcus aureus, Haemophilus influenzae 등)
    • 병태생리 : 상부 호흡기계 감염 후 부비동 개구부 폐쇄
  ㉡ 만성 부비동염
    • 원인 : 부비동염의 반복 감염 또는 지속
    • 병태생리 : 급성 부비동염 후 농양이 제거되지 않고 3주 경과
③ 증상, 치료

구 분	급성 부비동염(Acute sinusitis)	만성 부비동염(Chronic sinusitis)
증 상	• 전두, 볼, 치아에 심한 통증 • 발열, 오심, 피로, 전신 무력감, 지속적 기침 • 두통, 감염된 부비동 압통, 분비물 증가	• 화농성 분비물, 울혈 • 아침에 두통이 심하다가 배액 후 호전 • 열, 안면통증 • 기면상태를 포함한 수면 장애
치 료	• 통증 조절 : 진통제 투여 • 배액촉진 : 비점막의 혈관수축 유도, 부비동 세척 • 온습포 적용 : 염증을 감소시키기 위해 얼굴 또는 침범된 부위 • 항생제 투여, 울혈제거제 투여 : 점막부종 감소 • 가습기 사용, 식염수 세척, 수분섭취 증가	• 울혈제거제, 항생제 투여 • 비강 내 식염수 세척 • 외과적 절개 : 기능적 내시경 부비동 수술(FESS)

④ 간호중재
  ㉠ 통증 조절
    • 안 정
    • 진통제 투여
  ㉡ 합병증 예방
    • 38℃ 이상의 체온
    • 진통제로 완화되지 않는 두통
    • 오한, 구토, 흐린 시야, 비출혈
  ㉢ 수술 후 간호
    • 전신 마취 후 측위로 눕히고, 의식이 돌아오면 반좌위로 변경(배액 촉진, 부종 감소)
    • 24~48시간 비강 거즈로 막고 코 위, 반상출혈 부위 얼음찜질 적용(통증 완화, 혈관수축)
    • 출혈, 복시(Diplopia), 발열 증상 관찰
    • 분비물을 삼키지 말고 뱉어내게 하며 코를 풀지 않고 가볍게 닦게 한다.
    • 수분섭취를 격려하고, 차가운 습기를 제공
    • Valsalva 수기를 피하도록 교육

출제유형문제 최다빈출문제

1-1. 만성 부비동염 수술 후 환자에게 시행할 수 있는 간호 중재는?

❶ 상체를 45° 올려 준다.
② 아침에 분비물을 배액시켜 준다.
③ 온습포를 적용한다.
④ 수분을 제한한다.
⑤ 심호흡, 기침을 유도한다.

해설

부비동염(코곁굴염) 수술 후 간호

• 출혈, 복시, 발열 등의 증상 관찰
• 수분을 섭취하게 하고 차가운 습기를 제공한다.
• 전신 마취 후 측위로 눕히고, 의식이 돌아오면 배액을 촉진하고 부종감소를 위해 반좌위를 취해 주어야 한다.
• 24~48시간 비강을 거즈로 막고, 코 위 반상출혈 부위에 얼음으로 찜질한다.
  → 통증완화와 혈관 수축을 위해
• 분비물을 삼키지 말고 뱉어내게 하며 코를 풀지 않고 가볍게 닦도록 한다.

1-2. 급성 인두염 환자에게 10일 분의 항생제가 처방되었다. 환자가 "증상이 없는데 항생제를 복용해야 하나요?"라고 물을 때 적절한 간호사의 답변은?

① 증상이 없으니 항생제를 복용하지 않아도 됩니다.
❷ 증상이 없어도 10일간 처방된 항생제를 복용해야 됩니다.
③ 증상이 없으니 중단해도 되지만 대신 인두세척을 열심히 하세요.
④ 증상이 없으니 중단해도 되지만 나타나면 처방된 항생제를 복용하세요.
⑤ 증상이 없으니 중단해도 되지만 증상이 나타나면 다른 약을 복용하세요.

해설

급성 인두염 환자의 간호중재

• 침상안정
• 처방된 항생제 복용
• 고단백, 고칼로리 식이
• 따뜻한 생리식염수로 구강함수
• 진통제 투여

2 인두염(Pharyngitis), 편도염(Tonsillitis), 후두염(Laryngitis)

(1) 정의 및 원인

　① 인두염(Pharyngitis)

　　㉠ 정의 : 인두의 염증

　　㉡ 원 인

　　　• 급 성

　　　　- 바이러스 감염

　　　　- 세균 감염 : 용혈성 연쇄상구균(Group A β-hemolytic streptococci) 등

　　　　- 진균 감염

　　　• 만 성

　　　　- 만성 감염

　　　　- 알코올, 흡연, 자극성 음식

　② 편도염(Tonsillitis)

　　㉠ 정의 : 구개편도의 염증

　　㉡ 원 인

　　　• 세균성 감염 : 용혈성 연쇄상구균(Group A β-hemolytic streptococci),

　　　　H. influenzae, Pneumococcus

　　　• 바이러스

　③ 후두염(Laryngitis)

　　㉠ 정의 : 후두점막의 염증(성대부종 동반)

　　㉡ 원 인

　　　• 급성 바이러스, 세균 감염

　　　　- 흡연, 알코올,

　　　　- 매 연

　　　• 만성 반복되는 감염

　　　　- 성대 남용

　　　　- 역류성 식도염

(2) 증 상

구 분	인두염(Pharyngitis)	편도염(Tonsillitis)	후두염(Laryngitis)
증 상	• 인후통, 건조감, 연하통과 연하곤란, 발열 • 연쇄상구균 : 고열, 인후점막·편도선·목젖의 심한 충혈, 화농성 삼출물, 심한 인후통 • 바이러스 : 미열, 연하곤란, 약한 인후통, 삼출물은 분비되지 않음 • 만성 인두염 : 지속적인 인후통, 건조한 점막	• 심한 인후통, 오한, 두통, 근육통, 연하곤란, 전신권태감과 불쾌감 • 경부 림프절 부종, 압통 • 화농성 분비물	• 쉰 목소리, 기침 • 연하곤란, 인후통

(3) 치료 및 간호중재

구 분	인두염(Pharyngitis)	편도염(Tonsillitis)	후두염(Laryngitis)

치 료	• 연쇄상구균 : Penicillin, Cephalosporin
	• 바이러스성 : 대증요법
		• 급 성
		  – Penicillin, Erythromycin 투여
		  – 해열제, 진통제
		• 재발 잦을 시 편도선 절제술 시행
			급성 후두염은 상기도 감염이 사라지면 해결

간호중재	• 휴식 : 체온이 38℃ 넘을 경우 • 고단백, 고칼로리 식이, 하루에 2~3L 수분 섭취 • 진통제 투여(Acetaminophen, Aspirin) : 인후통, 발열 완화 • 따뜻한 식염수로 구강 함수(생리식염수 농도 : 물 500mL+소금 1tsp), 인후 세척 • 목에 얼음 칼라(Ice collar) • 신맛이 나는 음료는 인두를 자극하므로 피한다. • 후두염 : 목소리를 내지 않고 휴식, 성대 휴식, 지속적 쉰 목소리 시 후두경 검사 시행		

(4) 인두세척

① 따뜻한 생리식염수(43~46℃) 사용
② 세척용기에 생리식염수를 채워 대상자의 머리 위 60~90cm에 둔다.
③ 턱 아래에 세척 용액을 받을 용기를 댄다.
④ 목 뒤쪽으로 튜브를 집어넣는다.
⑤ 숨을 잠깐 멈추고 목 뒤로 용액을 흘려보낸다. 숨을 쉴 때는 용액 주입을 멈춤, 점막에 닿았던 용액을 삼키지 않도록 한다.
⑥ 목 상태에 따라 2~3회/일 또는 2~4시간마다 시행

(5) 편도선 절제술(Tonsillectomy) 후 간호중재

① 출혈관리
  ㉠ 자주 삼키는 행동, 빈맥, 불안 등 관찰
  ㉡ 정기적으로 목 뒤를 확인, 활력징후 사정
  ㉢ 수술 후 즉시 기침으로 객담을 배출하지 않도록 한다.
  ㉣ 수술 후 1~2주 동안 기침, 코 세게 풀기, 격렬한 운동, 무거운 짐 드는 것은 피한다.
  ㉤ 수술 초기 차가운 물과 부드러운 음식 제공(얼음조각, 프루츠 젤리, 아이스크림 등), 빨대사용금지, 유제품 제한
  ㉥ 발열, 통증 : 아스피린 사용 제한
② 안위 도모 : 가습기 적용, 목에 Ice collar 적용
③ 자세 : 측위, 반좌위(분비물이 흡인되지 않고 배액 용이)
④ 식 이
  ㉠ 너무 찬 음식보다 미지근하고 자극이 적은 음식 제공
  ㉡ 거칠거나 덩어리가 큰 음식은 피한다.
  ㉢ 수술 후 1~2일은 연식 제공

출제유형문제 최다빈출문제

2-1. 급성 세균성 편도선염 환자에게 우선적으로 중재할 것은 무엇인가?

❶ 항생제를 투여한다.
② 오렌지 주스를 마시게 한다.
③ 절대 안정시킨다.
④ 생리식염수 함수를 제한한다.
⑤ 저단백식이를 한다.

해설
세균성 편도염
• 연쇄상구균에 의한 세균성 감염으로 항생제를 적용한다.
• 따뜻한 생리식염수로 입안 함수한다.
• 고단백, 고칼로리 식이
• 체온 38℃를 넘을 경우 휴식을 취한다.

2-2. 다음 중 편도절제술 환자에게 아트로핀을 투여하는 이유는?

❶ 분비물 감소   ② GI 운동 저하
③ 수술 후 통증 감소   ④ 출혈 예방
⑤ 마취 후 빠른 회복

해설
아트로핀의 약리작용
• 부교감신경 차단제
• 평활근의 이완
• 땀, 타액 등의 위장관계 분비물을 감소시킨다(수술 전후에 사용한다).

2-3. 편도절제술 직후 환자를 위한 간호중재는?

① 앙와위를 취해 준다.
② 기침에 의한 객담배출을 격려한다.
❸ 목에 얼음 칼라(Ice collar)를 적용한다.
④ 분비물이 있으면 코를 풀도록 한다.
⑤ 음료를 마실 때 빨대를 사용하도록 한다.

해설
편도절제술 환자의 간호중재
• 목에 얼음 칼라를 적용하여 통증 및 출혈 발생을 낮출 수 있다.
• 기침을 하거나 코를 풀거나 빨대를 사용하는 등의 행위는 출혈을 유발할 수 있다.
• 앙와위 자세를 유지하는 경우 기도 흡인의 위험이 있으므로 이 역시 피하는 것이 좋다.

③ 비출혈, 비골 골절, 비중격 만곡증

(1) 비출혈(Epistaxis)

　① 원인

　　㉠ 국소적 원인 : 이물질에 의한 비점막 손상, 코를 후비는 것, 건조한 공기, 코를 세게 푸는 것

　　㉡ 전신적 원인 : 혈액 및 순환장애, 전신질환의 부수증상, 기압의 급격한 변동, 대상성 출혈

　② 치료

　　㉠ 혈관 수축제를 적신 솜을 출혈부위에 넣고 비익(코볼 양끝)을 압박

　　㉡ 전기 또는 화학제를 이용한 소작

　　㉢ 후비공 심지

　　　• 응급상태로 지혈하기 위해 사용

　　　• 출혈부위를 확인할 수 없고 비출혈이 멈추지 않을 때 시행

　③ 간호중재

　　㉠ 좌위를 유지하고 몸을 숙이도록 한다.

　　㉡ 혈액을 뱉어내도록 격려 : 목안에 축적된 혈액은 흡인, 오심, 구토 위험

　　㉢ 손가락으로 코의 비중격을 적어도 5분간 압박

　　㉣ 코 위에 얼음찜질 적용 : 혈관수축

　　㉤ 비출혈 후 몇 시간 동안 코를 풀지 않도록 교육

　　㉥ 유동식을 제공하고 구강간호를 자주 시행

(2) 비골 골절(Natural fracture)

　① 특징 : 안면부 골절 중 가장 많으며, 편측 비골의 단순한 함몰이 가장 흔하다.

　② 증상 : 비골의 함몰과 변위, 코의 부종, 비출혈, 통증, 비폐색감, 비중격 골절 및 혈종

　③ 치료

　　㉠ 부종이 없어지는 3~7일 사이에 폐쇄 정복(Closed reduction)

　　㉡ 손상이 심한 경우 개방 정복술(Open reduction)을 시행

(3) 비중격 만곡증(Nasal septal deviation)

　① 정의 및 원인

　　㉠ 정의 : 비중격이 정중선으로부터 벗어나 어느 한쪽으로 휘어 있는 경우, 비폐색의 흔한 원인

　　㉡ 원인 : 선천적, 외상

② 증 상
　　㉠ 비강의 코막힘
　　㉡ 후각 기능 저하
　　㉢ 만성 비염, 부비동염의 유발 가능성이 높음
③ 치료 및 간호
　　㉠ 외과적 수술(폐색이 있을 때 시행) : 비중격 성형술(Nasoseptoplasty), 비중격 재건
　　㉡ 수술 후 간호중재
　　　• 출혈 사정 : 반복적으로 삼키는 행동 관찰, 드레싱 부위 과다한 혈액
　　　• 반좌위를 취해 줌 : 국소 부종 감소
　　　• 찬 습기 적용, 코 부위 얼음찜질 적용
　　　• 코를 풀지 않도록 한다.
　　　• 충분한 영양섭취와 수분섭취량 증가

(4) 비용종(Nasal polyp)
① 정의 및 원인
　　㉠ 정의 : 비강점막과 결체조직에 생긴 포도송이 모양의 덩어리, 보통 양측성, 양성
　　㉡ 원인 : 알레르기, 낭의 섬유화, 천식, 섬모운동질환, 만성 비염, 만성 부비동염
② 치 료
　　㉠ Corticosteroid 투여 : 용종 크기 감소, 재발 방지, 염증반응과 부종 감소
　　㉡ 항생제 투여 : 감염이 있을 때 투여, Amoxicillin, Erythromycin
　　㉢ 비용종 절제술(Nasal polypectomy) : 코의 용종 제거
③ 간호중재
　　㉠ 반좌위 : 부종 감소, 호흡 증진
　　㉡ 습기 적용 : 분비물을 묽게 하고, 비강건조 감소
　　㉢ 호흡기 감염 예방 : 군중이 모이는 곳은 피한다.

출제유형문제 최다빈출문제

후비공 심지를 적용 중인 환자에게 적용해야 하는 간호로 적절한 것은 무엇인가?

❶ 구강호흡법을 교육한다.
② 기침을 격려한다.
③ 코를 풀도록 한다.
④ 고개를 뒤로 젖히게 한다.
⑤ 온찜질을 적용한 후 냉찜질을 적용한다.

해설
후비공 심지
• 출혈부위를 확인할 수 없고 비출혈이 멈추지 않을 때 적용된다.
• 좌위를 유지하고 몸을 숙인다.
• 비출혈 후 몇 시간 동안 코를 풀지 않도록 교육한다.
• 구강호흡법을 교육한다.
• 코 위에 얼음찜질을 적용한다.
• 혈액을 뱉어내도록 격려한다.

5

제 **5** 장

하부호흡기계 장애의 간호

1 급성 기관지염, 폐렴

(1) 급성 기관지염(Acute bronchitis)

① 원인 및 병태생리
　　㉠ 원인 : 바이러스, 세균 감염
　　㉡ 연기, 먼지, 화학적 자극물
　　㉢ 손상부위로 혈류가 증가하여 폐 분비물 증가

② 증 상
　　㉠ 기침, 화끈거리는 흉통
　　㉡ 점액성, 화농성 객담
　　㉢ 권태감, 발열 : 38℃ 이하
　　㉣ 수포음, 천명음 청진 기능

③ 치 료
　　㉠ 항생제 : 이차적 세균감염 예방(노인, 만성질환자)
　　㉡ 심한 기침 시 Codeine, Dextromethorphan 투여
　　㉢ 기관지 확장제 : Albuterol(β-agonist), Theophylline제제 투여(주로 천식 환자)
　　㉣ 아스피린 투여 : 해열, 일부 염증 증상 완화

④ 간호중재
　　㉠ 안정, 휴식
　　㉡ 좌위 또는 반좌위
　　㉢ 기침 할 때 : 손바닥으로 가슴의 앞, 뒤 지지
　　㉣ 금연 권고
　　㉤ 균형 잡힌 식이
　　㉥ 매일 2~3L의 수분섭취 권장
　　㉦ 호흡곤란, 천명음, 청색증 자주 관찰

(2) 폐렴(Pneumonia)

① 정의 및 원인

㉠ 정의 : 폐실질에 일어나는 급성 염증 상태

㉡ 원인 : 감염성 원인체, 독성가스, 이물질 흡인, 방사선 치료

② 역 학

㉠ 지역사회성 폐렴

- Streptococcus pneumoniae : 가장 흔한 원인체, 지역사회의 1/3 차지
- Mycoplasma pneumoniae : 청소년과 젊은 성인에게 영향, 노인에 심한 폐렴 유발

㉡ 병원성 폐렴

- 그람음성간균(80%), S. aureus 등
- 위험 요인 : 인공호흡기 사용, 기관내삽관, 기관절개술, 수술, 고령자, 장기간 부동, 장기간 항생제 사용자, 면역 억제제 사용자 등

③ 병태생리 및 증상

㉠ 기관지 점막 비후로 인한 점액 과다 분비·화농성 객담, 기침 증가

㉡ 분비물 증가로 인한 기관지 경련 : 천명음, 호흡 곤란, 비익 확장, 호흡 보조근 사용

㉢ 가스교환 표면적 감소 : 저산소혈증

㉣ 늑막흉막의 염증 : 흡기 시 흉통, 늑막삼출, 타진 시 둔탁음, 호흡음 감소

㉤ 과소환기 : 흉부 확장의 감소

㉥ 호흡성 산독증 : 고탄산증, pH↓

㉦ 패혈증 : WBC↑, 호중구 증가증

④ 치료 및 간호중재

㉠ 광범위 항균제

㉡ 가스교환 증진, 기도개방 유지

- 산소요법 : 저산소혈증 교정
- 기침과 심호흡 교육, 유발폐활량계(Incentive spirometer) 사용
- 수분공급 증가
- 분무요법

㉢ 감염예방

- 위생관리 : 호흡기 장비 소독, 무균법, 손 씻기
- 흡인 예방
- 패혈증 예방 : 감염원을 확인하고 균사멸, 처방된 항생제 투여
- 면역력 증강 : 균형 잡힌 식이, 폐렴구균 및 독감 예방접종(65세 이상 노인은 매년 실시)

     ㉣ 증상 조절
- 열 조절
- 휴식 : 산소요구량, 호흡곤란 감소
- 체위변경 : 무기폐 예방
- 통증 조절 : 진통제 투여
- 기침 : 분비물 배출(흉곽지지)
- 고탄수화물, 고단백 음식 권장
- 급성기에는 안정을 취하나 활동을 제한하지 않는다.

출제유형문제 최다빈출문제

1-1. 항생제 투여 전, 폐렴환자에게 실시해야 하는 검사로 알맞은 것은?

① 흉부 X선   ② 초음파
③ 혈액검사   ❹ 객담검사
⑤ 소변검사

해설
폐렴은 객담검사를 통해 원인균을 찾아내고 그에 맞는 감수성 있는 항생제를 투여해야 한다.

1-2. 탈장 수술을 한 환자의 호흡기계 합병증 예방을 위해 교육해야 할 중재 방안은?

① 조기이상을 권장한다.
② 발살바 수기를 적용한다.
③ 저섬유질 식이를 권장한다.
❹ 수술 부위를 지지하고 기침하게 한다.
⑤ 복위를 취해 준다.

해설
수술 후 호흡기계합병증 예방중재
- 심호흡(시간당 5~10회)과 기침(시간당 10회) 실시
- 환부를 지지하면서 조직의 움직임과 고통을 감소시킨다.
- 간호사나 대상자 자신이 베개나 손바닥으로 절개 부위를 지지해 준다.

2 결핵, 폐농양, 무기폐

(1) 결핵(Pulmonary tuberculosis)

① 원 인

ㄱ Mycobacterium tuberculosis 또는 결핵간균의 비말감염

ㄴ 규폐증과 같은 직업성 폐질환자에게 감염가능성이 높다.

ㄷ 발병 : 숙주의 면역력과 결핵균의 병원성에 의해 결정

ㄹ 위험 요인 : 면역 장애 질환자, HIV 감염자, 약물 중독자, 알코올 중독자 사회경제적 빈곤층, 직업성 폐질환자

② 병태생리

ㄱ 결절 형성 : 염증과정과 세포성 면역반응에 의해 형성

ㄴ 섬유화 : 결핵균이 들어 있는 결절 중심으로 세포가 모여들고 바깥 부위는 섬유화된다.

ㄷ 건락화 : 결절 중심부가 괴사되고 점차 부드러워져 치즈화된다.

ㄹ 석회화 : 건락화 물질에 칼슘이 침착되어 나타난다.

ㅁ 공동 형성 : 건락화된 물질이 액화된 후 공기로 채워진다.

③ 증 상

ㄱ 기침, 체중 감소, 식욕감퇴, 야간 발한, 객혈, 호흡곤란, 발열 오한

ㄴ 피로, 기면, 오심, 불규칙한 월경

ㄷ 기침 : 점액성 또는 화농성 객담, 가슴압박과 흉통 동반

④ 진 단

ㄱ 투베르쿨린반응 검사

• PPD 0.1mL를 전박 내측에 피내주사, 48~72시간 후 판독

• 경결의 직경 : 0~4mm(음성), 5~9mm(의심), 10mm 이상(양성)

• 주사부위가 10mm 이상 부풀어 오르면 검사반응은 양성을 의미하나, 양성반응이 모두 활동성 결핵을 의미하는 것은 아니며, 결핵균에 노출된 적이 있음을 의미하거나 잠복결핵을 의미하기도 한다(확진할 수 없음).

ㄴ 흉부 X-ray

• 과거 결핵균 노출 흔적, 폐침윤, 공동 확인

• 활동성인 경우 건락화

ㄷ 배양 검사

• 객담 검사 : 결핵의 확진, 3회의 검체 검사, 아침 객담 수집(밤 사이 객담에 병원균 농축)

• 결핵환자의 객담검사 음성 : 3개월 투약으로 음성 결과

⑤ 치료 : 항결핵 약물요법

ㄱ 복합약물 사용 : 약제 간 상승 작용, 내성 발생 예방

ㄴ 1일 1회 복용 : 한번에 최대 혈청농도에 도달

ㄷ 공복 시 투여하면 흡수율이 높으므로 권장하나 위장장애가 심하면 식후 복용 가능

ㄹ 살균성 약물 우선 사용(1차약) : INH, RFP, PZA, EMB

ⓜ 소아는 시력장애를 호소하지 못하기 때문에 Ethambutol(EMB) 금기

ⓗ 항결핵 약물

약물명		부작용	간호 시 주의 사항
1차약	Isoniazid (INH)	말초신경염, 간장애 → Pyridoxine 투여로 예방	처음 3달 동안 50세 이상, 알코올 중독자에게 간효소검사, 피로, 허약감, 식욕부진, 권태감 유발, Phenytoin과 함께 복용 시 Phenytoin toxicity 발생
	Ethambutol (EMB)	시신경염, 시력감소, 피부발진	투여 전과 치료 중 주기적으로 시력검사(백내장, 당뇨성 망막질환 등), 시력장애자에게 금기, 신장질환이 있는 경우 주의
	Rifampin (RFP)	분비물과 소변이 오렌지색으로 변함, 위장장애, 열	• 붉은색 소변, 침, 객담, 땀, 눈물이 오렌지색으로 변한다는 것을 알릴 것 • 간 효소를 자극하여 경구용 혈당제, Digitalis, 경구용 항응고제, 경구용 피임약의 배설을 촉진시킨다.
	Pyrazinamide (PZA)	간장애, 요산혈증	간독성 증상 관찰, 간기능과 요산검사 결과 관찰
2차약	Capreomycin	제8뇌신경 손상, 신장장애	• 신장장애와 청력장애 증상 관찰 • 주사 부위에 농양 증상 관찰
	Streptomycin (SM)	제8뇌신경(청신경) 손상, 신장장애	치료 전과 치료 중 주기적으로 청력 검사 : 신장장애 증상 관찰, 노인에서 신장과 청력 장애가 더 잘 발생
	Kanamycin	청각장애, 신장장애	노인과 신장질환자에게 주의하여 사용
	Para-minos-salicylic acid(PAS)	위장장애, 간장애, 나트륨 정체	• 수분이 닿으면 정제가 변함, 갈색이나 보랏빛으로 변한 정제는 사용하지 말 것 • 위궤양, 신장질환, 간질환자에게 사용할 때 주의
	Cycloserine	정신이상, 성격 변화, 경련, 발진	• 경련 관찰, 알코올을 사용할 때 경련발생 증가 • 신장과 간기능 검사 관찰

⑥ 간호중재

　ⓐ 감염전파 예방

　　• 마스크 착용, 기침 시 코와 입을 휴지로 가리도록 하고, 휴지는 따로 비닐에 모아 소각

　　• 일광 소독 : 결핵균은 햇빛, 열에 파괴

　　• 화학요법 첫 몇 주 동안은 타인과 접촉 제한

　　• 방안은 자주 환기시킨다.

　ⓑ 투약교육

　　• 초기에 최소 4가지 약을 병용함을 교육

　　• 약제 복용을 중단하지 않도록 한다(6~18개월 이상 장기복용의 중요성을 알림).

　ⓒ 식이 : 고단백, 고칼로리, 비타민을 보충한 균형 잡힌 식이 제공

ⓔ 결핵환자의 특징적 간호진단

최근 결핵유병률의 증가 이유	• 면역력 저하 • 장기간 보호시설에서 거주 시 • 국민적 무관심 • 사회적 지원체계 미흡 • HIV, AIDS로 인한 결핵사망자 증가 우려 • 경제 위기와 고실업률로 노숙자 증가
결핵환자의 가능한 간호진단	• (호흡곤란/통증/분비물 정체)와 관련된 가스교환 장애 • (과도한 객담)과 관련된 기도개방 유지불능 • (지식부족/약물 부작용)과 관련된 불이행 • (신체요구량보다 적은 섭취/식욕부진)과 관련된 영양부족 • (전염 위험성에 대한 두려움)과 관련된 사회적 고립

(2) 폐농양(Lung abscess)

① 정의 및 원인

ㄱ 정의 : 화농성 세균 감염으로 2cm 이상의 폐실질의 괴사 초래

ㄴ 원 인

• 구강분비물의 흡인

• 종양, 이물질, 기관지 협착에 의한 기관지 폐쇄 후 발생

• 폐렴 병력, 결핵환자, 폐의 진균 감염환자

• 혐기성 및 호기성균

② 증 상

ㄱ 발열(39℃), 기침, 많은 양의 혈액이 섞인 악취 나는 객담

ㄴ 흉통, 오한, 쇠약, 체중 감소, 빈혈

ㄷ 폐 타진 시 탁음, 농양 침범부위 호흡음 감소, X-선상 공동화된 손상부위

③ 진 단

ㄱ 흉부 X-ray : 투과성 있는 경화부위

ㄴ 기관지경 검사

ㄷ 객담 검사

④ 치료 및 간호중재

ㄱ 두 가지 이상 항생제 : 다수 병균이 원인

ㄴ Clindamycin : 4~6주간 투여

ㄷ 흉부 배액

ㄹ 대증요법 : 폐렴 간호중재와 유사

(3) 무기폐(Atelectasis)

① 정의 및 원인

○ 정의 : 폐의 일부 또는 전부가 허탈되어 공기가 없거나 줄어든 상태

○ 원 인

- 호흡을 억제하는 복부 수술이나 흉부 수술
- 흡입 마취
- 심호흡을 방해하는 질환(억제성 폐질환, 혼수, 흉벽외상, 신경 근육성 장애)
- 폐조직을 억압하는 흉막삼출액, 폐실질의 장애(폐농양, 폐종양)
- 기관지 확장증
- 과량의 산소(산소독성)
- 위 내용물이나 이물질의 흡인
- 정상호흡을 방해하는 과도한 진정제 사용
- 부 동

② 증 상

○ 호흡음과 진동음 감소

○ 타진 시 탁음

© 흉곽 움직임의 감소

② 기도 변위

③ 간 호

○ 만성 폐쇄성 폐질환(COPD) 간호와 동일

○ 예방이 중요하다.

© 기도유지와 효과적인 환기증진 : 자주 체위 변경, 심호흡과 기침, 기도 분비물 제거

출제유형문제 최다빈출문제

2-1. 간호학과 학생이 과거력을 고려하였을 때 결핵 양성이라고 판정할 수 있는 사람은?

① 팽진이 4mm이면서 결핵을 앓았던 적이 있는 학생

② 팽진이 10mm이면서 다른 위험 노출이 없는 학생

③ 팽진이 12mm이면서 다른 위험 노출이 없는 학생

❹ 팽진이 6mm이면서 결핵 환자와 접촉한 경험이 있는 학생

⑤ 팽진이 8mm이면서 과거에 결핵 위험 지역을 방문했던 학생

해설

결핵 피부검사 반응

- 팽진 ≥ 5mm : HIV 감염된 경력이 있는 사람, 활동성 결핵 환자와 접촉한 경력이 있는 사람
- 팽진 ≥ 10mm : 유병률이 높은 국가에서 최근에 이주한 사람

2-2. 폐결핵의 활동성 여부를 확인하기 위한 검사는?

① 폐생검
② 폐기능 검사
❸ 객담배양 검사
④ 동맥혈가스분석
⑤ 투베르쿨린반응 검사

폐결핵의 확진
• 투베르쿨린반응 검사에서 양성 반응은 감염을 의미하나 결핵을 확진하지 못한다.
• 흉부 X-선 검사 시 폐침윤과 공동이 나타난다.
• 객담배양 검사를 통해 결핵을 확진할 수 있다.

2-3. 활동성 결핵을 나타내는 검사 결과로 옳은 것은 무엇인가?

❶ 흉부 X선 검사(+), 객담배양 검사(+)
② 흉부 X선 검사(-), 투베르쿨린반응 검사(+)
③ 객담배양 검사(-), 혈액검사(+)
④ 객담배양 검사(-), 투베르쿨린반응 검사(+)
⑤ 투베르쿨린반응 검사(+), 혈액검사(+)

폐결핵의 확진
• 투베르쿨린반응 검사에서 양성반응은 감염을 의미하나 결핵을 확진하지는 못한다.
• 흉부 X선 검사 시 폐침윤, 폐에 공동이 나타난다.
• 객담배양 검사를 통해 결핵을 확진한다.

2-4. 아이소니아자이드(Isoniazid)를 복용 중인 환자에게 부작용을 확인하기 위해 사정해야 하는 것은?

① 시 력
② 청 력
③ 관절통
④ 소변색
❺ 사지 감각

아이소니아자이드(Isoniazid)의 부작용
• 말초신경염의 증상이 나타날 수 있다.
• 사지 감각이 저하되지 않는지의 여부를 사정해야 한다.

2-5. 파이라진아마이드(Pyrazinamide), 리팜핀(Rifampin), 아이소니아자이드(Isoniazid)를 처방받은 활동성 폐결핵 환자의 교육 내용은?

① 제산제와 같이 복용한다.
② 주기적으로 시력검사를 받는다.
③ 약물의 총복용기간은 1개월이다.
❹ 소변이 오렌지색으로 변할 수 있다.
⑤ 청력장애가 있으면 약물을 중단하고 1주일 후 다시 복용한다.

항결핵제
• 항결핵제 약물을 복합적으로 병용한다.
• 1일 1회 복용하며 최소한 6개월 이상 지속한다.
• 살균성 약물(INH, RFP, PZA, SM)을 우선 사용한다.
• 가능한 공복에 투여해 흡수율을 증가시킨다.
• INH의 부작용 : 간염, 말초신경염, Pyridoxin으로 예방할 수 있다.
• RFP : 간염, 자반병, 오렌지색 소변
• PZA : 간독성, 관절통
• ETB : 시력장애
• SM : 청력장애

2-6. 다음 증상을 보이는 환자에게 가장 적절한 병실 환경은 무엇인가?

- 증상 : 객혈, 야간발한, 체중감소
- 검사결과 : 객담배양 검사 시 3회 AFB(Acid fast bacillus) 양성

① 햇빛이 잘 드는 1인실
② 인공호흡기가 비치된 중환자실
❸ 음압이 적용된 1인실
④ 다른 호흡기 환자가 있는 1인실
⑤ 인적이 드물고 조용한 1인실

2-7. 다음 증상을 보이는 폐농양 환자에게 내릴 진단으로 적절한 것은?

- 체온 37.0℃
- spO₂ 88%
- 청진 시 수포음
- 화농성 객담

① 신체손상 위험
② 말초조직 관류장애
③ 불 안
❹ 비효율적 기도청결
⑤ 출혈 위험성

해설
결핵환자의 감염 전파방지
결핵은 비말감염을 통해 전파되므로 전염성이 높다. 따라서 음압이 적용된 1인실에 격리하여야 한다.

해설
폐농양 간호진단
- 청진 시 수포음, 화농성 객담을 보이므로 비효율적 기도청결로 간호진단을 내릴 수 있다.
- 폐농양의 증상으로는 발열과 기침, 다량의 혈액 섞인 객담, 흉통, 빈혈, 체중감소, 쇠약이다.

제 **6** 장

폐쇄성 호흡기 질환

※ 폐쇄성 호흡기질환은 기도가 폐쇄되거나 좁아져서 기도의 공기 유통이 폐쇄되는 질환으로, 만성
　폐쇄성 폐질환, 폐기종, 기관지 확장증, 천식, 낭성섬유증 등을 초래한다.

1 만성 폐쇄성 폐질환

(1) 만성 폐쇄성 폐질환(Chronic obstructive pulmonary disease, COPD)
　① 만성 기관지염(Chronic bronchitis)
　　㉠ 정의 : 일년 중 최소한 3개월 이상 가래를 동반한 기침이 연속적으로 2년 이상 지속
　　㉡ 감염성 자극물이나 담배 연기 같은 비감염성 자극물에 지속적으로 노출되어 발생
　　㉢ 점액선의 수와 크기 증가, 기관지벽이 두꺼워짐 → 점액 과잉생산, 기도의 폐쇄
　② 폐기종(Emphysema)
　　㉠ 정의 : 지속적인 폐포의 확장으로 인해 폐포벽의 파괴와 폐의 과팽창
　　㉡ 폐 탄력성의 손상과 폐의 과잉팽창으로 호흡곤란 초래
　　㉢ 폐포벽의 탄력성 상실, 폐포의 과신전과 확대, 세기관지의 허탈

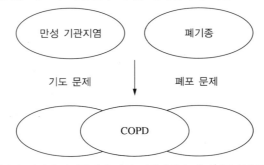

[만성 폐쇄성 폐질환에서 만성 기관지염과 폐기종의 상호작용]

(2) 병태생리
　① 흡연, 대기오염, 직업적 노출(미세먼지)
　② 유전적 요인 : 알파 1-항트립신결핍증(α_1-antitrypsin deficiency)은 α_1-antitrypsin이 결핍되어
　　폐기종을 유발하는 위험인자가 폐조직을 침범하는 유전성 질환
　③ 감염 : 재발하는 호흡기 감염

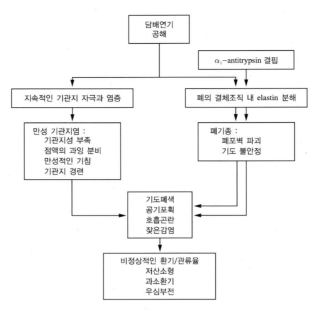

[만성 기관지염과 폐기종의 병태생리]

(3) 증상 및 합병증

구 분	만성 기관지염(Chronic bronchitis)	폐기종(Emphysema)

증 상	• 잦은 감염 병력
	• 호흡곤란은 두드러지지 않으나 청색증이 나타남
	• 타진 : 공명음
	• 청진 : 수포음, 천명음
	• 이른 아침 가래 섞인 기침
	• 호흡성 산독증, 빈맥, 저산소혈증
	• $PaCO_2$↑(50~60mmHg), PaO_2↓(45~60mmHg)
	• 경정맥 팽창, 말초부위 부종, 간비대
	• 우심부전 초래
	• 의존성 부종
		• 호흡곤란 : 저산소혈증
		  – 질환이 진행될 때까지 ABGA가 정상으로 나타날
		    수 있음
		  – 진행될수록 과탄산혈증과 만성 호흡성 산증 심화
		  – 보상으로 대사성 알칼리증 발생
		• 타진 : 과공명음
		• 기침, 객담 적음(기도를 침범하지 않음)
		• 우심실 대상부전
		• 체중 감소

	• 기좌호흡 : 앉으면 호흡곤란 완화 • 술통모양 흉곽–pursed–lip 호흡 • 노력성 호기량↓, 폐활량↓	
합병증	• 산 증 • 호흡기감염 증가 • 폐성 심부전 발생	• 급성 호흡부진 • 소화성 궤양, 위식도 역류 질환 • 우울증, 불안

(4) 치료 및 간호중재

① 치 료

　㉠ 투 약

　　• 기관지 확장제 Inhaled anticholinergic agents, β_2-agonist, Inhaled corticosteroid

　　• 항생제 Ampicillin, Tetracycline 등 광범위 항생제 투여

　　• 이뇨제, Digitalis : 우심부전 치료

　　• α_1-antitrypsin 대체요법

　㉡ 호흡 요법

　　• 분무요법 : Spacer 속으로 기관지 확장제를 넣어 분무로 투여

　　• 산소요법 : 급성 악화 시 PaO_2 60mmHg 이상 유지, Nasal cannula 2~5L/min 제공

② 간호중재

　㉠ 호흡 운동

　　• Pursed lip breathing : 기도허탈 예방, 호흡 속도, 깊이 조절, 이완, 불안 완화

　　• 복부-횡격막 호흡술 : 횡격막의 사용 회복

　㉡ 기관지 경련 예방 : 기도자극 피함(흡연, 먼지, 가스 공기오염)

　㉢ 기도 청결

　　• 2~3L/일 수분섭취 : 분비물을 묽게 한다.

　　• 흉부물리요법

　　• 효율적인 객담배출을 위한 교육 : 단계적 기침

　㉣ 산소공급

　　• 저산소혈증이 있을 때

　　• Nasal prong으로 1~2L/min의 저농도의 산소를 제공

　　• 고농도 산소 투여 시 문제점 : 호흡성 산증의 악화, 저환기 증가, 호흡성 보상기전 방해, 호흡자극 저하

　　• 만성 고탄산혈증 환자는 금기 : 고탄산혈증이 저산소성 환기구통을 억제(호흡자극 중 추가 산소농도에 대한 조절 능력을 상실) → 호흡중단 위험

　㉤ 적절한 영양

　　• 소량씩 잦은 식사

　　• 고열량, 고단백

　　• 가스를 형성하는 음식을 피함

　　• 마른 음식(기침자극), 우유와 초콜릿(타액과 분비물 농도 증가), 카페인(이뇨촉진, 신경과민) 등 금지

　㉥ 불안 완화

　　• 급성 호흡곤란 중 과잉 분비물에 의해 질식할 것 같은 불안 호소

　　• 공황 발생 : 입술을 오므린 호흡, 복식호흡을 하도록 강조

　　• 이완술, 최면술, 생체회환 요법

ⓐ 활동 지속성 유지
- 만성 피로 호소
- 급성기 : 일상생활 보조 필요
- 하루의 활동량을 계획하여 실천하도록, 활동 사이에 휴식시간
- 팔을 들어 올리고 일하지 않도록 운동 내성을 감소시킨다.
- 환자가 자주 사용하는 물건은 손 닿기 쉬운 곳에 위치

출제유형문제 최다빈출문제

1-1. 만성 폐쇄성 폐질환 환자의 ABGA 결과가 다음과 같다. 이 결과를 통해 알 수 있는 것은?

> pH 7.20 PaCO₂ 60, HCO₃⁻ 24mEq/L

① 정 상
② 대사성 산증
③ 대사성 알칼리증
❹ 호흡성 산증
⑤ 호흡성 알칼리증

1-2. 만성 기관지염 환자에게서 다량의 객담과 저산소혈증을 발생시키는 기전은?

① 기관지의 팽창
② 기관지의 수분화
❸ 정맥으로 인한 세기관지 폐쇄
④ 기도의 점액 감소
⑤ 폐포의 대식세포 활성화

1-3. 만성 기관지염 환자가 객담이 끈적거려 뱉어내기가 힘들다고 할 때 해야 할 중재는 무엇인가?

① 흉식호흡을 권장한다.
② 복식호흡을 권장한다.
③ 횡격막 호흡을 권장한다.
④ 6L 산소를 비강캐뉼러로 공급한다.
❺ 분무요법과 진동을 한다.

해설

pH가 7.35 이하이고 HCO₃⁻는 정상이며 PaCO₂ 60이므로 호흡성 산증이다.

해설
만성 기관지염
- 지속적으로 기관지가 자극되고 염증이 생긴다.
- 점액의 과잉 분비와 기관지성 부종으로 인해 기도폐색이 생긴다.
  → 저산소혈증으로 이어지게 된다.

해설
만성 기관지염 치료 및 간호중재
- 객담배출을 돕기 위해 반좌위 등의 체위 배액 및 기침 격려
- 분무요법 및 진동 등을 통해 배액을 돕는다.
- 2~3L/일 수분섭취, 가습
- 필요시 거담제, 기관지확장제 투여

1-4. 폐기능검사 결과가 폐활량 3L, 잔기량 2.5L, FEV₁ 60%이고 ABGA 결과가 O_2 60, CO_2 60인 환자에게 제공할 간호는 무엇인가?

① 고농도 산소를 투여한다.
❷ 기관지 확장제를 투여한다.
③ 심호흡을 하도록 한다.
④ 찬 공기에 노출시킨다.
⑤ 야외활동을 격려한다.

해설

만성 폐쇄성 폐질환 환자의 치료
• 기관지 확장제
• Corticosteroid
• 2~3L/일 수분섭취
• 광범위 항생제 투여
• 안정, 체온조절

1-5. 만성 폐쇄성 폐질환 환자에게 퇴원 시 자가간호를 교육하였을 때, 환자에게 재교육이 필요한 것으로 보이는 환자의 반응은?

① "일상 생활에서 중간에 자주 휴식을 해야겠군요."
❷ "고탄수화물 식이를 해야겠군요."
③ "금연을 해야 하니 니코틴 패치를 붙여야겠군요."
④ "충분히 수분섭취를 해야겠군요."
⑤ "입을 오므리고 하는 호흡을 자주 해야겠군요."

해설

고탄수화물 식이는 이산화탄소의 생성을 증가시키고 기관지 확장제 등의 약물의 효능을 떨어뜨린다. 금연과 수분섭취 생활화, 호흡운동은 COPD의 일반적인 교육이다.

1-6. 만성 폐쇄성 폐질환 환자의 사정결과 중 '활동지속성장애' 간호진단을 내릴 수 있는 자료는?

① 맥박 82회/분
② 산소포화도 95%
③ 혈압 130/80mmHg
❹ 동맥혈산소분압 62mmHg
⑤ 동맥혈이산화탄소분압 45mmHg

해설

활력징후 및 동맥혈 가스 분석을 통한 환자 사정 시 정상 범위
• 맥박 : 60~100회/분
• 산소포화도 : 95~100%
• 혈압 : 120/80mmHg
• PaO_2 : 80~100mmHg
• $PaCO_2$: 35~45mmHg
※ 보기의 사례에서 혈압 및 동맥혈산소분압이 정상범위에서 벗어나 있는 것으로 이 환자의 활동지속성 장애를 내릴 수 있는 근거가 되는 자료는 동맥혈산소분압 62mmHg이다.

1-7. 폐기능 검사 결과가 폐활량 3L, 잔기량 2.5L, FEV₁ 60%이고, ABGA 결과가 O_2 60, CO_2 60인 환자에게 제공할 간호는 무엇인가?

① 고농도 산소를 투여한다.
❷ 기관지 확장제를 투여한다.
③ 심호흡을 하도록 한다.
④ 찬 공기에 노출시킨다.
⑤ 야외 활동을 격려한다.

해설

만성폐쇄성 폐질환 환자의 치료
• 기관지 확장제
• Corticosteroid
• 2~3L/일 수분섭취
• 광범위 항생제 투여
• 안정, 체온조절

2 **기관지 확장증**

(1) 기관지 확장증(Bronchiectasis)

① 정의 : 감염에 의한 기관지벽의 탄성, 근육성 구성요소 파괴에 의해 기관지가 비가역적으로 확대

② 병태생리

반복적인 감염 → 염증세포 기관지 내 침윤 → 세균의 단백질 분해효소와 염증세포 자극으로 기관지 벽 손상 → 정상조직이 섬유성 반흔 조직으로 대치 → 늘어진 소낭 생성

(2) 증 상

① 많은 양의 냄새나는 3층 화농성 객담 : 흐린 점액-깨끗한 침-흐린 농물질

② 운동성 호흡곤란, 피로, 체중감소, 식욕부진

③ 폐 전체에서 천명음, 곤봉 손가락, 폐성 심장질환

(3) 치료 및 간호중재

① 항생제 투여 : 객담의 양이나 화농성이 심할 시에만 사용

② 저산소혈증 : 기관지 확장제, 산소 공급, 간헐적 양압 호흡

③ 수술 : 분절 절제술, 폐엽 절제술-적절한 폐기능 환자에게만 시행

④ 기도청결

㉠ 수분섭취, 가습

㉡ 기침을 격려

㉢ 기관지 확장제, 거담제, 점액용해제 투여

㉣ 흉부 물리요법, 잦은 체위변경

⑤ 감염예방 : 인플루엔자, 폐렴 예방접종

⑥ 기도 자극을 피함 : 흡연, 공기오염을 피함

⑦ 적절한 영양 공급 : 감염에 대한 내성 유지

출제유형문제 _{최다빈출문제}

다음 증상으로 예견될 수 있는 질환은?

- 많은 양의 냄새나는 3층 화농성 객담
- 운동성 호흡곤란, 피로, 체중감소
- 폐 전체에서 천명음, 곤봉 손가락, 폐성 심질환

① 만성 기관지염
② 폐기종
③ 천 식
❹ 기관지 확장증
⑤ 폐 렴

해설

기관지 확장증

- 감염에 의한 기관지벽의 탄성과 근육성, 구성요소 파괴에 의해 기관지가 비가역적으로 확대된 상태
- 많은 양의 냄새나는 3층 화농성 객담 : 흐린 점액-깨끗한 침-흐린 농물질

3 **천 식**

(1) 천식(Asthma)

① 정의 : 기도의 만성 염증질환, 기도 과민성의 증가, 가역적인 기도 폐쇄를 특징으로 하는 폐쇄성
폐질환

② 병태생리

㉠ 초기 천식 반응

알레르기원에 노출된 후 1 시간 이내에 반응이 나타난다. IgE 매개 비만세포(Mast cell)의 활성화,
염증성 매개물질 분비 → 기관지 평활근 수축, 혈관확장, 모세혈관 투과성 증가, 기관 상피세포
손상 → 기관지 경련, 점액 생산 증가, 점막부종, 다량의 객담분비

㉡ 후기 천식 반응

알레르기원 노출 4~6시간 후에 발생, 호중구, 호산구의 기도 침윤, 면역세포의 침윤 → 만성
염증반응 진행 → 기도의 직경 감소, 점막 염증, 기관수축, 과다한 점액 분비로 인한 기도저항
증가 → 폐의 과팽창 → 호흡근육 운동의 변화, 환기비율 불균형, 동맥혈 가스분압 변화

(2) 원 인

① 외인성(아토피성) 천식 : 보통 어린이나 젊은이에게 호발, 급성으로 발작, 간혹 만성화, 유전적 원인

㉠ 감염 : 호흡기 감염

㉡ 운동 유발성

㉢ 항원 과민성

• 집먼지 진드기, 동물 털/비듬, 바퀴벌레, 꽃가루, 곰팡이, 먼지, 연기

• 음식이나 식품 첨가물

• 기후의 변화(차가운 공기 등)

㉣ 직업성 물질

㉤ 감정적 변화, 과도한 스트레스

㉥ 내분비의 변화(임신, 폐경, 사춘기, 월경)

② 내인성(비아토피성) 천식

㉠ 35세 이후 성인에게 발병, 예후가 나쁘다(만성화).

㉡ 아스피린 민감성

(3) 증 상

① 호흡곤란(Dyspnea), 기침(Cough), 쌕쌕거림(Wheezing)

② 발작 시작 시 기침과 함께 가슴이 죄어오는 느낌 → 호흡이 거칠어지고 쌕쌕거린다.

③ 급성 발작 : 기이성 맥박, 보조호흡근 사용, 비익확장

④ 발작 종료 시 가래를 동반한 기침 발생 : 다량의 진하고 끈끈한 객담

⑤ 경한 저산소혈증의 호흡성 알칼리증, 저산소혈증의 호흡성 산독증

⑥ 측부팽창 →, 과공명음, 호흡음↓, 횡격막 운동↓

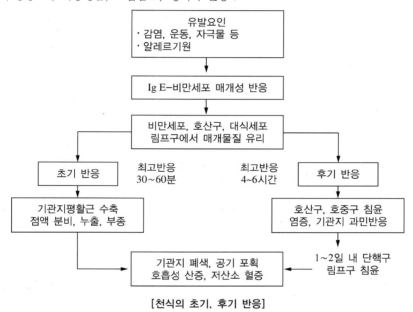

[천식의 초기, 후기 반응]

(4) 진 단

① 폐기능 검사

  ㉠ FVC-정상 또는 감소, FEV_1-감소, FEV_1/FVC-감소

  ㉡ 기관지 확장제 투여 후 검사 시 12%(또는 15%) 이상의 FEV_1 증가

  ㉢ RV(잔기 용적) : 증가

② 동맥혈가스 검사

  ㉠ 산소분압 : 감소(무증상인 경우는 정상)

  ㉡ 이산화탄소분압 : 경증 발작에서는 감소, 중증 발작 시 증가

  ㉢ pH : 경증 시 증가, 중증 시 감소

③ 알레르기 피부반응 검사 : 천식의 원인 항원을 확인하고 아토피 여부를 판정하기 위한 검사

④ 객담검사 : 객담 내 호산구 증가, IgE 증가

(5) 치 료

① 기관지 확장제

    ㉠ β_2-agonists : β_2 수용체에 작용하여 기관지 평활근 이완, 특정 염증세포 억제

        • 단기작용 : Albuterol, Terbutaline

        • 장기작용 : Salmeterol, Formoterol

    ㉡ Anticholinergics : 교감신경활동을 현저하게 자극(Ipratropium(Atrovent), Tiotropium)

② 항염증제

    ㉠ Corticosteroids 염증매개물질의 생성을 억제

        • 흡입용 : Fluticasone(Flovent), Budesonide(Pulmicort)

        • Prednisolone, Methylprednisolone

    ㉡ 비스테로이드 제제 : 비만세포 안정제(예 Cromolyn sodium, Nedocromil sodium)

    ㉢ Leukotriene 완화제 : Zileuton(zyflo), Montelucast(Singulair)

    ※ 급성 중증천식(Acute severe asthma)

        • 증상 : 기이맥(Pulsus paradoxus), 보조호흡근 사용

        • 진 단

            - $PaO_2\downarrow$, $PaCO_2$ 정상 or 증가$\uparrow$, 저산소혈증을 동반한 호흡성 알칼리증

            - FEV_1, PEFR<50%

        • 치료 : β_2-agonist 흡입, Aminophylline IV, Steroid IV, O_2 수액 공급

(6) 간호중재

① 만성 천식(Chronic asthma)

    ㉠ 자가간호

        • 약물 투여 이행 확인

        • 부작용과 투여방법 교육

        • 처방받지 않은 약물 투여 방지

    ㉡ 환 경

        • 기관지 경련을 일으키는 자극물 제거

        • 먼지 없는 환경 제공

        • 호흡기 감염 조기치료

        • 온도, 습도 조절 : 차고 건조한 공기에서 천식발작 호발(밤)

    ㉢ 이완운동 : 불안감소

② 급성 천식(Acute asthma) : 병력 사정을 최소화하고 증상 완화를 위해 신속하게 중재
  ㉠ 기도개방
    • Inhaled rapid-acting β_2-agonist
    • 스테로이드를 구강 투여
  ㉡ 산소공급
    • 비강캐뉼러 : 6L/min
    • 마스크 50% 농도의 산소
    • 마스크는 질식감을 느낄 수 있어 비강캐뉼러 선호
    • 이산화탄소 정체가 있는 환자는 금기
  ㉢ 불안조절
    • 간호사가 옆에 있어 주며 부를 때 즉시 반응
    • 지시에 덜 따르게 되나 참을성 있게 반복 설명
    • 환자가 선택하는 편안한 체위

출제유형문제 최다빈출문제

3-1. 급성 천식발작의 증상을 나타낸 환자에게 가장 우선적으로 투여해야 할 약물은?

① 에피네프린(Epinephrine)
② 프로프라놀롤(Propranolol)
❸ β_2 아드레날린효능제(Ventoline)
④ 항콜린성제제(Atrovent)
⑤ 싱귤레어(Singulair)

해설
기관지확장제
• β_2 아드레날린효능제(Albuterol, Terbutaline) : β_2 수용체에 작용하여 기도의 평활근을 이완시킴
• Methylxanthine(Aminophylline, Theophylline) : 세포 내 cAMP 증가
• Anticholinergic(Atrovent) : 작용시간이 느림

3-2. 기관지 천식 환자에게 테오필린을 투여할 때 주의 깊게 사정해야 할 부작용은?

① 기 침
❷ 부정맥
③ 저혈당
④ 체중 증가
⑤ 구강 건조

해설
테오필린(Theophylline)
체내 농도가 치료적 범위를 벗어날 경우 심근의 수축력과 심전도력을 증가시켜 심계항진, 빈맥, 기외수축, 맥박 증가 등의 부작용을 초래할 수 있다.

3-3. 급성 천식발작 환자에게 우선적으로 사용하는 약물은?

① 질루톤(Zileuton)
❷ 알부테롤(Albuterol)
③ 풀미코트(Pulmicort)
④ 테오필린(Theophylline)
⑤ 네도크로밀(Nedocromil)

해설

급성 천식발작 간호중재

천식 발작 1차 치료는 속효성 베타2 항진제의 반복 흡입, 전신 스테로이드의 조기 투여 및 산소요법이 권장된다. 치료를 통해 빨리 기도 폐쇄를 완화하여 저산소증을 호전시키고 발작의 재발을 예방한다. 급성 천식발작의 경우 테오필린(Theophylline)은 효과와 안전성 차원에서 속효성 베타2 항진제에 비하여 미미하다.

3-4. 천식 완화를 위해 흡입용 코르티코스테로이드를 사용하는 환자에게 필요한 교육 내용은?

① 약물 흡입 후 숨을 바로 내쉰다.
❷ 흡입기 사용 후에 입안을 헹군다.
③ 흡입할 때 고개를 숙이고 흡입한다.
④ 증상이 있을 때마다 흡입기를 수시로 사용한다.
⑤ 흡입기를 누르기 전에 숨을 끝까지 들이마신다.

해설

흡입용 코르티코스테로이드의 사용법

• 코르티코스테로이드는 베타 작용제와 달리 반드시 처방된 용량만을 사용하여야 하며 증상이 나타나지 않더라도 매일 사용해야 한다.
• 구강 내에 흡입 투여에만 사용한다.
• 흡입 후 양치질을 하거나 적어도 입을 헹구어야 한다(구강 칸디다증 및 목이 쉬는 것을 예방하기 위해서).

3-5. 천식 환자에게 지식 부족 간호진단을 내릴 수 있는 것은?

① 금연하도록 하겠습니다.
② 고탄수화물 식이를 하도록 하겠습니다.
③ 알레르기원을 피하도록 노력하겠습니다.
❹ 가압식 정량분무흡입기를 흡입하고 바로 내쉽니다.
⑤ 천식발작 시 기관지 확장제가 포함된 분무기를 흡입하겠습니다.

해설

천식 환자의 약물 투여

• 경구 투여나 정맥 투여보다 호흡기에 직접 분사하여 흡입하는 방식이 효율적이다.
• 정량분무기흡입기를 사용한다.
• 흡입 후 10초간은 내쉬지 말고 머금으며 약이 흡수될 때까지 기다려야 한다.

4 **낭성섬유증, 진폐증**

(1) **낭성섬유증(Cystic fibrosis, CF)**
  ① 정의 : 백인에게 가장 흔한 치명적인 열성 상염색체성(7번염색체) 질환
    ㉠ 외분비선이 폐쇄되거나 분비가 정상적으로 되지 않는 유전질환으로 땀샘, 호흡기, 소화기(췌장), 생식기에 영향
    ㉡ 90%가 심한 폐질환으로 사망
  ② 병태생리
    ㉠ 폐손상(Pulmonary damage) : 점액 폐색, 염증, 부종 및 평활근 수축
    ㉡ 췌장 및 위장관 침범 : 췌장부전은 대체적으로 장폐색 유발, 경련 및 복부통증
    ㉢ 당내성(Glucose intolerance) : 췌장의 섬유화로 인해 랑게르한스섬 폐색
  ③ 증 상
    ㉠ 폐증상 : 만성 습성 기침과 기관지염 재발, 악설음, 수포음, 곤봉지두, 가쁜 호흡
    ㉡ 위장관 : 체중감소, 경련 및 복부통증, 지방변
    ㉢ 당내성 : 다뇨, 다식, 다음, 다갈
  ④ 진 단
    ㉠ 땀에서 Chloride 농도가 2회 이상 80mEq/L 이상
    ㉡ 췌장 외분비선의 기능부전
    ㉢ 흉부 X-ray상에 COPD인 경우
    ㉣ 낭성섬유증 가족력이 있는 경우
    ㉤ 녹농균과 포도상구균에 의한 만성 기관지염 및 기관지 확장증이 있으며, 악화가 반복되는 경우
    ※ 위의 소견 중 2개 이상에 해당되면 확진
  ⑤ 치 료
    ㉠ Dornase 투여
    ㉡ 점액용해제 투여
    ㉢ 항생제 투여
    ㉣ 기관지확장제 투여
  ⑥ 간호중재
    ㉠ 폐감염 예방 : 체위배액, 타진법 시행
    ㉡ 습도 유지
    ㉢ 객혈 시 : 침상머리를 올려주고, 최소 24시간 동안 체위배액, 타진법 금지
    ㉣ 적절한 영양 제공 : 지용성 비타민 제공, 소량씩 자주 섭취

(2) 진폐증(Pneumoconiosis)

① 원 인

ⓐ 분진 흡입으로 폐섬유화가 발생된 만성 직업성 폐질환

ⓑ 규폐증(Silicosis) : 장기간 규산 흡입으로 폐 전체에 규폐성 결절 형성

② 증 상

ⓐ 활동 시 호흡곤란, 기침, 천식음, 객담, 흉통, COPD로 발전

ⓑ 동맥혈 산소분압 감소, X-ray상 폐심성 소견

③ 합병증

ⓐ 규폐증 - 폐결핵

ⓑ 석면침착증 - 폐암

④ 예 방

ⓐ 분진의 위험을 줄일 수 있는 안전 수칙

ⓑ 마스크 착용, 작업장 환기, 금연, 규칙적 운동

⑤ 치료 및 간호중재 : COPD 대상자와 유사

⑥ 폐쇄성 폐질환과 억제성 폐질환 비교

구 분	폐쇄성 폐질환	억제성 폐질환
특 징	• 기도저항이 증가되는 질환으로 기도의 탄력과 개방성에 영향을 주는 질환 • 호기가 일차적으로 영향을 받는다.	• 흉벽이나 폐실질에 변화와 장애를 일으키는 질환 • 폐와 흉곽의 신장성이 감소되는 폐질환 • 흡기가 일차적으로 영향을 받는다.
관련 질환	폐기종, 만성 기관지염, 천식, 기관지 확장증, 낭포성 섬유증 등	폐렴, 폐농양, 폐수종, 호흡근육의 마비, 폐결핵 등

출제유형문제 최다빈출문제

다음 중 억제성 폐질환의 특징에 속하는 것은?

① 호기가 일차적으로 영향을 받는다.

② 기도저항이 증가하는 질환이다.

③ 기도의 탄력과 개방성에 영향을 받는다.

❹ 폐와 흉곽의 신장성이 감소된다.

⑤ 폐기종, 만성 기관지염과 관련되어 있다.

해설
억제성 폐질환
• 흡기가 일차적으로 영향을 받는다.
• 흉벽이나 폐실질에 변화와 장애를 일으킨다.
• 폐와 흉곽의 신장성이 감소된다.
• 폐렴, 폐농양, 폐결핵 등과 관련되어 있다.

제 7 장

호흡기계 신생물

1 후두암(Laryngeal cancer)

(1) 정의 및 원인

① 정의 : 후두(성대)에 생기는 악성 종양
② 원 인
  ㉠ 원인 불명이나 유전적 요인, 성대 혹사, 유두종의 악성화, 전암성 병변의 진행 등
  ㉡ 흡연, 음주, 특히 흡연자는 비흡연자에 비해 발생 빈도가 아주 높다.
  ㉢ 남성, 60세 이후 호발

(2) 분 류

① 성문부암(Glottic) : 80%, 성문에 제한된 암, 진성대 전연합부에 호발
② 성문상부암(Supraglottic) : 24~42%, 성문 위 구조의 암
③ 성문하부암(Subglottic) : 4~6%, 성문 아래 구조의 암

(3) 증 상

① 성문부암 : 쉰 목소리(조기 증상), 이물감, 객담, 기침. 말기에 호흡 및 연하곤란
② 성문상부암
  ㉠ 증상이 없이 지내다 T_3, T_4에서 발견, 초기에 쉰 목소리 증상은 많지 않다.
  ㉡ 후두이물감, 연하통, 이통, 호흡 및 연하곤란 등
③ 성문하부암 : 호흡곤란이나 천명, 위치상 조기발견이 어렵다.

(4) 진 단

① 직, 간접 후두경 검사
② 흉부방사선 검사 : 폐전이, 만성 폐쇄성 폐질환 시
③ 후두조영술, CT, MRI 등

(5) **치료** : 후두절제술(Laryngectomy)

① **후두부분절제술(Partial laryngectomy)** : 성대의 한 부분에만 침범된 초기 성문암일 때, 고용량의 방사선 치료 실패 시 시행, 수술 후 기도는 보존, 목소리가 변화할 수 있으나 말은 할 수 있다.

② **후두전절제술(Total laryngectomy)** : 후두 전체와 전후두개 공간을 제거하고 영구적인 기관절개술 시행, 목소리의 영구적 상실이 있고, 기도변화로 공기의 흐름이 변화한다.

③ **근치적경부절제술(Radical neck dissection)** : 전이 위험이 높을 때 시행, 악하타액선, 흉쇄유돌근, 내경정맥, 척수부신경 갑상샘, 부갑상샘 제거

(6) **간호중재**

① **수술 전**

㉠ 수술과정에 대한 설명

㉡ 수술 후 외모변화, 언어상실 기간이 있으므로 의사소통법과 가족 지지망을 고려

㉢ 호흡양상과 영구적인 의사소통 변화에 대해 대상자와 가족 이해

② **수술 후**

㉠ 기도 개방 유지

• 자주 흡인 : 분비물 제거

– 전후두절제술 : 소화기로부터 기관의 영구적 분리 → 잘 흡인되지 않는다.

– 부분후두절제술 : 후두개 제거 → 연하장애가 있어 기도흡인의 위험이 있다(후두를 닫는 반사궁이 성문상부 후두에 위치).

• 습기 제공 : 호흡기 점막 건조 예방

• 기침, 심호흡, 조기이상 격려 : 폐 합병증 예방

• 기관절개관 관리 교육

• 통목욕, 수영 금지 : 샤워 시 개구부(Stoma)에 물이 들어가지 않도록 주의

㉡ 출혈 사정

• 활력징후 자주 측정 : 저혈압, 빈맥

• 상처배액 관찰

– 증가 : 출혈

– 감소 : 배액이 제대로 안 된다.

㉢ 봉합부위 간호

• 체위변경 시 머리 지지 : 봉합선 긴장 방지

• 반좌위 : 림프계, 정맥배액 증진, 봉합선 압력 감소

㉣ 의사소통

• 수술 전에 비언어적 의사소통 교육

• 언어재활훈련

– 전자 목 진동기 : 목 조직을 통해 구강 내로 떨림 전달

– 식도음 : 식도로 들어간 공기의 역류 이용

ⓜ 운 동
- 광범위한 목 절제 : 흉쇄유돌근 제거, 승모근 위축
- 어깨와 목 운동
- 손가락으로 벽 오르기

후두암으로 전후두절제술을 한 환자의 간호중재로 옳은 것은?

❶ 체위변경 시 머리를 지지한다.
② 습기를 제한한다.
③ 통목욕, 수영은 격려한다.
④ 수술 후에 비언어적 의사소통을 교육한다.
⑤ 기도흡인의 위험이 있기 때문에 흡인은 제한한다.

해설
전후두절제술의 간호중재
- 체위변경 시 봉합선의 긴장을 방지하기 위해 머리를 지지한다.
- 호흡기 점막의 건조를 예방하기 위해 습기를 제공한다.
- 샤워 시 개구부에 물이 들어가지 않도록 주의한다.
- 수술 전에 비언어적 의사소통을 교육한다.
- 기도개방을 유지하기 위해 흡인을 자주 한다(잘 흡인되지 않음).

2 폐암(Lung cancer)

(1) 위험요인

① 만성적 자극 또는 염증 유발물의 흡입에 반복 노출

② 흡연, 대기오염, 석면, 라돈, 비소, 중금속, 산업장 발암 물질, 유전적 요인, 식이(비타민 A 결핍) 등

(2) 분 류

분 류	부 위	특 징
편평세포암 (Squamous cell carcinoma)	기관상피	• 90% 이상이 흡연자, 진단이 어렵다. • 가장 악성도가 높고 증식속도가 빠르다. • 조기에 전이를 일으킨다.
소세포암 (Small cell carcinoma)	기도 중심	• 분화가 느림, Ⅰ, Ⅱ단계일 경우 외과적 절제가능 • Intercellular bridge, Keratin • 종괴의 중심에 괴사를 일으켜 공동을 형성
선암 (Adenocarcinoma)	폐의 말초	• 비흡연자에서 호발, 대부분 여성 폐암 • 대부분 말초형으로 나타난다. 초기에 원격 전이 • 비후성 골관절증을 잘 일으킨다.
대세포암 (Large cell carcinoma)	• 어느 부위나 발생 • 말초부위 호발	• 큰 원발성 암 • 전이가 늦다.

※ 선암과 편평세포암이 가장 빈발

(3) 증 상

① 폐암의 종류, 발생부위, 전이여부에 따라 달라진다.

② 객담을 동반한 지속적인 기침, 천명음, 협착음, 호흡곤란, 객혈

③ 폐색악화 : 감염(폐렴)발생, 흉막마찰음

④ 세기관지 말단부, 말초혈관신경 침범 : 흉부, 어깨 등의 통증

⑤ 후두신경 침범 : 쉰 목소리

⑥ 종양의 흉곽 내 확산 : 편측횡격막 마비, 연하곤란, 상대정맥 폐쇄

⑦ 전신증상 : 지속적 오한, 발열, 악액질, 식욕감퇴, 체중감소

⑧ 내분비계 증상 : 쿠싱 증후군, 항이뇨호르몬분비이상 증후군(SIADH), 여성형 유방, 고상지두, 비후성 골관절증

⑨ 혈액학적 증상 : 심부정맥혈전, 쇠약성 심내막염, DIC

⑩ 신장 증상 : 사구체염

(4) 진 단

    ① 흉부 X-ray 촬영, Sputum cytology

    ② 기관지 내시경, 흉강경, 개흉술

    ③ 경피적 생검, CT, PET

(5) 치 료

    ① 외과적 수술

        ㉠ 쐐기절제술(Wedge resection)

          • 폐의 해부학적 손상 없이 조직 일부 제거

          • 경계가 분명한 양성종양, 전이된 종양이나 결핵 등 국소화된 염증성 질환

        ㉡ 폐분절절제술(Segmentectomy)

          • 하나 또는 그 이상의 폐분절 제거

          • 폐농양이나 낭포, 전이된 악성종양 등

        ㉢ 폐엽절제술(Lobectomy)

          • 영향받은 폐엽 제거

          • 폐엽에 국한된 기관지성 악성종양, 양성종양 등

        ㉣ 폐절제술(Pneumonectomy)

          • 한쪽 폐 전체 제거

          • 암이 기관지 중앙에 위치한 경우, 폐엽절제술로 병소를 모두 제거하지 못할 때

    ② 방사선 요법

        ㉠ 흉곽 내에 제한적이거나 국소적일 때 효과적

        ㉡ 절제 불가능한 암, 환자가 수술 불가능할 경우

        ㉢ 고식적 치료 : 증상 완화

    ③ 화학요법(소세포암)

        ㉠ 진단 시 이미 전이되어 수술, 방사선 요법 모두 비효과적

        ㉡ 화학요법으로 1년까지 생존기간 연장

(6) 간호중재

    ① 수술 간호 : 흉곽 수술 참조

    ② 방사선 요법

        ㉠ 흉부방사선 치료 : 폐렴, 폐 섬유화 유발

        ㉡ 심한 폐기능 장애 예방 : 폐 기능 이상의 증상 조기발견

③ 항암 화학요법

　ⓐ 골수억제

　　• 백혈구 감소증 → 감염위험성(감염증상 관찰 : 열, 오한, 감기증상)

　　• 혈소판 부족 → 출혈위험성(출혈증상 관찰 : 혈종, 혈뇨, 잇몸 출혈)

　ⓑ 오심, 구토

　　• 고칼로리, 고단백질 식이 제공

　　• 항구토제 투여

　ⓒ 자긍심 저하(탈모)

　　• 가발을 사용할 수 있음을 알려 준다.

　　• 탈모는 일시적임을 알려 준다.

출제유형문제 최다빈출문제

폐암 환자의 보호자가 간호사에게 폐암 생존율이 낮은 이유를 물어보았다. 이때 간호사가 대답할 수 있는 말로 적절한 것은?

① 항암 및 방사선 치료가 효과가 낮기 때문이다.
② 염증이나 합병증이 많이 생기기 때문이다.
③ 폐를 직접적으로 압박하기 때문이다.
④ 초음파 검사 시 폐가 잘 보이지 않기 때문이다.
❺ 증상이 나타날 때에는 이미 전이가 되어 있는 경우가 많기 때문이다.

해설
폐암은 진단이 어렵고 폐암의 종류 중 가장 흔하게 발생하는 선암(32%)과 편평세포암(29%)의 경우 초기에 원격전이가 일어나는 경우가 흔하다.

8 제 장

흉부수술

1 흉부수술

(1) 수술의 종류

① 시험적 개흉술

② 폐절제술 : 전폐절제술, 폐엽절제술, 폐분절절제술, 쐐기절제술

③ 피질박리술

④ 흉곽성형술

⑤ 폐 이식술

(2) 수술 전 검사와 준비

① 체액균형 및 최적의 영양상태 유지 : 충분한 수분섭취, 고단백, 고열량, 고비타민 식이

② 급성 호흡기 감염 치료

③ 금 연

④ 객담 검사, 폐기능 검사, 흉부 X-선 촬영, 기관지경 검사, 심전도, 심도자술

⑤ 수술 중 기도 분비물 감소를 위하여 다른 수술보다 아트로핀을 많이 투여

⑥ 수술 전 교육 : 기침, 심호흡, 자세변경, 호흡운동, 다리 및 수술 쪽 팔과 어깨의 관절운동(ROM), 밀봉배액법 등

(3) 수술 후 간호

① 목 적

㉠ 기도를 깨끗이 유지하여 환기기능과 폐의 재팽창 도모

㉡ 밀봉배액체계를 적절하게 유지

㉢ 팔운동과 영양증진

㉣ 절개부위의 출혈을 계속 관찰

② 체 위

㉠ 의식이 없을 때 : 똑바로 고개를 옆으로

㉡ 의식이 돌아오고 활력징후의 안정 : 반좌위(상대 정맥압 완화)

안심Touch

ⓒ 수술의 종류와 방법에 따라 다름
- 폐엽절제술 : 어느 쪽으로나 돌아누울 수 있음
- 전폐절제술 : 종격동 변위와 남은 폐의 압박 방지를 위하여 환측을 아래로 1/4 정도의 측위를 취하고 1~2시간마다 변경, 종격동 지지가 안 되기 때문에 완전 측위를 엄격히 금한다.

③ 활력징후 측정
ⓖ 수술 직후 2~3시간 15분마다, 안정되면 30분마다 3~4시간, 그 후 1시간마다
ⓛ 혈압은 수술 후 24~36시간 동안 세심하게 관찰
ⓒ 저혈압이 계속되면 출혈 및 심장질환의 가능성을 의심

④ 중심정맥압과 동맥압 측정 : CVP, Swan Ganz catheter

⑤ 충분한 수액량과 영양 : I/O 정확히 측정

⑥ 심호흡, 기침, 체위변경과 통증관리
ⓖ 기침과 심호흡은 의식회복 후 1시간마다 24시간 동안 계속 실시
ⓛ 무기폐, 폐렴 방지를 위하여 진통제의 투약 후 20~30분이 지나서 실시
ⓒ 흉곽절개선 지지
ⓔ 분비물을 효과적으로 배출하지 못하면 흡인 실시

⑦ 조기이상 및 팔과 어깨 운동
ⓖ 순환과 환기 개선
ⓛ 활력징후가 안정되면 가능한 빨리, 수술한 날부터 수동적 팔운동 시행 : 팔의 기능 제한 예방, ROM 운동 시작
ⓒ 산소투여 중 운동 실시
ⓔ 운동 전 기침과 객담 배출, 통증 완화, 통증에 따라 운동량의 조절
ⓜ 팔운동을 하지 않을수록 팔이 더 뻣뻣해진다는 것을 교육

⑧ 수술 직후부터 혈중 산소분압이 정상으로 될 때까지 산소 투여

⑨ 흉부 X-선 촬영
ⓖ 수술 후 수일 동안 매일 검사하여 경과를 확인
ⓛ 폐의 팽창이나 허탈, 폐실질 조직, 기도의 염증, 무기폐, 흉막강 내의 공기 축적을 확인

출제유형문제 최다빈출문제

흉부수술 후 간호중재에 대한 설명으로 옳은 것은?

① 되도록 침상안정시킨다.
② 캐뉼러로 1L/min 정도의 산소를 사용한다.
❸ 장운동이 돌아오면 한 모금 정도의 따뜻한 물을 제공하여 기침을 원활하게 한다.
④ 수술하지 않은 부위를 아래로 한 체위를 유지한다.
⑤ 전폐절제술 시 남은 폐의 압박 방지를 위해 완전 측위를 취한다.

해설
흉부수술 후 간호중재
- 폐합병증을 예방하기 위해 조기이상을 격려한다.
- 캐뉼러로 6L/min 정도의 산소를 제공한다.
- 폐엽절제술 : 어느 쪽이든 돌아누울 수 있다.
- 전폐절제술 : 종격동 변위와 남은 폐의 압박 방지를 위하여 1/4 정도의 측위를 취하고 1~2시간마다 변경해야 하며, 종격동 지지가 안 되기 때문에 완전 측위를 엄격히 금한다.

제 9 장

흉곽외상 및 흉막질환

1 늑골골절, 연가양 흉곽

(1) 늑골골절(Rib fracture)

① 특징 및 원인
- ㉠ 특징 : 가장 흔한 흉부 손상
- ㉡ 원인 : 타격, 재채기 또는 심한 기침으로 인한 긴장, 분쇄성 손상

② 합병증 : 혈흉, 기흉, 폐렴(주로 노인환자)

③ 증 상
- ㉠ 흡기 시 손상부위의 통증 증가
- ㉡ 흉부가 고정되며 얕은 호흡
- ㉢ 국소적 압통, 촉진 시 주위에 염발음(Crepitus)이 나타난다.

④ 치료 및 간호
- ㉠ 합병증이 없으면 자연 치유(3~6주)
- ㉡ 반좌위 : 호흡이 용이
- ㉢ 진통제 투여 : 통증을 경감하여 호흡을 증진시킨다.
- ㉣ 심호흡 격려, 며칠 간 힘든 일은 삼갈 것을 교육한다.
- ㉤ 흉곽 지지 및 억제 : 흉곽의 움직임 제한으로 환기 장애(무기폐, 폐렴)가 발생하므로 잘 사용하지 않는다.

(2) 연가양 흉곽(Flail chest)

① 정의 및 병태생리
- ㉠ 정의 : 늑골이 양측으로 골절되어 호흡 시 흉벽의 다른 부위와는 독립된 운동양상을 보인다.
- ㉡ 병태생리
  - 흡기 시에 함몰하고 호기 시에 팽창하는 역행성운동(Paradoxical movement) → 저환기 (Hypoventilation) 상태 초래 가능성이 높다.
  - 흡기 시 손상되지 않은 폐쪽으로 종격동이 이동하게 된다.

② 증 상
　㉠ 심한 흉통
　㉡ 역리적 호흡 : 비대칭적인 흉부 운동
　㉢ 종격동의 진동
　㉣ 호흡곤란의 증대, 호흡 시 보조 근육 이용, 호흡 곤란에 따른 불안
　㉤ 빠르고 얕은 호흡, 청진 시 호흡음 감소
　㉥ 환기 저하로 인해 저산소혈증, 청색증 유발
③ 치료 및 간호중재
　㉠ 환측으로 눕힌다(연가양 부위 안정, 손상 받지 않은 쪽의 폐의 팽창 도움). 일시적인 방법
　㉡ 내부공기 안정법 : 기관내삽관 후 일정기간 인공호흡기 보조
　㉢ 외부고정법 : 흉곽 외부에서 견인장치로 흉곽을 안정
　㉣ 장기적 호흡지지 요구 시 기관절개술 시행
　㉤ 기도유지 및 산소 공급 : 기도흡인, 가습, 적절한 수분섭취, 습화된 산소 공급
　㉥ 안위 증진 : 진통제·근이완제 투여, 기침과 심호흡 시 연가양 부위지지
　㉦ 쇼크 감시 : 활력징후, 수분과 전해질 균형을 주의 깊게 관찰

2 기흉, 혈흉

(1) 기흉(Pneumothorax)

① 정의 및 원인

ㄱ 정의 : 장측 혹은 벽측 흉막의 손상으로 폐와 흉벽 사이의 흉막강 안에 공기가 축적되어 흉막 내압이 상승하고 폐가 허탈되는 상태

ㄴ 원 인

- 폐쇄성 기흉 : 선천적 허약, 비관통성 외상 시 골편이 폐를 찔렀을 때, 만성 폐질환
- 개방성 기흉 : 자상, 총상, 흉곽천자 합병증 등

② 분 류

③ 병태생리, 증상

구 분	개방성(Open) 기흉	폐쇄성(Closed) 기흉	긴장성(Tension) 기흉
병태생리	관통성 흉부창상으로 인해 흉막내강이 대기압에 노출	• 골절된 늑골이 흉막을 찔렀을 때, 흉곽이 갑자기 압축될 때 발생 • 자연기흉(외상없이 발생) • 흉막강 내로 공기 유입 → 늑강내압 증가 → 폐허탈	• 흡기 시 흉막강 내로 들어온 공기가 나가지 못하여 흉부내압 지속적 증가 • 종격동 이동 • 이환된 부위 폐 허탈 • 종격동 장기 압축으로 심박출량 감소, 정맥귀환 감소, 대정맥 압박(응급상황)
증 상	• 호흡 시 창상 부위 흡인음 • 기도편위, 빈맥, 저산소혈증, 피하기종	• 흡기 시 날카로운 통증 • 호흡곤란, 불안정 증가 • 발한, 저혈압, 빈맥 • 환측 흉부 움직임이 없다. • 환측 폐 호흡음이 없다. • 환측 폐 과대 공명음	• 심한 호흡곤란 • 종격동 편위 • 경정맥 팽창, 저혈압, 빈맥 • 심음 감소, 쇼크 • 환측의 흉부운동, 호흡음이 없다. • 피하기종

④ 치료, 간호중재

구 분	개방성(Open) 기흉	폐쇄성(Closed) 기흉	긴장성(Tension) 기흉
치 료	• 개방창상 폐색 • 폐쇄성 기흉과 동일	• 산소 공급 • 주사침으로 흉막강 공기 흡인 • 흉관 삽입 후 밀봉배액 연결	• 흉관 삽입 후 밀봉배액으로 공기 제거 • 항생제 투여 : 농흉 예방
간호중재	• 창상 막음 • 폐쇄성 기흉과 동일	• 반좌위 • 산소 공급 • 흉곽 밀봉배액 간호 • 심한 운동은 피하도록 교육	• 자주 V/S 측정 • 심부정맥 관찰 • 피하기종 유무 확인

(2) 혈흉(Hemothorax)

① 정의 및 원인

㉠ 정의 : 흉막강 내 혈액이 축적되는 상태, 흉부 외상 후 발생하는 가장 흔한 문제

㉡ 원인 : 둔기성, 관통성, 흉부손상

② 증 상

㉠ 폐압박, 종격동 이동, 가슴이 죄어오는 느낌

㉡ 출혈로 인한 혈액량 감소, 객혈

㉢ 큰 혈흉에서 호흡음 감소, 폐 타진 시 탁음

㉣ 호흡곤란, 호흡저하, 빈맥, 안절부절못함

㉤ 쇼 크

③ 치료 및 간호중재

㉠ 손실된 순환혈액량을 보충, 저혈압, 체액부족 현상 관찰

㉡ 흉관을 즉시 삽입하여 흉강 내 혈액 배액 : 배액량 감시

㉢ 출혈이 심할 시 개흉술로 출혈부위 지혈

㉣ 통 증

• 편안한 체위

• 마약성 진통제 투여

• 늑간신경 차단

출제유형문제 최다빈출문제

급성 기흉으로 내원한 환자의 증상과 변화로 맞지 않는 것은?

① 통 증
② 청색증
③ 종격동 변위
④ 호흡곤란
❺ 술통형 흉곽

해설
기흉의 증상
• 급작스럽고 날카로운 통증
• 호흡곤란, 청색증
• 흉부압박감, 허탈된 폐
• 호흡음 감소, 종격동 변위

3 농흉, 늑막삼출

(1) 농흉(Pyothorax, Empyema)

① 정의 및 원인

ㄱ 정의 : 흉막강내에 농(화농성 액체)이 고인 상태

ㄴ 원 인

- 혐기성균, 호기성균
- 호흡기 질환, 흉부 손상 후 이차성으로 발생

② 증 상

ㄱ 급성 : 기침, 고열, 일측성 흉통, 피로

ㄴ 만성 : 체중감소, 미열, 피로

ㄷ 일측성 흉부 팽창, 타진 시 둔탁음

ㄹ 침범부위 호흡음 감소

③ 진단 : 흉막체액 검사

④ 치료 및 간호중재

ㄱ 흉곽천자 후 밀봉배액 연결 후 배농

- 흉막강 내 항생제 투여
- 만성, 폐흉벽 섬유화 : 외과적 늑골절개 필수
- 피질박리술, 흉곽성형술 시행

ㄴ 효율적 기침, 심호흡 운동 교육

- 산소요법
- V/S 자주 관찰 : 고열지속

(2) 늑막삼출(Pleural effusion)과 늑막염(Pleurisy)

① 병태생리 및 원인

ㄱ 늑막의 병변 → 늑막표면에 삼출액 과잉 생산 → 늑막강 내 액체가 비정상적으로 축적

ㄴ 원인 : 흉벽감염, 심장염, 폐색전, 흉부외상, 폐렴, 결핵, 악성 종양 등

② 증 상

ㄱ 일측성 흉통 : 흡기·기침 시 악화

ㄴ 마른 기침, 고열, 전신 쇠약감, 청진 시 호흡음 감소

③ 진 단

ㄱ 흉부 X-ray : 200mL 이상 존재 시 전후 방향, 측면 흉부사진 확인 가능

ㄴ 폐초음파, 늑막 생검

ㄷ 늑막삼출액의 세포학적 검사

④ 치료 및 간호중재

　　㉠ 늑막천자 : 호흡장애 완화

　　㉡ 늑막강 내 약물주입

　　㉢ 늑막고정술(Pleurodesis) : 흉막강 내 경화제 주입으로 삼출액이 다시 고이는 것을 예방

　　㉣ 호흡곤란을 완화하는 간호 시행

⑤ 습성늑막염 및 건성늑막염

　　㉠ 정의 : 습성늑막염은 염증으로 인해 늑막삼출물이 축적되며, 건성 늑막염은 늑막삼출물이 없다.

　　㉡ 증 상

구 분	습성늑막염(Wet pleurisy)	건성늑막염(Dry pleurisy)
증 상	• 마른 기침, 저산소혈증 • 호흡곤란, 고열 • 흡기 시 흉통 • 체중감소, 전신쇠약감	• 늑막 마찰음 • 옆구리 날카로운 통증 : 흡기, 기침 시 악화 • 얕은 호흡으로 인한 환기 저하 • 전신쇠약감, 고열, 오한

　　㉢ 치료 및 간호

구 분	습성늑막염(Wet pleurisy)	건성늑막염(Dry pleurisy)
치료 및 간호	• 밀봉흉곽배액 • 항생제 투여 • 고단백, 고열량 식이 권장 • 기도 청결유지, 체위 변경	• 원인 확인 후 치료 • 진통제 투여 : Aspirin, Ethylchloride, Codeine 등 • 항생제 투여 • 기침 시 가슴지지 • 심호흡, 기침 교육 • 기도 청결유지 • 고단백, 고열량 식이 권장

출제유형문제 최다빈출문제

폐렴으로 인하여 오른쪽 폐에 농양이 생겨 가슴막(흉막) 삼출이 있는 환자가 보일 수 있는 증상으로 옳은 것은?

① 흉부청진 시 들리는 천명음

② 흉곽을 타진했을 때 과공명음

❸ 흉부 호흡음의 감소

④ 흡기 시 날카로운 통증

⑤ 이환된 부위 폐 허탈

해설

가슴막(흉막) 삼출
• 폐에 악성 종양, 염증, 색전 등이 있을 때 정수압, 교질삼투압 또는 모세혈관 투과성이 증가되면서 가슴막강 내로 액체가 축적이 된다.
• 호흡곤란, 피로, 체중감소, 고열, 가슴막 통증, 마른 기침
• 호흡음 감소, 타진 시 공명음이 들린다.

제10장

폐혈관계 장애 및 호흡 부전

1 폐색전, 급성 호흡곤란증후군

(1) 폐색전(Pulmonary emboli)

① 특 징
- ㉠ 폐동맥 내에 하나 또는 그 이상의 혈괴로 막혀서 생김
- ㉡ 심부정맥혈전증 환자의 90%

② 위험인자
- ㉠ 혈전정맥염(심부정맥혈전)
- ㉡ 부동, 최근의 수술, 골절, 심한 외상, 감염된 도관 삽입
- ㉢ 비만, 임신
- ㉣ 울혈성 심부전, 심근경색증
- ㉤ 에스트로겐 요법(경구 피임제) 등

③ 증 상
- ㉠ 빈호흡, 호흡곤란, 흉통
- ㉡ 폐동맥압 상승, 저혈압, 빈맥, 저산소혈증, 동맥혈액 pH 증가
- ㉢ 기침, 청색증, 객혈, 흉막마찰음, 흡기와 호기 시 흉통
- ㉣ 우심부전

④ 진 단
- ㉠ 폐혈관 촬영, 폐 스캔, 흉부 X-ray 검사
- ㉡ ECG, ABGA($PaO_2\downarrow$, $PaCO_2\uparrow$)

⑤ 치 료
- ㉠ 항응고요법(Heparin) : 색전이 커지는 것을 방지, 응고기전 억제, 새로운 색전 발생을 예방
- ㉡ 혈전용해요법(Urokinase, Streptokinase) : 혈전을 즉각 용해, 폐기능을 신속히 복귀
- ㉢ 폐색전 절제술 : 70% 이상의 혈관 폐색, 내과적 치료에 반응이 없을 때 시행

⑥ 간호중재
- ㉠ 처방된 항응고제 투여 : PT, PTT 결과 확인
- ㉡ 산소요법, 심호흡, 기침 격려
- ㉢ 반좌위를 취해 준다.

※ 폐색전증 예방

1차 예방	• 가능한 조기 이상, 특히 수술 후, 부상 후, 비만인 대상자, 노인 • 외상 환자는 규칙적으로 다리 운동을 시킬 것 • 금 연 • 처방 시 압박 스타킹 착용 • 처방 시 Heparin 투여 • 다리를 조이는 옷을 입거나, 오래 앉거나 서 있는 것 금지
2차 예방	초기 증상을 규명하기 위해 심부정맥염을 주의 깊게 사정
3차 예방	• 항응고제 치료에 대하여 대상자 교육 • 대정맥 여과장치를 가진 대상자에게 합병증 증상과 징후 교육(상처 혈종, 감염, 색전 재발)

⑦ 합병증 : 폐경색, 우심부전, 습성늑막염 등

(2) 급성 호흡곤란증후군(Acute respiratory distress syndrome, ARDS)

① 정의 : 기왕의 폐질환이 없는 상태에서 폐에 확산성(미만성) 손상 후 과잉탄산증 없이 나타나는 급성 저산소성 호흡부전증후군, 사망률이 높다.

② 병태생리

ㄱ 모세혈관의 손상으로 폐모세혈관의 투과성이 증가하여 과량의 수분이 폐간질과 폐포로 이동 : 폐부종

ㄴ 폐포조직(Type II)의 파괴로 계면활성제 부족 : 무기폐

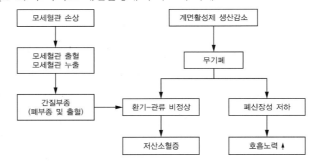

[급성 호흡곤란증후군의 병태생리]

③ 증 상

ㄱ 손상 후 48시간 이내에 급속히 진전

ㄴ 급성 호흡부전 : 호흡곤란, 빈호흡, 보조근육을 이용한 호흡, 그르렁거리는 호흡

ㄷ 마른 기침과 발열

(3) 의식 변화 : 혼돈~혼수

① 진 단

　㉠ 흉부 X-ray 검사 : 양쪽 폐의 대칭적인 간질세포와 폐포의 침윤

　㉡ ABGA : 초기에는 PaO_2이 매우 낮고, $PaCO_2$는 정상이거나 낮으며 pH는 증가하여 급성 호흡성 알칼리증을 나타낸다.

　㉢ 폐기능 검사 : PaO_2/FiO_2 < 200mmHg(정상 : 400~500mmHg), 폐포모세혈관(PCWP) < 18mmHg

② 치 료

　㉠ 산 소

　　• 목표 : PaO_2 60mmHg, SaO_2 90%

　　• 원칙 : 낮은 FiO_2 유지, O_2 운반의 최적화

　㉡ 인공호흡기

　　• 목적 : 호흡성 산혈증 교정, 산소공급 향상

　　• 적절한 PaO_2의 유지 가능한 최소한의 FiO_2의 투여

　　• 순환상태 확인 위해 소변량 측정

　㉢ PEEP(Positive end expiratory pressure)

　　• 낮은 FiO_2로 적절한 PaO_2 유지

　　• 효과 : 폐의 가스분배 증진, 단락의 감소, 기도 허탈 방지

　㉣ 수액요법

　　• 폐동맥 카테터를 삽입하여 폐포모세혈관압(PCWP) 측정

　　• 수액 공급 Hypovolemia 교정

　㉤ 적절한 영양유지 : TPN 제공

　㉥ 항응고제, 이뇨제, 혈관이완제 등 투여

③ 간호중재

　㉠ 폐모세혈관압, V/S, I/O 확인

　㉡ 불안 감소 : 불안은 조직의 산소요구 증가

　㉢ 감염 예방 : 자주 손 씻기, 무균법 철저히 지키기

　㉣ 편안한 체위로 지지 : 좌위

　㉤ Pursed Lip 호흡 외에 다른 호흡변화 시도 금지 : 새로운 호흡은 호흡곤란, 피로 유발

　㉥ 에너지 소비 감소 : 손 닿는 침상에 물건 배치, 식후 휴식시간

출제유형문제 최다빈출문제

1-1. 급성 호흡곤란증후군(ARDS)이 있을 때 나타날 수 있는 신체적 증상은?

① 말초부종
② 비익확장
③ 과호흡
④ 객담
❺ PaO₂ 50

1-2. 급성 호흡곤란증후군 환자에게 인공호흡기로 호기말 양압을 적용하고 있을 때 합병증으로 나타날 수 있는 징후는?

① 저체온
② 혈압 상승
③ 소변량 증가
④ 흉곽전후직경 증가
❺ 청진 시 호흡음 감소

1-3. 폐색전증의 위험인자와 거리가 먼 것은?

① 혈전정맥염
② 최근의 수술, 골절
③ 심한 외상, 비만
④ 심근경색증
❺ 항에스트로겐 요법

1-4. 심부정맥혈전증의 위험요인에 해당하는 것은?

① 부정맥
② 저체온
③ 골다공증
④ 마른 체형
❺ 장거리 여행

1-5. 호흡곤란이 심한 환자 간호 시 유의할 점으로 옳게 설명한 것은?

① 기도를 유지하기 위해 객담배출을 삼간다.
② 객담을 묽게 하기 위해 빨대를 이용하여 수분섭취를 권장한다.
③ 폐 염증치료 효과를 정확히 파악하기 위해 체온을 구강으로 측정한다.
④ 기도개방을 유지하기 위해 입술을 크게 벌려 숨을 내뱉도록 한다.
❺ 죽을지 모른다는 공포가 있으므로 믿음직스러운 태도를 제공하여 불안과 공포를 완화시킨다.

해설

급성 호흡곤란증후군의 증상
• 마른 기침과 발열
• 혼돈이나 혼수 등의 의식변화
• 손상 후 1~3일 이내 발생한다.
• 호흡곤란, 빈호흡, 보조근육을 이용한 호흡

해설

호기말 양압(PEEP)
• 기계환기 보조를 받는 환자의 산소화 및 폐 탄성 개선을 목적으로 호기말에 설정한 기도 내 양압을 유지시키는 방법이다.
• 호기 시에도 폐에 공기가 일정량 유지되어 합병증으로 긴장성 기흉이 발생할 수 있다.
• 혈압감소, 정맥귀환량 감소, 흉강내압 증가, 호흡음 감소 등의 증상이 나타날 수 있다.

해설

폐색전증의 위험인자
• 혈전성 정맥염(심부정맥혈전)
• 부동, 최근의 수술, 골절, 심한 외상, 감염된 도관 삽입
• 비만, 임신
• 울혈성 심부전, 심근경색증
• 에스트로겐 요법(경구 피임제)

해설

심부정맥혈전증의 위험요인
• 40세 이상, 여성, 혈전의 과거력
• 부동, 정체(수술), 장거리 여행

해설

호흡곤란 환자의 간호중재
• 기도개방을 유지하기 위해 Pursed lip breathing을 격려하고 분비물을 묽게 하기 위해 수분을 제공한다.
• 호흡부전은 고탄산혈증으로 심한 저산소혈증이 나타나므로 산소요법을 시행해야 한다.
• 혼돈이 올 수 있으므로 체온은 액와로 측정하도록 한다.
• 호흡곤란으로 인해 자신이 죽을지도 모른다는 공포가 생기게 되므로 신뢰감 있는 간호를 제공하여 불안을 감소시키도록 한다.

2 호흡 부전증

(1) 호흡 부전증(Respiratory failure)

① 정 의
  ㉠ 폐의 가스교환 기능이 저하되어 저산소혈증과 고탄산혈증이 진행되는 기능 장애
  ㉡ $PaO_2 < 50mmHg$ 또는 $PaCO_2 > 50mmHg$, $pH < 7.30$

② 병태생리
  ㉠ 환기부전
    • 관류(혈액공급)는 정상이나 환기가 비정상적
    • 폐나 흉벽의 구조 장애, 뇌의 호흡조절 중추 결함, 호흡근의 기능 장애
  ㉡ 산화부전
    • 흉곽압은 정상이고 폐가 공기를 충분히 이동시킬 수 있으나 폐순환이 적절하지 못한 경우
    • 고혈압, 폐부종, 폐색전증, 급성 호흡부전 등
  ㉢ 환기부전과 산화부전의 혼합
    • 환기와 산화가 모두 저하된 상태
    • 환기부전 또는 산화부전보다 심한 저산소증 유발

③ 증 상
  ㉠ 호흡곤란(호흡노력 증가, 호흡 보조근육의 이용) 빈맥, 고혈압, 발한, 청색증
  ㉡ 두통, 흥분, 초조, 착란, 지남력 상실, 말초 부종

④ 진 단
  ㉠ 동맥혈가스분석
  ㉡ 흉부 X-ray 검사
  ㉢ 침상에서의 폐활량 검사
  ㉣ 객담배양 및 민감성 검사

⑤ 치료 및 간호
  ㉠ 저산소증과 호흡성 산증 교정, 원인질환을 확인하여 치료
  ㉡ 산소요법 : PaO_2 60~80mmHg, $SaO_2 > 90\%$로 유지, 최소량의 산소를 이용하여 $PaCO_2$ 유지
  ㉢ 호흡요법 : 산소요법, 분비물 제거, 양압호흡법
  ㉣ 기도개방 유지 : 기침 격려, 필요시 흡인
  ㉤ 약물요법 : 기관지경련 완화, 기도 내의 염증 감소(스테로이드), 폐충혈 완화(이뇨제, 디기탈리스), 기도감염 치료(항생제), 통증 및 불안과 초조감 감소
  ㉥ 영양요법 : 정맥주입용 영양수액 투여, 금식(흡인방지)
  ㉦ 정서적 지지 : 죽음에 대한 불안 감소

출제유형문제 최다빈출문제

2-1. 일산화탄소 중독이 신체에 미치는 일차적인 영향은?

① 급격한 용혈
② 과민반응 유발
③ 골수기능 억제
④ 순환혈류량 감소
❺ 산소운반능력 상실

해설

일산화탄소는 적혈구 헤모글로빈의 산소결합 능력보다 250배나 쉽게 결합하기 때문에 헤모글로빈이 산소와 결합하는 것을 방해한다.

2-2. 인공호흡기를 적용한 환자가 객담이 섞인 기침을 할 때 고압 알람이 울린다면 다음 중 가장 적절한 간호중재는?

❶ 흡인 간호를 실시한다.
② 인공호흡기의 압력범위를 재설정한다.
③ 진동배액법을 실시한다.
④ 호흡 모드를 변경한다.
⑤ 인공호흡기 이탈(Weaning)을 시도한다.

해설

인공호흡기 적용 시 객담 등의 분비물이 증가하므로 흡인 간호를 실시하고 흡인 전후로 산소를 제공한다.

4부

_부

인지·조절·
감각 간호

간호사 국가고시

성인간호학 2

Always with you

사람이 길에서 우연하게 만나거나 함께 살아가는 것만이 인연은 아니라고 생각합니다.
책을 펴내는 출판사와 그 책을 읽는 독자의 만남도 소중한 인연입니다.
(주)시대고시기획은 항상 독자의 마음을 헤아리기 위해 노력하고 있습니다. 늘 독자와 함께하겠습니다.

10

신경계

간호사 국가고시

성인간호학 2

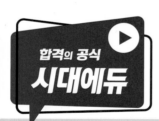

제 1 장

신경계의 구조 및 기능

1 신경계 구조 개요

(1) 일반적 기능

① 다양한 감각로를 통해 내외적 환경으로부터 정보 또는 자극을 수용

② 말단 신체부위에서 중추 신경계 간의 정보 교환

③ 현재 상황에 적절한 반응을 결정하기 위한 의식수준과 다양한 반사를 통해 얻어진 정보 처리 또는 통합

④ 신체활동을 조절하고 수정하기 위해 다양한 원심성 신경 또는 운동로를 통해 효과기에 정보를 빠르게 전달

(2) 구 분

중추 신경계(CNS)	말초 신경계(PNS)	
뇌, 척수	뇌신경, 척수신경	자율 신경계(ANS)
		교감신경, 부교감신경

(3) 신경원(Neurons, Nerve cells)

① 신경계의 가장 기본적인 단위

② 구 조

　㉠ 세포체(Cell body) : 핵 존재, 물질대사가 일어난다.

　㉡ 축삭(Axon) : 자극을 다음 뉴런까지 연결하는 길게 뻗은 구조로, 축삭돌기라고도 한다.

　㉢ 수상돌기(Dendrites) : 신경세포체로부터 자극을 전달받는다.

　㉣ 시냅스(Synaps) : 뉴런과 뉴런 사이의 좁은 간극, 다양한 신경전달물질이 다음 뉴런까지 전달 수상돌기

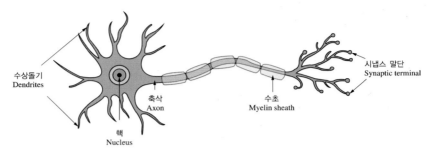

[뉴런의 구조]

(4) 신경절(Ganglia)

　　말초 신경계에 있어서 신경원이 모여 있는 것

자극을 다음 뉴런까지 연결하는 곳은?

① 세포체
❷ 축 삭
③ 수상돌기
④ 시냅스
⑤ 척수신경

해설
축삭은 자극을 다음 뉴런까지 연결해 준다.

② 중추 신경계(Central nervous system, CNS)

(1) 뇌(Brain, Encephalon)

① 뇌의 구조

　㉠ 대뇌, 간뇌, 중뇌, 뇌간, 소뇌로 구성

　㉡ 견고한 두개골 안에 3개의 뇌막에 의해 둘러싸여 보호받고 있다.

경막(Dura mater)	가장 바깥층에 위치한 두껍고 질긴 막, 골막층과 뇌막층으로 구성
지주막(Arachnoid)	• 경막 아래에 위치하는 막(거미줄과 같이 생긴 막) • 지주막하공간에 뇌척수액이 순환
연막(Pia mater)	뇌 및 척수와 가장 인접한 막

② 대뇌(Cerebrum)

전두엽	위 치	두개골 전면부위
	기 능	• 1차 운동 영역 : 운동피질, 복잡하고 학습된 무의식적 긴장이나 운동을 조절하고 통합 • 우측 반구의 브로카 언어중추(Broca's area) = 운동성 언어영역(Motor speech area) 　→ 손상 시 단어의 뜻을 알아도 말을 할 수 없게 된다. • 합리성, 집중력, 추상력 • 인격, 고위인지기능(학습, 문제해결 능력, 판단 등) • 최근 감각자료 평가 및 판단, 과정 정보나 경험 판단
두정엽	위 치	두개골의 천정부위
	기 능	• 감각, 질감, 크기, 모양, 공간적 관계 이해 • 노래, 악기 연주, 비언어적 시각 경험 과정에 중요 • 미각 해석
측두엽	위 치	두개골 양측부위
	기 능	• 청각중추 • 복합적인 기억 패턴 • 베르니케 영역(Wernicke's area) = 언어이해 영역(Sensory speech area) 　→ 손상 시 언어의 뜻을 이해할 수 없게 된다.
후두엽	위 치	두개골 뒷부분
	기 능	일차적 시각 중추
변연계	위 치	측두엽 안 깊숙이 위치
	기 능	• 생존과 관련된 정서 및 본능적인 충동 : 배고픔, 공격성, 성적 흥분 등(감정적인 면 유발) • 학습과 기억

③ 간뇌(Diencephalon)

ㄱ 위치 : 두 대뇌 반구가 합쳐지는 중간에 위치, 대뇌 피질 아래

ㄴ 기 능

시 상	• 후각을 제외한 모든 감각자극을 대뇌피질까지 전달 • 통증, 분노, 공포 등의 원초적 정서 반응
시상하부	• 자율신경 최고 중추 : 수분 대사, 식욕, 수면주기, 온도 조절, 갈증 조절 등 • 호르몬 활동

④ 뇌간(Brainstem) : 위치는 간뇌와 척수 사이에 있으며, 인식과 각성을 조절하는 망상 활성계로 구성

중 뇌	• 몸의 평형(자세) 유지 • 동안신경, 활차신경, 신경핵 위치
교 (뇌교)	• 흡식중추, 호흡조절중추 위치(심한 뇌부종으로 인해 뇌교 하부까지 압박 시 무호흡을 보임) • 삼차신경, 외전신경, 안면신경, 청신경 신경핵 위치
연 수	• 뇌와 척수 연결 • 생명 유지에 중요한 호흡중추, 심박동 조절중추, 연하중추, 구토중추, 딸꾹질중추, 반사중추 • 설인신경, 미주신경, 부신경, 설하신경 신경핵 위치

⑤ 기저핵(Basal ganglia)

ㄱ 대뇌 반구의 시상 외측에 위치하는 회백질체

ㄴ 미상핵(꼬리핵, Caudate nucleus), 피각(조가비핵, Putamen), 담창구(창백핵, Globus pallidus), 편도체(Amygdaloid body)로 구성

ㄷ 기능 : 추체외로계의 시발점으로 근육활동을 조절하고 통합 대뇌피질과 협력하여 수의 운동을 발생시키고 감각자극과 환경 변화에 반응

ㄹ 장애 : 파킨슨병, 헌팅톤무도병, 진전, 무정위 운동, 무도병, 과긴장증 등

⑥ 소뇌(Cerebellum)

ㄱ 위치 : 대뇌의 후두엽 아래, 뇌교 후방에 위치

ㄴ 기 능

• 골격근의 활동을 조절, 자세·근육의 평형과 긴장 유지

• 무의식적 운동과 대뇌피질이 실행하지 못하는 정교한 운동 조절

• 공간에서의 신체 방향감각(평형감각) : 내이의 반규관은 신체운동의 방향변화와 자세변화를 지각하고 전정신경과 뇌간을 경유하여 소뇌로 정보를 보낸다.

ㄷ 손 상

• 움직일 때 진전(몸떨림)이 있어서 그릇을 자주 떨어뜨린다(간호 : 플라스틱 접시 사용).

• 발음하는 근육의 부조화된 운동으로 발음이 부정확해진다.

⑦ 뇌의 혈액공급

　㉠ 뇌 : 전체 심박출량의 15%

　㉡ 이중구조의 혈액공급

　　• 전뇌순환 : 양측 내경동맥(Internal carotid arteries)

　　• 후뇌순환 : 양측 척추동맥(Vertebral arteries) : 두 순환은 뇌기저부에서 문합, 대뇌동맥고리
　　　(Circle of willis, 윌리스환) 형성

　　• 어느 한 혈관이 차단되어도 나머지 혈관으로부터 혈액을 계속 공급받을 수 있어 뇌조직 괴사
　　　방지

　㉢ 뇌혈관장벽(Blood brain barrier, BBB)

　　• 뇌 모세혈관의 상피세포막으로 뇌와 척수조직을 보호, 뇌척수액 순환과 혈장 내의 일부 물질
　　　보존

　　• 이동 물질 : 산소, 당, 이산화탄소, 알코올, 마취제, 수분

　　• 이동이 어려운 물질 : 알부민, 알부민 결합 물질, 대부분 항생제 등

⑧ 뇌척수액(Cerebrospinal fluid, CSF)

　㉠ 특징 : 무색, 무미, 무취

　㉡ 압력 : 60~180mmH$_2$O(5~13mmHg)

　㉢ 뇌실에 있는 맥락총의 분비 및 확산 작용에 의해 혈액으로부터 생산되어 지주막 융모를 통해
　　두개골의 정맥순환으로 흡수

　㉣ 기능 : 두개골 내와 척추 내의 뇌와 척수지지 및 보호, 외상 시 중추신경계로 전달되는 충격
　　감소, 영양분을 신경세포에 공급하며 노폐물 제거

　㉤ CSF 과도 생산 또는 배출 차단 → 수두증, ICP 상승, 신경조직 파괴, 뇌탈출 가능

(2) 척수(Spinal cord)

① 구 조

　㉠ 척추관 안에 위치하며, 길이는 약 45cm, 굵기는 손가락 정도

　㉡ 피질은 백질, 수질은 회백질(H 모양)로 구성, 연수에서 제1~2요추(요추천자 L$_{1~5}$ 사이)

② 기 능

　㉠ 운동, 감각 기능

전 근	하행자	운동정보 전달
후 근	상행자	감각정보 전달

　㉡ 척수 신경(Spinal nerve, 31쌍)

8 경수	12 흉수	5 요수	5 천수	1 미수
목과 상지의 횡격막, 늑간 관장	흉강과 복부 관장	하지와 복부 관장	하지 관장, 요로계와 장 조절	

출제유형문제 최다빈출문제

2-1. 전두엽의 기능으로 옳은 것은?

① 감각, 질감, 크기, 모양, 공간적 관계를 이해한다.
② 베르니케 영역을 담당한다.
③ 손상 시 언어의 뜻을 이해할 수 없게 된다.
❹ 인격, 고위 인지기능을 한다.
⑤ 일차적 시각 중추이다.

2-2. 생존과 관련된 정서 및 본능적인 충동과 관련된 대뇌부위는?

① 전두엽
② 두정엽
③ 측두엽
④ 후두엽
❺ 변연계

2-3. 생명유지에 필요한 호흡중추와 심박동 조절중추가 있는 곳은?

① 간 뇌
❷ 연 수
③ 중 뇌
④ 기저핵
⑤ 소 뇌

해설

전두엽의 기능
• 1차 운동영역 담당(브로카 언어 중추), 운동성 언어 영역
• 합리성, 집중력, 추상력
• 인격, 고위인지기능(학습, 문제해결 능력, 판단 등)

해설

생존과 관련된 정서 및 본능적인 충동과 관련된 대뇌 부위는 변연계이다.

해설

연 수
• 생명유지에 필요한 호흡중추, 심박동 조절중추
• 연하중추, 구토중추 등이 있음

3 말초 신경계 및 자율 신경계

(1) 말초 신경계(Peripheral nervous system, PNS)

　① 뇌신경(Cranial nerve, CN 12쌍)

　　뇌에서부터 내려오는 순서에 따라 숫자로 매겨진다.

제1뇌신경	후각신경(Olfactory)	지각-냄새	
제2뇌신경	시신경(Optic)	지각-시각	
제3뇌신경	동안신경(Oculomotor)	안구운동, 동공수축, 안검 거상	
제4뇌신경	활자(도르래)신경 (Trochlear)	안구운동	
제5뇌신경	외전신경(Abducens)	안구측면운동	
제6뇌신경	삼차신경(Trigeminal)	운동-저작기능, 감각-안면감각, 각막 반사	
제7뇌신경	안면신경(Facial)	운동-안면근, 지각-혀 전면 2/3의 미각, 타액 분비	
제8뇌신경	청신경(Acoustic)	청각, 평형감각(신체평형)	
제9뇌신경	설인신경 (Glossopharyngeal)	지각-인두와 혀 후면 1/3의 미각 운동-구개반사 조절, 혀의 움직임, 연하작용	
제10뇌신경	미주신경(Vagus)	운동-구개, 인두, 후두, 많은 자율신경계 기능 조절(부교감 신경)	
제11뇌신경	부신경(Accessory)	운동-흉쇄유돌근과 승모근운동 조절	
제12뇌신경	설하신경(Hypoglossal)	운동-혀의 운동	

　② 척수신경(Spinal nerve, 31쌍)

　　㉠ 척수신경의 구조는 척수에서 밖으로 나오는 가지 모양의 신경

　　㉡ 척추의 수준에 따라 명명되고 숫자로 매겨진다.

(2) 자율 신경계(Autonomic nervous system, ANS)

　① 구조와 기능

　　㉠ 대뇌의 의지와 상관없이 조절되는 신경

　　㉡ 내장과 혈관, 샘에 분포

　　㉢ 중추 : 간뇌(시상하부)와 척수, 변연계 등

　　㉣ 교감신경, 부교감신경으로 구성되며 길항작용

　　㉤ 무의식적 작용, 호흡, 소화, 순환 대사, 체온, 분비, 생식 등 생명 유지의 항상성 유지

　② 교감신경

　　㉠ 항상성 유지, 스트레스원 대항기능, 흉요분지

　　㉡ 절전 섬유말단(시냅스) : 아세틸콜린 분비

　　㉢ 절후 섬유말단(표적기관) : 에피네프린, 노르에피네프린 분비

③ 부교감신경

ⓐ 에너지 절약하여 신체에 저장, 뇌천수분지

ⓑ 절전, 절후 섬유 모두 아세틸콜린 분비

④ 자율신경계의 영향

부 위		교감신경작용	부교감신경작용
눈	동 공	확 대	수 축
	모양체근	이완(먼 곳 봄)	수축(가까운 곳 봄)
폐	기관지 평활근	이 완	수 축
	호 흡	촉 진	억 제
심 장	박동수	증 가	저 하
	혈 압	상 승	하 강
	혈 관	수 축	팽 창
간		당원 분해와 지질 분해, 혈중 포도당 상승	
위, 장	소화액분비	억 제	촉 진
	소화관 운동	감 소	증 가
비뇨기	방 광	이 완	수 축
	괄약근	수 축	이 완
부신 수질		에피네프린과 노르에피네프린 분비	영향 없음
샘	침 샘	분비 감소	분비 증가
	땀 샘	분비 증가	영향 없음
음 경		사 정	발기(혈관이완)

출제유형문제 최다빈출문제

다음 중 청각, 평형감각과 관련된 신경은 무엇인가?

① 제2뇌신경
② 제5뇌신경
③ 제7뇌신경
❹ 제8뇌신경
⑤ 제9뇌신경

해설
제8뇌신경은 청신경으로 청각, 평형감각(신체평형)과 관련되어 있다.

제 **2** 장

신경계 사정

❶ 기능 사정

(1) 건강력 사정

① 가족력

② **과거력** : 발병일, 악화 요인, 내용, 기간 혹은 빈도, 효과적인 중재, 부위, 증상의 변화

③ **두통** : 혈액순환 문제인지, 뇌압 상승으로 인한 증상인지 확인

④ 경 련

⑤ **약물 복용여부** : 약의 부작용으로 인한 증상인지 파악

(2) 신체 사정(신경학적 검사)

① 인지기능

㉠ 전반적인 행동, 정서적 상태

㉡ 집중기간

㉢ 명령수행 능력

㉣ 기억 : 장·단기 기억 능력

㉤ 수리 능력 및 추상적 사고

㉥ 언어 능력 : 운동성 실어증(표현 장애), 감각성 실어증(이해 장애), 구음 장애

운동성 실어증(Motor aphasia)	피질 감각성 실어증(Cortical sensory aphasia)

• 전두엽의 Broca's area의 이상
• 이야기나 단어를 알고 쓰거나 볼 수 있지만, 단지 그 단어를 발음할 수 없다.
• 간 호
  – 일상적인 단어를 반복 연습
  – 단답으로 대답할 수 있도록 질문
  – 환자가 표현할 때까지 차분하게 기다려준다.
	• 측두엽의 Wernicke's area의 이상
	• 환자에게 말한 것을 이해할 수 없고 그 말을 따라서 할 수도 없다.
	• 간 호
	  – 간단한 문장을 사용
	  – 몸짓, 손짓, 접촉방법을 함께 사용하도록 한다.

② 소뇌기능 : 평형 및 조정
  ㉠ 조정검사
   • 빠른 교대운동 : 대상자에게 양쪽 손을 무릎 위에 올리고 두드리며 다시 뒤집어 손등으로 무릎을 두드리도록 함
   • 손가락-코 검사 : 눈을 뜨고 검지손가락으로 검진자의 손가락을 두드린 다음 자신의 코를 두드리도록 한다. 검진자의 손의 위치를 다르게 하고 매번 다른 거리에 적응하는지 확인
   • 발꿈치-정강이 검사 : 누운 상태로 발꿈치를 반대편 무릎에서 발목까지 미끄러지도록 움직인다.
  ㉡ 균형검사
   • Romberg's sign : 차렷 자세로 서서 처음 20초간 눈을 뜨고, 그 다음에는 20초간 눈을 감았을 때 흔들림이 있는지 관찰(양성 : 운동 실조증)
   • 탠덤보행(Heel to toe walking) : 대상자의 발꿈치가 첫째 발가락에 붙도록 똑바로 걷도록 한다.
   • 걸음걸이 : 10~20걸음을 걷게 하고 돌아서서 출발지점으로 돌아오게 한다.
③ 운동기능
  ㉠ 근육의 크기, 강도, 힘 사정
  ㉡ 불수의적 움직임(예 진전)
  ㉢ 운동의 조정과 정확, 운동통합능력
  ㉣ 장과 방광 기능
④ 감각기능
  ㉠ 통각・온각 : 날카로운 안전핀이나 도구 사용, 통각이 정상이면 온각은 생략 가능
  ㉡ 위치・진동 감각
  ㉢ 가벼운 촉각검사 : 솜조각으로 가볍게 접촉
  ㉣ 식별 감각 : 입체감각, 2지점 식별, 숫자 식별
  ㉤ 시 각
   • 시력 : 안경 혹은 콘택트렌즈 착용 여부
   • 왜곡 : 빛 주위의 무지개, 어두운 방에서의 적응장애, 복시, 부유물 여부
  ㉥ 청 각
   • 청력 : 보청기 사용, 이명이나 소음
   • 전도성 장애, 감각신경성 장애
⑤ 반사 : 심부건 반사 및 표재성 반사
  ㉠ 심부건 반사의 종류 : 이두근건 반사, 삼두근건 반사, 상완요골근건 반사, 슬개건 반사, 아킬레스건 반사, 0(무반응), 1+(저하), 2+(정상 또는 평균), 3+(항진 또는 약간 심함), 4+(현저한 또는 심한 반응)
  ㉡ 반사 항진 : 상부 운동신경원 손상, 뇌손상
  ㉢ 반사 감소 : 하부 운동신경원 손상, 척수손상
  ㉣ 병리적 반사 : 바빈스키 반사(영아기에 정상, 성인에서 추체로의 병변 때문)

⑥ 뇌신경 검사

신 경	기 구	임상검사
후각신경	휘발성의 유지를 담은 4개의 병, 수지, 정향유, 바닐라 등	눈을 감고 한 쪽씩 코를 막고 냄새를 맡아 어떤 냄새인지 말하도록 한다.
시신경	검안경, 시력표	• 어두운 방에서 환자에게 똑바로 떨어진 물체를 보도록 지시하고 유두염, 시신경위축, 망막 및 혈관의 병변 조사 • 시력검사, 시야검사
동안신경 활차신경 외전신경	Pen light	• 대광반사에 양측 눈이 반응하는지 관찰 • 외안근 협응 능력 확인, 눈 깜박거려 안검의 개폐 사정
삼차신경	더운물을 담은 시험관, 물을 담은 시험관, 면봉, 핀	• 눈 감고 안전핀으로 촉각, 따뜻한 물로 온각 사정 • 각막반사 : 솜, 면봉으로 각막의 모서리를 건드리면 눈을 깜박인다. • 깨물 수 있는 능력
안면신경	짠맛, 단맛, 신맛을 가진 용액을 담은 3개의 병	• 얼굴의 대칭성, 수축능력 관찰(찡그리기, 주름짓기, 뺨 부풀리기 등) • 혀 전면 2/3의 미각
청신경	음차, 시계	• 청각, 공기 전도와 골전도 • 웨버(Weber) 검사, 린네(Rinne) 검사
설인신경	면 봉	혀 후방 1/3 미각, 구개반사
미주신경	설압자	음성 들어봄, 연구개 움직임의 대칭여부 확인
부신경		머리를 돌려보도록 하고 어깨를 저항 없이 상승시켜 본다.
설하신경		• 혀의 움직임 관찰(말을 하게 함) • 마비 시 병변 부위로 혀가 편위

⑦ 의식수준
　㉠ 신경학적 상태의 가장 신뢰할 수 있는 지표
　㉡ Glasgow coma scale(GCS)
　㉢ Level of consciousness(LOC) : 의식단계에 대한 질적인 사정
　　• Glasgow coma scale(최고 점수 : 15점, 0~7점 : 혼수, 심한 뇌손상)

눈뜨기(E)	자발적으로 눈을 뜸(Spontaneously) ················ 4
	소리에 의해서 눈을 뜸(To verbal) ················ 3
	통증에 의해서 눈을 뜸(To pain) ················ 2
	반응 없음(None) ················ 1
운동반사반응(M)	지시에 따름(Obey commend) ················ 6
	통증에 국소적 반응(Localize to pain) ················ 5
	자극에 움츠림(Withdraw to pain) ················ 4
	이상굴절 반응(Abnormal flection) ················ 3
	이상신전 반응(Abnormal extension) ················ 2
	반응 없음(None) ················ 1
언어반응(V)	지남력 있음(Oriented) ················ 5
	혼돈된 대화(Confused) ················ 4
	부적절한 언어(Inappropriated sounds) ················ 3
	이해할 수 없는 언어(Incomprehensive sound) ················ 2
	반응 없음(None) ················ 1

　　• 의식수준의 5단계

명료(Alert)	정상적인 의식 상태로 시각, 청각, 기타 감각에 대한 자극에 적절한 반응을 즉시 보인다.
기면 (Drowsy/Lethargy)	• 졸음이 오는 상태 • 자극에 대한 반응이 느리고 불완전 • 반응을 보기 위해서는 자극의 강도를 증가시켜야 한다. • 질문에 대한 혼돈이 있고 때로는 섬망, 불안을 나타낸다.
혼미(Stupor)	• 계속적인 강력한 자극(큰소리, 밝은 광선, 자극)을 주면 반응을 나타낸다. • 간단한 질문에 한두 마디 단어로 대답을 보인다. • 통각 자극에는 더 이상의 자극을 피하려는 행동을 보이기도 한다.
반혼수(Semicoma)	• 자발적인 근육의 움직임은 거의 없다. • 고통스러운 자극을 주었을 때 어느 정도 피하려는 반응을 보인다. • 신음소리, 중얼거리기도 한다.
혼수(Coma)	• 모든 자극에 반응이 없다. • 뇌의 연수는 기능을 유지하고 있으며 빛에 대한 동공반사도 존재

출제유형문제 최다빈출문제

1-1. 신경계반사 검사 중 표재성반사에 해당하는 것은 무엇인가?

❶ 복부반사
② 상완요골반사
③ 삼두근반사
④ 이두근반사
⑤ 무릎반사

1-2. 개두술 후 환자가 자신을 부르는 소리에만 눈을 뜨고, 지남력이 있으며 적절한 대화가 가능하고, 운동반사가 정상적일 때, 글래스고혼수척도 기준에 따른 눈뜨는 반응(E), 언어 반응(V), 운동반사 반응(M)의 기록으로 옳은 것은?

① E2 V3 M5
② E3 V4 M5
③ E2 V4 M6
❹ E3 V5 M6
⑤ E2 V5 M6

해설

표재성반사

• 피부나 점막에 자극이 가해졌을 때 일어나는 반사로 반사궁이 아니라 운동피질을 포함한 중추신경계가 관여를 하고 자극에 대해 반사가 느리며 쉽게 피로해져 지속적으로 나타나지 않는다. 표재성반사가 항진되는 경우는 파킨슨병과 같은 추체외로 질환이나, 신경증 등이 있을 때이다.

• 거고근반사, 복부반사, 각막반사

해설

GCS

관찰반응	점수	반응
눈 뜨는 반응(E)	4	자발적으로 눈을 뜬다.
	3	소리에 의해서 눈을 뜬다.
	2	통증에 의해서 눈을 뜬다.
	1	전혀 눈을 뜨지 않는다.
언어 반응 (V)	5	지남력이 있는 상태
	4	혼동된 대화
	3	부적절한 대화
	2	이해할 수 없는 소리
	1	무반응
운동 반응 (M)	6	지시에 따른다.
	5	국소 동통에 따른다.
	4	정상적인 굴절을 보인다.
	3	비정상적인 굴절을 보인다.
	2	신전반응을 보인다.
	1	반응이 없다.
	15	

안심Touch

1-3. 환자의 사정결과가 다음과 같다. 손상이 의심되는 뇌신경은?

> • 눈깜박임 반사가 소실, 눈물이 흘러내림
> • 이마 주름잡기와 휘파람불기가 불가능함
> • 오른쪽 얼굴 근육이 힘없이 처짐

① 제3뇌신경
② 제5뇌신경
❸ 제7뇌신경
④ 제9뇌신경
⑤ 제11뇌신경

1-4. 다음은 한 환자의 증상이다. 이 환자에게서 예상되는 질환은?

> • 눈이 잘 감기지 않고 각막이 건조하다.
> • 혀 전면 2/3의 감각이 감소되어 있다.
> • 얼굴의 감각이 둔화되어 있다.

❶ 안면신경 마비   ② 간대성 발작
③ 삼차신경통   ④ 두개내압 상승
⑤ 욕창 발생을 예방한다.

1-5. 모든 자극에 반응은 없으나, 뇌의 연수 기능은 유지되고 있으며, 빛에 대한 동공반사만 남아 있는 의식 단계는?

① 각 성
② 기 면
③ 혼 미
④ 반혼수
❺ 혼 수

해설

12뇌신경

제1뇌신경	후각신경	냄 새
제2뇌신경	시각신경(시신경)	시 각
제3뇌신경	눈돌림신경(동안신경)	눈의 움직임과 동공 크기 조절
제4뇌신경	활차신경(도르래신경)	
제5뇌신경	갓돌림신경(외전신경)	
제6뇌신경	삼차신경	씹기(저작)기능, 삼킴(연하)기능, 안면지각
제7뇌신경	얼굴신경(안면신경)	안면근, 혀의 앞 2/3의 미각 담당
제8뇌신경	청각신경	청각, 평형감각
제9뇌신경	혀인두신경(설인신경)	인두와 혀 후면 1/3의 미각, 구개반사
제10뇌신경	미주신경	구개, 인두, 후두 조절, 자율신경계 기능조절
제11뇌신경	더부신경(부신경)	목빗근(흉쇄유돌근), 등세모근(승모근) 운동조절
제12뇌신경	혀밑신경(설하신경)	혀의 운동지배

해설

뇌신경 7번(안면신경)
• 얼굴표정 근육 및 혀 전방 2/3의 미각을 관장한다.
• 눈물의 분비를 관장한다.

해설

의식수준
• 각성(명료) : 정상적인 상태로, 시각, 청각, 기타 감각에 대한 자극에 적절한 반응을 즉시 보여 주는 상태
• 기면 : 졸음이 오는 상태로 자극에 대한 반응이 느리고 불완전하다.
• 혼미 : 계속적이고 강한 자극을 주면 반응이 있다.
• 반혼수 : 고통스러운 자극을 주었을 때 어느 정도 피하려는 반응
• 혼수 : 모든 자극에 반응이 없고 뇌의 연수는 기능을 유지하고 있으며 빛에 대한 동공반사는 존재한다.

2 진단 검사

(1) 요추천자(Lumbar puncture)

① 천자부위 : $L_{3\sim4}$ or $L_{4\sim5}$(척수신경이 $L_{1\sim2}$까지 내려와 있으므로 신경 손상을 줄이기 위해)

② 방 법

  ㉠ 지주막 하강으로 바늘을 삽입해 뇌척수액 수집, 양상, 뇌척수압 측정, 감염 확인

  ㉡ Queckenstedt's 검사 : 척수액 역동검사

   • 척수관 내의 뇌척수액 순환을 알아보기 위한 것으로 지주막과 폐색여부를 결정

   • 원래의 뇌척수압을 측정하고 심호흡 후 호흡을 멈추고 복부에 힘을 주어 복압을 상승 시킨 상태로 10초 동안 참음, 이완시킨 후 5초 간격으로 압력 측정

   • 안정된 상태에서 다시 양경정맥을 10초 동안 누른 다음 뗀다.

   • 결 과

    – 정상 : 뇌척수압이 10초 내에 약 100mmH$_2$O 정도 상승, 압박 제거 시 10초 이내 정상으로 돌아온다.

    – 비정상 : 뇌척수액 압력이 상승하지 않으면 척추관 내의 완전 폐색을 의미, 압력이 서서히 상승하거나 서서히 하강하면 뇌척수액 순환의 부분적 폐색

③ 목 적

진단목적	치료목적
• 뇌척수액압 측정 • 뇌척수액의 검사물을 얻기 위하여 • 뇌척수액의 순환상태를 보기 위한 척수액 역동 검사 (Queckenstedt's 검사) • 뇌와 척수관의 X선 촬영을 위한 공기, 산소, 조영제를 넣기 위해	• 지주막하강으로부터 혈액, 농 제거를 위해 • 약물과 혈청을 주입하기 위해 • ICP를 하강시키기 위해 CSF 제거 • 척수마취를 하기 위해

④ 검사결과

검사 내용	정상 수준	비정상 소견
뇌척수압	60~180mmH$_2$O(5~13mmHg)	상승 : 뇌내 출혈, 종양, 부종
비 중	1.007	
성 상	무색, 투명	혼탁 : 감염
단백질	15~45mg/dL	상승 : 척수 및 뇌종양, 바이러스 감염
당	포도당 : 50~80mg/dL	• 증가 : 고혈당증 • 감소 : 뇌종양, 감염, 백혈병
적혈구	미검출	검출 : 뇌출혈

⑤ 간호중재

  ㉠ 시술 전 대상자에게 절차에 대해 상세히 설명, 동의서

  ㉡ 배뇨하게 하고 바늘 삽입 시 움직이지 않도록 교육

  ㉢ 옆으로 누워 다리를 구부려 복부에 놓고 머리를 아래로 기울임(척추 간 간격 넓힘)

  ㉣ 검사 후 첫 1시간 : 복위 → 복압을 상승시켜 뇌척수액의 유출 예방

　　　　ⓜ 검사 후 척수성 두통 감소를 위해 6~24시간 동안 침상에 반듯한 자세로 누워있기(머리 들지
　　　　　 않기), 두통 여부를 사정하고 필요시 진통제 투여

　　　　ⓗ 뇌척수액 보충을 위해 수분섭취 권장

　　　　ⓢ 뇌척수액 누출 여부 사정

　　⑥ 금기 : 뇌척수액의 급격한 제거로 인해 뇌구조가 대후두공으로 탈출되어 연수의 생명 중추에 압박을
　　　 주어 갑작스런 사망의 원인이 된다.

　　　　㉠ 두개내압이 상승한 환자

　　　　㉡ 유두부종 대상자

　　　　㉢ 뇌종양 의심 시

(2) 방사선 검사

　　① 방사선 촬영술(X-ray study) : 안전하고 쉬움, 외상성, 발달성, 퇴행성 뼈의 이상 감별 가능

　　② 컴퓨터 단층 촬영술(Computerized tomography, CT)

　　　　㉠ 목 적

　　　　　• 동맥류, 뇌종양, 경색증, 두개내 출혈, 혈종, 동정맥 기형, 수두증, 뇌실크기의 증대, 뇌실의
　　　　　　 위치 이상, 대뇌 위축 등의 진단을 돕는다.

　　　　　• 두개내 구조의 통합된 자료와 비정상의 정확한 위치 제공

　　　　㉡ 방법 : 조영제를 주사하거나 조영제 투여 없이 뇌의 3차원적인 영상을 얻는다.

　　　　㉢ 간호중재 : 절차 설명, 동의서, 30~60분 동안 검사대에 누워 있어야 함을 설명

　　③ 자기공명영상(Magnetic resonance imaging, MRI)

　　　　㉠ 목적 : 두개내 종양, 척수, 척추관강의 정확한 영상

　　　　㉡ 방법 : 신체 구조가 자기장에 의해 영상화된 비침습적 조사

　　　　㉢ 장점 : 움직이지 않고 뇌, 척수 및 주변 골조직을 볼 수 있어, 외상환자 평가에 유용

　　　　㉣ 금기 : 비만, 임신, 밀실공포증, 혼돈, 흥분, 이식된 금속기구(Pacemaker, 동맥류 클립, 내부
　　　　　 보청기 등)

　　　　㉤ 간호중재

　　　　　• 절차 설명한 후, 검사 동안 시끄러운 기계소음에 대해 알려 준다.

　　　　　• 모든 금속류 제거

　　④ 양전자 방사 단층촬영술(Positron emission tomography, PET)

　　　　㉠ 방법 : 뇌의 포도당 사용 변화 감지하여 뇌의 당과 산소 대사, 뇌혈류의 정보 제공

　　　　㉡ 장점 : 간질, 알츠하이머질환, 치매, 뇌혈관질환, 정신질환, 대뇌손상 진단 시 유용

　　　　㉢ 간호중재 : 검사 전 6~12시간 금식, 방사성 조영제를 투여하므로 검사 후 수분섭취 권장

　　⑤ 초음파 뇌 촬영술(Echoencephalography, Brain sonogram) : 뇌병소의 본질과 위치에 관한 방사선
　　　 검사의 보충 정보 및 EEG에 대한 부가적 자료 제공의 목적

⑥ 뇌혈관 조영술(Cerebral angiography)

　　㉠ 목적 : 뇌혈관의 순환상태 확인

　　㉡ 방법 : 형광투시경하에 대퇴동맥이나 요골동맥으로 도관을 삽입하여 추골동맥이나 총경동맥을 통해 두개내 혈관상태 관찰

　　㉢ 간호중재

- 검사 전 6~10시간 금식, 요오드 과민반응 확인
- 머리핀과 틀니 제거
- 검사 후 8~24시간 동안 머리를 30° 정도 상승시키고 침상 안정
- 카테터 삽입 부위 압박드레싱, 출혈이나 혈종 여부 감시
- 부종 경감을 위해 얼음주머니 적용
- 조영제에 대한 과민증상(두드러기, 창백, 호흡곤란) 관찰 및 보고
- 뇌혈관계 색전을 의심할 수 있는 신경학적 변화(사지 허약감, 부전마비, 안면마비, 언어장애, 지남력 상실, 의식수준의 변화) 관찰 및 보고
- 활력 징후와 신경학적 징후를 15분 간격으로 1시간 동안, 1시간 간격으로 4시간 동안, 그 후 4시간 간격으로 측정, 관찰, 기록
- 조영제의 배설을 위해 수분섭취 권장

⑦ 척수조영술(Myelography)

　　㉠ 목적 : 척수압박이 의심되는 추간판 탈출증, 종양이 있을 때 주로 시행

　　㉡ 방법 : 척수지주막하강 요추천자하여 15cc 뇌척수액 제거 후 15cc 조영제를 주입하여 방사선 촬영

　　㉢ 결과 : 이상 시 척추관이 좁아지거나 조영제의 흐름 폐색

　　㉣ 간호중재

- 검사 4~8시간 전부터 금식, 조영제 알레르기 검사
- 검사 후 6~8시간 침상안정
- 조영제가 뇌막을 자극하지 않는지 관찰 : 두통, 오심, 구토 발작 등 유발
- 환자의 머리를 척추보다 15~30° 상승 자세
- 검사 후 수분섭취 증가

(3) 뇌파 검사(Electroencephalography, EEG)

① 목적 : 대뇌피질의 전기적 활동을 그래프로 기록

　　㉠ 간질 부위와 경련형태 진단

　　㉡ 뇌손상, 혼수, 발작, 기질적 뇌증후군, 퇴행성질환, 약물 과용 진단

② 방법 : 약 20분간 16개의 전극을 두피에 꽂고 뇌에서 생성되는 전기적 활동을 기록

③ 간호중재

㉠ 감전에 대한 두려움을 진정시키기 위해 대상자에게 정보 제공

㉡ 검사 전에 대상자에게 머리를 감도록 교육, 헤어크림·스프레이 사용을 금한다.

㉢ 검사 전 24~48시간 동안 커피, 차, 알코올을 금한다.

㉣ 혈당 수치에 따라 뇌파 패턴이 변화할 수 있으므로 따로 금식은 하지 않는다.

㉤ 검사하는 동안 대상자는 흥분을 가라앉히고 안정을 취하도록 한다.

㉥ 검사 후 머리카락에서 유도전극을 제거하고 머리 감는 것을 돕는다.

(4) 유발 전위 검사(Evoked potentials, EP)

① 목적 : 뇌파형, 전도 시간에 영향을 주는 요소 파악

② 방법 : 전극을 부착하고 말초 감각 수용체에 자극을 주어 유발시킨 뇌파형 검사

출제유형문제 최다빈출문제

2-1. 환자에게서 뇌동맥류가 의심된다. 다음 중 뇌혈관의 상태와 혈류 등을 확인할 수 있는 검사는?

① X선 촬영술

❷ 뇌혈관 조영술

③ MRI

④ 초음파

⑤ CT

2-2. 뇌척수압 감압을 목적으로 요추천자를 시행하려고 하는 김 씨에게 제공할 수 있는 간호중재로 적절한 것은?

① 안전하고 통증이 없는 검사라고 안정시킨다.

② 검사 전 환자 몸 안에 있는 금속을 모두 제거한다.

③ 검사 전 조영제에 대한 과민반응을 확인한다.

④ 검사 후 병실을 어둡게 해 주고 두부를 상승시킨 체위로 쉬게 한다.

❺ 검사 후 척수액 누출을 막기 위해 침상에 반듯한 자세로 누워 있는다.

해설
뇌혈관 조영술
• 대퇴동맥이나 요골동맥으로 도관을 삽입하여 총경동맥과 추골동맥으로 올라가 조영제를 주사한 뒤 뇌혈관의 상태를 확인할 수 있는 방법이다.
• 폐색성 뇌혈관질환 또는 두개내 종양 등의 진단이 가능하다.

해설
요추천자 간호중재
• 바늘이 삽입되는 시술이므로 통증이 수반된다.
• 금속을 제거할 필요는 없다.
• 조영제는 사용되지 않는다.
• 검사 후 척수성 두통 감소를 위해 6~24시간 동안 침상에 반듯한 자세로 누워 있게 한다.
• 머리를 들지 않는다.

제 **3** 장

신경계 환자 간호중재

1 두개내압 상승 환자의 간호

(1) 두개내압 상승(Increased intracranial pressure, IICP)

① 두개내압(ICP) : 뇌조직(70~80%) + 뇌척수액(9~10%) + 두개내 혈액(4~10%)
② 정상 : 5~15mmHg, 뇌압 상승 : 29mmHg 이상
③ 상승 원인 : 두부손상, 뇌졸중, 뇌종양, 뇌수종, 뇌부종, 뇌부종으로 인한 뇌탈출, 대사장애 및 중추신경계 감염 등에 의해 발생
④ 신경외과 환자의 주요 사망원인이 된다.

(2) 병태생리

① 두개강이 확장되지 않기 때문에 두개강 내 내용물(뇌조직, 뇌척수액, 혈액) 중 어느 한 가지라도 증가하면 ICP가 상승
② ICP 상승 시 두개내에서 대처하는 보상기전
  ㉠ 뇌척수액의 재배치 또는 감량
  ㉡ 혈액량의 감량
  ㉢ 뇌탈출(Hernia)
※ 뇌부종과 뇌탈출의 비교

뇌부종	뇌탈출
• 뇌의 병변에 의해 모세혈관의 투과성 증가 → 수분, Na, 혈장단백 등의 혈장 액체 성분 증가 → 뇌조직의 혈관외강에 액체 축적 • 혈관성 뇌부종, 세포독성 뇌부종, 간질성 뇌부종, 여러 유형이 함께 나타날 수도 있음	• ICP 증가, 공간점유병소, CSF의 저류, 울혈이나 뇌종양의 증대에 의해 저항이 낮은 방향으로 뇌조직 자체가 밀려 나가는 현상 • 호발부위 : 천막, 대후두공 • 뇌간, 뇌신경의 탈출은 치명적, 압박이 제거되지 않으면 호흡 마비 발생, 사망 초래

(3) ICP 환자의 임상증상

① 의식수준 변화(가장 초기 증상) : 대뇌피질에 산소 공급이 감소되어 발생

② 활력징후 변화 : 연수의 압력 증가 때문

ㄱ 쿠싱 3대 증상(Cushing triad)

- 혈압 : 맥압의 증가(수축기압의 상승, 이완기압은 유지 또는 저하)
- 불규칙한 호흡
- 서맥(40~60/회)

ㄴ 고체온증(후기 증상) : 시상하부에 영향

③ 동공 변화 : 고정, 확대, 반응이 느리고 비대칭적, 안검하수

④ 유두부종(Papilledema)

ㄱ 지속된 ICP 상승으로 중심망막 정맥에 압력이 가해져 정맥이 울혈되어 발생

ㄴ 급성기에는 유두부종 대신 유두주위의 망막 출혈 관찰

⑤ 두 통

ㄱ Morning headache 수면 중 혈중 CO_2 농도 증가 → 뇌혈관 확장 → 뇌부종

ㄴ 긴장, 움직임, 기침, 배변 시 두통 증가

⑥ 투사성 구토(Projectile vomiting) : 오심 없이 발생

⑦ 운동·감각 변화 : 제뇌피질자세(Decorticate, 굴곡)와 제뇌경직자세(Decerebrate, 신전), 통증자극에 대한 무반응, 경련, 바빈스키 반사 양성

⑧ 시각 변화 : 복시(Diplopia), 광선공포증(Photophobia) 등

(4) 진 단

① MRI, CT, 뇌혈관 조영술

② 뇌혈류량 검사, 뇌전도 검사 등

(5) 치 료

① 외과적 치료

내감압술	공간점유 병소(혈종, 종양 등) 제거
V-P shunt	과량의 뇌척수액 제거를 위한 통로를 만든다(V-P shunt, 복막-뇌실 측로술).
외감압술	두개골절제술(Craniectomy) : 심한 뇌부종에 의한 뇌압상승 시 병소 주위 두개골을 절제해 다른 뇌조직이 신장할 수 있는 공간을 확보, 부종 감소 후 두개골 복원

② 내과적 치료

과호흡 유도	• CO_2 분압을 낮추고 뇌혈관을 수축하게 하여 뇌혈류량을 감소시켜 두개내압을 감소시킨다. • 호흡기기, Ambu bag 사용(목표 PCO_2 30~35mmHg) • 과도한 과환기는 국소 뇌빈혈을 초래할 수 있으므로 짧은 시간 과환기요법이 유용
삼투성 이뇨제	• 뇌조직으로부터 수분제거(예 Mannitol) • 혈장 삼투압과 전해질 수치 모니터링
Steroid	종양, 농양 주변의 혈관성 부종 조절
항경련제	경련, 떨림, 불안 예방(예 Phenytoin, Carbamazepine)
진정제	불안 완화, 중추신경계와 호흡을 억압하고 의식수준의 저하 유발 가능하며 V/S 관찰
고장액	삼투에 의해 두개강 내 수분제거
Barbiturate	• 세포막 안정, 뇌대사율 감소, 뇌혈류 저하 → 뇌부종 감소 • 바비튜레이트 혼수요법(Barbiturate coma therapy) : 치료하기 어려운 뇌압 상승 환자 　– 의도적으로 혼수 유도, 뇌의 대사를 저하시켜 뇌의 손상을 최소화 　– 환자의 뇌압, 혈류량, EEG 감시하에 실시, 저혈압 발생 가능성 : Dopamine 투여

(6) 간호중재

① 호흡유지

　㉠ 기도 개방 유지, 측위 취하고 머리 약간 상승

　㉡ 흡인은 일시적 두개내압 상승 유발 : 기간은 10초 이내, 전후로 100% 산소 투여

② 뇌조직 관류 유지

　㉠ 두개내압 상승 증상 확인 : 서맥, 혈압 상승

　㉡ 두개내압의 상승 예방

　　• 15~30° 정도 침상머리 상승 : 정맥순환계로의 유입량 증가

　　• Valsalva 수기, 등척성 운동, 과도한 굴곡, 기침, 구토 피하기

　　• 변완화제를 투여하고 배변 시 힘주는 것 피하기

　　• 불안, 초조 예방, 저체온 요법을 실시(뇌의 신진대사 감소 위함)

　　• Corticosteroid 사용 : 혈관성 부종을 감소시키는 데 효과적

③ 체액 균형 유지

　㉠ 수분섭취 제한

　㉡ Mannitol 투여 : 울혈성 심부전, 폐부종이 발생 확인

　㉢ 소변배설량, 요비중, I/O 측정, 전해질 불균형 관찰

　㉣ 구강 건조 시 구강 간호

④ 감염예방(뇌실 내 도관 삽입 경우) : 뇌막염 증상 사정

⑤ 두통이나 체온상승 시 비마약성 진통제 사용

⑥ 손상방지
  ㉠ 침대 낙상 예방 : 억제대는 신중히 사용
  ㉡ 침대 난간 패드
  ㉢ 조용하고 자극이 적은 환경

출제유형문제 **최다빈출문제**

1-1. 75세 노인이 갑자기 넘어졌다. 1시간 뒤 의식이 혼미하고 맥압이 상승하였으며 서맥을 보이고 있다면 이때 원인으로 적절한 것은?

① 섬 망
② 통 증
③ 유두부종
④ 마 비
❺ 두개내압 상승

해설
두개내압 상승
• 외상 또는 감염으로 인해 두개내압이 상승될 수 있다.
• 의식수준의 저하
• 활력징후의 변화(Cushing triad, 맥압 상승, 서맥, 체인스톡 호흡)

1-2. 외상성 뇌손상 환자의 두개내압 상승 예방을 위한 간호중재는?

① 잦은 흡인
❷ 침상머리 30° 상승
③ 빈번한 체위 변경
④ 경부의 굴곡 유지
⑤ 기침과 심호흡 격려

해설
적절한 뇌 관류 유지를 위한 간호중재
• 침상머리를 30° 정도 상승시키고 목의 과도한 신전을 예방한다.
• 삼투성 이뇨제 투여로 뇌부종을 완화시킨다.
• 염증 완화를 위해 코르티코스테로이드를 투여한다.
• 수분섭취를 제한한다.
• 정맥 수액 시 천천히 주입하여 수분과다와 뇌부종을 예방한다.

1-3. 지주막하출혈로 뇌수술을 받은 환자에게 두개내압 상승 예방을 위한 간호중재는?

① 기침 권장
② 발살바 수기 격려
③ 등척성운동 실시
❹ 고관절 굴곡 예방
⑤ 엎드린 자세 적용

해설
개두술 후 간호중재
• 두개내압의 상승을 가져올 수 있는 행동을 피하도록 한다.
• 두개내압의 상승을 예방하기 위한 중재로는 두부 거상, 엎드린 자세나 목 및 고관절의 굴곡 피하기, 2시간마다 자세를 변경하면서 중립적인 자세 취하기 등이 있다.

1-4. 지주막하출혈 환자가 뇌실외배액 중에 의식이 저하되어 사정한 결과가 다음과 같을 때 우선적인 중재는?

> • 혈압 : 200/100mmHg, 맥박 : 52회/분
> • 배액량 : 수술 당일 40mL/일, 수술 후 1일째 5mL/일

① 항응고제를 투여한다.
② 교감신경흥분제를 투여한다.
❸ 뇌실외배액관의 개방성을 확인한다.
④ 하지의 위치를 머리 높이보다 높게 올려 준다.
⑤ 뇌실외배액 주머니의 위치를 머리 높이보다 높게 올려 준다.

<해설>
두개내압 상승의 간호중재
• 보기의 사례환자는 상승된 수축기 혈압과 서맥을 보이고 있고 배액량이 수술 당일에 비해 현저하게 저하된 양상을 확인할 수 있으므로 뇌실외배액이 정상적으로 이루어지고 있지 않음을 의심해 볼 수 있는 상황이다.
• 이 경우에는 뇌실외배액관의 개방성 및 머리에 대한 상대적인 위치를 확인해 주어야 한다.

1-5. 혈압 상승, 불규칙한 호흡, 의식저하 등의 증상을 보이는 환자에게 우선적으로 내릴 간호진단은 무엇인가?

① 수술로 인한 불안
② 마비로 인한 운동장애
③ 마비로 인한 자가간호결핍
④ 부동으로 인한 피부통합성장애
❺ 뇌내압 상승으로 인한 비효율적 뇌조직관류

<해설>
두개내압 상승의 증상
• 의식수준 저하
• 수축기혈압 상승, 이완기혈압 정상, 맥압 상승
• 느린맥
• 두통, 구토, 경련

1-6. 길에서 갑자기 쓰러진 대상자가 긴장간대(Tonic clonic)발작 중일 때 우선적인 중재는?

① 팔을 붙잡아 준다.
② 앙와위를 취해 준다.
③ 부축하여 병원으로 이송한다.
④ 입을 벌려 손수건을 넣어 준다.
❺ 목 주위의 옷을 느슨하게 해 준다.

<해설>
경련 환자 간호중재
• 발작하는 동안 억제하거나 묶지 않고 단단한 옷을 풀어 준다.
• 흡인을 막기 위해 측위를 취해 준다.
• 발작에서 완전히 깨어날 때까지 기다리며 기도를 확보한다.
• 손수건 등을 넣을 시 기도를 막을 수 있으므로 주의한다.

1-7. 병실 바닥에서 발작을 일으키는 환자에게 가장 적절한 간호중재는 무엇인가?

① 침대로 옮긴다.
② 산소를 공급한다.
③ 설압자로 입안을 벌려 준다.
④ 억제대를 적용한다.
❺ 주변의 위험한 물건을 치운다.

<해설>
간질 환자 간호
• 눕히고 조용히 곁에서 지켜본다.
• 경련하는 동안 억제대로 묶지 않는다.
• 의복은 느슨하게 풀어 주고 측위로 눕혀 분비물 흡인을 막아준다.
• 이미 경련이 시작되어 입을 다문 상태에서 입을 억지로 벌리지 말고 입안으로 어떤 것도 넣지 않는다.
• 주변의 위험한 물건을 치운다.

2 무의식 환자 간호

(1) 기도유지

① 초기 간호 : 즉각적인 기도 청결, 목 주위의 옷을 느슨하게 해 준다.

② 목 보호를 위해 Collar를 이용하여 무의식 환자를 이동

③ 초기 기도유지를 위해서 인공기도 삽입, 기관 내 삽관 실시, 필요시 인공호흡기

④ 호흡음 변화 확인, ABGA와 말초 산소포화도 결과 감시

⑤ 체위 : 측위, 심스 체위, 침상 머리를 30° 정도 상승(혀에 의한 기도 폐쇄 예방, 구강 분비물 배액 촉진으로 호흡기 합병증 예방)

⑥ 무의식이 장기화되면 기도유지를 위해 기관절개술 요구 : 지속적인 장기간의 기계적 환기 유지, 분비물 제거 촉진, 흡인 예방

(2) 체액과 영양 균형 유지

① 연하 반사 소실 : 구강 투여 금지, 비위관, 위관 영양

② I/O, 소변량, 점막과 피부긴장도 사정

③ 뇌부종 감소를 위한 삼투성 이뇨제 투여에 대한 반응 관찰

(3) 피부 통합성 유지

① 청결, 건조하고 보습제 사용, 손톱을 짧게 깎아줌, 적절한 영양과 수분공급

② 욕창 관리 : 공기 침요 사용, 2시간마다 체위 변경

③ 회음부 : 여자환자의 경우 회음부 간호 요구

④ 각막반사 없고 눈 뜨고 있는 경우 인공눈물 2시간마다 점적, 안대나 거즈 사용, 안와부종 시 찬물찜질

⑤ 하루에 3회 이상 구강간호 실시 : 인공기도, 비위관 삽입으로 구강호흡을 하므로 구강점막이 쉽게 건조

⑥ 코나 귀로 출혈, 뇌척수액이 배액되면 보고

⑦ 비강폐색 예방 : 물이나 생리식염수로 적신 면봉으로 코 닦아주기

(4) 손상방지

① 침대 낙상 예방 : 억제대는 신중히 사용

② 침대난간 패드

③ 조용하고 자극이 적은 환경

④ 발작 시 손상이 없도록 주의, 필요시가 아니면 억제대를 사용 금지

(5) 근육관절 경축 예방 간호

① 바른 자세 유지, 1~2시간마다 체위변경

② 경축 예방을 위한 수동적 ROM 실시, 발판·베개·핸드롤(Hand roll), 고관절 지지용 Trochanter roll로 대상자의 바른 자세 유지

(6) 배설장애 및 체온조절

① 배설장애

    ㉠ 필요시 변비 예방을 위해 배변완화제 투여

    ㉡ 무의식 환자의 요정체를 예방하기 위해 유치 도뇨관 삽입

② 체온 조절 : 체온을 자주 측정하고 갑작스런 체온 저하나 오한 방지

(7) 감각자극 간호

① 의식이 없어도 대상자의 현재 상태와 예후에 대해 부정적인 말을 하지 않는다.

② 낮에는 활동하고 밤에는 수면을 취하는 일상 리듬 유지

③ 가족에게 좋아했던 책을 읽어주게 하거나 TV, 라디오를 틀어준다.

④ 시간과 장소에 대한 정보 제공

(8) 가족간호

① 무의식 환자의 가족들을 환자간호에 포함

② 가족들이 환자와 함께 머무르도록 하고 가족구성원들의 충분한 휴식 격려

출제유형문제 최다빈출문제

2-1. 무의식 환자에게 욕창이 자주 발생하는 이유로 옳은 것은?

① 경련기에 과도한 힘주기
② 과다행동과 억제대 사용
③ 부적절한 경관영양이나 총비경구영양
④ 무의식적인 행동으로 인한 신체적 손상
❺ 부동, 자극에 대한 민감성 감소와 오염물질 노출 가능성

2-2. 척추가 손상되지 않은 무의식 환자의 기도유지를 위해 취해 주어야 할 자세는 무엇인가?

❶ 측 위
② 앙와위
③ 쇄석위
④ 파울러 체위
⑤ 트렌델렌버그 체위

2-3. 무의식 환자의 피부통합성을 유지하기 위해서 제공할 수 있는 간호중재로 적절하지 않은 것은?

❶ 억제대를 난간에 고정한다.
② 공기 매트리스를 사용한다.
③ 규칙적으로 자주 체위변경을 한다.
④ 4시간마다 피부를 사정하고 마사지한다.
⑤ 바른 신체선열을 유지하고 경축을 예방한다.

해설
무의식 환자는 열이나 냉 등 외부자극에 둔감하여 쉽게 손상받으며 실금 등 오염물질에 노출될 가능성이 높다.

해설
무의식 환자 간호-기도 흡인 예방
• 분비물의 배액 촉진 위해 2시간마다 체위변경 실시(측위)
• 기도 흡인으로 개방성 유지
• 1~2시간마다 호흡음 사정, ABGA와 말초산소포화도 결과 감시
• 장기적 무의식 상태 시 기관절개술 적용

해설
무의식 환자의 억제대 사용
무의식 환자에게 억제대 사용은 신중해야 하며 난간에 고정하는 것이 아니라 침상 틀에 고정해야 한다.

3 **두개수술 후 대상자 간호**

(1) 환자관찰 및 호흡유지

① 환자관찰

ㄱ 신경학적 상태사정

- 운동능력 : 간호사의 손을 꽉 잡아보게 한다.
- 지남력
- 명료성 수준
- 동공검사

ㄴ 배액의 정도나 특성 사정

② 호흡유지

ㄱ 기도유지 : 분비물 흡인 방지, 목의 심한 굴곡 피하기

ㄴ 측 위

(2) 두개내압 하강 증진

① 침상머리 30° 상승 : 정맥순환 증진 → 울혈예방 → 두개내압 하강

② 간호활동 사이의 간격 두기 : 환자가 휴식을 취하도록

③ 기침과 구토 예방, 필요시에만 흡인

④ 뇌의 대사성 요구 감소 : 두뇌활동 최소화, 정상체온 유지, 경련 예방

(3) 전해질 균형 증진

① 요비중, I/O, 혈당치 자주 측정

② 가능한 빨리 경구식이 제공, 연하곤란이나 구토반사 결손 사정

③ 혈청 전해질 검사

(4) 안전보호

① 억제대 사용 시 부드러운 억제대 사용

② 침상난간 올리기

(5) 안위증진

① 비마약성 진통제 사용

② 두통 시 얼음주머니 사용

③ 조기이상 격려 : 체위성 저혈압의 징후 주의 깊게 관찰

출제유형문제 최다빈출문제

3-1. 두개수술 후 대상자의 운동능력과 관련된 신경학적 상태를 사정하기 위한 검사로 옳은 것은?

① 환자의 손을 꽉 잡는다.

❷ 간호사의 손을 꼭 잡아보게 한다.

③ 환자의 팔을 앞으로 뻗어보게 한다.

④ 환자에게 팔을 가능한 범위까지 올려보라고 한다.

⑤ 간호사의 손을 힘껏 밀어보라고 한다.

3-2. 두개수술 후 환자 간호로 옳지 않은 것은?

① 기도를 유지한다.

② 기침을 제한한다.

③ 경련을 예방하기 위해 항경련제를 투여한다.

❹ 뇌의 대사가 활발해지도록 더운물 찜질을 한다.

⑤ 의식이 돌아온 후에 머리를 15~20° 상승시킨다.

해설

운동능력 사정
신경학적 사정 중 운동 강도는 의식이 있는 환자에게 간호사가 자신의 손을 꼭 잡아보도록 하여 검사를 한다.

해설

두개내압 상승을 방지하려면 저온요법을 실시하여 신진대사를 감소시켜야 한다.

제4장

뇌혈관성 질환 및 감염성 질환

1 두 통

(1) 긴장성 두통(Tension-type headache)

① 증 상

㉠ 정서적이나 신체적 긴장(스트레스)은 목과 두피 근육의 경련 유발

㉡ 지속적인 압박감이 있으며 전두, 측두, 목덜미 부위에서 시작하여 머리 한쪽 혹은 전체로 퍼진다.

㉢ 오심, 구토는 없으나 불빛과 소음에 자극을 받는다.

② 치료 및 간호

㉠ 약물 : 비마약성 진통제(Aspirin, Acetaminophen)

㉡ 얼음찜질, 온찜질, 마사지, 바이오피드백, 이완요법, 정서적 갈등원인 제거, 긴장감과 불안을 조성하는 환경 제거

(2) 편두통(Migraine)

① 원 인

㉠ 불명, 혈관장애에 의한 것으로 여자에게 호발, 유전적 경향

㉡ 정서적 긴장이 두개내의 혈관 경련을 일으켜 뇌 피질에 국소 허혈을 일으킨다.

② 증 상

㉠ 주기적으로 심하게 나타나는 두통, 일측성 또는 양측성, 박동치는 듯한 통증

㉡ 스트레스, 밝은 불빛, 생리, 술, 초콜릿, 심리적 요인 등에 의해 자극

③ 치료 및 간호

㉠ 비특이적 진통제(Aspirin, Acetaminophen, NSAIDs)

㉡ Ergotamine제(뇌혈관 수축유도, 발작방지), Triptans(혈관수축)

㉢ 예방적 조치 : Propranolol, 진하지 않은 커피, 이완요법, 바이오피드백

(3) 집락성 두통(Cluster headache)

① 원 인

㉠ 원인 불분명, 남자 호발

㉡ 혈관의 이완으로 인해 신경 전달물질인 세로토닌과 연관, 과도한 음주, 스트레스, 얼굴에 닿는 찬바람이나 뜨거운 바람, 식품과 약품에 들어 있는 질산염과 같은 혈관이완제, 흥분, 수면

② 증 상

㉠ 일측성, 안와부위에서 시작하여 머리로 퍼진다.

㉡ 박동성, 뇌가 쪼개지는 듯한 심한 통증, 안면홍조, 안검하수, 발한, 측두 혈관의 부종, 두통은 갑작스럽게 나타나고 주로 밤에 발생하고 양상이 일정치 않는다.

③ 치료 및 간호

㉠ 예방적 약물 : Lithium, Ergotamine

㉡ 산소공급, 휴식

출제유형문제 최다빈출문제

집락성 두통에 대한 설명 중 가장 적절한 것은?

① 전두, 측두에서 시작하여 머리 한쪽 혹은 전체로 퍼진다.

② 지속적인 압박감이 있다.

③ 두개 내의 혈관경련을 일으킨다.

④ 주기적으로 심하게 나타난다.

❺ 뇌가 쪼개지는 듯한 심한 통증이 있다.

해설
집락성 두통의 증상
• 박동성, 뇌가 쪼개지는 듯한 심한 통증
• 안면홍조, 안검하수, 발한
• 두통이 갑작스럽게 나타난다.

2 뇌혈관성 질환

(1) 뇌졸중(Cerebrovascular accident, CVA)

① 정의 : 뇌의 정상적인 혈류의 장애로 인해 중추신경계의 기능장애가 나타나는 것

② 뇌졸중 종류에 따른 특성 비교

구 분	허혈성(Ischemic) - 80%		출혈성(Hemorrhagic) - 20%	
	혈전성	색전성	뇌내출혈	지주막하출혈
원 인	죽상경화증, 고혈압	심방세동, 대동맥과 승모판 질환, 심근경색, 죽상경화증	고혈압성 심혈관질환, 응고 장애	뇌동맥류, 외상, 혈관 기형
경고증상	TIA(대상자의 30~50%)	없다.	두통(대상자의 25%)	두통(흔함)
질병진행 예후	증상이 서서히 발현, 단계적으로 호전	갑자기 발생	24시간 이상 진행시 예후가 나쁨, 혼수 시 치명적	갑자기 발생, 혼수 시 치명적
활동관련	휴식 중에 발병	활동과 관련없다.	활동과 관련있다.	머리외상과 관련
의식수준	깨어 있다.	깨어 있다.	무의식	무의식
경 련	드물다.	드물다.	흔하다.	흔하다.
호 전	몇 주에서 몇 달 후에 호전	빠르게 호전되는 편	다양하다. 영구결손가능성이 있다.	다양하다. 영구결손가능성이 있다.
뇌척수액	정 상	정 상	혈액성	혈액성

③ 병태생리

　　㉠ 혈전 또는 색전에 의해 뇌내 혈액공급 일시적 중단

　　㉡ 고혈압 등으로 인해 뇌내 출혈

　　㉢ 뇌의 저산소증

　　㉣ 뇌 신진대사 부전

　　㉤ 뇌조직 손상과 국소적인 신경학적 손상

④ 증 상

㉠ 경색의 부위, 뇌손상 부위, 측부순환 정도 및 병태생리학적 분류에 따라 다르다.

일반적인 증상	두통, 구토, 경련, 혼수, 목의 강직, 발열, 고혈압, 심장의 이상, 기억력의 손상, 정신 변화
편마비와 감각장애	반신마비, 반신부전마비 유발(예 뇌 좌측 손상 시 우측에 마비)
마비된 부위의 일측성 장애	신체 반쪽에 대한 감각소실, 이상 감각, 근육-관절 운동 소실로 균형감 상실과 부적절한 움직임과 관련된 보행 장애 유발
실어증 및 구음장애	• 대표적인 유형 : 감각 실어증과 운동 실어증 • 구음장애 : 언어를 이해, 문법이나 문장 구성에 장애가 없고, 읽고 쓸 수 있지만 발음장애와 느리고 어눌한 언어구사 • 연하곤란

시력의 변화	• 동측성 반맹증(Homonymous hemianopia)
	  – 두정엽과 측두엽의 병변에 의한 시각 장애
	  – 걸음과 자세와 같은 운동수행 문제를 유발

방광 손상	감각 마비성 방광은 만성 요실금 유발, 소변의 수의적 조절 못하고 빈뇨, 긴박뇨 발생
정신활동 손상	• 정서적으로 약해지고 혼란되며 감정변화 심함 • 퇴행성 변화 : 우울, 사회적 위축, 어린이 같은 행동

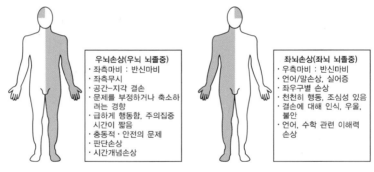

[뇌졸증의 증상]

ⓒ 뇌졸중 발생 부위별 증상

부 위	중대뇌동맥	전대뇌동맥	후대뇌동맥	내경동맥	기저동맥
운 동	반대 측 반신부전, 편마비	반대 측 반신부전, 하지 심함, 족저굴곡	반대 측의 경한 반신부전, 의도적 진전	얼굴 비대칭 있는 반신 부전	운동 변화로 쇠약, 보행장애, 운동 조정 곤란
감 각	반대 측 감각 변화	반대 측 반신 감각 부전	광범위 감각 소실	반대 측의 감각 변화	혀의 무감각
시 각	동측성반맹증, 병변 쪽의 안구 움직임 장애	병변 쪽의 눈의 이탈	동공기능장애, 협동운동상실, 안구 진탕증	반맹증, 동측맹	복시, 동측성반맹증, 안구진탕증
언 어	실독증, 난서증, 실어증	표현성 실어증	보속증, 실독증	연하장애	구음장애, 연하장애
정 신	기억력 장애	혼란, 건만증, 단조로운 정신, 기민성 감소	기억력 장애, 환시		기억력 장애, 지남력 장애
기 타	구 토	실행증		경동맥 잡음	이명, 청력 상실

⑤ 진단검사
  ㉠ CT, MRI, PET
  ㉡ 뇌혈관 조영술
  ㉢ 요추천자
⑥ 치 료
  ㉠ 약물요법(혈전성 뇌졸중)
    • 혈전용해제(Tissue plasminogen activator, t-PA) : 증상 발현 3~4시간 이내 투여
    • 항응고제(Coumadin, Heparin) : 안정된 이후
    • 항혈소판제제 : Aspirin, Ticlopidine
    • 두개내압 하강제 : Mannitol, Dexamethasone
    • 칼슘통로차단제(Nimodipine) : 혈관 경련 감소
    • 항경련제(Phenytoin) : 급성 경련 발생 시
  ㉡ 수 술
    • 경동맥내막절제술(Carotid endarterectomy)
    • 두개강내외우회술(Extracranial-intracranial bypass)
    • 동맥류 : 동맥류 경부 결찰(Clipping), 근위부 결찰(Ligation), 동맥류 포착(Wrapping)
⑦ 간호중재
  ㉠ 안정될 때까지 자주 신경학적 상태 사정
    • 반신마비(마비) 또는 반신부전마비(근허약)
    • 운동실조증(비틀거리는 걸음)
    • 실어증(일반적으로 좌측 뇌경색)
    • 경부 강직(내출혈 시)
    • 인지결손, 정서적 불안정

ⓛ 의식변화나 뇌압상승, 고체온증, V/S 자주 확인

ⓒ 동공반응, 자세, 운동기능, 감각상태, 통증 등 사정

ⓔ I/O 관찰 : 구토 실금, 복부팽만, 방광팽만도 함께 관찰

ⓜ 기침 자극금지

ⓗ 수동적 ROM 실시 : 마비환자의 기형예방

ⓢ 자세간호

- 침범된 쪽(마비되지 않은 쪽)으로 조심스럽게 돌려 눕히기
- 편마비가 온 쪽은 베개로 지지(어깨, 팔 등), 손에는 Hand roll을 쥐도록
- 편마비 쪽 둔부 무릎까지 홑이불을 말아 대어줌(다리의 외전 방지)
- 슬관절 아래에 베개를 대어 굴곡 유지(강직 방지)
- 하수족(Foot drop) 예방을 위해 발목이 높은 신발이나 발판 적용

⑧ 연하곤란 대상자 간호

ㄱ 식전, 식후 구강간호 실시

ㄴ 환자의 머리와 목을 턱과 함께 약간 앞으로 당겨 내려 음식을 충분히 씹기 전에 넘어가지 않도록 예방

ㄷ 마비되지 않은 쪽으로 씹게 함

ㄹ 액체성 음식보다 연식이나 반연식으로 준비

ㅁ I/O 정확히 측정

ㅂ 매주 체중 측정

⑨ 반맹증(시야결손) 환자 간호

ㄱ 시각이 완전한 쪽에서 환자에게 접근

ㄴ 완전한 시야 쪽에 문이 위치하도록 환자 위치 조정

ㄷ 머리를 이쪽저쪽으로 돌려 감소된 시야 보상하도록 교육

⑩ 실어증 환자 간호

ㄱ 대상자의 이해수준 및 언어사용 파악

ㄴ 의사소통 기술사용

- 의사소통을 증진시키고 향상시키는 단어카드, 그림, 컴퓨터 등 보조기 사용
- 자연스런 음조로 천천히 말하기
- 간단한 단어 사용
- 대상자가 반응하도록 기다리고 인내, 의사소통 시도 시 주의 깊게 경청하고 주시
- 대상자와 같은 높이로 앉고 눈 맞춤을 유지
- 손잡기 등 신체 접촉(접촉은 대상자의 감정을 표출할 수 있는 수단)

ㄷ 재활 : 언어치료사에게 의뢰

(2) 일과성 허혈발작(Transient ischemic attack, TIA)

① 정 의
   ㉠ 일시적 뇌혈류 부전현상으로 국소 신경학적 증상이 발생되었다가 발병 24시간 내에 후유증 없이 회복되는 경우
   ㉡ 향후 뇌경색이 초래될 수 있다는 경고 또는 뇌경색의 전구증상으로서 중요한 의미를 가진다.

② 병태생리
   ㉠ 혈관의 경축으로 인해 혈액의 흐름이 일시적으로 중단되어 일시적인 신경학적 손상 증상이 나타났다가 12~24시간 내 정상으로 회복
   ㉡ 3~6개월 내 재발 가능성이 높다.
   ㉢ 호발 부위 : 총경동맥(Common carotid artery)의 분기점

③ 증 상
   ㉠ 대뇌 앞쪽 혈류를 담당하는 경동맥 영역에 관계된 증세(90%)
      → 반신부전, 반신감각장애, 언어장애, 단안 실명
   ㉡ 대뇌 뒤쪽 혈류를 담당하는 추골-뇌저동맥 영역에 관계된 증세(10%)
      → 의식소실, 양측성 운동 및 감각장애, 양안 실명, 현훈, 이명, 복시, 구음장애

④ 치료 및 간호중재
   ㉠ 혈관 이완제 투여 : 혈압 Monitoring
   ㉡ 동맥내막절제술(Endarterectomy)
   ㉢ 수평체위 : 뇌혈류량 증가
   ㉣ 항응고제(Heparin, Coumadin), 혈소판 응집억제제(Aspirin) : 뇌혈액 응고 예방
   ㉤ 의식변화 감시, 산소공급

출제유형문제 최다빈출문제

2-1. 뇌경색 증상이 발생하고 2시간 안에 응급실에 온 환자에게 우선적으로 투여해야 할 약물은?

① 헤파린(Heparin)
② 와파린(Warfarin)
③ 플라빅스(Plavix)
④ 아스피린(Aspirin)
❺ 조직-플라스미노겐활성제(t-PA)

해설
혈전용해제
급성 허혈성 뇌경색에 사용한다. 정맥용 혈전용해제인 t-PA를 발병 후 3시간 이내에 투여하면 효과를 볼 수 있다.

2-2. 급성기 뇌경색 환자의 뇌조직관류를 증진시키기 위한 우선적인 중재는?

① 복부마사지 수행
❷ 침상머리 30° 유지
③ 능동 관절범위운동 권장
④ 수축기 혈압 100mmHg 이하로 유지
⑤ 1/2 생리식염수(0.45% NaCl) 정맥주입

해설

급성기 뇌경색 환자의 조직관류를 증진시키기 위해서는 침상머리를 30~45° 정도 상승시켜 정맥배액을 증진시킬 수 있으며, 필요에 따라 적절한 처방 약물을 즉각적으로 투여해야 한다.

2-3. 편마비 환자가 음식물을 흘릴 때 중재방법으로 알맞은 것은?

❶ 삼키기 쉽게 고개를 숙이게 한다.
② 환측으로 눕힌다.
③ 잘 흐르는 유동식을 준다.
④ 설압자로 구역반사(Gag reflex)를 자극한다.
⑤ 마비된 쪽으로 음식을 넣어 준다.

해설

편마비 환자(삼킴장애)의 간호중재
• 반좌위, 좌위에서 식사하도록 한다.
• 역류나 흡인예방을 위해 식후 30분 정도 High fowler's position
• 머리를 약간 앞으로 숙이면 삼킴에 도움이 된다.
• 음식물은 손상되지 않은 구강 쪽을 소량씩 제공한다.
• 음식이 인두에 도달하면 흡인의 위험을 줄이기 위해 턱을 밑으로 내리게 한다.
• 환측의 목을 마사지해 주면 삼킴반사가 일어난다.
• 덩어리를 형성하는 음식을 제공한다.
• 조용한 환경을 제공하고 음식을 적절히 씹고 삼킬 수 있는 충분한 시간을 제공해야 한다.
• 응급상황에 대비하여 흡인기를 준비한다.

2-4. 왼쪽 편마비가 있으며 '연하곤란과 관련된 기도흡인위험성'의 간호진단이 내려진 뇌졸중 환자에 대한 간호중재는?

① 유동식을 제공한다.
② 마비된 쪽으로 음식을 넣어 준다.
③ 식사 중 조금씩 물을 마시게 한다.
④ 자극적인 향이 있는 음식은 피하게 한다.
❺ 식사 시 머리와 목을 약간 앞으로 기울이게 한다.

해설

신경계 삼킴(연하곤란) 장애의 간호중재
• 유동식보다는 연식이나 반연식 혹은 걸쭉한 음식을 제공한다.
• 마비되지 않은 쪽으로 음식을 준다.
• 식사 시 머리와 목을 약간 앞으로 구부리게 하여 흡인 가능성을 낮추도록 한다.

2-5. 일과성 허혈발작을 의심할 수 있는 증상은?

① 흉 통
② 고체온
③ 부정맥
④ 호흡곤란
❺ 사지의 갑작스러운 허약감

해설
일과성 허혈발작의 증상
- 감각저하
- 구음장애
- 언어상실
- 시야결손
- 편측무시
- 어지럼증
- 조화운동불능
- 마비(반부전마비, 사지마비)

2-6. 한쪽 눈이 보이지 않고 약한 마비증세와 함께 의식을 잃어 응급실에 내원한 환자가 4시간 뒤 기능을 모두 회복했다. 대상자에게 할 수 있는 말로 옳은 것은?

① 잠깐 나타날 수 있는 증상으로 정상입니다.
❷ 뇌졸중 검사를 받아보아야 합니다.
③ 비가역적 장애가 올 수 있습니다.
④ 격한 운동을 하시는 것이 좋습니다.
⑤ 당장 수술하여야 하는 문제입니다.

해설
일과성 허혈성 발작(TIA)
- 일시적으로 폐색성 뇌졸중과 같은 증상이 일어났다가 12~24시간 내에 정상적으로 회복되는 것을 말한다.
- 3~6개월 내에 재발 가능성이 매우 높다.
- 폐색성 뇌졸중으로 발전하기 쉽다.
- 즉시 생활양식을 개선해야 한다.
- 항응고제와 항혈소판제를 투여해야 한다.

3 뇌 감염성 질환

(1) 수막염(Meningitis, 뇌막염)

① 정의 및 원인

ⓐ 정의 : 수막이나 뇌와 척수에 있는 막의 염증, 지주막과 연막에 호발

ⓑ 원 인

- 세균(연쇄상폐렴구균, 나이세리아, 뇌막염구균 등), 진균
- 가장 흔한 Virus에 의한 감염(무균성 수막염)

② 병태생리

혈류를 통해 미생물이 뇌에 도달 → 지주막하강의 CSF와 연막-지주막 감염 → 수막을 통해 뇌실 침범 → 수막혈관의 충혈, 뇌조직의 부종, ICP 상승, 백혈구 삼출물이 있는 염증반응

③ 증 상

ⓐ 심한 두통, 발열, 빈맥, 목의 경직

ⓑ 의식상태 변화, 오심, 구토, 지남력 상실, 광선공포증

ⓒ 뇌신경 기능 부전(3, 4, 6, 7, 8번 뇌신경 호발)

ⓓ 수막염균 수막염일 경우 반점이나 발적

ⓔ 뇌막자극 증상

- 경부 강직(Neck rigidity)
- Kernig sign 양성 : 고관절에서 굴곡시킨 채 다리를 신전할 수 없음
- Brudzinski sign 양성 : 목을 굴곡시켰을 때 고관절과 무릎이 굴곡된다.

④ 진단 및 치료

ⓐ 뇌척수액 검사, 두개골 X-선 촬영, 혈액 검사, CT, MRI

ⓑ 치 료

- 많은 양의 항생제 투여 Penicillin, Cephalosporin, Vancomycin
- Steroid, 삼투성 이뇨제 투여 : 뇌부종 감소
- 대증요법 : 경련 시 항경련제, 두통 호소 시 Acetaminophen
- V-P Shunt

⑤ 간호중재

ⓐ 배양 결과가 나오고 항생제에 의한 효과가 보일 때까지 24시간 격리

ⓑ 체온조절 : 해열제 투여

ⓒ 수분균형 유지

ⓓ 통증감소

- 두통 조절, 머리를 들어 올리는 행동을 피한다.
- 베개를 베지 않은 채로 침대를 약간 높여 준 상태, 목의 경직 때문에 측위로 눕힌 자세를 취한다.

ⓔ 광선공포증 시 방을 어둡게 유지, 가능한 조용하게 해 주고 환경자극 감소

ⓕ 체위 변경 시 머리와 목의 강직에 주의

ⓖ 경련 여부 자주 관찰

(2) 뇌염(Encephalitis)

① 정의 및 원인

ㄱ 정의 : 세균, 바이러스 및 곰팡이에 의해 발생되는 뇌 실질의 염증

ㄴ 원인 : 바이러스(진드기나 모기에 의해 전파, 단순 포진 바이러스)

② 병태생리 : 바이러스 감염으로 림프구가 풍부한 염증성 삼출물이 뇌로 침투하여 뇌부종, 기저신경절 퇴화, 신경세포를 파괴

③ 증 상

ㄱ 초기 증상 : 비특이적, 발열, 두통, 오심, 구토

ㄴ 경련성 발작, 실어증, 편측마비, 불수의적 움직임, 의식변화 등

④ 진단 : CT, 뇌파검사, MRI, 뇌척수액 검사

⑤ 치료 및 간호중재 : 지지적 간호, 두개내압 상승을 조기발견 치료

ㄱ 원인이 Herpes virus인 경우 : Acyclovir(Zovirax) Ⅳ 투여

ㄴ 지지적 치료 : 항경련제, Steroid, 안정제, 진통제

ㄷ 침상머리 30° 상승, 활력징후 측정, 뇌압상승 증상 관찰

ㄹ 손상방지 : 조용하고 안전한 환경, 발작에 대한 기구 준비

(3) 뇌농양(Brain abscess)

① 정의 및 원인

ㄱ 정의 : 뇌 실질 내에 여러 종류의 세균, 진균, 원충류 등의 감염에 의해 발생하는 국한된 화농성 질환

ㄴ 원 인

• 유양돌기염, 중이염, 부비동염, 치아 감염으로부터 직·간접 전파

• 두부 관통상, 두부 수술 후 합병증

② 병태생리

ㄱ 뇌의 직접적인 원인균 침투, 신체 다른 부분으로부터 감염의 전파, 국소감염의 전파로 발생

ㄴ 염증발생 2주 후에 피막(Capsule)을 형성

ㄷ 초기에는 섬유성 과립조직, 후기에는 콜라겐 결합조직

ㄹ 호발부위 : 전두엽, 측두엽, 소뇌

③ 증 상
  ㉠ 뇌막염, 뇌염과 유사
  ㉡ 초기 : 염증, 괴사성 조직, 주변조직의 부종
  ㉢ 반복되는 두통(아침에 심화)
  ㉣ 오심, 구토
  ㉤ 의식수준의 변화
  ㉥ 사지의 쇠약
  ㉦ 시력감퇴
  ㉧ 운동감각과 언어장애
④ 치료 및 간호중재
  ㉠ 항생제 : 수술 전부터 수술 후까지 Ⅳ 3~4주간 충분히 투여
  ㉡ 수술요법
  ㉢ 대증요법

출제유형문제 최다빈출문제

다음 중 뇌막염 환자에게 우선적으로 취해야 할 간호중재는?

① 수액을 공급한다.
② 요추천자를 하여 부종을 감소시킨다.
③ 낙상의 위험을 줄이기 위해 방을 밝게 유지한다.
❹ 다량의 항생제를 투여한다.
⑤ 다량의 수분을 공급한다.

해설
뇌막염의 치료
• 신속히 다량의 항생제를 투여해야 한다.
• 스테로이드와 삼투성 이뇨제를 사용한다.
• 뇌부종을 감소시키는 것이 중요하다.
• 방은 어둡게 하여 자극을 최소화한다.

중추신경계의 퇴행성 질환 및 자가면역장애

제 5 장

1 퇴행성 질환 (1) – 파킨슨, 근위축성 측삭경화증

(1) 파킨슨병(Parkinson's disease, PD)

① 정의 및 원인

㉠ 정의 : 기저핵의 신경원을 침범하는 만성 퇴행성 중추신경계 장애

㉡ 원인 : 뇌 기저신경절 안의 도파민 부족

② 병태생리

기저신경절 내 흑질(Substantia nigra)의 퇴행성 변화 → 흑질 내 도파민 분지 신경원의 파괴 → 도파민 양 감소 → 아세틸콜린의 흥분 활동에 대한 도파민의 부적절한 조절 → 수의적 동작의 시작과 조절이 어려워진다.

③ 증 상

㉠ 진전(Tremor)

• 활동을 시작하거나 수면 시 소실, 휴식 시 더 악화

• 수전증 : Pill-rolling(엄지를 손바닥 안쪽으로 돌림)

• 목적성 있는 수의적 운동 시는 감소(단추 채우기, 옷 입기 등)

• 손가락에서 시작하여 팔, 전신으로 진행

㉡ 모든 움직임의 강직(Rigidity) : 웅크리는 자세

㉢ 운동불능/운동완서(Akinesia/bradykinesia)

• 느린 운동 : 자율적인 운동의 점진적인 소실

• 운동개시 곤란

㉣ 체위의 불안정(Postural instability)

• 걸음의 폭은 짧고 앞으로 굽은 자세와 질질 끄는 종종걸음

• 가속보행

• 보행 시 손을 흔들지 않는 자세

㉤ 기타 증상

• 눈 깜빡임이 없는 마스크 같은 얼굴(가면 같은 얼굴)

• 침 흘림, 직립성 저혈압, 발한 : 자율신경기능 이상

- 소서증 : 진전 증상으로 글씨가 흔들리고 작음
- 단조로운 목소리, 빠른 말투 등
- 우울, 치매

④ 진 단

　㉠ 병력과 임상 양상에 기초

　㉡ 전형적인 3대 증상(진전, 강직, 운동완서증) 중 2개의 특징적인 증상이 나타날 때

　㉢ MRI, 뇌척수액 분석에서 도파민 수준 감소

⑤ 치 료

　㉠ 도파민 작용제

- Levodopa(L-dops), Levodopa-carbidopa(Sinemet), Bromocriptine(Parlodel)
  - 혈액 뇌 관문을 통과하는 도파민 전구물질, 뇌 속에서 도파민으로 전환되어 부족한 도파민 보충
  - 부작용 : 오심, 환각, 운동실조, 심한 체위성 저혈압
- Amantadine : 신경원으로부터 도파민의 분비를 증가시킴

　㉡ 항콜린성제제 : 아세틸콜린의 작용 감소, 진전 완화

　㉢ 항히스타민제 : 항콜린성 효과, 진전·강직 완화

　㉣ MAOI(Monoamine oxidase inhibitor) : 도파민 대사 파괴 감소, Levodopa의 파괴 지연

⑥ 간호중재

　㉠ 기동성 증진

- 따뜻한 물로 목욕, 마사지, 신전운동 격려
- 매일하는 운동의 중요성 강조, 운동과 걷는 방법 교육

　㉡ 영양상태 증진

- 저작 시 의식적으로 입 양쪽을 사용하도록 교육
- 식사도구는 사용하기 편리한 것으로 교체
- 머리를 뒤로 젖혀 침이 밖으로 흐르지 않도록 하고 의식적으로 침을 삼키도록 교육
- 소량씩 자주 섭취 : 하루 3회 많은 양을 먹는 것보다 피로감을 줄일 수 있다.

　㉢ 의사소통능력 증진

- 말을 시작하기 전에 심호흡을 하도록 격려
- 짧은 문장을 사용하도록 하며 단어 중간 중간에 숨을 쉬도록 한다.
- 안면근육의 움직임을 연습하며, 책을 큰소리로 읽는 연습

　㉣ 변비예방

- 규칙적인 배변시간
- 배변 시 정상적 체위 유지
- 고섬유식이, 수분섭취 권장

      ⓜ 환자/가족 교육(Levodopa의 안전한 사용을 위한 지침)

- 안정제, 비타민 B$_6$ 식품섭취를 금한다(Levodopa 약물의 효과를 감소시킴).
- 알코올 섭취를 금하거나 최소화(알코올은 Levodopa 길항작용)
- 약물투여 시간 가까이에 단백질 섭취를 피할 것(Levodopa의 흡수 억제)
- 공복 시 복용(금식 중에도 복용), 오심이 있을 경우 음식과 같이 복용
- 약물치료를 하고 있는 동안 당뇨, 녹내장, 간독성, 빈혈 등 추후관리
- 직립성 저혈압의 가능성을 알고, 체위변경을 서서히 한다(사우나, 열탕 금지).

(2) 근위축성 측삭경화증(Amyotrophic lateral sclerosis, ALS)

① 정 의

   ⓐ 루게릭병(Lou gehrig), 뇌간, 척수, 대뇌피질의 운동 신경원을 침범하는 퇴행성 질환

   ⓑ 감각신경과 자율신경계는 침범하지 않고 정신상태의 변화는 나타나지 않는다.

   ⓒ 2~6년 내에 사망

② 원 인

   ⓐ 정확한 원인은 모름, 바이러스, 대사 장애, 감염 등

   ⓑ 50~60대 남성에게 호발

③ 증 상

   ⓐ 근육의 점진적인 탄력소실과 무력감

   ⓑ 쇠약감, 경련, 근육강직

   ⓒ 인지능력은 유지되므로 환자가 더 고통스럽다.

   ⓓ 과잉반사, 언어장애, 연하곤란

   ⓔ 점차 호흡곤란이 초래됨 → 호흡기 감염으로 사망

④ 치료 : 특별한 치료가 없으며, 질병의 진행을 늦추기 위한 것

   ⓐ 약물치료 : Riluzole(Rilutek) → 질환의 진행을 늦춘다.

   ⓑ 호흡을 지지하기 위해 Ventilator 부착

   ⓒ 위관영양

⑤ 간호중재

   ⓐ 호흡 유지

- 폐활량이 50% 이하로 저하된 것은 현저한 근육기능의 소실 의미
- 필요시 삽관이나 기관지절개술을 할 수 있도록 세트 준비

   ⓑ 신체운동성 확립

- 일상적인 활동이 가능하면 오랫동안 하도록 환자를 격려
- 위축을 방지하기 위해 신전 운동을 실시

ⓒ 영양상태 유지
- 고열량, 적은 양의 식사를 자주 제공
- 유동식 제공, 피로를 줄이기 위해 식전 휴식 제공

ⓔ 피로 완화 : 중요한 일은 가능한 오전 중에 하도록 한다.

ⓜ 사회생활 유지

ⓗ 흡인과 감염방지 : 가능한 활동을 권장, 체위배액을 자주 시켜준다.

출제유형문제 · 최다빈출문제

1-1. 파킨슨병 환자에게 레보도파(Levodopa)를 투여할 때 교육 내용은?

① 저섬유소식이를 한다.
② 단백질제제와 같이 복용한다.
③ 소변색이 짙어지면 복용을 중단한다.
④ 피리독신(비타민 B₆)과 같이 복용한다.
❺ 오심이 있으면 음식과 같이 복용한다.

1-2. 보행장애가 있는 파킨슨병 환자의 기동력 증진을 위한 교육 내용은?

① 팔을 흔들지 않고 걷는다.
② 다리의 관절운동을 제한한다.
③ 보폭을 좁게 유지하고 걷는다.
④ 자세를 변경할 때 빠르게 바꾼다.
❺ 의식적으로 발을 들어올리고 내려놓으면서 걷는다.

1-3. Levodopa를 투여하는 환자가 오심으로 인한 불편감을 호소하고 있을 때 취해 줄 수 있는 중재는?

① 비타민 B 복합체를 준다.
② 제산제와 함께 복용한다.
❸ 음식과 함께 투여한다.
④ 고단백질 음식과 함께 투여한다.
⑤ 식간에 투여하게 한다.

해설
레보도파(Levodopa) 복용지침
- 공복 시 복용, 구역(오심)이 있을 경우 음식과 함께 복용
- 안정제, 비타민 B₆ 식품의 섭취 금지 (Levodopa의 효과를 감소시킴)
- 약물투여 시간 가까이에 단백질 섭취 삼가 (단백질이 Levodopa 흡수 억제)
- 알코올 섭취 금함(알코올이 Levodopa 효과에 길항작용)
- 체위변경 서서히 함(직립성 저혈압 가능성)

해설
파킨슨 환자의 간호중재
- 파킨슨 환자는 자세로 인한 보행 보폭이 짧아지고 빨라지는 경향을 보이게 된다.
- 보폭을 크게 하고, 발을 평소보다 높이 들어올린다.
- 팔을 흔들며 보행하는 연습이 자세 교정에 도움이 된다.

해설
도파민 작용제(Lebodopa)
- 약리작용 : 파킨슨병의 주치료약으로 도파민은 뇌혈관 장벽을 통과할 수 없으나 Lebodopa는 뇌 안에서 도파민으로 되는 전구물질이다.
- 안정제나 비타민 B₆ 식품을 금해야 한다(약물의 효과를 감소시킴).
- 오심이 있을 경우 음식과 같이 복용한다.
- 공복 시 복용한다.
- 약물 투여 시간 가까이에 단백질을 섭취할 경우 Lebodopa의 흡수를 억제하므로 조심할 것
- 약물치료 동안 당뇨, 녹내장, 간독성, 빈혈 등을 추후 관리해야 한다.

2 **퇴행성 질환 (2) – 다발성경화증, 헌팅톤무도병**

(1) 다발성경화증(Multiple sclerosis, MS)

① 정의 : 뇌, 시신경, 척수 백질 등의 수초가 탈락되는 것(Demyelination)으로 중추신경계의 만성 진행성 퇴행성 신경질환

② 원 인

ㄱ 자가면역질환, 유전적 소인, 바이러스 감염과정 등과 관련

ㄴ 15~50세 여성에게 호발

③ 병태생리 : 중추신경계의 백질에 산재성의 수초탈락 → 신경자극 전도 이상

④ 증 상

ㄱ 중추신경계에 반흔 조직이 퍼지면서 만성적, 점진적으로 악화와 회복 반복

ㄴ 소뇌 침범 : 조화운동 불능(Ataxia), 떨림(Tremor)

ㄷ 지속적인 근허약과 피로, 경직(특히 하지), 비정상적 열감(대상자의 약 80%), 비정상적인 반사, 시력·청력장애, 운동장애, 감각이상, 방광기능 이상, 구음장애 및 신경계 행동 증상(예 우울, 인지장애, 정서불안 등)

⑤ 진단검사

ㄱ 척수액 검사 : IgG 증가

ㄴ MRI : 신경계의 백질 부분에 작은 반점

⑥ 치료 : 특별한 치료가 없으며, 증상에 따른 대증적 치료와 환자의 기능 지지

ㄱ 급성 증상 시

- Corticosteroid, ACTH : 부종 완화, 염증 완화
- 면역 억제제 : 질병 진행 방지

ㄴ 만성 증상 시

- 강직완화 : Diazepam(Valium), Baclofen(Lioresal)
- 우울관리 : 항우울제 및 상담
- 배뇨관리 : 항콜린성제제(빈뇨, 긴급뇨), 콜린성제제(소변정체), 간헐적 도뇨
- 배변관리 : 변연하제, 좌약

⑦ 간호중재

ㄱ 운동과 휴식의 적절한 균형

- 수동적 운동 실시 : 근피로를 피하며, 부동 시 근위축 방지
- 피로의 최소화 : 과열, 과신전, 감염 등의 최소화(운동 전 또는 운동 중 Cooling)

ㄴ 감각기능의 보상 : 안전한 환경 조성, 복시를 호소할 경우 안대를 양쪽 눈에 교대로 적용, 시야 결손이 있을 때는 고개를 돌려 사물을 보도록 교육

ㄷ 방광조절 유지 : 방광감염, 요정체 예방

ㄹ 영양 유지 : 충분한 수분섭취, 균형 잡힌 식사, 비타민 보충 식이

(2) 헌팅톤무도병(Huntington's disease)
① 정의 : 불수의적인 근 움직임을 특징으로 하는 신경계 퇴행성 상염색체 우성 유전질환
② 원 인
  ㉠ 30~50대에 호발, 15~20년에 걸쳐 진행, 퇴행성 질환
  ㉡ 신경전달물질(GABA, Acetylcholine)의 불균형 : Dopamine의 농도가 상대적으로 상승, 억제되지 않은 움직임 초래
③ 증 상
  ㉠ 무도병(Chorea) : 비정상적, 과다한 불수의적 움직임
  ㉡ 수의적 활동제한, 균형감 저하, 구음장애
  ㉢ 호흡장애, 변실금, 요실금
  ㉣ 지적 감퇴, 정서적 불안정, 정신과적 행동
④ 진단검사 : CT, MRI 등
⑤ 치료 및 간호중재
  ㉠ 약물요법, 증상조절
  ㉡ 자가간호 증진 : 대상자의 위생, 영양, 배설 등의 간호에 관심
  ㉢ 안전한 환경 제공
    • 침대난간 상승, 패드를 대어주어 손상 예방
    • 억제대는 비정상운동을 증가시키므로 금지
  ㉣ 정서적 지지
    • 대상자와 가족의 정서요구에 민감하게 반응
    • 대상자의 두려움과 공포를 표현하도록 함(우울증으로 자살하는 경우가 많음)
  ㉤ 유전상담 : 유전자를 가진 대상자와 유전상담

출제유형문제 〈최다빈출문제〉

다음에 해당되는 질환은?

> • 불수의적인 근 움직임을 특징으로 하는 신경계 퇴행성 질환
> • 상염색체 우성 유전질환
> • 신경전달물질의 불균형
> • 지적 감퇴, 정신과적 행동

① 파킨슨병
❷ 헌팅톤무도병
③ 근위축성 측삭경화증
④ 알츠하이머
⑤ 다발성 경화증

해설
헌팅톤무도병은 30~50대에 호발하는 신경계 퇴행성 질환으로 상염색체 우성 열성질환이며 불수의적인 근 움직임을 특징으로 한다.

3 **퇴행성 질환 (3) – 알츠하이머, 치매**

(1) **알츠하이머(Alzheimer's disease)**

　① 정의 및 원인

　　㉠ 정의 : 뇌 위축을 일으키는 만성 진행성 질환으로 치매의 60% 차지

　　㉡ 원인 : 정확한 원인은 알려져 있지 않음, 유전적, 노화

　② 병태생리

　　㉠ 뇌의 부피와 무게가 감소되어 뇌 위축이 뚜렷, 뇌에 섬유성 덩어리, 노인성 플라크, 과립성 혈관성 퇴행

　　㉡ 아세틸콜린, Acetyltransferase 감소 : 부교감신경전달 방해 인지기능 장애

　③ **증상** : 기억상실(최근 기억), 유사 과업 수행의 어려움, 언어 장애, 지남력 장애, 판단력 저하, 추상적 사고력 문제, 기분이나 행동의 변화, 인격의 변화 등

　④ **진단** : MMSE 등을 이용한 신경정신학적 검사, CT, MRI, SPECT, PET, 우울 검사

　⑤ **치료 및 간호**

　　㉠ 약물 요법

　　　• 아세틸콜린분해효소 억제제(Acetylcholinesterase inhibitor) : Donepezil(Aricept), Galanta-mine(Reminyl), Rivastigmine(Exelon)

　　　• Memantine : 뇌의 학습 및 기억능력 증진

　　　• 항정신병 약물, 항우울제, 항불안제, 항경련제, 수면제 등

　　㉡ 간호 : 지남력 증진, 자가간호 증진, 적절한 영양관리, 의사소통 증진, 배회 예방, 안전 환경 제공, 감염 예방, 돌봄 제공자의 역할긴장 감소

(2) **치매(Dementia)**

　① **정의** : 기억력, 지남력, 주의력, 언어, 판단력, 추론 능력의 기능 부전 및 소실로 특정되는 일련의 증후군

　② **증 상**

초기(경증)	중기(중등도)	후기(중증)
• 보통의 사람에게서 보이는 것 이상의 건망증 • 단기기억 손상 • 숫자가 의미하는 것을 알아차리기 힘듦 • 독창성과 흥미 상실 • 판단력 감퇴 • 지리적 지남력 장애	• 가까운 가족이나 친구를 알아보는 능력 감소 • 배 회 • 혼 란 • 이해력 장애 • 간단한 작업 수행의 어려움 • 실어증 • 불면증 • 섬망, 환각, 환상 • 행동장애	• 짧은 기억, 새로운 정보를 처리 못함 • 단어를 이해하지 못함 • 섭취 및 연하 문제 발생 • 자가간호 불가능 • 부 동 • 요·변실금

③ 진 단

　㉠ 원인 규명 : 가역적 혹은 비가역적

　㉡ MMSE

　㉢ CT, MRI

　㉣ 치매와 우울의 감별 진단

DSM-Ⅳ 진단기준	• 기억장애와 더불어 • 다음 항목 중 하나 이상 　－ 언어상실증(Aphasia) 　－ 행위상실증(Apraxia) 　－ 실인증(Agnosia) : 감각 지각은 있으나 사람이나 사물을 인식하지 못한다. 　－ 수행기능(Executive function) 장애 • 사회적 또는 직업수행능력 장애 • 과거에 지녔던 능력 수준의 감퇴 • 이러한 장애가 주로 섬망 시기에 보여서는 안 된다.

④ 치료 및 간호

　㉠ 원인 규명 관리

　㉡ 인지 기능의 감소를 조절하고 증진

　㉢ 환자가 나타내는 문제 행동 조절

⑤ 치매환자 간호 지침

　㉠ 환자의 행동이 아이 같아도 어른으로서 인격적으로 존중

　㉡ 직접적으로 눈을 맞추며 의사소통한다.

　㉢ 인내심을 가지고 유연하게 대처

　㉣ 과업을 단순화하여 직접 할 수 있도록 한다.

　㉤ 한번에 한 가지 일에 초점

　㉥ 이해되지 않는 행동을 해도 비판하거나 교정하려고 하지 않는다.

　㉦ 인지적 자극 : 계획된 자극에 의해 주변 환경을 이해하고 인지 기능을 증진

　　• 다양한 사람과 접촉하게 하여 환경적 자극을 제공

　　• 점진적으로 현실을 변화

　　• 달력 제공

　　• 휴식시간 제공

　　• 새로운 물건을 제공하기 위해 반복적으로 사용

　　• 정보는 적게 핵심적인 것을 제공

　　• 치료적 접촉을 사용

　㉧ 기억력 훈련

　　• 경험한 기억 문제를 환자나 가족과 상의

　　• 환자가 마지막으로 표현한 생각을 적절하게 반복하게 하여 기억력을 자극

　　• 과거의 경험에 대해 적절히 회상하도록 한다.

• 치매 환자 및 가족 교육

경증 단계	• 다른 질환과 감별 진단하여 확인 • 운전 금지 : 혼돈 및 판단력 저하는 운전 기술을 손상시킬 수 있다. • 친지나 가족 방문, 음악 감상, 취미 생활, 운전 등의 행동 격려 • 일과를 정하고 가정 내에서 일상적인 물건은 정해진 위치에 두어 혼란을 일으키지 않는다. • 잘못 말하는 것, 기억하는 것을 교정하지 않는다. • 치료 선택사항, 재정 문제, 치료에 대한 개인적 취향을 고려하여 관리 계획 수립
중증 단계	• 현관문에 잠금장치 • 가정 내 조명밝기를 확인하고 계단과 욕실에는 안전 손잡이를 설치 • 환자의 방, 화장실, 주로 이용하는 시설에 잘 보이도록 표시 • 문제 행동에 대처하기 위해 주의 분산, 기분전환 전략을 수립 • 공격적 행동을 야기하는 요인을 확인, 감소 • 가족과 친구 사진과 같이 기억을 유발할 만한 자료를 제공
말기 단계	• 요실금, 변실금을 줄이기 위해 일정 시간에 화장실에 가도록 한다. • 개인위생에 소홀해지기 쉬우므로 이를 확인하고 제공 • 수분과 식이섭취가 적절한지 확인 • 의사소통이 어려우므로 간단하고 쉬운 언어를 사용하고 그림이나 몸짓 등을 이용 • 가정에서 돌보는 것이 어려우면 장기 시설 입소를 고려

출제유형문제 최다빈출문제

3-1. 다음 중 노인 환자에게서 나타날 수 있는 경한 알츠하이머 증상은 무엇인가?

① 인지력 감소
❷ 기억력 저하
③ 언어장애
④ 지남력 상실
⑤ 수면장애

3-2. 알츠하이머 환자를 간호하는 가족을 교육하려고 한다. 다음 중 적절한 내용은?

① 석양이 내려 어두워져 두려워할 때 혼자 있도록 배려한다.
② 다양한 자극을 제공한다.
③ 자주 잊어버리는 일에 대해서는 이야기하지 않는다.
④ 구체적이고 긴 단어와 문장을 사용한다.
❺ 환자가 기억을 잃거나 혼란스러워 할 때 함께 있어 줄 것을 교육한다.

해설
알츠하이머 증상
• 초기 기억력 저하로 시작한다.
• 판단력과 문제해결능력이 저하된다.
• 지남력과 사고능력까지 상실하게 된다.
• 섬망과 달리 비가역적이며 영구적이다.

해설
알츠하이머 환자의 간호중재
• 환자가 안심할 수 있는 태도를 취해야 한다.
• 공감적인 접근과 수용이 필요하다.
• 자주 잊어버리는 일에 대해서 차근차근 되풀이해서 일러준다.
• 기억 증진을 위해 환자가 익숙하고 잘 아는 일에 대해 회상하도록 한다.
• 구체적이고 짧은 단어와 문장을 사용한다.
• 반응하고 이해하는 시간을 충분히 제공한다.
• 얼굴을 보면서 천천히 대화한다.

4 **자가면역장애**

(1) 중증 근무력증(Myasthenia gravis, MG)

① 정의 및 원인

ⓐ 정의 : 수의근을 침범하는 만성 신경근성 자가면역질환으로 근육 약화를 초래

ⓑ 원 인

- 아세틸콜린 수용체에 대한 자가항체 형성 → 신경근 접합부위의 아세틸콜린 수용체 감소 → 화학적 전달 차단, 만성 자가면역질환

- 보통 서서히 진행되나 속발성으로 다른 자가면역질환, 감염, 임신 등으로 인해 갑자기 발병 기능

② 증 상

ⓐ 골격근의 약화로 휴식을 취하면 회복(하행성)

- 초기 증상 : 안검하수, 복시, 안구진탕

- 안면근육 침범 : 무표정한 얼굴, 안검하수

- 후두, 인두 근육 침범 : 언어, 저작, 연하곤란, 기도흡인 가능 → 호흡기계 합병증으로 사망 가능

- 감각상실은 없고, 반사도 정상이며 근위축은 드물다.

- 근력은 아침에 가장 강하다.

- 목, 어깨 등과 같은 근위부 근육이 원위부 근육에 비해 더 많이 침범

- 의식변화는 없다.

ⓑ 감염, 수술, 정서적 스트레스 부적합한 약물의 과다 사용 등에 의해 근육 허약감이 급격하게 악화

ⓒ 합병증 : 흡입, 호흡기능부전, 호흡기계 감염

③ 진단 검사

ⓐ 혈액 검사 : 아세틸콜린 수용체 항체 검사 시 Titer 상승

ⓑ Tensilon 검사 양성 : 콜린분해효소 억제제인 Tensilon Ⅳ 시 30초 이내에 근육허약 증상이 눈이 띄게 회복된다.

ⓒ CT : 흉선종이나 흉선의 과증식

④ 치 료

ⓐ 콜린분해효소 억제제 : 아세틸콜린의 분해를 방해하여 신경근육 전달이 증진된다.

ⓑ 면역 억제제 : 혈청 내 아세틸콜린 수용체를 파괴하는 항체를 감소시킨다(Azathioprine(Imuran), Prednisone).

ⓒ 혈장 교환 : 혈액에서 일시적으로 항체를 제거

ⓓ 흉선절제술 : 흉선에 종양이나 비후가 있는 대상자에게 적용

⑤ 간호중재

㉠ 콜린성 위기, 근무력성 위기 증상을 알고, 의사에게 알릴 것을 교육

㉡ 피로 감소 : 추위와 감염 노출 예방, 피로감을 느끼기 전에 휴식을 취한다.

㉢ 흡인 방지 : 후두 및 인두근육 침범으로 인한 기도흡인을 예방

㉣ 사회적 관계 유지 : 공공장소에서 손수건을 휴대하여 침 흘리는 것을 방지

※ 근무력성 위기와 콜린성 위기

구 분	근무력성 위기(Myasthenic crisis)	콜린성 위기(Cholinergic crisis)
정 의	근육 허약감 급격히 악화	아세틸콜린 수용체의 기능 증진
원 인	약물을 복용하지 않았거나 용량 부족, 스트레스, 감염 등	콜린분해효소 억제제 과다복용
증 상	호흡, 맥박증가, 창백한 피부, 텐실론검사(근력강화)	서맥, 오심, 구토, 연하 및 구음장애, 동공수축, 안면 근육부전, 발한, 타액, 눈물, 분비물 증가, 텐실론 검사(근육약화심화)
합병증	호흡기능부전, 호흡기계 감염	–
치 료	콜린분해효소 억제제, 호흡지지, 악화인자 제거 등	Atropine

(2) Guillain-Barre syndrome(길랑-바레 증후군)

① 정의 및 원인

㉠ 정 의

• 말초신경과 뇌신경을 광범위하게 침범하여 나타나는 급성 염증성 질환

• 다발성 신경염이라고도 하며, 다양한 운동 허약과 마비가 특징이다.

㉡ 원인 : 바이러스 감염에 대한 자가면역 반응으로 인한 탈수초화

② 증 상

㉠ 상행성 대칭성의 근약화

• 근위축을 동반하지 않는 이완성 마비

• 심부건반사 감소, 호흡부전, 장과 방광의 조절 상실

㉡ 뇌신경 증상 : 안면마비, 연하곤란, 복시, 언어곤란

㉢ 감각신경 침범 : 통증과 이상감각

㉣ 자율신경기능 부전 : V/S(Vital sign) 불안정, 빈맥, 서맥, 발한, 요정체, 혈압 불안정, 마비성 장폐색

③ 치료 및 간호

㉠ 호흡유지 : 기계적 환기 보조

㉡ 혈장분리 교환술

㉢ 영양상태 유지 : 경관영양, TPN

㉣ 운동능력 유지, 통증 관리, 의사소통 증진

출제유형문제 〈최다빈출문제〉

4-1. 환자에게 Edrophonium hydrochloride(Tensilon)를 주사하였을 때, 이 환자의 질병이 중증 근무력증이라는 것을 확인할 수 있는 증상은?

① 복시가 나타난다.
❷ 근력이 상승한다.
③ 삼킴곤란이 나타난다.
④ 무도병이 나타난다.
⑤ 사지가 경직된다.

해설
Edrophonium hydrochloride(Tensilon)를 정맥 내로 투여하며 30초 이내 근 허약이 개선되면서 3~5분간 지속된다.

4-2. Guillain-Barre(길랑-바레)증후군 환자가 1회 호기량이 적고, PaO₂ 55mmHg 등 호흡곤란 증세를 호소하고 있다. 가장 우선적으로 취해 주어야 하는 중재는?

① 반좌위를 취해 준다.
❷ 산소를 주면서 기관내삽관을 준비한다.
③ Pursed-lip breathing을 한다.
④ 심호흡을 한다.
⑤ 흡인한다.

해설
Guillain-Barre(길랑-바레)증후군 환자의 간호중재
• 호흡유지가 우선적임(폐활량, 1회 호흡량 관찰, 기도내관 삽관, 기관절개술)
• 영양상태 유지를 위해 경관 급식이나 TPN을 공급한다.
• 손상방지를 위해 피부파괴 예방, 사지 ROM 운동을 실시한다.

4-3. 상행성 마비가 진행되고 있는 길랑-바레증후군 환자의 간호방법은 무엇인가?

① 자가간호 결핍
② 의사소통 증진
❸ 호흡기능 유지
④ 변비 개선
⑤ 배설량 측정

해설
길랑-바레증후군의 치료 및 간호
• 폐활량 및 1회 호흡량 관찰, 기도내관 삽관, 기관절개술 등을 통해 호흡을 유지한다.
• 경관급식, TPN 공급 등을 통해 영양 상태를 유지한다.
• 팔, 다리 ROM 운동 등을 통해 손상을 방지한다.

제 6 장

신경계 외상, 종양 및 기타 신경계 질환

1 신경계 외상 (1) - 두부손상, 척수손상

(1) 두부손상(Head injury)

① 정의 : 외부의 물리적인 힘에 의한 직접, 간접적으로 머리에 충격이 가해져 신경기능의 이상을 초래하여 정상적인 뇌기능에 장애가 있는 것

② 종 류

　㉠ 뇌 손상

　　• 뇌진탕(Cerebral concussion)

　　　- Head injury 후에 뇌의 국소적인 손상이나 신경학적 결손 없이 일시적인 뇌의 마비

　　　- 증상 : 구토, 현기증, 신경성 불안정, 잠시 의식소실

　　　- 치료 : 특별한 치료는 필요 없음

　　• 뇌좌상(뇌타박상, Cerebral contusion)

　　　- 연막과 지주막의 손상으로 뇌조직 여러 군데의 점상출혈과 멍

　　　- 증상 : 상당 기간 무의식과 현저한 뇌조직 손상 증상

　　• 뇌열상(Cerebral laceration) : 뇌 실질 조직이 찢어지고, 조직손상이 심함

　㉡ 두개내 출혈

　　• 경막외 혈종(Epidural hematoma, EDH, 경막상 혈종)

　　　- 두개골 골절과 관련 있으며 출혈 초래(주로 동맥), 신경학적 응급 상태

　　　- 증상 : 손상 즉시 무의식이 나타나고 잠깐 동안 의식 명료가 있다가 뒤이어 의식 수준 저하, 두통, 오심, 구토

　　　- 치료 : ICP 하강, 혈종제거 → 응급수습 시행

　　• 경막하 혈종(Subdural hematoma, SDH)

　　　- 증상 : 경막과 지주막 사이의 출혈(주로 정맥)로, 신경증상의 변화, 두통, 인격변화, 경련

급성(손상~48시간)	즉시 악화된다.
아급성(48시간~2주 이내)	혈종 형성 위치에 따라 정신상태의 변화 초래
만성(수주~수개월)	점진적인 의식 변화

　　　- 치료 : 천공술 또는 개두술로 혈종 제거

- 내뇌 혈종(Intracerebral hematoma, ICH)
  - 뇌조직 쪽으로 직접 출혈되어 발생
  - 증상 : 반신마비가 흔하며 혈종의 위치에 따라 다양
  - 치료 : 수술로 혈종 제거
ⓒ 두개골 골절
  - 선상골절 : 저속도 손상으로 두개골의 연속성 손상, 합병증이 없으면 특별히 치료할 필요가 없다.
  - 함몰골절 : 강한 가격으로 두개골이 안쪽으로 들어간 상태, 뇌열상과 감염 초래, 외과적 처치가 24시간 내에 요구된다.
  - 기저두개골절 : 전두엽과 측두엽의 기저부위를 따라 골절, 뇌척수액이 귀, 코에서 흘러나오거나 (이루, 비루) 뇌신경 손상증상, 안와주위 반상출혈(Racoon's sign), 유양돌기 주위의 반상출혈 (Battle's sign) 등의 증상이 나타난다.

③ 임상증상
  ㉠ 초기 증상 : 의식수준의 변화
  ㉡ 두통, 현기증, 구토, 착란 또는 섬망
  ㉢ 활력징후 변화 : 호흡완서, 불규칙한 호흡, 서맥, 맥압 증가 후기 증상으로 고체온증
  ㉣ 동공변화 : 고정, 확대, 느린 반응, 비대칭성
  ㉤ 국소적인 신경학적 증상 : 복시, 광선과민증, 근 쇠약, 마비, 통증자극에 대한 반응 감소, 바빈스키 반사 양성, 피질박리 자세, 제뇌자세
  ㉥ 눈, 코, 귀의 분비물

④ 치 료
  ㉠ ICP 상승과 뇌부종의 원인을 확인하고 교정
  ㉡ 상처부위의 감염방지를 위해 항생제 치료
  ㉢ 수술 : 두개골 천공으로 혈종제거, 파열된 혈관결찰, 배액, 개두술
    기저두개골절 시 방수생성억제제(Diamax) 투여, 뇌막염 발생을 예방하기 위한 무균적 처치, 스테로이드 금지, 흘러나오는 것만 닦아준다.

⑤ 간호중재
  ㉠ 호흡유지
    - 기관 삽관 및 인공호흡기 적용 : 동맥혈 산소량 유지와 과도호흡 유지
    - 진정제, 진통제 투여 시 의식 저하와 호흡기 억압 발생이 가능하므로 주의
    - 분비물 흡입하기 전 과다환기 : 저산소증이나 뇌압상승을 방지한다.
  ㉡ 적절한 뇌 관류 유지
    - 침상머리 30° 상승 체위 유지
    - 삼투성 이뇨제 : Mannitol, 뇌부종 완화(고장성 용액 이용)
    - 염증완화를 위한 Corticosteroid 투여 후 혈액과 소변 검사시행
    - 수분섭취 제한 : ICP 상승 방지
    - 정맥수액 천천히 주입 : 수분과다, 뇌부종 예방

ⓒ 영양상태 유지
- 만약 음식을 삼킬 수 없고 장운동이 시작되면 비위관 영양을 실시
- 뇌손상 환자는 위산이 과다분비되어 위장관 궤양 및 출혈위험이 있으므로 위산 생성의 자극을 억제하는 약물을 투여
ⓔ 인지기능 증진
- 지시사항을 단순화하고 적절한 휴식을 제공
- 외부자극을 줄이고, 수시로 Orientation을 한다.
ⓜ 손상방지
- 불안정한 행동, 흥분 등의 증상이 있을 때 지지 필요
- 사지 억제 최소화(흥분, 긴장으로 인하여 ICP 상승 가능성)
- 발작 시 손상 방지 : 침대난간에 패드를 대주거나 장갑을 끼워주어 상처를 입거나 삽입관 등을 빼는 것을 방지
- 조용한 환경으로 자극을 최소화한다.
- 사지 ROM 운동 : 경축으로 인한 기형 예방
- 피부 통합성 유지를 위해 밀지 않고 들어서 규칙적인 체위변경을 시행한다.

(2) 척수손상(Spinal cord injury)

① 호발부위 : 경추($C_{1\sim2}$, $C_{4\sim6}$), 흉추와 요추의 접합부위($T_{12}\sim L_1$), $L_{4\sim5}$
② 원 인
ⓐ 과도굴절, 과도신전, 척추압박, 회전 또는 이들 기전이 복합
ⓑ 교통사고(30~50%), 낙상, 폭행, 자상, 운동손상 등
③ 증 상
ⓐ 손상부위 이하의 운동, 감각, 반사기능의 소실과 함께 척수쇼크 발생
ⓑ 즉각적인 증상 : 통증, 지각이상, 감각상실, 운동변화, 마비, 의식상실

ⓒ 자율신경 증후군

• 척수쇼크(Spinal shock), 자율신경 반사부전(Autonomic dysreflexia)

척수쇼크(Spinal shock)	자율신경 반사부전(Autonomic dysreflexia)
• 외상 직후 상하위 운동신경원 사이의 전달로 파괴 • 신경성 쇼크(Neurogenic shock) • 증 상 　– 저혈압 : 혈관의 긴장상실로 하지와 내부 장기에 혈액 정체 　– 서맥, 체온조절능력 상실 　– 이완성 마비 　– 손상 이하 부위 반사소실 　– 척수반사소실 　– 마비성 장폐색 　– 감각상실 : 손상부위 이하의 통각, 온각, 촉각, 압각, 위치감 상실	• T_6 이상의 손상으로 대뇌에서 교감신경계 통제 불능 • 척수쇼크가 종료된 후에 발생 • 증 상 　– 심한 고혈압, 박동성 두통, 서맥, 과다발한, 흐린 시야, 복시 　– 척수손상 이하 냉감, 창백, 소름끼침(입모증) • 응급 관리 　– High fowler's position 　– 응급상황 보고 　– 도뇨관이 막혔거나 꼬였는지 보고, 방광 팽만 시 도뇨관 삽입 　– 분변 매복 즉시 제거 　– 실내 온도 점검 : 너무 찬 기온이거나 외부에 노출되지 않도록 　– 혈압 주기적 측정, 처방된 항고혈압제 투여

• 척수손상 후의 근육기능

척수손상	잔여 근육기능	상실된 근육기능
C_4 이상의 경추	없 다.	호흡을 포함한 모든 기능
C_5	목	팔, 가슴 이하(견갑골 상승 기능)
$C_{6\sim7}$	목, 가슴운동의 일부, 팔, 손가락 일부	• 팔 운동의 일부 • 가슴 일부 • 가슴 아래의 모든 운동
흉추($T_{1\sim6}$)	목, 팔, 가슴 일부	• 몸통을 포함한 그 이하(상지 사용 가능) • 가슴 아래 모두
흉추($T_{7\sim12}$)	목, 팔 가슴 상부, 호흡기능 정상	허리 이하의 운동
요 추	목, 팔, 가슴, 몸통	다리, 배변, 배뇨기능 상실
천골($S_{2\sim4}$)	요실금 조절	
천골($S_{3\sim5}$)	요실금 조절	

④ 치 료

ㄱ 즉각적인 처치(손상 후 1시간 이내)

• 손상부위를 부목으로 고정, 신체선열 유지(경추부목, 머리 고정대 이용)

• 기도관리

ㄴ 급성단계(1~24시간 이내)

• 필요시 기관 삽관하고 인공호흡기 적용

• Methylprednisolone(Solu-medrol) 8시간 내 정맥 투여 : 척수 부종과 척수 압박완화, 부작용이 많기 때문에 주의, 선택적 치료

• Dopamine 척수 관류 호전을 위한 혈압 유지, 치료 보조제

• 국소적으로 척수를 차게 해 준다.

• 척수손상 후 요실금과 요정체를 해결하기 위해 도뇨관 삽입

ⓒ 아급성단계(1주일 이내)
- 히스타민 수용체 차단제 투여
- 소량의 Heparin 투여 : 혈전색전증, 폐색전 방지
- 고영양식이
- 수술이나 견인 등을 이용하여 척수나 다른 인대 보호

ⓒ 만성단계(1주일 이후) : 재활단계로 의학적 지지, 물리치료, 작업치료

⑤ 간호중재

ㄱ 호흡 유지
- 상부의 척수손상 환자의 경우 계속적으로 호흡관찰과 기도 유지
- 호흡기 이상이 있는 경우에 대비하여 기관 삽관 준비
- 분비물이 묽어지도록 가습해 주고 충분한 수분을 제공
- 필요시마다 흡인기로 객담 제거
- 흉부물리요법 실시 : 감염 방지, 폐의 분비물 배출

ㄴ 부동으로 인한 합병증 방지
- 사지 ROM 운동 실시 : 경축 예방 및 사지의 힘과 운동성 증가
- 활동 권장 : 골다공증이나 신결석 방지
- 처방된 항응고제 투여 : 혈전정맥염의 위험 감소
- 탄력 스타킹 착용

ㄷ 피부통합성 유지
- 2시간마다 환자의 체위변경(통나무 굴리기)
- 욕창 여부 사정, 피부를 청결하고 건조하게 유지
- 딱딱한 침대, 등과 목을 똑바로 유지

ㄹ 배뇨증진과 요정체 예방
- 도뇨관 삽입 : 긴장성 방광손상 예방
- 감염위험 감소를 위해 가능하면 빨리 유치 도뇨관을 제거
- 배뇨반사가 있을 때 방광부위를 타진하며 배뇨 후 잔뇨 검사
- 낮 동안은 수분을 2시간마다 제공한 뒤 30분 후에 방광 부위를 눌러주어 배뇨감을 증진시켜 배뇨반사 훈련을 실시
- 밤 동안 실금이나 요정체 방지를 위해 자기 전 수분섭취를 제한

ㅁ 장활동 증진과 변비 예방
- 음식물 섭취기능 시 고열량, 고단백, 고섬유식이 제공
- 글리세린 좌약 등을 삽입하여 배변을 촉진한다.
- 배변 시 가능한 좌위를 취하며, 몸을 앞으로 숙여 복부내압을 상승시켜 배변시도

  ⓗ 환자교육

   • 욕창이 생기지 않도록 침대 내에서의 잦은 체위변경을 실시한다.

   • 휠체어에 앉아 있을 때에도 매 15분마다 몸을 들어 올려 피부손상을 예방한다.

   • 손상 후 2~3주에 강직(Spasticity)이 올 수 있음을 설명

  ⓢ 강직 시 간호

   • 조용하고 편안한 환경을 유지

   • 체위나 이동 등의 활동 시 천천히 시행

   • 천천히, 무리하지 않게 관절범위 운동을 실시

   • 너무 덥거나 찬 온도를 피하기

   • 근육이완제(Diazepam, Baclofen, Dantrolene) 투여

출제유형문제   최다빈출문제

1-1. 뇌내출혈로 개두술을 받은 환자의 혈압이 180/60, 서맥 등의 증상을 보일 때의 간호중재로 옳은 것은 무엇인가?

❶ 침상머리를 30° 상승시킨다.
② 기침, 심호흡을 격려한다.
③ 변비 시 관장을 시행한다.
④ 흡인 시 15초 이상 시행한다.
⑤ 발살바 호흡법을 교육한다.

해설

개두술 후 간호
수술 후 합병증으로 두개내압 상승이 올 수 있기 때문에 환자의 침대를 30° 상승시켜 경정맥을 통한 정맥 귀한을 촉진시키도록 한다.

1-2. 경추손상 환자 이동 시 주의사항으로 옳은 것은 무엇인가?

① 목의 과신전
❷ 목 고정
③ 허리에 쿠션을 넣음
④ 측 위
⑤ 복 위

해설

경추손상 환자의 응급간호
• 추가적인 손상을 방지하기 위해 목과 머리를 고정한다.
• 쇼크나 생명을 위협하는 다른 손상이 있는지 관찰한다.
• 기도개방 불능 및 호흡양상의 변화를 관찰한다.

2 신경계 외상 (2) – 추간판 탈출증, 말초신경 손상

(1) 추간판 탈출증(Herniated intervertebral disc, HIVD)

① 정의 및 호발범위

ㄱ 정의 : 외상에 의해 추간판 내의 수핵이 섬유륜을 뚫고 탈출을 일으켜 신경을 자극하는 현상

ㄴ 호발범위 : 경추 5~6번($C_{5\sim6}$), 요추 4~5번($L_{4\sim5}$), 요추 5번~천추 1번($L_5\sim S_1$)

② 원 인

ㄱ 외상, 특히 자동차 사고

ㄴ 무거운 물건을 들 때 뒤틀리거나 과다굴곡

ㄷ 비만, 흡연, 노화, 나쁜 자세, 굽 높은 구두 등

③ 증 상

ㄱ 경추간판 탈출증

• 경추통증, 목운동 제한, 상지에 감각장애, 무감각

• 한쪽 팔로 방사되는 통증, 견갑부 통증

ㄴ 요추간판 탈출증

• 하부요통, 자세의 기형(허리를 굽히지 못하고 구부정한 자세)

• 침범된 몸과 사지에 압통, 감각장애, 무감각

• 침범된 하지의 심부건반사 감소, 발 배굴 시 통증

④ 진단 검사

ㄱ 하지직거상 검사(Straight leg raising test) : 무릎을 편 상태에서 하지를 들어 올려 통증 발생 여부를 확인하고, 정상인 경우 70° 이상 올릴 수 있지만, 요추 추간판 환자의 경우 60° 이상 올리지 못하는 경우가 많다.

ㄴ 척수조영술 : 추간판의 탈출 위치 확인

ㄷ CT, MRI : 미세한 추간판 탈출진단에 사용

ㄹ 근전도 검사(EMG)

⑤ 치 료

ㄱ 보존적인 중재를 우선 적용하고 효과가 없을 때 외과적 중재 적용

ㄴ 통증완화를 위한 약물요법 : 근육 이완제(Cyclobenzaprine), NSAIDs

ㄷ 외과적 방법

• 경피적 레이저추간판감압술 : 레이저를 이용하여 탈출된 수핵제거

• 화학적 수핵용해술 : Chymopapain 용액을 추간판 내로 주사하여 수핵을 제거

• 추간판 절제술, 척추궁 절제술(Laminectomy)

⑥ 간호중재

　㉠ 예방간호

　　• 목, 허리를 과다굴곡, 과다신전하지 않는다.

　　• 물건을 들 경우 허리를 구부리지 말고 무릎을 구부린다.

　　• 서서 일할 때는 한쪽 다리를 발판에 올리고 한다.

　　• 목, 어깨, 복근강화 운동을 한다.

　㉡ Williams 체위 : 반좌위에서 무릎을 굴곡시켜 하부 등 근육을 이완시키고, 척수 신경근에 대한 압력을 제거하는 자세, 침요는 단단한 것을 사용한다.

　㉢ 운동 : 급성 통증이 완화된 후에 시작, 등척성 운동이 효과적, 근육을 강화하여 손상의 재발을 막고 신경압박을 완화한다.

　㉣ 열, 냉요법 : 신경치유 촉진, 급성 통증과 염증완화 효과

　㉤ 식이요법 : 체중조절로 척추의 부담감소

⑦ 추간판 탈출증 수술 간호

　㉠ 수술 전 간호

　　• 통나무 굴리기법과 Ankle pump 운동(배측굴곡과 저측굴곡을 반복) 교육

　　• 수술 과정, 수술 후 간호에 대해 교육

　㉡ 수술 후 간호

　　• 규칙적 CMS 사정, 침상 머리를 높이지 않고 편평하게 유지

　　• 통나무 굴리기법으로 체위 변경

　　• 통증 완화 : 필요시 마약성 진통제 투여, PCA, 수술 후 12~24시간 앙와위, 단단한 침요

　　• 운 동

　　　- 침상안정을 4일 이상 하지 않도록

　　　- 2~3회/주, 20~30분씩, 걷기, 실내 자전거 타기 등 운동 권장

　　• Brace나 코르셋 처방 시 침상 밖으로 나오기 전에 착용하도록 교육

(2) 말초신경 손상

① 정의 : 물리적 사고, 교통사고, 스포츠, 약물 주사 등과 관련, 흔히 팔의 정중신경, 척골신경, 요골신경, 다리의 대퇴신경, 좌골신경, 비골신경의 손상

② 병태생리

　㉠ 말초신경 손상 후 손상받은 원위부는 24시간 이내 퇴축

　㉡ 4일 경과 후에는 전도가 상실

③ 증 상
　㉠ 경미한 마비, 심부건반사의 소실, 작열감 등
　㉡ 손상 후 온단계 동안 사지가 따뜻하고 홍조, 2~3주 후 냉단계로 바뀌고 청색증
　㉢ 손상 부위에 따른 증상

요골신경(Radial nerve)	신전약화, Wrist drop 가능성, 물체를 잡을 수 없고 주먹을 쥘 수 없다. 손등감각 이상
상완신경총(Brachial plexus)	어깨 외전불가, 전완의 회외 운동 및 굴곡, 전완의 신전 약화, 손의 미세근육 마비와 위축
정중신경(Median nerve)	손의 감각소실
척골신경(Ulnar nerve)	손의 운동소실
대퇴신경(Femoral nerve)	무릎과 엉덩이 신전약화, 사두근 위축, 무릎 반사소실
비골신경(Fibular nerve)	족저하수(Foot drop), 발등 감각소실, 외번 곤란
좌골신경(Sciatic nerve)	족저하수, 둔부와 대퇴부를 가로지르는 통증, 무릎 굴곡소실, 무릎 아래 근육 약화나 마비(아킬레스건 반사소실)

④ 진단검사
　㉠ EMG : 근육의 신경지배가 정상인지 검사
　㉡ Tinel sign
　　• 목적 : 축삭돌기 신경재생률을 결정하기 위한 검사
　　• 방 법
　　　– 축삭돌기의 재생신경에 자극을 가하면 정상신경분포의 지각이상으로 예민
　　　– 이 부위를 압박하거나 가볍게 치면 이상 지각 또는 통각 느낌
　　• 결과 : 시간의 경과에 따라 반응부위가 원위부로 이동하면 재생이 진행

⑤ 간호중재
　㉠ 최적의 감각 및 운동기능 유지
　㉡ 혈관배액 증진을 위해 사지 상승
　㉢ 안위 증진 : 사지상승, 신경감각이 저하된 부위를 한랭에 노출 방지
　㉣ 감염예방
　㉤ 환자교육 : 손상부위를 높여 주어야 하는 필요성 강조

출제유형문제 최다빈출문제

2-1. 요추간판탈출 환자에게 보조기를 적용하는 목적은?

① 요추의 압력 증가
② 복부의 근력 강화
③ 요추의 기형 증가
❹ 요추의 가동범위 증가
⑤ 하지의 정맥귀환 증가

해설

요추간판탈출 환자 간호
• 통증 완화를 위한 약물요법 : 근육이완제, NSAIDs
• 수술요법 : 추간판 절제술, 척추궁 절제술
• 예방간호 : 목, 허리를 과도하게 굽히거나 과다신전하지 않는다.
• 물건을 들 경우 허리를 구부리지 말고 무릎을 구부린다.
• 주변근육(목, 어깨, 복근) 강화운동 실시
• 보조기 적용 : 과다신전, 과다굴곡을 막기 위해 가동범위 제한

2-2. 요추 4~5에서 추간판 탈출증을 보이는 환자에게서 나타나는 증상은 무엇인가?

① 두통이 현저하다.
② 허리의 통증이 견갑골로 방사된다.
③ 허리를 굽히면 통증이 완화된다.
❹ 허리통증이 발로 방사된다.
⑤ 허리통증과 복통이 함께 나타난다.

해설

추간판 탈출증
• 등과 환측 팔, 다리에 압통, 감각장애
• 손상된 신경근 부위에 운동 및 감각장애나 무감각
• 다리와 발쪽으로 방사되는 통증
• 심하면 장과 방광의 조절기능 상실

2-3. L4~L5 추간판 탈출증 진단을 받고 수술 후 퇴원하여 6주 후에 직장에 복귀할 예정이다. 이 환자가 피해야 할 행위는?

❶ 가능한 한 앉아 있는다.
② 측위로 누울 때는 다리를 굽힌다.
③ 평균신체조성비율(BMR)을 유지한다.
④ 오랫동안 서 있을 때 보조발판 위에 한쪽 발을 올린다.
⑤ 잠잘 때 무릎 아래 보조베개를 하고 앙와위로 눕는다.

해설

추간판 탈출증 수술 후 간호중재
요추 4~5번 수술 후 직장에 복귀하는 환자는 가능한 한 앉아 있는 것을 피한다.
• 앉아 있어야 한다면 적절한 신체선열을 유지하고 척추에 주는 스트레스를 감소하기 위해 엉덩이보다 무릎을 더 높게 유지하고 팔을 지지한다.
• 요추수술 후 좋은 자세를 유지하는 것이 가장 중요하다.

③ 종 양

(1) 뇌종양(Brain tumor)

① 정의 : 두개내강을 차지하는 국소적 두개내 병변인 신생물로, 두개내압 상승의 원인이 된다.

② 분 류

ㅤ㉠ 신경교종(Glioma)

ㅤㅤ• 원발성 두개내 종양, 종양발생의 65% 차지(발병 빈도가 가장 높다)

ㅤㅤ• 뇌의 결합조직에 있는 신경교세포로부터 발달

ㅤㅤ• 빠르게 성장, 침윤성, 완전한 제거가 어렵다.

ㅤ㉡ 수막종(Meningioma)

ㅤㅤ• 수막의 지주막에서 발달

ㅤㅤ• 비교적 천천히 성장, 대개 양성이며, 재발이 잘된다.

ㅤ㉢ 청신경섬유종(Acoustic neuroma)

ㅤㅤ• 청신경초에서 발생하는 종양

ㅤㅤ• 어지럼증, 편측성 청력장애 발생

ㅤ㉣ 전이성 뇌종양(Metastatic tumor)

ㅤㅤ• 두개내 종양의 10%

ㅤㅤ• 폐, 유방, 결장, 갑상샘, 방광, 전립선암에서 전이

ㅤ㉤ 뇌하수체 종양(Pituitary adenomas)

ㅤㅤ• 뇌하수체에서 천천히 자라는 양성종양

ㅤㅤ• 성장호르몬 과잉분비 종양 : 말단비대증, 거인증

ㅤㅤ• 프로라틴 과잉분비 : 무월경, 유즙분비, 성욕감퇴

ㅤㅤ• 스테로이드 호르몬 과잉분비 : 쿠싱증후군

ㅤ㉥ 혈관기형종(Hemangioma)

ㅤㅤ• 뇌혈관구조의 기형종양

ㅤㅤ• 40세 이하의 뇌출혈인 경우 의심

③ 증 상

ㅤ㉠ ICP 상승으로 인한 증상

ㅤㅤ• 지속적이거나 재발성 두통 : 아침에 심화

ㅤㅤ• 투사성 구토

ㅤㅤ• 유두부종

ㅤㅤ• 정신상태 변화, 무기력

ⓒ 종양의 국소적 위치에 따른 임상증상

대 뇌	전신적 경련, 뇌압상승
두정엽	운동이상 혹은 감각이상
전두엽	성격변화, 대칭성 운동무력감, Broca's 실어증(운동성)
측두엽	기억력 감퇴, 환청, Wernicke's 실어증, 복합성 부분발작, 시야손상
후두골	시각적 실인증, 시야손상
소 뇌	조화, 보행, 균형감각 이상
뇌 간	연하곤란, 실금, 심혈관계 불안정, 뇌신경 기능 이상
시상하부	체온조절 기능상실, 요붕증
뇌하수체	시야손상, 생리이상, 발기부전, 쿠싱증후군

④ 치 료

　㉠ 외과적 수술

　㉡ 방사선 치료 : 종양 세포막을 변조시켜 빠르게 증식하는 종양세포 파괴

　㉢ 화학요법 : 종양의 외과적 제거 수술 후, 방사선 치료를 마친 후, 종양 재발 시 실시

⑤ 간호중재

　㉠ 통증완화

　　• 필요시 처방된 진통제 투여

　　• 침상머리 5~20° 정도 상승 : 뇌척수액 정맥순환 증가로 뇌정맥 울혈 완화, ICP 상승 예방 및 완화

　　• 광선공포증이 있는 경우 방안을 어둡게 유지

　　• 조용한 환경 유지

　　• 수술부위를 위로 하여 누워 있도록 한다.

　㉡ 손상방지

　　• 발작처치를 위한 약물을 침대 가까이에 두어 필요시 즉시 사용

　　• 시야에 손상이 있는 경우 모든 물품들은 환자의 시야 안에 놓기

　　• 시야결손, 반맹증이 있는 경우 다른 편의 상황을 설명해 주고 침대나 의자에서 움직일 경우 무력한 사지를 안전한 위치에 먼저 놓기

　㉢ 불안감 완화

(2) 척수내 종양

① 정의 및 종류
ㄱ 정의 : 척수나 척수 신경근의 신생물, 90%는 경막 외 종양
ㄴ 종류 : 두개내 종양과 동일

② 병태생리
ㄱ 수막 외 종양, 경막 외 종양, 경막내 종양이 척수체로 전이
ㄴ 대개 양성이고 조기 수술 제거 시 영구적인 손상이 생기지 않는다.

③ 증 상
ㄱ 통 증
ㄴ 비정상적인 반사가 동반된 사지의 무력감
ㄷ 병소부위 이하의 감각감퇴
ㄹ 방광기능 이상과 변비 등

④ 치 료
ㄱ 가능하면 수술적 제거
ㄴ 척수 압박(응급 상황), Dexamethasone 과량 투여(부종 감소)

⑤ 간호중재
ㄱ 불안감 완화, 통증완화
ㄴ 감각변화에 대한 보상
ㄷ 배뇨조절의 획득
ㄹ 수술 후 간호
  • 수술부위 출혈, 뇌척수액 누출, 감염의 징후 관찰
  • 수술부위 드레싱은 깨끗하고 건조하게 유지

출제유형문제 _{최다빈출문제}

3-1. 뇌출혈 환자의 사정결과가 다음과 같다. 우선적인 간호중재는?

> • 심한 두통, 투사성 구토, 기면
> • 두개내압 30mmHg, 혈압 190/110mmHg, 맥박 52회/분

① 수액 공급
② 앙와위 유지
❸ 기도개방 유지
④ 소변배설량 측정
⑤ 사지운동능력 사정

3-2. 두개내압이 상승된 환자에게 요추천자를 금기하는 이유는?

① 폐허탈 초래
② 척추골절 위험
❸ 뇌조직 탈출 초래
④ 뇌순환 혈액량 증가
⑤ 두개내압 상승 악화

3-3. 개두술을 시행한 환자에게 해 줘야 할 가장 우선적인 간호중재로 알맞은 것은?

❶ 침상머리를 30° 올려 준다.
② 수분섭취를 제한한다.
③ 수술한 쪽으로 눕게 한다.
④ 앙와위를 취한다.
⑤ 다리를 올리고 휴식을 취하게 한다.

해설

두개내압 상승 간호
두개내압 상승(IICP)는 두개내압(ICP)이 20mmHg 이상인 상태이며 의식수준의 저하, 활력징후의 변화, 동공반사 변화, 운동과 감각의 변화, 두통, 구토, 경련, Cushing 궤양 등의 증상을 유발한다.
• 뇌관류 유지(ICP를 높이지 않는 체위 변경 등)
• 기도 청결과 개방성 유지
• 수분 제한
• 약물 요법(이뇨제, 항경련제, 변완화제 등)
• Barbiturate 혼수요법

해설

두개내압 상승이 조절되지 않은 상태에서 요추천자를 할 경우 척수강의 압력이 낮아져 뇌조직이 후두공을 통해 척수강으로 탈출하고, 이는 뇌간 압박으로 이어져 사망에 이를 수 있다.

해설

개두술(머리수술) 후 간호중재
• 기도유지 : 분비물 흡인 방지, 목의 심한 굴곡 방지, 측위
• 신경학적 상태 사정 : 운동능력, 지남력, 명료성 수준, 동공검사 사정
• 침상머리 30° 상승
• 기침과 구토 예방
• 두뇌의 대사를 감소시키기 위해 두뇌활동 최소화, 정상체온 유지, 경련예방
• 침상난간 올리기
• 전해질 균형 유지
• 비마약성 진통제 사용, 두통 시 얼음주머니 적용

4 기타 신경계 질환

(1) 발작(Seizure)

① 정의 : 통제할 수 없는 뇌신경세포의 전기적 방전에 의해 발생하며 정상적인 뇌기능
　　㉠ 발작(Seizure) : 경련발작이 단발성으로 일어날 때
　　㉡ 간질(Epilepsy) : 만성적 잠재 원인에 의해 지속적으로 발작을 일으키는 것

② 간질발작의 종류
　　㉠ 부분발작(Partial seizure) : 피질의 일부분에서 시작되는 신경세포의 과흥분성 발작
　　　• 단순부분발작(Simple partial seizure)
　　　• 복합부분발작(Complex partial seizure)
　　㉡ 전신발작 : 대뇌양쪽반구의 광범위한 부분에서 시작되는 발작
　　　• 소발작(결신발작, Petit mal seizure)
　　　• 대발작(전신강직-간대성 발작, Generalized tonic-clonic or Grand mal seizure)
　　　　전조기(Aura)/긴장기(Tonic phase)/간대기(Clonic phase)
　　　• 근간대성 경련발작(Myoclonic seizure)
　　　• 간대성 발작(Clonic seizure)

종류		증상
부분 발작	단순부분발작	• 의식의 뚜렷한 변화 없이 운동, 감각, 자율신경 또는 정신적 증상이 나타남 • 한쪽 손이나 팔을 까딱까딱하거나, 입꼬리를 당기는 형태의 단순부분운동발작, 얼굴, 팔 등의 이상 감각, 가슴이 두근거리고 땀이 나는 등의 자율신경계증상, 이전 기억이 떠오르거나 데자뷰 현상 등의 정신 증상
	복합부분발작	• 의식장애 있음, 목적 없는 반복적 행동(자동증), 초점 없는 눈, 입맛을 다신다. • 무슨 일이 일어났는지 알지 못한다. • 발작 후 전형적으로 혼미한 상태, 완벽 회복까지 수초에서 수시간 걸린다.
전신 발작	소발작 (결신발작)	• 5~10세 소아 호발, 5~10초 이내 종료 • 전조증상 없이 행동을 멈추고 멍하게 바라보기, 고개를 푹 수그리기 등
	대발작 (전신강직- 간대성 발작)	전신발작 중 가장 흔하고, 일반인들이 거리나 지하철에서 목격할 수 있는 간질발작 • 전조기(Aura) : 발작 시작 시에 일어나는 허약감, 어지럼증, 불유쾌한 냄새, 우울, 불안 같은 운동 또는 감각신경성증상으로 막연한 불안감 • 긴장기(Tonic phase) : 30~60초 정도 지속, 근육의 긴장이나 수축, 무호흡, 턱 고정, 눈 크게 뜨고 동공 확대 고정 • 간대기(Clonic phase) 　- 근육의 수축과 이완이 교대로 나타난다. 　- 몸통과 사지의 율동적이고 격렬한 움직임 　- 과다한 타액 분비, 빈맥, 요실금 　- 간대기 이후 잠시 동안 완화되고 잠시 동안 완전한 혼미상태 지속
	근간대성 경련 발작	빠르고 순간적인 근육 수축이 한쪽 또는 양쪽 팔다리와 몸통에 한번 또는 연달아 반복되는 것이 특징
	무긴장성 발작	• 적하발작(Drop attack), 1~2초간 갑작스러운 근육긴장 소실 • 매우 짧은 시간 고개를 떨구거나 끄덕이는 운동, 의식소실과 함께 전신 근육에 힘이 빠져 넘어지기도 한다(보호 헬멧).
	간대성 발작	• 의식소실로 시작, 갑작스러운 근육긴장도 소실 • 의식소실 및 비대칭적 사지 경련

③ 원 인
  ㉠ 간질의 50%가 원인이 확실치 않은 특발성
  ㉡ 선천성 기형, 외상, 뇌종양, 뇌혈관 장애, 대사이상, 독성물질, 중추신경계 감염, 약물금단 증상, 선천성 신경계 퇴행 등에 의해 발생 가능

④ 병태생리
  ㉠ 병리생리학은 밝혀지지 않았으나 산소와 당의 특정대사로 추측
  ㉡ 세포의 삼투성에 변화를 주는 요인(허혈, 출혈)과 이온농도(Na^+, K^+)의 변화 → 뉴런을 과흥분시키고 비정상적인 전기를 방출
  ㉢ 발작은 뇌신경원의 과도하고 무질서한 자극상태

⑤ 증상 : 단순감각이상에서 운동장애, 의식장애 및 성격장애, 의식상실, 발작 등

⑥ 진단 검사
  ㉠ 뇌파검사, 비디오 모니터 : 병변부위, 간질의 강도, 기간 등을 규명
  ㉡ MRI, CT : 발작을 일으키는 부위 규명
  ㉢ SPECT : 병변부위 규명을 위한 추가 검사
  ㉣ 신경심리학적 검사 : 행동이상 평가

⑦ 치 료
  ㉠ 약물요법(항경련제) : Carbamazepine(Tegretol), Phenobarbital, Divalproex(Depakote) 등
    • 최소한의 부작용 발생과 경련의 조절
    • 급성 간질발작 : Lorazepam(Ativan), Diazepam(Valium)
    • 재발 방지 : Phenytoin
    • Phenytoin(Dilantin) : 대발작 시 사용(부작용 : 소화기장애, 피부발진, 구강염, 잇몸 과잉증식, 골수 억압, 무과립세포증)
  ㉡ 수술적 중재 : 뇌농양, 뇌종양, 혈관이상 시
  ㉢ 정신과적 치료, 적당한 휴식과 운동, 생활양식에 대한 교육 등

⑧ 합병증
  ㉠ 간질성 상태 : 발작이 계속되거나, 30분 이상 연달아 지속되는 것
  ㉡ 낙상에 의한 손상

⑨ 간호중재
  ㉠ 뇌조직 관류 유지
    • 발작에서 완전히 깨어날 때까지 기도 확보
    • 피부색이 바뀔 경우 발작하는 동안 산소제공
    • 약물의 치료적 혈중농도, 부작용 모니터링

    ⓛ 손상방지

- 안전한 환경을 위해 침상난간에 푹신한 것을 대준다.
- 침대를 낮게 하고 방을 어둡고 조용하게 유지
- 발작하는 동안 억제대로 묶지 않고 단단한 옷을 풀어주기
- 발작하는 동안 어떠한 물건도 입에 넣어서는 안 된다.
- 흡인을 막기 위해 측위를 취한다.
- 발작 중에는 환자 곁에 있는다.

    ⓒ 대처기술의 강화 : 자극이 되는 특정 스트레스 피하기 등

    ⓔ 환자교육

- Phenobarbital, Phenytoin 투여 시 비타민 D와 엽산이 결핍될 수 있으므로 흰 치즈, 바나나, 감자, 오렌지주스, 푸른 콩 등을 섭취 권장
- Carbamazepine(Tegretol) : 자몽주스와 함께 마시지 말 것, 급격한 중단은 재발 야기, 시각 이상상태를 교육
- 규칙적인 일상생활을 유지하도록 : 충분한 영양식이, 적당한 운동, 휴식
- 간질환자임을 알리는 증명서를 지니고 다녀 필요시 언제나 도움을 받도록 교육

(2) 안면신경마비(Bell's palsy)

① 정의 : 원인 불명의 급성, 말초안면마비, 즉각적 치료를 할 경우 대부분 6개월 이내 회복

② 원 인

    ㉠ 알 수 없으나 바이러스 감염, 허혈, 자가면역질환, 국소외상과 관련있다.

    ㉡ 대부분의 환자가 증상발현 1~3주전 상기도 바이러스 감염 병력이 있다.

    ㉢ 추운 날씨에 오래 노출되거나 정신적인 스트레스 등에 기인하는 것으로 추측

③ 증 상

    ㉠ 얼굴근육의 마비 : 얼굴이 뒤틀리고 언어장애, 이마에 주름을 만들 수 없다.

    ㉡ 감각의 둔화, 미각감소, 혀의 마비

    ㉢ 얼굴, 눈, 귀 뒤에 통증

    ㉣ 토안(Lagophthalmos) : 눈을 깜박이지 못하여 각막이 건조

④ 치 료

    ㉠ 물리치료 : 습열, 부드러운 마사지, 신경전기자극, 운동

    ㉡ 스테로이드, 혈관 확장제 : 안면신경의 부종 감소, 혈액공급

    ㉢ 수술 요법

⑤ 합병증

    ㉠ 각막궤양

    ㉡ 시력장애

⑥ 간호중재

　㉠ 각막보호

　　• 인공눈물을 주입하거나 안연고를 바른다.

　　• 밤 동안은 눈을 감을 수 있도록 안대착용

　　• 선글라스, 인공 누액

　㉡ 통증완화

　　• 염증완화를 위해 비스테로이드제 투여

　　• 통증완화를 위해 비마약성제 투여

　　• 얼굴에 더운 김(Moist heat)을 쐬거나 얼굴마사지

　㉢ 환자교육

　　• 얼굴운동 3~4회/일 5분간,

　　• 눈썹 올리기, 눈 꼭 감기, 입 오므리기, 휘파람 불기

(3) 삼차신경통(Trigeminal neuralgia)

　① 원 인

　　㉠ 제5뇌신경(삼차신경)의 이상(치아 턱의 손상, 동맥류, 종양으로 인한 압박)

　　㉡ 통증을 전달하는 통증 민감 구심성 섬유의 신경근에서 발생하는 이소성 활동전위

　② 증 상

　　㉠ 눈 아래 안면부(삼차신경 분지 분포부위)의 편측성

　　㉡ 찌르는 듯한 강한 통증이 갑자기 발생, 2분 내에 사라지고 반복적

　　㉢ 음식 먹을 때, 입 크게 벌릴 때, 양치질할 때 등 통증 유발

　　㉣ 얼굴 만지거나 말하기, 저작 기피, 심한 통증으로 인한 피로, 허탈상태

　③ 치 료

　　㉠ 약물치료 : Carbamazepine(Tegretol), Phenytoin, Lamotrigine 등의 항경련제 → 신경말단

　　　전도를 감소시켜 통증 완화

　　㉡ 수술요법

　　　• 신경근 파괴술 : 고주파 열응고술, 글리세롤 주사, 풍선으로 삼차신경 압박

　　　• 감마나이프 방사선 수술

　　　• 삼차신경 미세혈관 감압술 : 신경을 압박하는 혈관들의 위치 조정

　④ 간호중재

　　㉠ 통증관리 : 찬바람, 더위 피하기, 통증이 없는 동안에 개인 위생 수행, 뜨겁거나 차가운 음식

　　　피하기, 일상적 활동 유지 권장, 급성 통증 시 마약성 진통제(중독 주의), 방문객 제한, 보조적

　　　의사소통법 지지

　　㉡ 적절한 영양상태 유지 : 고단백, 고칼로리의 삼키기 쉬운 음식을 섭취

　　㉢ 불안감 감소

　　㉣ 수술 후 정기적으로 치과 방문 : 충치 예방

출제유형문제 최다빈출문제

4-1. 오른쪽 안면신경마비 시 증상으로 옳은 것은 무엇인가?

① 왼쪽 입이 처짐
② 왼쪽 입이 아픔
③ 오른쪽 이마 주름 많아짐
❹ 오른쪽 눈이 감기지 않음
⑤ 오른쪽 비순주름이 뚜렷해짐

4-2. 삼차신경통 환자의 식이와 관련된 간호중재는?

① 저단백식이를 권장한다.
② 고섬유식이를 권장한다.
③ 음식은 뜨겁게 데워서 준다.
④ 통증 시 얼음 섞인 음료를 준다.
❺ 손상받지 않은 쪽으로 씹도록 한다.

4-3. 환자가 귀 뒷부분의 통증을 호소하고, 한쪽 입에서 계속 음식물이 흘러내린다고 이야기하였다. 이때 확인해 보아야 할 것은?

① 눈이 감기는지 확인해 본다.
❷ 안면 감각을 확인한다.
③ 연하 반응을 사정한다.
④ 혀 전반 2/3의 미각을 사정한다.
⑤ 냄새를 맡을 수 있는지 확인한다.

해설

안면신경마비의 증상
- 증상이 있기 수시간~1, 2일 전 귓뒤 불편감으로 시작
- 눈을 감을 때 침범된 쪽의 안구가 위로 올라간다.
- 눈을 감는데 침범된 쪽의 눈꺼풀이 느리게 닫힌다(혹은 완전히 안 닫힘).
- 대개 각막반사 소실
- 침범된 쪽의 입이 늘어지고, 침흘림

해설

삼차신경통 수술 후 간호중재
- 너무 뜨거운 음료수와 음식은 피한다(구강 화상 방지).
- 건강한 쪽으로 음식을 씹도록 한다(구강 점막 손상 방지).
- 수술 후 1주일 정도 구강 간호를 한다.
- 6개월마다 정기적으로 치과를 방문하여 충치 예방
- 수술 직후 턱과 안면 근육운동은 자제한다.

해설

삼차신경(제5뇌신경)
- 삼차신경의 상악가지에 이상이 발생하면 구강, 혀, 치아 감각의 저하가 생긴다.
- 하악가지의 이상으로는 저작기능의 저하가 오기 때문에 음식물이 흘러내릴 수 있다. 이 때는 삼차신경의 안가지의 기능에 해당하는 얼굴감각을 추가로 사정해야 한다.

MEMO

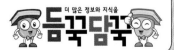

11

내분비계
(조절기능장애)

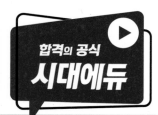

내분비계의 정상 구조와 기능

1 내분기계의 구조

(1) 내분기계의 구조

① 외분비선(Exocrine gland)
- ㉠ 관을 따라 분비
- ㉡ 침샘, 기름샘, 간, 위, 췌장, 젖샘, 눈물샘 등

② 내분비선(Endocrine gland)
- ㉠ 소량의 호르몬을 분비하여 몸 전체의 항상성을 유지하는 계통
- ㉡ 혈액 내로 분비되어 직접 표적 세포에 운반
- ㉢ 뇌하수체(전엽, 후엽), 갑상샘, 부갑상샘, 부신(수질, 피질), 췌장의 Langerhans섬

(2) 호르몬 조절기전

① 분 비
- ㉠ Feedback(회환기전)
  - 음성 회환기전(Negative feedback)
    - 혈중에 호르몬 양이 적으면 이에 반응하여 추가호르몬을 분비한다.
    - 혈중에 호르몬 양이 많으면 더 이상 호르몬을 방출시키지 않는다.
    - 대부분의 호르몬계 조절기전
  - 양성 회환기전(Positive feedback)
    - 호르몬의 분비를 추가로 유발하기 위한 기전
    - 호르몬 양이 많아도 유리 억제하는 인자가 방출되지 않는다.
    - 분만 시 옥시토신 작용
- ㉡ 신경계 조절 : 통증, 감정, 성적 흥분, 스트레스 등의 신경 자극
- ㉢ 주기(Rhythms) : 일정한 빈도와 진폭으로 분비되는 주기성, 24시간 일교차 주기 등

② 운반 : 순환계를 통해 자유로운 상태나 혈장단백과 결합하여 운반

③ 작용 : 세포 내 수용체나 막 수용체와 결합하여 세포활동 개시

④ 기능 : 물질대사 관여, 에너지 생성, 성장과 생식, 전해질 균형, 성격발달 등을 조절

출제유형문제 최다빈출문제

1-1. 내분비계의 구조 및 기능에 대한 설명이다. 옳은 것은?

① 관을 따라 분비한다.
② 침샘, 기름샘이 포함된다.
③ 다량의 호르몬을 분비한다.
❹ 몸 전체의 항상성을 유지한다.
⑤ 혈액 내로 분비되지 않고 직접 표적세포로 운반한다.

1-2. 분비가 과다하면 쿠싱증후군, 분비가 저하되면 저혈압을 일으키는 호르몬은?

① 갑상샘자극호르몬
❷ 부신피질자극호르몬
③ 성선자극호르몬
④ 프로락틴
⑤ 성장호르몬

1-3. 다음에 해당하는 호르몬은?

- 뇌하수체후엽에서 분비된다.
- 원위세뇨관과 집합관의 수분 재흡수를 증가시킨다.
- 삼투압을 조절하고 혈압을 상승시킨다.

① 유선자극호르몬
② 성장호르몬
③ 옥시토신
❹ 항이뇨호르몬
⑤ 에스트로겐

1-4. 부신피질에서 분비되며 혈청 내 나트륨을 증가시키고 포타슘을 배설시키는 호르몬은?

❶ 알도스테론
② 코르티솔
③ 에피네프린
④ 글루카곤
⑤ 프로게스테론

해설

내분비계
- 소량의 호르몬을 분비하여 몸 전체의 항상성을 유지한다.
- 혈액 내로 분비되어 직접 표적세포에 운반한다.
- 뇌하수체(전엽, 후엽), 갑상샘, 부신, 췌장의 랑게르한스섬이 해당된다.

해설

부신피질자극호르몬(ACTH)
- 뇌하수체 전엽에서 나오는 호르몬으로 코르티솔과 성스테로이드 분비를 자극한다.
- 분비과다는 쿠싱증후군, 분비저하는 저혈압을 일으키며 스트레스에 민감해진다.

해설

항이뇨호르몬으로 Vasopressin이라고도 하며 수분과 재흡수에 관여하여 삼투압을 조절한다.

해설

알도스테론은 수분 및 전해질의 균형을 유지하고, 혈청 내 나트륨을 증가시키고 포타슘을 배설하며 혈압을 조절한다.

2 내분비계의 기능과 호르몬 분비

(1) 시상하부와 뇌하수체의 관계

방출호르몬(Releasing hormone, RH) 뇌하수체 전엽의 호르몬 분비를 촉진

시상하부	뇌하수체 전엽	표적기간
TRH(TSH 방출호르몬)	TSH(갑상샘자극호르몬)	갑상샘
CRH(ACTH 방출호르몬)	ACTH(부신피질자극호르몬)	부신피질
FSHRH(FSH 방출호르몬)	FSH(난포자극호르몬)	생식선
LHRH(LH 방출호르몬)	LH(황체화호르몬)	생식선
PRH(Prolactin 방출호르몬)	Prolactin(유선자극호르몬)	유방, 생식선
GHRH(GH 방출호르몬)	GH(성장호르몬)	신체 전체

(2) 내분비계와 호르몬 분비 기능

① 뇌하수체 전, 후엽

분비기관	호르몬	기능	분비과다	분비저하
뇌하수체 전엽	TSH(갑상샘자극호르몬)	T_3, T_4 분비자극	갑상샘기능항진증	갑상샘기능저하증
	ACTH (부신피질자극호르몬)	Cortisol, 성스테로이드 분비자극	쿠싱증후군	저혈압과 스트레스에 민감
	Gn(FSH, LH) (성선자극호르몬)	성선분비자극 : 성기관의 성장 및 성숙	성조숙	불임, 성욕저하, 2차 성장 지연
	Prolactin (유선자극호르몬)	유즙분비, 유방조직성장자극, 남녀생식기능 조절	무월경, 임신에 관계없이 유즙분비	유즙분비 부족
	GH(성장호르몬)	세포, 골, 연조직성장 촉진, 당 이용감소, 단백질합성 증가	어린이 : 거인증 성인 : 말단비대증	어린이 : 난쟁이
뇌하수체 후엽	항이뇨호르몬 (ADH=Vasopressin)	원위세뇨관과 집합관 수분 재흡수 증가 → 삼투조절, 혈압상승	ADH 부적절증	요붕증
	옥시토신(Oxytocin)	강한 자궁수축, 유선에서 유즙배출	분만촉진, 유즙분비 과다	분만지연, 유즙분비감소

② 갑상샘

분비기관	호르몬	기 능	분비과다	분비저하
갑상샘 (소포)	T₃(삼요오드타이로닌) T₄(타이록신)	골격 성장, 중추신경계 성숙, 기초대사량 증가	Graves병 (Basedow병)	크레틴병, 점액수종
갑상샘 (소포곁)	칼시토닌	혈중칼슘농도 저하 (PTH와 길항작용)	혈중칼슘농도 저하 : 골화석증 (Osteopetrosis)	혈중칼슘농도 상승
부갑상샘	PTH(부갑상샘호르몬)	혈중칼슘농도 증가	혈중칼슘농도 상승 : 뼈에 낭포형성	혈중칼슘농도 저하

③ 부신피질, 수질

분비기관	호르몬	기 능	분비과다	분비저하
부신피질	염류코르티코이드 (알도스테론)	수분 전해질 균형유지(혈압 조절) 혈청 내 Na 증가, K 배설	고혈압	저혈압
	당류코르티코이드 (코르티솔)	당질대사, 지방대사, 단백질대사 → 당 신생(혈당 상승) Anti-stress	쿠싱증후군	저혈압과 스트레스에 민감
	성호르몬(Androgen)	2차 성징의 발달에 영향	사춘기 조기 발현	
부신수질	에피네프린 노르에피네프린	응급작용 : 교감신경자극과 동일 기능	갈색세포종, 고혈압	
랑게르 한스섬 (췌장)	인슐린(Insulin)	당질, 지방, 단백질 대사에 관여, 혈당 감소	저혈당증	당 뇨
	글루카곤(Glucagon)	혈당 증가	고혈당증	저혈당증
	Somatostatin	위에서 가스트린 분비 촉진	위산과다(위궤양)	

④ 고환, 난소

분비기관	호르몬	기 능	분비과다	분비저하
고 환	테스토스테론	2차 성징, 성 기관 유지		
난 소	에스트로겐 프로게스테론	2차 성징, 월경 후 자궁내막 재생에 영향		

2

제 **2** 장

뇌하수체

1 뇌하수체 전엽의 장애

(1) 해부와 생리

① 제3뇌실 후방, 시상 하부와 연결, 접형골(나비뼈)의 터키 안장 내에 위치(TSA 수술가능)
② 시상하부와 함께 갑상샘, 부신, 성선의 기능을 통제하고 광범위한 생리적 활동을 담당
   (시상하부 ⇔ 뇌하수체전엽 ⇔ 갑상샘, 부신피질, 성선)

(2) 뇌하수체 전엽의 장애

① 뇌하수체 기능항진증(Hyperpituitarism) : 뇌하수체 종양이나 증식으로 호르몬 회환조절 기전이 정상
   적으로 이루어지지 못한 상태로 한 가지 이상의 호르몬이 과잉 분비
   ㉠ 뇌하수체선종
     • 대부분의 뇌하수체 기능 항진증의 원인
     • 선종이 분비하는 호르몬의 종류와 대상자의 연령에 따라 미치는 영향이 다르다.
     • 비기능성 뇌하수체선종
       - 종양이 자라면서 뇌하수체를 압박
       - 증상 : 세포파괴, 반맹증(시신경교차 압박 시), 안구운동 마비, 두통유발, 요붕증(시상하부
         압박 시), 뇌압상승, 수두증(제3뇌실의 뇌척수액 순환 방해)
     • 기능성 뇌하수체선종
       - 전엽호르몬 과다 분비
       - 증상은 유즙분비 증가(프로락틴), 거인증, 말단비대증(성장호르몬), 쿠싱병(ACTH), 갑상
         샘 기능항진증(TSH), 성장장애(FSH, LH)
     • 간혹 무기능성이거나 기능저하를 유발하는 선종도 있다.
   ㉡ 말단비대증(Acromegaly)과 거인증(Giantism)
     • 성장호르몬의 과다 증상
     • 거인증
       - 골단융합 전의 어린이
       - 증상 : 골단이 융합될 때까지 계속적 신체 성장, 과도하게 큰 키, 심비대, 간비대, 혀의
         비대 등의 장기비대, 당뇨병, 성기능 저하(발기부전, 무월경), 골다공증, 고혈압, 신경병
         증 동반 가능

제2장 :: 뇌하수체   379

안심Touch

- 말단비대증
  - 골단융합 후의 성인
  - 증상 : 길이 성장 없이 말단부위의 뼈나 연조직 비후, 코, 입술, 귀, 혀의 비대(연하곤란), 부정교합, 상악전돌증, 손발 비대, 골관절성 통증, 심한 발한, 간-심비대, 고혈압, 낮은 톤의 목소리, 수근관증후군 등
  ㉢ 쿠싱병 : ACTH 분비 증가(혈중 코르티솔과 ACTH 모두 상승)
  ㉣ 과프로락틴혈증
  - 여성 : 무배란, 월경 장애, 불임, 유즙 분비, 성교통, 질점막 위축, 성욕 감소
  - 남성 : 성욕 감소, 발기부전, 정자수 감소, 여성형 유방, 유즙 분비
  ㉤ 치료 및 간호
  - 외과적 절제술 : 뇌하수체 절제술(경접형동 뇌하수체 절제술, 개두술)
  - 방사선 요법, 약물요법
② 뇌하수체 기능 저하증(Hypopituitarism)
  ㉠ 원인 : 종양의 압박, 염증, 혈관 손상, 유전적 이상, 뇌하수체 경색(Sheehan's syndrome ; 분만 후 뇌하수체 괴사), 뇌수술, 방사선요법, 매독, 결핵 등 만성 감염, 매독 등
  ㉡ 증상 : 부족 호르몬에 따라 발생
  - GH : 성장장애(소아), 체력 저하, 운동능력 감소, 근육량 감소, 정서 둔화 등
  - Gn : 불규칙 월경, 성욕 감소, 불임, 고환위축, 정자생성 부전, 발기부전 등
  - TSH : 성장장애(소아), 갑상샘 저하증(성인), 추위참기 힘듦, 변비, 피로감 등
  - ACTH : 무력감, 피로, 건조한 피부, 저혈당, 감염에 대한 낮은 저항성 등
  - ADH : 중추성 요붕증, 다뇨

출제유형문제 최다빈출문제

말단비대증에 대한 설명으로 옳은 것은?

① 골단이 융합될 때까지 계속 성장한다.
② 과도하게 큰 키가 특징이며 당뇨병이 동반된다.
③ 골단융합 전의 어린이에게만 적용된다.
❹ 말단부위의 뼈, 코, 입술, 귀 등에 심한 비대가 온다.
⑤ 성기능 저하와 무월경, 골다공증이 동반된다.

해설
말단비대증
- 골단융합 후의 성인에게 나타난다.
- 길이 성장 없이 말단 부위의 뼈나 연조직 비후, 코, 입술, 귀, 혀의 비대, 부정 교합 등이 나타난다.

2 **뇌하수체 후엽의 장애**

(1) 요붕증(Diabetes insipidus, DI)

① 정의 : ADH의 부족에 의한 신장의 수분 재흡수 장애로, 주증상은 다갈, 다뇨(저비중, 저삼투성)가 나타난다.

② 분류

 ㉠ 중추성 요붕증 : 중추-시신경 형성 장애, 뇌하수체 미발육, 뇌손상, 종양 등

 ㉡ 신성 요붕증

  • 만성 신부전, 종양, 겸상 적혈구 질환 등

  • ADH에 대한 세뇨관의 반응이 없어 수분의 재흡수가 잘 이뤄지지 않는다.

③ 병태생리 및 증상 : 불충분한 ADH 분비 또는 신장의 비효율적 반응

 ㉠ 다뇨 : 당이 포함되지 않은 희석된 다량의 소변, 하루 5L 이상, 비중 1.005 이하, 삼투압 200mOsm/L 이하 → 혈장 삼투성 증가(295mOsm/L 이상)

 ㉡ 신장의 수분 재흡수 장애, 과다 수분손실 → 다갈

 ㉢ 수분보충 부적절 시

  • 고삼투압 : 과민반응, 멍한 상태, 혼수, 고열

  • 혈액량 감소 : 저혈압, 빈맥, 점막건조, 피부긴장도 저하

④ 진단검사

 ㉠ 수분제한 검사

  • 방법 : 수분섭취 금지, 소변 농축능력 검사

  • 결과

   - 요붕증 : 소변량의 변화가 없고, 농축능력에 변화가 없어 희석된 소변을 본다.

   - 당뇨 : 소변량이 급히 저하, 농축이 높아진다.

 ㉡ ADH 대체요법 : 중추성 요붕증일 때는 소변 삼투압 증가, 신성 요붕증은 반응이 없다.

⑤ 치료 및 간호중재

 ㉠ 탈수의 징후를 조기에 발견하여 PO 또는 Ⅳ로 적절한 수분 공급(D/W, N/S 등)

  예 갈증, 전신권태감, 식욕부진, 두통, 무력감, 피부건조, 저혈압, 빈맥, 의식변화 등

 ㉡ 정확한 I/O 확인, 체중, 요비중 측정

 ㉢ Desmopressin 중추성 요붕증에 효과

  • 정맥주사, 피하주사, 비강분무, 경구 등 다양한 방법으로 투여

  • 비강 내 충혈, 자극감, 초조감 등이 있는지 관찰

 ㉣ 커피와 차 등은 심한 이뇨효과가 있으므로 섭취 금지

 ㉤ 야뇨로 인해 수면방해가 있을 수 있으므로 휴식 취하기

(2) 항이뇨호르몬 부적절증후군(Syndrome of inappropriate anti-diuretic hormone, SIADH)

① 원 인
- ㉠ 항이뇨호르몬의 과다분비로 인한 수분의 정체 → 수분 중독증(수분전해질 불균형)
- ㉡ 악성종양(부신생물증후군, 폐암), 중추신경계 질환, 약물, HIV 감염 등

② 병태생리 : 계속적 항이뇨호르몬 분비 → 수분 축적, 저나트륨혈증

③ 증 상
- ㉠ 소변으로 나트륨 배설과 수분 재흡수 증가 → 부종, 혈압상승 없는 수분 축적, 세포외액 증가
- ㉡ 저나트륨혈증 : 두통, 식욕감퇴, 오심, 의식혼탁, 혼수, 불안감, 심한 경우 뇌부종

④ 치료 및 간호
- ㉠ 저나트륨혈증 교정
  - 수분섭취 1일 500~600mL로 제한, 물보다는 얼음 권장
  - I/O 확인, 체중 변화 관찰
- ㉡ 약물요법
  - 이뇨제 투여(Lasix) : 나트륨과 칼륨 보충
  - 고장성 Saline(3%) 정맥 투여
  - Demeclocycline, Fludrocortisone 만성, 지속적 SIADH, ADH 작용 차단
- ㉢ 안전한 환경 제공
  - 대상자의 신경학적 상태 변화(혼수, 경련) 관찰, 낙상 예방, 지남력 확인
  - 환경적 자극 감소 : 소음과 빛 조절

(3) 뇌하수체 절제술-경접형동 뇌하수체 절제술(Transsphenoidal hypophysectomy)

① 수술방법 : 비강을 통해 접형골동으로 접근

② 수술 후 간호중재
- ㉠ 신경학적 상태 변화 확인, 부신피질 부전, 갑상샘기능저하 징후 관찰
- ㉡ 호르몬분비 저하로 인한 징후 관찰(예 항이뇨호르몬 : 체액부족)
- ㉢ 비심지는 2~3일 후 제거 : 입으로 호흡하도록 교육, 구강간호 실시
- ㉣ 콧물이 흐르면 분비물의 양과 질을 사정하고 CSF와 구분(당이 검출되면 CSF임)
- ㉤ 봉합선 보호, 불편감 완화 : 10일간 칫솔질 금지
- ㉥ 통증 완화 : 두통 완화를 위한 진통제 투여
- ㉦ 두개내압 상승 징후 관찰, 수술 후 기침, 재채기, 코 풀기 삼가
- ㉧ 체위 : 머리를 30° 상승시킨 체위
- ㉨ 일생동안 호르몬 대체요법 필요, 자가투여방법 교육(ADH, Cortisol, 갑상샘 호르몬)

출제유형문제 최다빈출문제

2-1. 뇌하수체 이상으로 다뇨, 다갈, 다음의 증상이 있고, 요비중 1.002, 삼투압 50mOsm/L인 환자의 질환으로 적절한 것은?

❶ 요붕증
② 쿠싱증후군
③ 점액수종
④ 갈색세포종
⑤ 항이뇨호르몬부적절증후군

2-2. 외상성 뇌손상 환자에게 항이뇨호르몬 분비부적절증후군 (SIADH)이 의심되어 검사한 결과가 시간당 소변량은 25mL/hr, 혈중나트륨 농도 118mEq/L, 요비중은 1,005이었다. 환자에게 필요한 간호중재로 적절한 것은?

① 탈수증상을 사정한다.
② 정맥주입을 시작한다.
③ 데스모프레신(Desmopressin)을 피하주사한다.
❹ 신경학적 증상을 사정한다.
⑤ 수분섭취량을 증가시킨다.

해설
요붕증(DI)
• 원인 : 뇌하수체후엽에서 분비되는 ADH 부족으로 인한 콩팥의 수분 재흡수 증가
• 증상
  – 다뇨(저비중, 저삼투성), 4~5L/day 이상, 요비중 1.005 이하, 요삼투압 200mOsm/L 이하
  – 혈장삼투성 증가로 다갈증과 다음증
  – 수분보충이 부적절하거나 고삼투압 시 : 과민반응, 멍한 상태, 혼수, 고열
  – 혈액량 감소로 저혈압, 빈맥, 점막 건조, 피부 긴장도 저하

해설
항이뇨호르몬 분비부적절증후군
• 항이뇨호르몬이 과다하여 수분이 체내에 정체되고 이로 인해 수분중독증 증상을 보이게 되는 증후군을 말한다.
• 저나트륨 혈증이 나타날 경우 신경학적 증상과 지남력을 사정한다.

제 3 장

갑상샘
(Thyroid gland)

1 해부 및 생리, 분비호르몬

(1) 해부 및 생리

① 후두 아래, 윤상연골 바로 밑, 기관지 앞쪽에 위치, 신체 내분비계 중 가장 큰 샘
② 협부에 의해 2개의 엽으로 연결된 나비넥타이 모양(무게 약 20g)
③ 소포세포(Follicular cell)와 소포곁세포(Parafollicular cell)로 구성

(2) 분비되는 호르몬

① Thyroxine(T_4) & Triiodothyronine(T_3)

ㄱ 분비 : 소포세포

ㄴ 기 능

성장과 발달	성장호르몬 분비유지, 뼈 길이 성장, 유지, 골세포의 성숙 인자, 근육긴장 및 강도 유지
호르몬 작용	심장(심박동수, 박출량, 심근력 유지), 중추신경계 발달에 영향, 교감신경계 활성성 조절
대사 작용	호흡률, 산소소비 증가, 체내 열 생산 조절, 소화기가 분비 유지
탄수화물 대사	포도당 흡수 증가, 해당 작용과 포도당 신생 작용
지질 대사	지방분해 증가, 지방산합성, 혈청 콜레스테롤과 저밀도 지질단백질(LDL) 감소
비타민 대사	장에서 비타민 B_{12} 흡수 도움, 간에서 비타민 A 전환에 관여

ㄷ 조 절

• 시상 하부 : TRH 분비(TSH 분비호르몬)
↓
• 뇌하수체 전엽 : TSH 분비(갑상샘자극호르몬)
↓
• 갑상샘 : T_3, T_4 분비

② 칼시토닌(Calcitonin)

ㄱ 분비 : 소포곁세포

ㄴ 뼈에서의 칼슘유리 억제(뼈의 칼슘농도 증가) → 혈중 칼슘농도 저하

출제유형문제 최다빈출문제

다음 T$_3$, T$_4$의 기능 중 해당되지 않는 것은?

① 성장과 발달
② 호르몬 작용
③ 탄수화물 대사
④ 비타민 대사
❺ LDL 증가

해설

T$_3$, T$_4$는 지방분해를 증가시키고, 혈청 콜레스테롤과 저밀도 지질단백질(LDL)을 감소시킨다.

2 갑상샘 기능 장애

(1) 갑상샘 기능항진(Hyperthyroidism)
① 갑상샘 호르몬이 과다하게 분비되어 말초 조직의 대사가 항진된 상태
② Graves's disease(=Basedow's disease)는 갑상샘 항진증의 가장 흔한 질병

(2) Graves's disease(그레이브스병)
① 원인 및 병태생리
㉠ 20~50대, 여성 호발
㉡ 갑상샘 호르몬 분비조절능력 부족(TSH 수용체 항체 존재 → T_3, T_4 분비자극)
㉢ 자가면역성 질환, 스트레스, 출산 등과 관련
㉣ 심해질 경우 갑상샘 위기로 전환
② 증 상
㉠ 미만성갑상샘 종대, 안구돌출, 체액과다, 수면장애
㉡ 갑상샘종(Goiter)
• 갑상샘이 2~6배 대칭적으로 커진다.
• 연하곤란, 침 삼키기 불편
• 기도압박, 말하기 불편
㉢ 안병증(Ophthalmopathy)
• 안구 후방 내용물 증가로 안구가 앞으로 돌출
• 빤히 응시함(상안검 퇴축), 안검하향지연(Lid lag), 안검후퇴(Retraction)
• 수면 시 눈을 약간 뜬다. 안검부종, 자극감과 과도 눈물
• 눈 뒤 압박감, 흐릿한 시야, 복시, 눈의 피로
• 합병증 : 안구 건조로 인한 각막궤양, 시신경 병변, 외안근 병변
• Graves's disease의 증상

전 신	피로감, 전신권태, 더위를 심하게 탐, 미열, 체중감소
피 부	발한 증가, 과색소 침착, 머릿결 변화, 따뜻하고 축축한 피부, 손톱박리증, 백반
눈	안구 돌출, 이물감, 눈부심, 복시, 안검부종, 결막충혈, 안검퇴축, 안검하수
갑상샘	미만성갑상샘종, 갑상샘종의 잡음 및 진동
호흡기계	운동 중 호흡곤란
심혈관계	심계항진, 빈맥, 맥압 증가, 수축기 심잡음, 심방세동, 심부전
소화기계	식욕 증가, 장운동 증가, 잦은 배변, 간종대
비뇨 · 생식기계	다뇨, 무월경, 성욕 감퇴, 여성형 유방
신경 · 근골격계	피로, 쇠약, 근력 약화, 주기성 마비, 떨림, 반사 항진
정 서	신경과민, 불안, 불면, 정서 불안정

(3) 갑상샘 기능항진 진단

① 방사선 요오드(아이오딘)을 이용한 스캔(갑상샘 크기 증가)

② TSH의 감소, 혈청 T_4, 혈청유리 T_4, T_3 상승, 단백결합요오드 상승

(4) 치료 및 간호중재

① 약물 요법

ㄱ 항갑상샘제(Propylthiouracil(PTU), Tapazole, Carbimazole)

- 갑상샘 호르몬 합성 억제(작용 느림, 6~8주 요구)
- PTU : 많은 용량으로 시작하여 점차 감량하여 정상을 유지
- 주로 외과적 수술 시행 시 전처치, 외과로 불가능할 때 사용
- 임부 주의요망 : 임신 후기에 태반을 통해 영아에게 영향
- 부작용 : 발진, 두드러기, 발열, 관절통, 무과립구증 등
- 치아가 착색되므로 빨대 사용, 주스나 우유에 희석하여 식후 투여

ㄴ β-adrenergic blocker : Propranolol

- 전신증상, 심계항진 등의 증상 완화
- 임신 시 금기

② 방사선 요오드 요법 : ^{131}I 이용

ㄱ 방사성 요오드(^{131}I, Iodine-131) 용액을 마셔 방사성 요오드에서 방출되는 β선을 이용하여 갑상샘 세포 파괴

ㄴ 확실한 치료법이지만 부작용 문제 : 갑상샘 기능저하증 발생 위험(50%)

ㄷ 방사성 요오드 배출 촉진을 위해 수분섭취 증가

ㄹ 식기, 타월 등 개인용품 분리 사용 후 분리 세탁

ㅁ 치료 후 며칠 동안 독방 사용, 다른 사람과 신체 접촉을 피한다.

ㅂ 모유수유 금지 : 모유로 방사성 요오드가 분비된다.

ㅅ 방사선 치료 후 6개월 이상 피임

③ 요오드 용액 : Lugal 용액, SSKI(Saturated solution of potassium iodine)

ㄱ 갑상샘 호르몬의 분비 억제, 일시적, 불완전 용법, 단기간 사용

ㄴ 갑상샘절제술 준비, 갑상샘 중독 위기일 때 항갑상샘제와 함께 투여

④ 수술 요법(갑상샘절제술, Thyroidectomy)

    ㉠ 완전 절제 시에는 갑상샘 호르몬을 평생 인공으로 보충

    ㉡ 갑상샘절제술 환자 간호

수술 시		환자 간호
수술 전		• 갑상샘 기능을 정상으로 만들고 유지 → 수술 전 2달가량 항갑상샘제제 • 갑상샘의 혈류량 감소, 수술 후 갑상샘 위기 예방 → 7~10일간 Lugal 용액 • 수술 후 머리, 목을 움직이는 법, 기침 법을 미리 교육(양손으로 목 뒤 지지)
수술 후	희귀후두신경 손상	• 쉰 목소리, 약한 목소리 • 환자에게 말을 시켜 쉰 목소리가 나면 의심 • 정상은 며칠 내에 소실되나 4일 이상 지속되면 비정상 의심
	출혈 또는 조직의 종창	• 호흡곤란, 불규칙 호흡, 천명음, 기관폐색 등 증상 • 목이 조이는 느낌, 기침이 어려우며 연하곤란 호소 • 목과 어깨 아래로 손을 살며시 넣어 드레싱 아래쪽 부위를 확인(갑상샘절제술 후의 출혈은 묻어나지 않고 흘러내리는 경향이 있음) • 머리 옆을 작은 베개나 모래주머니로 지지

	저칼슘혈증	• 부갑상샘 기능 저하가 원인
		  – 초기 : 발가락, 손가락, 입주위의 저림 및 경련
		  – 후기 : Chvostek's sign – 안면 근육 경련
		               Trousseau's sign – 상완 압박 시 팔 경련
		  – 급성기 : 칼슘 정맥주사, 급성 증상이 사라지면 칼슘과 비타민 D 경구투여

	응급상황준비	• 기관절개술 세트(후두신경 손상으로 인한 호흡곤란), 산소공급장치, 흡인기구 준비 • 드레싱을 느슨히 해도 호흡곤란이 완화되지 않거나 즉각적 의료요청이 불가능하다면 클립, 봉합제거 • 저칼슘혈증으로 경련 : Calcium gluconate, Calcium chloride 정맥투여
	안위제공	• 봉합선 부위의 긴장피하기 : 머리 돌릴 때 기침 시 목 뒤로 양손을 받쳐서 머리 지지 • 필요시 진통제 제공 • 점차 액체에서 부드러운 음식을 제공(딱딱한 음식은 수술부위 손상가능) • 움직임 제한을 예방하기 위해 봉합선이 치유되면 목의 ROM운동을 시행
	환자교육	• 갑상샘 전절제술 후 일생동안 갑상샘 호르몬 대치요법 필요 • 자가 투여법 교육 • 기능저하증에 대한 주의와 추후관리

⑤ 갑상샘 기능항진증 환자의 간호중재

    ㉠ 안위 유지

      • 조용하고 안락한 환경제공

      • 실내온도를 낮춰주고 가벼운 침구 사용, 자주 침구 교환(과도 발한)

      • 활동과 휴식의 조절(절대안정은 아님)

      • 따뜻한 우유는 수면에 도움이 될 수 있다.

      • 심계항진 등의 증상 완화를 위해 Propranolol 등을 사용할 수 있다.

      • 심박출량 안정 시 가벼운 산책을 권장하고 빈맥, 부정맥 등을 보이면 활동을 제한

ⓒ 눈 보호
- 안구 주위의 부종 : 침상 머리 상승
- 안구 돌출 : 눈이 완전히 안 감길 때는 처방에 따라 안연고, 인공누액 투여, 안대 착용
- 눈부심 : 색안경 착용

ⓒ 식 이
- 보충 영양소 및 칼로리 섭취량 증가(4,000~5,000kcal/일), 식간 간식 제공
- 고단백, 고탄수화물, 비타민·무기질이 풍부한 식이
- 과도한 섬유소 섭취 제한(위장 자극 감소)
- 카페인 섭취 제한
- I/O 확인, 체중 측정
- 수분섭취 증가 : 4,000mL/일

ⓔ 피부 간호
- 잦은 설사, 발한
- 건조하고 청결하게 유지, 욕창 예방

(5) 갑상샘 중독 위기(Thyrotoxic crisis)

① **갑상샘 중독** : 갑상샘 기능항진이 극도로 악화되어 나타나는 증후군(대사항진이 더욱 증가)
- ㉠ 원인 : 갑상샘 기능항진증의 적절하지 않은 치료, 감염, 수술, 급성 질환 발병 등
- ㉡ 증상 : 고열(40~41℃), 발한, 불안, 복통, 설사, 구토, 부정맥을 동반한 빈맥(130~160회/분), 저혈압, 심계항진 → 섬망, 혼수, 사망(30% 이상)

② **의학적 치료** : 다량의 항갑상샘제(PTU), 투여, 탈수치료, 전해질 균형 유지

③ **간호중재**
- ㉠ 기도개방, 적절한 환기 유지, 활력징후 측정
- ㉡ I/O 확인, 체온조절, 조용하고 시원한 환경 조성
- ㉢ 신경학적 상태, 심맥관계 상태 사정
- ㉣ PTH 경구투여, PTU, 덱사메타손 : 갑상샘 호르몬 분비 억제
- ㉤ Propranolol(심맥관계 증상완화), Acetaminophen(해열작용)
  - ※ cf. Aspirin은 금기(일시적 T_4 농도 증가)

출제유형문제 최다빈출문제

2-1. 갑상선 기능항진증 환자에게 갑자기 투여를 중단했을 때 나타나는 갑상선 중독 위기로 적절한 것은?

① 혈압상승 ❷ 고 열
③ 서 맥 ④ 저혈당
⑤ 변 비

해설
갑상선 중독 위기
• 저혈압, 심계항진, 심방세동
• 부정맥이 동반된 빈맥
• 고열, 발한

2-2. 프로필티오우라실(Propylthiouracil)을 복용하는 갑상샘항진 환자의 교육내용은?

① 약물은 평생 복용한다.
② 약물복용 시 빨대를 사용한다.
③ 임신 시 약물복용을 중단한다.
❹ 주기적으로 전혈검사를 받는다.
⑤ 약물을 복용하는 동안 격리한다.

해설
PTU(Propylthiouracil)
• 갑상샘 호르몬의 합성 억제
• 많은 용량으로 시작하지만 수개월에 걸쳐 점차 감량하여 정상을 유지한다.
• 외과적 수술 시행 시 전처치에 투여 혹은 외과적 수술이 불가능할 경우 사용한다.
• 부작용으로는 무과립증(열과 인후통이 발생), 과민반응, 중독성 간염, 황달
• 주기적 전혈검사를 해야 한다.

2-3. 갑상선절제술 후 간호로 옳지 않은 것은?

❶ 고칼슘혈증 예방
② 24시간 직장 체온 검사
③ 쉰 목소리가 나는지 확인한다.
④ 출혈 증후를 주의하여 관찰한다.
⑤ 적절한 영양 상태를 유지해 주도록 한다.

해설
갑상선절제술 후 간호
• 수술 후 출혈의 징후를 주의하여 관찰한다.
• 회귀후두 손상 시 쉰 목소리가 난다.
• 구강으로 섭취할 수 있을 때까지 정맥으로 수액을 공급한다.
• 저칼슘혈증성 테타니(Tetany)의 증상을 주의 깊게 관찰한다.
• 갑상샘 중독위기를 주의해서 관찰하기 위해 체온을 유의하여 사정한다.
• 고열, 안전부절못함, 불안, 심한 빈맥 등이 나타나는지 관찰한다.

③ 갑상샘 기능저하(Hypothyroidism)

(1) 갑상샘 기능저하

① 갑상샘염, 갑상샘절제술, 중독성 약물
② 뇌하수체 기능부전, 시상하부 기능부전
③ 호르몬 생합성 장애, 갑상샘 호르몬에 대한 말초조직 저항, 특발성 요인, 요오드 결핍
④ 종류 : 크레틴병, 점액수종, 점액수종 혼수 등

(2) 병리, 증상

[갑상샘 기능저하증]

병리적 변화	임상증상
• 대사율 저하, 영양요구량 감소 • 열 생성 및 산소소모량 감소 • 말초혈관 수축 • 한선과 피지선 활동 감소 • 점액수종	• 전신 : 체온저하, 추위를 참지 못함 • 피부 : 차갑고 창백, 건조, 각질화, 비후 • 모발 : 가늘고 건조, 잘 빠짐 • 점액수종얼굴 : 혀 비대, 말초부종, 잠긴 목소리
• 탄수화물, 지방, 단백질 대사변화 • 단백합성, 포도당 신생 및 당원 저장 감소 • 간질액 증가 • 포도당 흡수와 세포이용 감소 • 인슐린 분해감소 • 지질대사(특히, 지질분해) 감소(콜레스테롤 수치상승) • Erythropoietin 생성감소 • 카로틴 과잉 혈증 • 장 연동운동 감소	• 식욕감소, 체중증가(부종-비요흔성) • 상처치유 지연, 권태, 기면, 허약감, 감염에 취약 • 점액수종성 조직 : 말초기관, 혀, 성대 • 저알부민혈증 • 당뇨환자는 혈당 저하 • 혈청 중성지방과 혈청 콜레스테롤 증가(심혈관질환↑) • 빈 혈 • 피부와 손톱이 노란빛 • 변 비
• 심혈관 기능의 저하 • 대사저하상태 • 심근에 다당질 침윤 • 심박출량, 심근수축력, 박동감소	• 서맥, 심비대 • 심낭삼출액, 늑막삼출액, 수분배설 감소 • 혈압상승, 흉통(심질환 및 동맥경화성 질환 위험 높음) • 저나트륨혈증
중추신경계 기능 저하	무감동, 느리고 또렷하지 못한 언변, 기면, 졸림, 혼수, 감각이상, 심부건반사 느림
생식기능 저하	성욕감소, 불임증, 월경변화, 무배란, 정액감소, 발기부전
기 타	근육, 관절 불편감

안심Touch

(3) 치료 및 간호중재

① 크레틴병(Cretinism)

  ㉠ 선천적으로 갑상샘이 없거나 임신 중 산모의 요오드 섭취 부족으로 인해 요오드 대사에 결함을 초래하여 신생아에게 유발되는 갑상샘 기능저하증

  ㉡ 증상 : 황달, 섭식문제, 근육톤 감소, 거대한 혀, 골 성숙 지연, 신경학적 손상 등

  ㉢ 치료 : 갑상샘 제제 투여

② 점액수종(Myxedema)

  ㉠ 성인에게서 나타나는 갑상샘 기능저하증(남>여, 고령)

  ㉡ 진단검사 : TSH, T_4, $T_3(\downarrow)$, 혈청 내 콜레스테롤($\uparrow$), ECG

  ㉢ 치 료

    • 갑상샘 호르몬 대체요법 : Levothyroxine(Synthyroid)

      – 소량으로 시작하여 점차 양을 늘려 유지, 효과까지 6주 소요

      – Synthyroid는 매일 아침식사 전(적어도 30분 전) 공복에 섭취

    • 수 술

      – 비대된 갑상샘이 주위 조직을 압박하는 경우(증상) : 연하곤란, 숨 막힘, 흡기 시 천명음, 쉰 목소리, 머리, 목 상지로부터 정맥귀환 감소(정맥역류현상), 현기증, 실신 가능

      – 평생 갑상샘 호르몬 대체요법 필요

  ㉣ 간호중재

    • 갑상샘 호르몬제제의 부작용 사정

      – 기능항진 증상 : 불안, 협심증 및 심근경색

      – 심박수 관찰 : 100회/분 이상일 경우 보고

    • 일상 수행력 증가

      – 신진대사율 감소와 무기력으로 인한 활동력 저하

      – 휴식과 활동 계획, 규칙적 운동

    • 저체온관리 : 실내온도 유지, 담요제공(직접 열을 쐬어주면 부담될 수 있음)

    • 피부통합성 유지 : 부동으로 인한 욕창 방지, 비누 사용을 줄이고 로션을 발라 준다.

    • 안전사고 예방 : 저나트륨혈증 교정, 지남력 관찰, 안전한 환경유지(침상난간, 해질 무렵에는 침상등 켜기)

    • 성적 문제에 대해 함께 의논, 신체상 지지(치료 후 회복가능)

    • 식이 : 저칼로리, 고단백, 고섬유식이

    • 변비 완화 : 수분섭취 격려(심장장애 없을 때), 고섬유식이, 필요시 변완화제

    • 감염 예방 : 개인위생 철저, 감염증상 확인

③ 점액수종 혼수(Myxedema coma)
   ㉠ 갑상샘 기능저하증의 가장 심각한 형태
   ㉡ 관련요인
      • 심혈관계 및 폐질환과 연관성 높음
      • 치료받지 않은 지속된 갑상샘 기능저하증
      • 진정제, 최면제, 한랭에 노출, 수술, 감염 및 외상
   ㉢ 증상 : 갑상샘 기능저하 증상, 호흡부전, 심한 저체온증, 저혈압
      • 혀의 비대, 수면 무호흡증 → 저산소과탄산증의 환기 흐름, 호흡근육 쇠약감으로 호흡저하
      • 서맥, 1회 박동량 감소, 심박출량 저하, 울혈성 심부전 유발 가능성
   ㉣ 치료 및 간호중재
      • 기도 유지, 의식 확인
      • 레보티록신 정맥 투여
      • 갑상샘 기능저하증이 장기간 지속되면 속발성 부신기능 부전이 유발된다.
      • 부신피질 호르몬 투여권장
      • 저체온 : 담요로 덮어서 보온(과도 보온은 혈관 허탈 유발)
      • 저혈당, 50% 포도당 투여
      • 활력징후 수시로 관찰
      • 관련 요인 교정 : 감염, 심근경색증, 위장관 출혈 등

출제유형문제 최다빈출문제

3-1. 갑상샘절제술 환자의 트루소징후(Trousseau's sign)가 양성일 때 예상되는 혈액검사 결과는?

① 인산 저하
❷ 칼슘 저하
③ 철분 상승
④ T_3, T_4 상승
⑤ 갑상샘 자극호르몬 저하

해설
갑상샘절제술 후 간호
• 트루소징후의 확인은 저칼슘혈증의 사정 시 사용된다.
• 양성이므로 저칼슘혈증 상태에 있는 것으로 의심된다.

3-2. 중증 갑상선 기능저하증 환자에게 우선적인 간호진단은 무엇인가?

① 발한과 관련된 피부손상
② 과대행동과 관련된 피로
❸ 대사율 저하와 관련된 저체온
④ 대사항진과 관련된 영양부족
⑤ 수분 과다섭취로 인한 전해질 불균형

해설
점액수종 혼수
• 갑상샘기능저하증의 가장 심각한 형태로 심혈관계 및 폐질환과 연관성이 높다.
• 갑상샘기능저하증상, 호흡부전, 심한 저체온증, 저혈압이 나타난다.

3-3. 갑상샘 기능저하증 환자가 추위를 참지 못하고 체온이 저하되는 병리적 근거는?

❶ 대사율 저하, 영양요구량 감소
② 한선과 피지선 활동 감소
③ 포도당 흡수와 세포이용 감소
④ 심근에 다당질 침윤
⑤ 카로틴 과잉 혈증

해설
대사율이 저하되고 영양요구량이 감소되기 때문에 전신에 체온저하가 오고 추위를 참지 못하게 된다.

3-4. 다음과 같은 증상을 나타내는 질환은?

> • 선천적으로 갑상샘이 없다.
> • 임신 중 산모의 요오드 섭취 부족으로 인해 요오드 대사에 결함을 초래한다.
> • 황달, 섭식문제, 근육톤 감소, 거대한 혀, 신경학적 손상이 나타난다.

① 점액수종
❷ 크레틴병
③ 쿠싱증후군
④ 갑상선 위기
⑤ 그레이브스병

해설
크레틴병은 선천적으로 갑상샘이 없거나 임신 중 산모의 요오드 섭취 부족으로 인해 대사에 결함을 초래하여 신생아에게 유발되는 갑상샘 기능저하증이다.

3-5. 갑상샘 기능저하증 환자에게 혈압을 재기 위해 상완을 압박하였더니 팔에 경련이 나타났다. 우선적인 간호중재는?

① 일상수행력을 증가시킨다.
❷ 칼슘을 정맥주사한다.
③ 실내온도를 유지한다.
④ 피부통합성을 유지한다.
⑤ 감염을 예방한다.

해설
트루소징후(Trousseau's sign)
• 저칼슘혈증으로 인해 상완압박 시 팔에 경련이 온다.
• 급성기에는 칼슘을 정맥주사하고 급성증상이 사라지면 칼슘과 비타민 D를 경구투여한다.

4 **갑상샘 암, 갑상샘종**

(1) **갑상샘 암(Thyroid cancer)**

   ① 역학 : 여성>남성, 점차 증가 추세

   ② 진단검사

      ㉠ 조직생검, 개방성 생검

      ㉡ 방사성 동위원소 촬영

      ㉢ 갑상샘 억제 검사, 혈청, TSH 검사

   ③ 증 상

      ㉠ 초기 : 무통성의 단단하고 고정된 불규칙한 결절

      ㉡ 진전 : 호흡곤란, 쉰 목소리, 성대 마비

   ④ 치 료

      ㉠ 갑상샘 자극호르몬 억제 요법 : T_4 투여 → TSH 억제 → 암세포의 성장 억제

      ㉡ 방사성 요오드를 이용한 절제요법

      ㉢ 수술요법, 방사선요법, 호르몬 억제요법, 화학요법 등

(2) **갑상샘종(Goiter)**

   ① 불충분한 갑상샘 호르몬의 순환으로 발생하는 TSH 자극과다로 인한 갑상샘의 비대와 증식

   ② 원인 : 요오드 섭취 결핍 시, Graves' disease 환자

   ③ 진단 : TSH, T_4 수치 갑상샘 기능 항진, 기능저하, 정상기능 확인

   ④ 치료 : 갑상샘 호르몬 치료

출제유형문제 최다빈출문제

갑상샘절제술 후 방사성 요오드 치료를 받은 환자의 퇴원 직후 관리에 대한 교육 내용은?

① 성관계 가능

② 수분섭취 제한

③ 중등도 운동 권장

④ 해조류 섭취 증가

❺ 배변 후 2~3번 물 내리기

해설

방사성 요오드 치료를 받는 환자 교육

• 퇴원 후 1~2일 정도는 독립된 침실이나 수면 공간을 사용하여야 한다.

• 치료 후 24시간 동안은 매 시간 소변을 볼 수 있도록 3~4L의 충분한 수분섭취를 한다.

• 치료 중에는 갑상선 호르몬을 중단하기 때문에 갑상선 기능 저하 상태가 되므로, 무리한 운동은 삼간다.

• 해조류, 어패류 등 요오드가 포함된 식이를 엄격히 제한한다.

• 방사성 요오드는 소변을 포함한 체액으로 배출될 수 있으므로 소변 및 대변을 본 후 물을 여러 번 내리는 것을 권장한다.

부갑상샘

제 **4** 장

1 부갑상샘(Parathyroid glands) 기능

(1) 해부 및 생리
① 갑상샘 양옆 후면의 상부와 하부에 위치한 미세한 선
② 정상적으로 4개(그 이상 발견되기도 함)
③ 뼈에 있는 칼슘을 유리하여 혈액 내의 칼슘농도를 높인다.

(2) 호르몬 부갑상샘 호르몬(Parathyroid hormone, PTH) 분비
① 기능 : 혈중 칼슘농도 감소 시 → 뼈에서 세포외액으로 칼슘과 인을 이동 → 혈중 칼슘농도 증가
② 영향 : 혈중 칼슘수준을 유지하기 위해 뼈와 신장에서 작용
　㉠ 위, 신장 : 비타민 D 활성화 → 칼슘 흡수 증가
　㉡ 뼈 : 파골세포 촉진, 조골세포 억제 → 혈중 칼슘유리 증가
③ 인체 내 칼슘대사에 작용하는 인자

구 분	뼈	신 장	소화기계	혈중 Ca
PTH(부갑상샘)	뼈의 재흡수↑ 골세포 골연화↑	신장의 칼슘 재흡수↑ 인 재흡수 역치수준↓ → 칼슘 배출 방해	비타민 D₃ 활성화 자극 → 칼슘 재흡수↑	↑
칼시토닌(갑상샘)	뼈의 재흡수↓	칼슘과 인의 재흡수↓	직접적인 작용 없음	↓
비타민 D	뼈에서 PTH와 상승작용 : 인의 칼슘 펌프를 자극	최소한의 신작용 : 칼슘의 재흡수↑	소화기계에서 칼슘과 인의 흡수↑	↑

출제유형문제 최다빈출문제

인체 내 칼슘 대사에 작용하는 인자 중 뼈의 재흡수를 낮추는 호르몬은?

① LH
② PTH
❸ 칼시토닌
④ 프로락틴
⑤ 바소프레신

해설
칼시토닌은 뼈의 재흡수를 낮추는 호르몬이다.

2 부갑상샘 기능항진증

(1) 부갑상샘 기능항진증(Hyperparathyroidism)

① 원 인

㉠ 원발성 : 양성 선종(80~90%), 과다증식, 악성종양

㉡ 속발성 : 만성 신부전, 골형성부전증, 다발성골수종, 골전이 암 등

② 병태생리

PTH의 정상기능	PTH 과잉의 병태생리	PTH 과잉의 임상증상
혈청칼슘 수준 유지	PTH 과다분비 → 표적기관 과다자극	혈청칼슘 증가
뼈의 칼슘 재흡수 조절	골흡수 증가로 골밀도 저하 (골형성<골흡수)	골다공증, 뼈통증, 관절통
사구체에서 여과된 칼슘의 재흡수 조절	• 초기 : 혈중칼슘 농도↑ → 저칼슘뇨증 • 후기 : 재흡수력 억제 → 고칼슘뇨증	• 초기 : 저칼슘뇨증 • 후기 : 고칼슘뇨증, 다뇨, 다음, 다갈, 요로결석, 신결석, 신부전
신세뇨관에서 인산염과 중탄산염 분비 조절	중탄산염 재흡수와 인산염 제거가 비효율적	과염소성 산혈증 : 식욕부진, 오심, 구토

장내 칼슘흡수 조절	• 장내 칼슘흡수 증가
	  – 고칼슘혈증 심화
	  – 가스트린 분비 증가
		고칼슘혈증 : 위궤양, 췌장염 유발 가능

세포막 개구와 나트륨의 이동조절 → 신경 및 근육의 탈분극과 활동전위 조절	• 고칼슘혈증은 세포막의 투과성 차단 → 신경과 근육의 활동을 억제 • 심근의 활동 저하 • 장운동 둔화	• 신경근육계 : 정신장애, 무감동, 기면, 졸음, 혼수, 반사저하, 혀의 섬유속성 연축, 근육허약, 근육통(상지<하지) • 심혈관계(ECG 변화) : QT 간격 단축, 부정맥, 고혈압 • 위장관계 : 식욕부진, 오심, 구토, 변비

(2) 증 상

① 고칼슘혈증 증상

② 무증상

③ 약간의 권태감, 근육쇠약감, 식욕 상실, 변비, 정신적 우울증, 고혈압, 경한 골다공증, 신결석

(3) 진단검사

① 혈청 내 칼슘(정상 : 9.6~10.4mg/dL) 수치 상승, PTH 상승

② 골밀도 변화, X-ray상 결석소견으로 합병증 징후 확인, MRI, CT

(4) 치 료

① 수액공급 : 오심, 구토, 식욕부진 등으로 인한 저혈량 보충

② 약물 요법

　㉠ 경구용 인 : 신기능이 정상, 요로 결석의 위험이 없을 때 사용, 장에서 비타민 D의 칼슘흡수를 억제한다.

　㉡ Bisphosphonate(Fosamax) : 골소실 예방에 도움

　㉢ 칼시토닌 : 골흡수 억제, 칼슘의 신장배설 촉진

　　• 수술 : Parathyroidectomy

　　• 고칼슘혈증 위기

　㉣ 칼슘 배설을 위한 정맥수액 공급

　㉤ 인, 칼시토닌, Prednisone, Sodium chloride 투여

(5) 간호중재

① 신체손상 예방

　㉠ 부동은 뼈 소실을 증가시키므로 골절되기 쉬움, 낙상 예방

　㉡ 침대난간 올리기, 이동 시 부축, 억제대는 가능한 피하기

　㉢ 운동 프로그램 계획

② 순환계 기능 유지

　㉠ 심계항진, 고혈압 관찰

　㉡ 현기증 관찰, 강심제 사용 시 독성 관찰(고칼슘혈증 시 강심제에 예민해지므로)

③ 안위 증진

　㉠ 관절통, 골통, 필요시 진통제 투여, 신장 산통(마약성 진통제)

　㉡ 비약물요법 훈련, 소양증(전분목욕, 항히스타민제)

④ 신장기능 유지

　㉠ 수분섭취 증가(3~4L/일, 무기염류 농축과 요결석 감소)

　㉡ 산성식이 권장(칼슘이 산성소변에 더 잘 녹기 때문, 신결석 예방)

　㉢ 신결석으로 인한 통증 사정, 소변결석 수집(거즈에 소변 걸러보기)

⑤ 위장 장애 예방

　㉠ 소화성 궤양, 췌장염, 변비 등의 증상

　㉡ 처방에 따라 제산제, 히스타민 수용체 길항제 투여

　㉢ 고섬유식이, 배변완화제

⑥ 수술 후 간호(갑상샘절제술과 유사)
  ㉠ 호흡증진 : 기도유지, 침상 머리 30° 상승, 심호흡, 기침, 체위변경
  ㉡ 수분섭취유지
  ㉢ 경증 : 저칼슘혈증 → 칼슘제제 PO
  ㉣ 중증 $CaCl_2$, Calcium gluconate IV
  ㉤ 영구적인 부갑상샘 기능저하증 초래 가능

출제유형문제 최다빈출문제

부갑상샘 기능항진증 환자의 근골격계 관련 간호계획으로 가장 적절한 것은?

① 근력 강화운동을 규칙적으로 시행한다.
② 낙상을 방지하기 위해 억제대를 사용한다.
③ 병리적 골절 가능성이 높으므로 절대 안정한다.
④ 골절의 위험이 있으므로 체중부하 운동을 피한다.
❺ 조기이상이나 일상생활 활동 시 환자를 부축해 준다.

해설
신체손상 예방
• 부동은 뼈 소실을 증가하므로 골절을 쉽게 일으킨다.
• 낙상을 예방하기 위해 침대난간 올리기, 이동 시 부축한다.
• 억제대는 가능한 피한다.
• 운동프로그램을 계획한다.

3 **부갑상샘 기능저하증**

(1) 부갑상샘 기능저하증(Hyperparathyroidism)

① 원인 : 부갑상샘 기능저하 → 부갑상샘 호르몬저하

② 병태생리

㉠ 골 흡수 감소, 비타민 D 활성화 감소(칼슘의 장흡수 감소)

㉡ 신장의 칼슘배설 증가, 인산배설 감소

㉢ 저칼슘혈증과 고인산혈증 초래

- 신경근육의 불안정
  - 신경의 흥분역치 저하
  - 한번의 자극에도 여러 번의 반복적 반응 : 근육경련, 테타니
- 심장활동의 변화, 기저신경절 및 수정체의 칼슘화

(2) 증 상

① 경증 : 저칼슘혈증, 무증상

② 부갑상샘 기능저하증 임상증상

근육 신경계 증상	• 입주위, 손가락 끝 감각저하(Numbness), 저린감(Tingling) 등의 이상 감각 • 통증, 흥분, 얼굴 비뚤어짐, 후두강직, 부정맥 • 테타니 : Chvostek's sign(안면 경련)과 Trousseau's sign(손목 경련) 양성 • 근육 경련 : 경직성 경련, 강직성 간대성 경련 • 후두 침범 시 후두 천명, 성대 마비, 호흡 곤란 등으로 호흡기 폐쇄 가능(기관절개술)
피 부	피부 건조, 모발 건조, 가늘고, 잘 부스러짐, 박리성 피부염, 아토피성 습진, 칸디다감염
눈	수정체 칼슘화 → 복시, 수명, 흐린 시야 등, 후유증 : 수정체 백내장(시력 장애)
심혈관계	저칼슘혈증 → QT 간격 증가, 강심제 저항성, 심박출량 감소, 저혈압, 심부전증
정신 및 신경계	정신 지체(소아 20%), 우울, 불안, 정서적 불안정, 성격의 변화, 무기력, 뇌압상승, 유두 부종, 의식저하
치 아	치아발육 부전(소아), 에나멜발육 부전, 충치, 치아 간격이 넓어진다.
소화기계	드물게 장흡수 장애(장기간 치료하지 않을 경우), 오심, 구토, 변비, 설사, 복부 경련 등

(3) 진단검사

① 저칼슘혈증, 고인산혈증

② 눈 변화, 혈청 PTH 감소

③ 뇌파 검사, 골밀도 검사, 심전도

(4) 치료 및 간호

① 기도개방 유지 : 후두 강직, 호흡기 폐쇄 시 기관내관삽관 또는 기관절개세트 준비

② 약물 요법

  ㉠ 급성기

  - 칼슘 투여 : 강직 시 Calcium gluconate Ⅳ(정맥혈관을 자극하므로 정맥염, 괴사 등 관찰), 강직이 소실되면 경구용 칼슘제(Elemental calcium)
  - 칼슘제 다량 투여 시 위장장애, 복부팽만, 변비 등의 부작용 관찰
  - 수분섭취 증가, 필요시 이뇨제 사용 : 신결석 유발 때문
  - 강심제(Digitalis) 투여 시 심전도 감시

  ㉡ 장기 치료 : 칼슘제 경구 투여, 비타민 D 함께 투여(칼슘 흡수에 필요)

③ 식 이

  ㉠ 고칼슘, 저인산, 고비타민(위장계의 칼슘 흡수 도움)

  ㉡ 유제품 제한(칼슘이 많지만 인도 많기 때문)

④ 불안방지 : 과다환기로 호흡성 알칼리증 초래 → 저칼슘혈증 악화

⑤ 추후 관리

  ㉠ 평생 치료가 필요, 3~4회/년 검사 받기

  ㉡ 저칼슘혈증, 고혈슘혈증의 증상을 교육하여 증상이 있을 때 병원을 방문하도록 교육

출제유형문제 최다빈출문제

3-1. 부갑상샘 저하로 크보스테크징후가 양성인 환자에게 예상되는 혈액검사 결과는?

① 인 저하
❷ 칼슘 저하
③ 칼륨 상승
④ 염소 저하
⑤ 나트륨 상승

3-2. 부갑상샘 기능저하증 환자에게 해 주어야 할 중재로 옳은 것은?

① 저칼슘식이를 제공한다.
② Calcium gluconate 5%를 근육주사한다.
❸ 항상 침대 옆에 응급기도확보세트를 준비해 놓는다.
④ 고인산식이를 제공한다.
⑤ 기관지수축제를 주입한다.

해설
부갑상샘 기능저하증
- PTH의 감소로 저칼슘혈증, 고인산혈증, 과다 반사 및 감각변화를 유발하는 질환
- 불충분한 부갑상샘 호르몬 → 골 흡수 감소, 비타민 D 활성화 감소로 장을 통한 칼슘 흡수 감소 → 콩팥의 칼슘 배설 증가로 혈청 칼슘 농도 감소, 인산 배설 감소로 혈청 인 농도 증가 → 저칼슘혈증과 고인산혈증 초래

해설
부갑상샘 기능저하증 간호
- 신속히 혈청 내 칼슘량을 올리기 위한 중재를 한다(10% Calcium gluconate 용액을 투여한다).
- 경련을 예방, 치료한다.
- 후두강직의 조절로 호흡 폐쇄를 방지한다.
- 테타니 환자는 후두강직과 호흡기 폐쇄가 일어날 가능성이 높으므로 항상 기관내관과 기관지 절개세트를 환자 가까이에 준비해 둔다.
- 칼슘은 많고 인이 적은 식이를 섭취하도록 한다.

제 5 장

부 신
(Adrenal glands)

1 구조 및 분비 호르몬

(1) 구 조
① 복막 후면의 양쪽 신장의 위에 얹혀 있는 피라미드 또는 반달형 기관(7~8kg)
② 바깥쪽은 피질(사구대, 속상대, 망상대), 안쪽은 수질로 구성
③ 분비 호르몬 : 부신피질 호르몬, 부신수질 호르몬

(2) 부신피질(Adrenal cortex)
① 염류 코르티코이드(Aldosterone, 알도스테론)
ㄱ Na과 물의 재흡수로 체액량 유지, 원위세뇨관에서 Na 재흡수, K 분비 증가
ㄴ 조절기전
• 혈압, Na 농도 감소 → 레닌-안지오텐신계 활성화 → 알도스테론 분비 자극 → 물, Na 재흡수
• 알도스테론 농도 증가 : Na^+ 재흡수, K^+ 분비, H^+의 교환 → 체액 중 HCO_3^- 증가 → 알칼리증
② 당류 코르티코이드(Glucocorticoid, Cortisol)
ㄱ 당질 대사 : 간에서 포도당 신합성 촉진, 혈당 증가
ㄴ 단백질 대사 : 단백질의 이화작용, 조직 소모(과잉 ; 사지 여위어 보임)
ㄷ 지방 대사 : 지방분해 촉진, 혈중 지방산 농도 증가
ㄹ 수분-전해질 균형 : 체액량(세포외액량) 유지, Na^+ 재흡수, K^+ 배설 증가
ㅁ 염증과 면역 : 면역 억제, 감염반응 억제, 발열기능 약화
ㅂ 스트레스 대응 : 신체적 스트레스(외상, 수술, 운동), 정신적 스트레스(우울, 불안), 생리적 스트레스(저혈당, 발열)에 대해 신속히 반응
ㅅ 칼슘 대사 : 활성 비타민 D 작용 억제 → 칼슘흡수 감소, 골량 감소
③ 성호르몬(Sex hormone)
ㄱ 안드로겐, 소량의 에스트로겐, 프로게스테론
ㄴ 여자 : 이차 성징 발현, 성욕조절
ㄷ 남자 : 고환에서 더 많이 분비되므로 생리적 의의는 적다. 유아의 성기 발육

(3) 부신수질(Adrenal medulla)

① 카테콜아민 : 에피네프린(Epinephrine, 아드레날린), 노르에피네프린(Norepinephrine)

② 작용기전

스트레스 인지 → 시상하부 자극 → 카테콜아민 분비 증가 → 교감신경 자극

③ 기능 : 알파수용체, 베타수용체 등, 신체 장기마다 다른 수용체를 갖고 있어 각각 다른 영향을 나타낸다.

구 분	종 류	위 치	작 용
알파 수용체 (α–receptor)	α_1	피하, 위장	혈관 수축, 발한 작용
	α_2	시냅스 앞(Presynaptic)	카테콜아민 분비 억제
베타 수용체 (β–receptor)	β_1	심 장	심박동수, 심근수축력 증가
	β_2	신체 어느 부위나	기관지 확장, 혈관 확장

출제유형문제 최다빈출문제

외상, 수술, 운동 시 부신피질의 코르티솔은 어떤 변화가 오는가?

❶ 정상범위보다 수치가 올라간다.

② 정상범위보다 수치가 내려간다.

③ 고혈당에 반응한다.

④ 발열에 반응 없다.

⑤ 조직을 소모시킨다.

해설

코르티솔(당류 코르티코이드)
신체적 스트레스(외상, 수술, 운동), 정신적 스트레스(우울, 불안), 생리적 스트레스(저혈당, 발열)에 대해 신속히 반응하기 위해 수치가 오른다.

2 부신 기능 장애

(1) 부신피질 기능항진

① 쿠싱증후군(Cushing's syndrome) – 당류 코르티코이드 과잉

 ㉠ 원 인

  • 의인성(Iatrogenic) : 가장 흔하다. 코르티솔과 ACTH 장기간 사용

  • 내인성(Endogenous) 부신 증식(ACTH 증가), 부신 종양 등

 ㉡ 병태생리 및 증상

병태생리	증 상
단백질 대사 변화	• 과도한 단백질 이화로 근육소모 : 사지근육 소모, 가는 팔과 다리, 낮은 의자에서 일어나기 어려움, 계단 오르기 어려움, 전신허약, 피로 • 뼈의 단백질 기질 고갈 : 골다공증, 척추압박 골절, 요통, 뼈의 통증, 병리적 골절 • 피부를 지탱하는 교원질 상실 : 피부가 얇고 약해짐, 쉽게 멍듦, 반상출혈, 자색의 피부선(Violaceous stria), 상처치유 지연
지방 대사 변화	• 비정상적 지방 분포, 만월형 얼굴(Moon face, 월상안) • 견갑부 지방축적(들소 목, Buffalo hump), 몸통 비만, 체중 증가
탄수화물 대사 변화	간의 포도당 신합성 증가, 인슐린 저항성 증가 → 식후 고혈당과 당뇨병 증상과 징후 발현, 당뇨병 악화
염증반응 및 면역반응 변화	• T 림프구 감소, 세포매개성 면역저하, 감염 취약 • 발열, 감염, 발적, 열감, 부종, 통증 등의 조기감염 징후가 없을 수 있다. • 상처치유 지연
수분과 무기질 대사 변화	• 코르티솔 자체로 알도스테론의 작용 • 수분 정체(혈량 증가), 체중 증가 • 레닌 증가 → 고혈압 • 저칼륨혈증, 저염소혈증, 대사성 알칼리증 • 고혈압(좌심실 비후, 울혈성 심부전, 뇌졸중 위험 증가)
정신적 변화	• 정서 변화, 안절부절, 불안, 우울증, 다행감 등 심한 감정의 변화 • 일부 환자에게 정신착란, 정신병(Steroid psychosis)
혈액계 장애	• 적혈구 증가, Hct 증가, Hb 증가(얼굴의 혈액순환 증가로 안면홍조) • 백혈구 증가, 림프구 감소, 호산구 감소 • 응고 인자와 혈소판 증가로 혈전, 색전 현상 초래
안드로겐 과다 증상	• 여성의 남성화 • 얼굴과 몸 전체가 갈색 솜털로 덮힘(다모증) • 머리카락 빠짐, 여드름, 월경주기 변화, 불규칙, 무월경, 과소월경 • 성욕 감퇴
색소침착	ACTH 과다 분비일 때 멜라닌 색소를 자극하여 피부와 점막에 색소 침착
혈액계 이상	적혈구 증가증, 얼굴은 적혈구 증가 없이도 다혈성으로 붉게 보임(뺨의 홍반)

ⓒ 진 단
- Dexamethasone 억제 검사, 혈장과 소변의 코르티솔 검사
- 혈장 ACTH 검사, CT, MRI

ⓔ 치 료
- 코르티솔 합성 억제제 Ketoconazole, Metyrapone
- 수술 : 경접형골 선종제거술(Transsphenoidal adenomectomy, 80% 완치), 부신절제술(평생 Glucocorticoid나 Mineralcorticoid 투여)

ⓜ 간호중재

감염 예방	• 감염원 노출 방지 : 사람 많은 곳 피함, 개인위생, 손 씻기 • 약간의 체온 상승이나 감염 증상이 있을 때 즉시 확인 후 치료
손상 예방	• 낙상, 골절 예방, 보호적 환경 조성 • 근육 소실, 골다공증 최소화 : 단백질, 칼슘, 비타민 D 풍부 식이 • 체중증가 예방 : 열량, 나트륨 낮은 음식 • 고혈압 징후 확인 : 두통, 시력장애, 정서적 불안, 기립성 저혈압
피부 통합성 유지	• 피부청결유지, 보습제 • 반창고 사용주의, 부드러운 칫솔, 전기면도기 이용 • 출혈 예방 : 천자 후 충분한 지혈 • 손상부위 여부 자주 사정, 체위 변경
신체상 증진	• 신체 변화들은 치료 후 호전 • 자신이나 다른 사람들과의 관계에 미친 영향에 대해 표현하도록 격려 • 저지방, 저탄수화물, 저염, 저열량, 고단백식이로 신체증상 조절 • 처방에 따라 수분 제한, 칼륨 보충
휴식과 활동 권장	• 허약감, 피로, 근육손실 등으로 일상생활이 어렵다. • 부동으로 인한 합병증 예방을 위해 활동 격려 • 활동과 휴식을 계획, 피로감이 심해지거나 손상을 입지 않도록 주의
사고 과정 증진	• 환자와 가족에게 정서적 불안정의 원인에 대해 설명, 표현할 수 있도록 격려 • 급작스런 기분 변화, 우울증, 불안정에 대해 대처할 수 있도록 한다. • 정신병적 증상 발현 시 보고하도록 교육

ⓗ 부신절제술 간호중재
- 수술 전 간호
  - Corticosteroid 투여 : 부신절제술 중 급성 부신부전 발생 예방
  - 당뇨, 십이지장 궤양 흔함 → 미리 치료
- 수술 후
  - 수술로 인한 합병증과 부신 위기 관찰, 15분마다 활력징후 관찰
  - 부신 위기 : 안절부절, 탈수, 빈맥, 저혈압, 체온상승, 구토, 쇼크
  - 응급 상황이므로 Corticosteroid 용량 증가, 수액 공급, 전해질 투여
  - 안정 : 수술 후 2~3일 동안은 침상 안정, 점차 활동량 증가
  - 양측 절제술 : 평생 동안 호르몬 대체요법 필요
  - 일측 절제술 : 남은 부신이 충분한 호르몬을 분비할 때까지 호르몬 대체요법
  - 체위성 저혈압 예방 : 탄력 붕대나 탄력 스타킹, 자세주의, 거동 시 부축

ⓐ 장기간 당류 코르티코이드 치료 시 지침
- 스트레스 줄이기
- 균형 잡힌 식사와 운동, 규칙적인 생활 습관 유지
  - 약물치료 부족 : 식욕부진, 오심, 구토, 허약, 우울, 현기증, 다뇨, 체중 감소
  - 약물치료 과다 : 쿠싱증후군, 골다공증
- 음식이나 스낵류와 함께 복용(위궤양을 일으킬 수 있음)
- 약물 복용은 임의로 중단하거나 건너뛰지 않는다. 약물을 스케줄에 맞게 복용(하루 2회 구강투여, 2/3는 아침에 1/3은 오후 일찍 투여한다. 오후 늦게 투여하면 수면 방해)
- 매일 체중 측정, 균형 잡힌 식이와 운동, 규칙적 생활 습관 유지
- 수술, 치과치료, 독감, 고열 등 신체적 스트레스, 정신적 스트레스가 심할 때는 처방에 따라 용량 증가

② 알도스테론 과분비(Aldosteronism) – 염류 코르티코이드 과잉
ㄱ 원 인
- 원발성 : 부신선종 등
- 속발성 : 레닌-안지오텐신-알도스테론 체계를 자극하는 상태(신부전증, 간질환, 신동맥 협착, 임신, 에스트로겐 요법, 저혈량 상태)
ㄴ 병태생리 및 증상
- Aldosterone 과잉
- 신장에서 Na^+ 재흡수 증가, Na^+ 과수분의 정체 → 체액량 증가, 고혈압 → 뇌혈관, 망막혈관, 신장의 구조적 손상, 좌심실비대
- K^+ 배설 증가 : 저칼륨혈증, 근력약화, 피로감, 마비감 등
- H^+ 배설 증가 : 대사성 알칼리증
- 신세뇨관의 소변 농축력 저하 → 다뇨증, 야뇨증, 신부전
ㄷ 진단 검사
- 혈장 레닌 활성도와 알도스테론비
- 억제 검사, 영상 검사, 부신정맥 채혈
ㄹ 치 료
- 약물 요법 : 칼륨보존이뇨제(Spironolactone(Aldactone), Triamterene(Dyrenium))
- 수술 요법 : 선종절제술, 부신절제술
ㅁ 간호중재
- I/O 측정, 규칙적 체중 측정, 고혈압, 울혈성 심부전, 부정맥 증상 관찰
- 조용한 환경 조성, 스트레스원 제거, V/S, 전해질 불균형 징후 사정
- 고단백, 저나트륨, 고칼륨 식이
- 두통 : 얼음주머니, 이완요법, 진통제
- 다갈증 : 얼음물, 구강위생 유지
- 합병증 예방
  - 고혈압, 저칼륨혈증, 테타니, 알칼리증 증상 및 징후 주의 관찰
  - Valsalva 수기, 과격한 움직임 예방

(2) 부신피질 기능저하

① 부신피질 기능저하증(Addison's disease, 에디슨병)

ⓐ 원 인
- 일차성 : 선(Gland) 파괴(자가면역, 수술적 제거, 감염, 암), 호르몬 합성 장애(선천성 부신 증식증, 약물), 선천성 부신 발육부전
- 이차성 : 시상하부 뇌하수체 질환, 외인성 스테로이드 사용, 뇌하수체 절제술

ⓑ 병태생리 및 증상

병태생리	임상 증상
당질 코르티코이드 결핍 • 탄수화물, 단백질, 지방대사 부적절 • 말초의 인슐린 민감성 증가 • ACTH 분비에 대한 음성회환 감소 : ACTH가 멜라닌세포자극호르몬 자극 • 카테콜아민 작용소실 : 스트레스원에 대한 반응 약화 • 외상, 감염, 스트레스에 대한 저항력 약화 • 정서적 약화	• 공복 시 혈당 감소 위험 – 장기간의 공복을 견디지 못함, 배고픔, 쇠약, 현기증, 피로, 심한 오심구토 • 광선노출부위, 압박부위, 손주름 및 구강점막의 색소 과잉 침착 • 저혈량성 쇼크(저혈량, 저혈압, 빈맥) • 감염 및 질병 이환이 잦고 컨디션이 좋지 않다고 느낌 • 기분변화, 자주 우울, 흥미결여, 슬픔, 경한 신경증
알도스테론 결핍 • 수분과 나트륨 상실 • 비정상적 칼륨보유 • 혈액량 부적절 • 감소된 심박출량, 감소된 혈압	• 탈수, 저혈량(체중감소, BUN 증가, Hct 증가, 피부긴장감 저하) • 저나트륨혈증(만성 두통), 고칼륨혈증, 중탄산염 감소, 산증, 체위성 저혈압, 쇼크, 근육쇠약, 피로
성호르몬(안드로겐) 결핍	• 여성 : 액와, 회음, 하지 전체의 탈모, 불규칙적인 월경력 • 남성 : 발기능력 상실, 남성성 상실, 수면이 적거나 없음, 성욕감퇴

ⓒ 진 단
- 아침 혈장 코르티솔 농도, 급속 부신피질 자극호르몬 자극검사
- 인슐린 내성검사, 컴퓨터 단층촬영 등

ⓓ 치료 및 간호중재
- 부족 호르몬 보충
- 당질 코르티코이드 : Hydrocortisone 투여
- 염류 코르티코이드 : Fludrocortisone 투여
- 활력증상 측정, I/O 확인, 체중 확인, 감염방지, 스트레스원 제거
- 고탄수화물 및 고단백 식이 제공
- 저혈당 증상 관찰 및 관리
- 환자교육(부신절제술 후 당류 코르티코이드 투여 지침)

② 부신 위기(Adrenal crisis)

  ㉠ 원 인
   • 부신부전이 악화된 상태, 만성 부신부전증 환자에게 발생
   • 당류 코르티코이드 요법 갑자기 중단, 과도 스트레스(수술, 외상 등)
   • 부신의 급성 감염이나 출혈

  ㉡ 증 상
   • 식욕감퇴, 오심, 구토, 설사, 복통, 두통, 전신근육 쇠약, 고열 후 체온저하
   • 혼돈, 혼수, 부정맥, 질소혈증, 혈관허탈, 고칼륨혈증, 저나트륨혈증
   • 심한 저혈압 및 쇼크

  ㉢ 치료 및 간호중재
   • 당질 코르티코이드 즉시 투여 Hydrocortisone IV
   • 급성기 동안 15분마다 V/S
   • 저혈압과 전해질 불균형 교정 : 등장성 용액(0.9% N/S, 5% D/W) 정맥 투여
   • I/O 측정, 산소 투여
   • 위기유발요인(정서적 흥분, 감염, 잘못된 투약 등) 관리

(3) 부신수질 기능항진 : 갈색세포종(Pheochromocytoma)

 ① 원인 및 병태생리
  ㉠ 원인 : 크로뮴친화세포종, 부신경절종 등
  ㉡ 병태생리 : 카테콜아민을 분비하는 내분비성 고혈압성 질환
   • 에피네프린 과잉 → β 수용체 효과 극대 → 심수축력 증가, 심박출량 증가
   • 노르에피네프린 과잉 → α 수용체 효과 극대 → 혈관수축 과다, 혈압상승

 ② 증 상
  ㉠ 심하고 일시적인 고혈압, 두통과 빈맥 동반
  ㉡ 교감신경계의 과다 활동 : 불안, 발한, 심계항진, 오심, 구토, 고혈당

 ③ 진단 : 혈장, 소변의 카테콜아민 증가, CT, MRI

 ④ 치 료
  ㉠ 부신절제술(Adrenalectomy)
  ㉡ 수술 전 알파, 베타 교감신경 수용체 차단제로 고혈압과 심장자극 증상 조절

 ⑤ 간호중재
  ㉠ 고혈압 : Valsalva 수기금기, 몸을 굽히거나 일으키는 것 금기, 변비예방
  ㉡ 혈압 자가 측정법 교육, 상태를 알리는 팔찌나 신분증 소지
  ㉢ 두통 : 조용하고 어두운 독방, 환자의 움직임 제한
  ㉣ 수술 후 간호 : 부신절제술 환자의 간호와 유사
  ㉤ 양측성 부신절제술 : 평생 당질 코르티코이드 요법(식사와 함께 복용)

출제유형문제 최다빈출문제

2-1. 쿠싱증후군 환자에게 교육해야 할 내용으로 적절한 것은 무엇인가?

① 고열량식이를 한다.
② 수분섭취를 권장한다.
③ 저단백 식이를 한다.
④ 칼륨 섭취를 제한한다.
❺ 호흡기질환 감염자와 가까이 있지 말 것

해설
쿠싱증후군 간호
• 저열량, 저염, 저지방, 저콜레스테롤, 고단백 식이, 칼륨 보충 섭취
• 수분섭취 제한
• 감염예방, 상기도 감염예방
• 낙상예방
• 활력징후, 체중, I/O 측정

2-2. 부신부전에 의한 코르티솔, 알도스테론, 안드로겐의 분비 장애로 일어나는 질병(Addison's disease)의 환자에게는 어떠한 중재를 해 줘야 하는가?

① 부갑상선절제술
② 베타 아드레날린 길항제
❸ 호르몬 치료
④ 이뇨제
⑤ 생활습관 교정

해설
Addison's disease(부신피질 기능저하증)의 간호중재
• 호르몬 대체요법 : Glucocrticoids, Mineral corticoids의 대량 정맥주사 → Hydrocortisone, Prednisone, Methylprednisone, Dexamethasone 등)
• Norepinephrine, Dopamine 등의 혈압상승제 및 강심제약의 투여
• 감염증이 동반되어 있을 경우 강력한 항생제를 투여해야 한다.

2-3. 양측 부신을 절제하는 수술을 받은 후 스테로이드 투여 치료를 받으며 퇴원이 예정된 환자가 있다. 이 환자에게 교육할 적절한 내용은?

① 증상이 완화되면 하루에 1번만 투여해도 됩니다.
❷ 감기나 감염성 질환자와의 접촉을 피합니다.
③ 취침 전에 스테로이드를 투약하면 됩니다.
④ 스트레스가 생길 시 스테로이드 제제를 감량합니다.
⑤ 스테로이드 제제를 평생 투여할 필요는 없습니다.

해설
부신절제술 후 약물치료
• 부신을 절제한 환자는 코르티솔을 비롯한 스테로이드 계열 호르몬이 부족하기 때문에 외부로부터 투여를 받아야 한다.
• 스테로이드는 하루 2회 식사 중 복용해야 한다.
• 스트레스 상황을 겪은 경우 복용량을 늘려야 한다.
• 장기적으로 사용하는 경우 골다공증(뼈엉성증) 등의 문제가 나타난다.
• 감염에 취약해지기 쉽다.
• 평생 투여해야 한다.

2-4. 갈색세포종을 의심할 수 있는 환자의 소변 검사결과는?

① 케톤 감소
② 비중 감소
③ 적혈구수 증가
④ 백혈구수 증가
❺ 카테콜아민 증가

해설
갈색세포종 증상
부신속질(부신수질)기능 항진으로 카테콜아민(에피네프린, 노르에피네프린) 과다분비
(에피네프린 과잉 → 심장자극 효과, 노르에피네프린 과잉 → 혈관수축 과다)
• 심장자극징후 : 빠른맥(빈맥), 빠른호흡(빈호흡), 두근거림(심계항진), 가슴통증(흉통), 심전도 변화
• 고혈압
• 열내성 저하 : 땀(발한), 발열, 저장된 지방 소모
• 혈당 증가, 구역(오심), 구토, 상복부통증

2-5. 쿠싱증후군 환자의 간호계획 시 포함할 내용으로 가장 적절한 것은?

❶ 감염예방
② 스테로이드 투여
③ 탈수예방
④ 저혈당 예방
⑤ 저혈압 예방

해설
쿠싱증후군의 증상
• 단백질 대사의 변화 : 과도한 이화작용(근육 상실, 뼈의 기질소실, 상처치유 지연)
• 지방 대사의 변화 : 지방이 축적된다.
• 탄수화물 대사의 변화 : 고혈당 증상이 나타난다.
• 면역기능이 저하되어 염증이나 감염빈도가 증가된다.
• 수분과 무기질 대사의 변화로 고혈압, 부종 등이 나타난다.

2-6. 에디슨병에 관한 설명으로 옳지 않은 것은?

① 공복 시 저혈당증이 생길 수 있다.
② 수술, 외상 등의 상황에서 에디슨 위기로 진전될 수 있다.
③ 저나트륨혈증이 나타난다.
❹ 고혈압, 부종이 생길 수 있다.
⑤ 안드로겐 결핍으로 성욕이 감퇴될 수 있다.

해설
에디슨 질병은 탈수, 저혈압, 저혈량이 올 수 있다.

2-7. 쿠싱증후군을 앓고 있는 환자가 있다. 어떤 호르몬에 의한 것인가?

① 알도스테론
② 항이뇨호르몬
❸ 코르티솔
④ 염류 코르티코이드
⑤ 안드로겐

해설
당류 코르티코이드(코르티솔)의 과잉으로 인한 질환이 쿠싱증후군이다.

제6장

췌 장
(Pancreas)

1 해부, 생리 및 당뇨병

(1) 해부 및 생리

① 위의 뒤쪽, 십이지장과 비장 사이에 위치, 15cm 크기의 가늘고 긴 모양

② 내분비선(호르몬 분비)과 외분비선(소화액 분비)의 두 가지 기능

(2) 분비 호르몬

※ 내분비선 : 랑게르한스섬(α, β 세포) → 인슐린(β)과 글루카곤 분비

① 인슐린(Insulin)

  ㉠ 모든 세포에서 포도당의 사용을 강화시켜 혈당을 낮춤

  ㉡ 인슐린 요구량이 증가하는 경우 : 정서적 긴장, 급성 상기도 감염, 과식 등

간	• 동화작용 : 글리코겐 합성 촉진, 해당작용 촉진, 중성지방, 콜레스테롤, LDL 합성 증가 • 항이화작용 : 글리코겐 분해 억제, 포도당 신합성 억제, 케톤체 생성 억제
근육	• 단백 합성 촉진 : 아미노산 섭취 증가, 리보솜 단백 합성 자극 • 글리코겐 합성 촉진 : 포도당 섭취 증가, 글리코겐 합성 효소 자극
지방조직	중성지방 저장 촉진 : 포도당 섭취 증가, 지단백 분해효소 생성 촉진, 세포 내 지방 분해 억제
기타	• 수분과 전해질 균형 : 칼륨, 마그네슘, 인의 세포 내 이동 • 핵 전환 효과 : DNA, RNA, ATP 형성 자극

② 글루카곤(Glucagon) : 혈당 상승

③ 혈당 조절에 관여하는 호르몬 : 인슐린, 글루카곤, 카테콜아민(노르에피네프린, 에피네프린), 당질 코르티코이드, ACTH, 갑상샘 호르몬, 성장호르몬

(3) 당뇨병(Diabetes mellitus, DM)

① 원인 및 유발요인

  ㉠ 근본적 원인은 아직 밝혀지지 않았다.

  ㉡ 유발요인 : 유전, 바이러스, 자가면역, 스트레스, 비만 등의 환경적 요소

② 병태생리
　ⓐ 췌장 랑게르한스섬의 β Cell에서 분비되는 인슐린 결핍
　ⓑ 합병증 발생으로 인한 불구와 사망률이 높다.

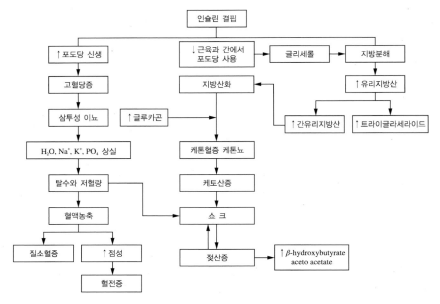

[인슐린 결핍의 병태생리]

③ 종 류
　ⓐ 제1형 당뇨병(인슐린 의존성 당뇨병, IDDM, 소아형 당뇨) : 자가 면역기전에 의한 췌장 베타
　　세포 파괴, 절대적 인슐린 결핍, 증상 발현 속도 빠름, 당뇨성 케톤산증으로 발전 → 매일 인슐린
　　투여 필요
　ⓑ 제2형 당뇨병(비인슐린 의존형 당뇨, NIDDM, 성인형 당뇨) : 전체 당뇨 환자의 90%, 인슐린
　　저항성, 상대적 인슐린 결핍(췌장에서 인슐린을 생산함)
④ 공통 증상
　ⓐ 다뇨, 다갈, 다식, 체중 감소
　ⓑ 피로감, 무력감, 감염, 상처치유 장애 등

⑤ 당뇨병 진단기준(American diabetes association)

항 목	수 치
A1C	≥ 6.5%
공복 혈장 혈당	≥ 126mg/dL
경구당부하 검사 2시간 후 혈장 혈당	≥ 200mg/dL

전형적 고혈당 증상이 있는 경우, 무작위 혈장 혈당 200mg/dL 이상일 경우
단, 고혈당이 확실하지 않은 경우 두 번 이상의 위의 진단 기준 중 하나에 해당

㉠ 공복혈장혈당(Fasting plasma glucose, FPG)
- 8시간 동안 수분을 제외한 다른 음식을 섭취하지 않은 상태에서 검사
- 정상 : 70~110mg/dL

㉡ 식후 2시간 혈당검사(2hours Postprandial blood sugar, 2PPBS)
- 식사 2시간 후에 혈당측정
- 정상인의 경우 식후 2시간에 혈당이 정상수준으로 돌아옴
- 정상 : 80~120mg/dL

㉢ 당화혈색소(Glycated hemoglobin, HbA1C)
- 최근 1~3개월간의 평균적인 혈당조절 상태 반영, 당뇨병의 혈당조절 지표로 사용
- 정상 : 4~6%

㉣ 당화단백
- 포도당에 의한 혈청 단백질의 변화 반영
- 2~3주 동안의 혈당 조절상태를 반영하는 지표, HbA1C보다 빠르게 알 수 있음
- 정상 : 205~285μmol/L

㉤ 경구당부하 검사(Glucose tolerance test, GTT) : 혈당이 정상으로 돌아오는데 걸리는 시간 확인

㉥ C-펩타이드(Connecting-peptide)
- 췌장의 β-세포의 인슐린 분비량 반영
- 인슐린 투여 중 인슐린 항체가 있을 때에도 인슐린 분비 능력을 정확히 반영
- 정상 : 1.3~1.5ng/dL

출제유형문제   최다빈출문제

1-1. 3개월간 당뇨 환자의 자가관리가 잘되었는지 알아볼 수 있는 항목은 무엇인가?

❶ 당화혈색소 5.5%
② 혈중인슐린 농도 20mU/dL
③ 공복혈장혈당 150mg/dL
④ 식후 2시간 후 혈장혈당 200mg/dL
⑤ 혈중 C-peptide 3ng/dL

1-2. 당화혈색소 검사는 무엇을 보기 위한 지표인가?

❶ 2~3개월간의 평균 혈당치
② 베타 세포의 인슐린 분포량
③ 인슐린 분비 능력
④ 혈당이 정상으로 돌아오는 데 걸리는 시간
⑤ 2주 후의 평균 혈당치를 예측하는데 걸리는 시간

해설
당화혈색소(HbA1C) 검사
약 2~3개월 동안의 평균 혈당치를 반영하는 혈액 검사이다. 혈액 내의 포도당이 정상보다 높을수록 당화혈색소는 증가한다. 당뇨병진단기준은 당화혈색소가 전체 Hb의 4~6% 이상일 때이다.

해설
당뇨병 진단검사
• 당화혈색소 : 약 2~3개월 동안 평균 혈당치를 반영하는 지표로서 당뇨병 환자의 혈당 조절 정도를 나타낸다.
• 경구당부하 검사 : 혈당이 정상으로 돌아오는 데 걸리는 시간을 확인한다.
• C-peptide : 췌장의 베타 세포의 인슐린 분비량을 반영한다. 인슐린을 투여 중이거나 인슐린 항체가 있을 때에도 분비능력을 정확히 반영한다.

2 당뇨 합병증

(1) 급성 합병증

① 저혈당(Hypoglycemia) : 혈당 70mg/dL 이하

㉠ 원 인

- 인슐린 또는 경구혈당강하제 과량 투여, 투여시간 부적절, 종류 오류
- 밤 사이의 공복, 식사 거름, 운동이나 활동량 증가, 알코올 섭취 등

㉡ 증 상

자율신경계 증상	신경 당결핍증 증상
• 교감신경계 증상 : 빈맥, 심계항진, 진전, 불안, 과민 • 부교감신경계 증상 : 발한, 공복감, 이상감각	두통, 쇠약감, 피로, 정신착란, 건망증, 시야 곤란, 부분 신경학적 이상, 경련, 혼수

㉢ 치료 및 간호중재

의식 있을 때	속효성 탄수화물 경구섭취(과일주스, 탄산수, 사탕, 초콜릿 등)
의식 없을 때	• 50% 포도당 정맥주입 • 수액요법 어려울 시 글루카곤 근육주사

㉣ 예 방

- 약물 원인 : 중단 또는 용량 감소, 원인 질환 치료
- 인슐린 작용이 최고일 때, 공복 시 운동을 피한다.
- 규칙적으로 혈당을 측정하여 인슐린 요구량 변화 예측
- 신체활동량 증가 시 간식 섭취
- 환자와 가족에게 저혈당 증상 교육
- 당뇨환자 인식표 부착 : 응급처치가 가능하도록

② 당뇨병성 케톤산증(Diabetic ketoacidosis, DKA)

㉠ 인슐린 민감성 조직인 지방조직, 골격근, 간에서 인슐린 부족으로 발생

㉡ 원인 : 인슐린 부족, 당뇨환자의 타 질병이나 감염상태, 진단되지 않은 당뇨환자

㉢ 병태생리

포도당 대사	• 2~4시간 내에 간의 포도당 생성이 급격히 증가하여 290mg/dL 정도로 상승 • 고혈당은 말초조직의 포도당 이용 및 베타세포의 인슐린 분비를 더욱 억제 → 고혈당 더욱 유발, 악순환
케톤체 대사	인슐린 결핍, 성장호르몬 및 카테콜아민 과잉 → 지질 분해, 지방 산화 → 케톤체 생성
산-염기 불균형	케톤체(약산성) → 혈액 내 수소이온 농도 증가 → 대사성 산증
수분-전해질 불균형	고혈당에 의한 혈장 삼투질농도 증가 → 세포 내에서 세포 외로 수분 이동 → 소변으로 많은 수분소실
혈액학적 이상	혈전색전성 합병증, 탈수에 의해 적혈구 용적률 증가

ⓔ 증 상
- 다뇨, 다음, 갈증 : 삼투압 이뇨에 의한 수분 및 전해질 소실
- 체중 감소, 심한 전신 쇠약감, 식욕부진, 오심, 구토(수분, 전해질 소실 심화)
- 탈수, 따뜻하고 건조한 피부, 빈맥, 저혈압
- 과다환기(깊고 빠른 호흡, Kussmaul respiration), 아세톤 냄새 호흡
- 신경학적 이상 : 의식장애, 신경반사 저하, 쇼크, 졸음에서 혼수까지 다양
- 케톤뇨, 요당 증가, 산증

ⓜ 임상검사 : 혈당 250mg/dL 이상, 혈액 pH 7.3 미만, 혈장 중탄산염 농도 15meq/L 미만, 중등도의 케톤혈증

ⓗ 치료 및 간호중재
- 수액요법 : 신장관류 증가 → 포도당 소변배설 증가 → 혈당 낮춤, 탈수교정
- 인슐린 요법
- 항진된 이화작용 진정(지질분해 및 케톤체 생성 억제, 간의 포도당 생성 감소, 말초조직의 포도당 이용 증가, 생성된 케톤체 분해대사 항진)
- 저용량 속효성 인슐린(RI) 투여
- 피하주사 금지 : 피하조직 탈수, 저혈량성 쇼크 때문에 혈액관류가 원활하지 않다. Ⅳ, IM으로 투여
- 원인질환 치료
- 전해질 교정 : 저칼륨혈증 교정, ECG 관찰

③ 고혈당 고삼투성 증후군(Hyperglycemic hyperosmolar syndrome, HHS)

ⓐ 대개 중년, 고령의 제2형 당뇨병 환자에게 심한 고혈당, 고삼투압, 탈수일 때

ⓑ 증상 : 심한 고혈당, 다뇨, 다음, 빈맥, 저혈압, 심한 탈수(구강건조, 저혈압, 피부 탄력성 저하), Kussmaul 호흡과 호흡 시 아세톤 냄새는 없다.

ⓒ 임상검사 : 혈당 600mg/dL 이상 증가, 혈중 BUN, 크레아틴 상승, 무기 인산 축적, 고젖산혈증(Hyperlactatemia)에 의한 경한 대사성 산증

ⓓ 치료 및 간호중재
- 유발요인 관리 : 감염 등 유발요인 치료
- 수액요법 : 저장성 또는 등장성 생리식염수
- 전해질 교정 : 혈청 나트륨과 칼륨 수치에 따라 보충
- 인슐린요법 : 저농도의 속효성 인슐린(RI) 정맥 투여

(2) 만성 합병증

① **대혈관변화** : 혈관의 죽상경화성 변화, 관상동맥질환 및 심근병증, 뇌혈관질환, 말초혈관질환

② **미세혈관변화** : 미세혈관의 기저막이 두꺼워지며 혈관 폐쇄 초래

　㉠ 당뇨성 망막증(Diabetic retinopathy) : 실명 초래

　　• 비증식 당뇨망막병증 : 미세혈관류(Microaneurysm) 발생, 모세혈관 출혈, 망막 내 출혈, 황반 손상

　　• 증식 당뇨망막병증 : 신생 혈관이 망막 안쪽 표면, 시신경 유두, 유리체 내로 증식 → 출혈, 유리체 수축, 망막박리, 황반 손상

　㉡ 백내장, 녹내장, 각막염, 시신경염 등

　㉢ 당뇨병성 신증(Diabetic nephropathy) : 말기 신장질환의 주요 원인

　　• 당뇨병성 신증(Diabetic neuropathy)

　　• 모든 신경 침범가능, 하지말단 지각운동 신경병증이 가장 흔하다.

　　• 종류 및 증상

말초신경병증	• 통증 있는 경우 : 칼로 찌르는 듯, 전기 오는 듯 화끈거림 • 통증 없는 경우 : 저린감, 무감각, 쥐가 남 • 양말과 장갑 착용 부위 감각장애
자율신경병증	• 기립성 저혈압(가장 흔함) • 심혈관계 : 빈맥(100회/분 이상), 어지러움, 쇠약감 등 • 위장관계 : 변비, 식도 운동기능 장애, 당뇨병성 설사 등 • 비뇨생식기계 : 방광 감각 둔해져 방광팽만, 발기와 질액 분비 장애 • 체온조절 : 미각성발한증(매운 음식, 뜨거운 음식을 먹을 때 심한 땀 발생, Frey syndrome), 원위부 무한증, 체온 조절능력 감소 • 눈 : 동공 크기조절 장애(어두운 곳 적응 어려움)

③ 당뇨병성 족부병변(Diabetic foot)

(3) 기타 합병증

① 감 염

② **피부 병변** : 상처치유 지연, 피부 궤양

출제유형문제 최다빈출문제

2-1. 인슐린을 과다 주입한 환자가 갑자기 의식을 잃고 쓰러졌다. 다음 중재 중 가장 옳은 것은?

① 생리식염수를 정맥투여한다.
② 눕힌 후에 다리를 올려 준다.
❸ 50% 포도당을 정맥투여한다.
④ 주스와 포도당을 경구 복용하게 한다.
⑤ 수분을 공급한다.

해설
저혈당 Shock을 일으킬 경우 속효형 탄수화물(사탕, 초콜릿, 꿀, 주스 등)을 제공하거나 의식이 없는 경우 50% 포도당을 정맥 주입해야 한다. 또한 글루카곤을 피하주사하고, 재발 방지를 위해 포도당, 복합탄수화물, 단백질을 투여한다.

2-2. 당뇨병 환자가 실수로 인슐린 용량을 늘려 투약하였다. 이 환자에게서 나타날 수 있는 증상으로 적절한 것은?

① 고 열
❷ 떨 림
③ 갈 증
④ 호흡 시 과일향이 남
⑤ 빈호흡

해설
저혈당 증상
• 교감신경계의 활동을 증가시키거나 신경학적 증상이 나타난다.
• 부신 증상 – 창백, 발한, 빈맥, 심계항진, 떨림, 안절부절못함, 공복감, 전신허약
• 신경학적 증상 – 두통, 혼돈, 피로, 복시, 불안, 경련, 혼수

2-3. 당뇨병을 10년간 앓은 환자가 최근 NPH 용량을 늘렸다. 오전 식후 2시간이 지난 뒤 혈당은 90mg/dL였다. 점심식사로 빵과 우유를 조금 먹은 후 오후 3시가 되자, 지남력이 떨어지고, 언어가 어눌해졌다. 원인은 무엇인가?

① 저혈압
❷ 저혈당
③ 활동량 감소
④ 인슐린 쇼크
⑤ 고혈당

해설
저혈당
• 혈당이 50~60mg/dL 이하로 떨어지는 것
• 음식이나 에너지 소모에 비해 인슐린이나 경구용 혈당강하제가 과량일 때 발생한다.
• 허약, 피로, 혼동, 기억력 저하, 발한, 심계항진, 의식상실 등이 나타나며 저혈당 발생 시 즉각적 치료가 필요하다.

2-4. 고삼투압성 비케톤산증 혼수의 특징으로 알맞은 것은?

① 부 종
② 서 맥
❸ 고혈당
④ 고혈압
⑤ 저체온

해설
고삼투압성 비케톤산증 혼수는 혈당이 증가하면서 세포외액이 고삼투압을 갖게 되고 세포가 탈수되는 현상이다.

2-5. 의식저하 환자의 사정 결과가 다음과 같을 때 우선적인 간호중재는?

• 혈당 656mg/dL, 소변 케톤체(+)
• pH 7.31, 중탄산염 20mEq/L, 나트륨 118mEq/L

① 하지부종 사정
② 구강수분 제공
③ 중탄산염 투여
④ 천골부 욕창 사정
❺ 생리식염수 정맥주입

해설
당뇨성 케톤산증
• 지방조직, 뼈대근육(골격근), 간에서 인슐린이 부족하여 나타나는 현상으로 지방세포가 분해되어 생긴 지방산이 간에서 케톤체로 합성되어 과도한 케톤이 생성되며, 높은 혈당이나 산증을 보인다.
• 수분을 공급하여 탈수를 예방한다.
• 인슐린을 투여한다.
• 전해질을 공급한다(인슐린 투여로 저칼륨혈증이 발생할 수 있음).

2-6. 당뇨환자에게 신장병증이 발생한 경우 어떠한 검사를 시행해야 하는가?

① KUB(신장요관방광단순촬영)
❷ 안저 검사
③ 요 분석
④ 혈액 검사
⑤ 방광경 검사

당뇨병성 미세혈관 합병증
• 당뇨병성 망막병증 : 망막 내 소혈관들의 변화
• 당뇨병성 신장병증 : 신장사구체의 미세혈관을 침범하여 일어나는 말기 신장질환
• 당뇨병성 신장병증 발생 시 안저 검사를 통해 망막병증이 일어났는지 확인해 보아야 한다.

2-7. 당뇨로 치료받고 있는 환자에게 양말과 장갑 착용 부위에 감각장애를 호소한다면 어떤 합병증을 의심할 수 있는가?

① 당뇨성망막증
② 피부병변
③ 감 염
❹ 말초신경병증
⑤ 자율신경병증

말초신경병증
• 통증이 있는 경우 : 칼로 찌르는 듯한 느낌, 전기 오는 듯한 느낌
• 통증이 없는 경우 : 저린감, 무감각, 쥐가 남
• 양말과 장갑 착용 부위 감각장애

3 당뇨 합병증 관리 및 치료

(1) 식이요법(가장 우선적인 관리)

① 정상 체중유지, 비만을 줄이면서 규칙적, 고른 영양을 섭취
    ※ 열량 구성 : 탄수화물(55~60%), 단백질(20~25%), 지방(15~20%)

② 혈당과 혈중 지질농도 조절

③ 대상자의 나이, 성별, 몸무게, 생활양식을 고려한 개인별 계획표 작성이 필요

④ 고섬유질 식이
    ㉠ 인슐린 요구량 감소, 콜레스테롤 감소, 공복 시 혈당과 식후 혈당 감소 효과
    ㉡ 조기 포만감으로 체중 감소에도 도움(단, 자연섬유질이 적절)
    ㉢ 섬유질의 양을 점차적으로 증가시키고 수분섭취도 함께 증가

⑤ 알코올은 탄수화물, 단백질, 지방을 함유하지는 않으나 대사과정에서 열량을 생산, 소량의 알코올은
    허용되나 알코올은 결과적으로 저혈당을 유발하고 중성지방 수치를 증가시킨다.

⑥ **식품교환표** : 식품들을 영양소의 구성이 비슷한 6군으로 구분한 것, 각 군에 들어가는 음식을 서로
    교환하여 섭취할 수 있도록 쉽고 편하게 식단에 변화를 줄 수 있다.

(2) 약물요법

① 인슐린 요법 : 제1형, 식이요법과 경구약물요법이 실패한 제2형
    ㉠ 속효형 : Regular insulin(RI, Humulin R, Novolin R, ReliOn R), Semilente
    ㉡ 중간형 : Neutral protamine hagedom(NPH, Humulin N, Novolin N, ReliOn N), Lente
    ㉢ 지속형 : Glargine(Lantus), Detemir(Levemir)

② 경구혈당강하제 : 제2형 당뇨병에 효과적

구 분		작용기전	일반명
인슐린 분비촉진제	Sulfonylurea	췌장의 베타세포에서 인슐린 분비 증가	Chlorpropamide(Diabinase) Glipizide(Glucotrol) Glibenclamide(Daonil) Glyburide(Micronase, Diabeta, Glynase) Glimepiride(Amaryl)
	Meglitinides		Repaglinide(Prandin) Nateglinide(Starlix)
Biguanide		간의 포도당 합성 감소, 인슐린 저항성 완화	Metformin(Glucophage, Riomet, Fortamet)
α-Glucosidase inhibitor		위장관계에서 당 흡수 지연	Acarbose(Precose) Miglitol(Glyset)
Thiazolidinediones		근육, 간, 지방의 인슐린 감수성 개선	Pioglitazone(Actos) Rosiglitazone(Avandia)
DPP-4 inhibitor		인크레틴 분해 억제, 포도당 의존 인슐린 분비, 식후 글루카곤 분비 억제	Sitagliptin(Januvia) Vildagliptin(Galvus)

③ 인슐린 주사 방법

   ㉠ 보관 : 냉장 또는 실온(인간 인슐린은 냉장 보관)

   ㉡ 투여 시 미리 꺼내 실내온도로 하며, 잘 섞이도록 양 손바닥 사이에서 굴리기

   ㉢ 라벨에 있는 농도 확인

   ㉣ 인슐린을 섞을 경우 중간작용형 혹은 속효성 인슐린 → 지속형 인슐린 순서(환자 스스로 할 경우, "맑은 것에서 탁한 것으로"라고 설명)

   ㉤ 주사부위는 각각 매 4주마다 1회 이상 맞지 않도록 인슐린 주사 부위를 회전시켜 피하 주사(복부, 팔, 허벅지 앞쪽)

   ㉥ 부위 간 최소 Inch(2.5cm) 떨어진 자리에 주사, 배꼽 가까이에는 하지 않는다.

   ㉦ 보통 45° ~ 90° 각도로 주사(장내에서 비활성화되므로 구강투여는 안 한다)

   ㉧ 주사 후 비비지 말고 눌러주기

④ 인슐린 요구에 영향 미치는 요인

   ㉠ 증가 : 외상, 감염, 발열, 정신적 신체적 스트레스

   ㉡ 감소 : 활동적인 운동

⑤ 인슐린 투여 시 주의할 증상

   ㉠ 인슐린 과민성 : 주사부위가 가렵고 화끈거림, 경결, 홍반, 알레르기 반응

   ㉡ 주사부위 지방이영양증(Lipodystrophy) : 주사부위 피하지방 위축, 지방비대, 같은 부위에 계속 주사할 때 발생

   ㉢ 저혈당 및 고혈당

   ㉣ 소모기 현상(Somogyi phenomenon)

     • 급성 저혈당에 대한 반응 → 카테콜아민, 코르티솔, 성장호르몬 등 분비 → 반동적 고혈당

     • 원 인

       – 혈당을 조절하는 초기 단계에 발생

       – 중간 혹은 장기형 인슐린 투여 시, 인슐린의 효과가 최대에 도달할 때

       – 정상적인 경우 : 인슐린 분비가 자극되어 혈당 감소 → 정상 혈당 유지

       – 당뇨환자의 경우 : 인슐린 분비 비정상 → 혈당조절 불능, 고혈당 유발

     • 증상 : 식은 땀, 악몽, 아침에 일어날 때 두통, 소변에 당 포함

     • 치료 : 인슐린 투여시간 늦춤(자기 전), 자기 전 간식 섭취, 인슐린 용량 감소(인슐린을 투여하면 상태 악화)

     • 일부는 새벽에 발견되어 새벽현상으로 오인되기도 한다.

   ㉤ 새벽현상(Dawn phenomenon)

     • 새벽까지는 혈당이 정상이다가 이른 아침에 혈당 상승

     • 제1형 당뇨병에서 주로 나타난다(새벽에 분비되는 성장호르몬 때문으로 추정).

     • 밤 동안 지속적으로 혈당 상승(cf. 소모기 현상 : 저혈당에서 고혈당으로 진행)

     • 치료 : 인슐린의 용량 증가

(3) 운동요법

① 운동의 효과

　　㉠ 인슐린의 신체요구도 감소, 인슐린 저항 감소

　　㉡ 근육세포의 활성화로 포도당의 흡수 증가, 인슐린의 조직 민감성 증진

　　㉢ 체중감량, 심혈관상태의 개선

② 심한 운동을 피하고 규칙적으로 시행, 활동량에 따라 음식섭취 조절

③ 운동 시작하기 1~3시간 전 식사

④ 발에 감각이 없는 환자는 달리기와 조깅을 피하고 수영과 자전거타기 선택, 걷기에 좋은 신발 선택(유산소 운동)

⑤ **증식성 망막증** : Valsalva 수기와 연관되는 운동이나 두부에 충격 피하기

⑥ **고혈압** : Valsalva 수기와 연관되는 운동이나 몸통과 팔에 강도가 높은 운동 피하기

⑦ 심한 더위나 추위에서의 운동은 피한다.

⑧ **저혈당 예방** : 인슐린 효과가 최고일 때 피하고, 쉽게 흡수되는 사탕이나 과자 지참

(4) 발 관리

① 신경, 허혈, 패혈증으로 발의 문제 호발(말초신경증, 발궤양 등)

② 약한 비누와 미온수로 씻고 발가락 사이사이를 깨끗이 닦음

③ 부드러운 타월로 두드리듯이 닦고 건조시킴

④ 순한 로션 바르기(발가락 사이는 바르지 않음)

⑤ 발톱을 자를 때는 발톱을 부드럽게 한 후 줄을 이용하여 직선으로 정돈

⑥ 맨발로 다니지 않고 잘 맞는 신발 착용

⑦ 외부 온도에 장기간 노출되지 않도록 한다.

⑧ 통증을 느끼지 못할 수 있으므로 궤양, 욕창, 물집, 발적 등을 수시로 관찰

⑨ 처방 없이 항균제나 티눈 제거제 등을 사용하지 않는다.

⑩ 하지순환을 방해하는 행위를 피한다(꼭 끼는 양말, 오랫동안 같은 자세로 앉기, 다리 꼬기, 무거운 이불 덮기 등).

⑪ 금 연

(5) 피부관리

① 상처치유 지연, 피부궤양 관찰

② 발가락 사이, 유방 아래, 겨드랑이, 서혜부 등 특히 주의 관찰

(6) 환자 및 가족교육
① 적절한 활동량 및 수면량 조절
② 혈당 및 요당 자가측정법 교육
③ 급성 고혈당 또는 저혈당의 증상과 대처방법
④ 합병증 예방을 위해 시력, 비뇨기계, 심혈관계 검사가 필요함을 교육

(7) 수술 : 췌장이식

출제유형문제 최다빈출문제

3-1. 제1형 당뇨병 환자가 저녁에 인슐린을 투여받은 후 평소대로 식사를 하였으나 다음 날 아침 사정 결과가 다음과 같을 때 우선적인 중재는?

> • 밤에 자면서 악몽을 꾸고 식은 땀을 흘림
> • 아침에 심한 두통
> • 아침 공복 혈당 200mg/dL, 케톤뇨(+)

① 취침 전 진정제 투여
❷ 취침 전 탄수화물 섭취
③ 저녁에 유산소운동 실시
④ 취침 전 따뜻한 물로 샤워
⑤ 취침 전 인슐린 투여량 증가

해설
소모기 현상
• 보기 사례의 환자는 저녁에 인슐린을 투여받은 후 밤에 저혈당 증세를 보이다가, 아침에 두통을 동반한 고혈당, 케톤뇨 증상을 보이고 있는 전형적인 소모기 현상을 보이고 있다.
• 취침 전 인슐린 용량의 감소를 고려하여야 하며, 또한 우선적으로 취침 전 탄수화물 섭취를 검토해야 한다.

3-2. 당뇨병 환자의 사정 결과가 다음과 같을 때 우선적인 간호 중재는?

> • 발한, 전신 허약감
> • 혈압 140/90mmHg, 맥박 102회/분, 혈당 55mg/dL

① 기도 유지   ② 진통제 투여

❸ 과일주스 제공   ④ 심전도 모니터 적용

⑤ 생리식염수 정맥주입

해설
저혈당 간호중재
• 속효형 탄수화물을 제공한다(사탕, 초콜릿, 꿀, 주스).
• 의식이 없는 경우 50% 포도당을 정맥주입한다.
• 글루카곤을 피하주사하고 재발 방지를 위해 포도당, 복합탄수화물, 단백질을 투여한다.

3-3. 완전비경구영양(Total parenteral nutrition) 중인 환자가 식은 땀을 흘리며, 배고픔, 허약감, 손발이 떨리는 증상을 호소할 때 우선적으로 확인해야 할 것은?

① 소양증

② 감염 증상

❸ 혈당수치

④ 동맥혈산소포화도

⑤ 카테터 부위 압통

해설
저혈당 증상
• 신경학적 증상(중추신경계 포도당 공급 부족) : 두통, 혼돈, 입 주위 무감각, 피로, 언어표현 장애, 복시, 정서적 불안정, 경련, 혼수, 뇌손상
• 부신증상(교감신경계 활동 증가) : 창백, 땀, 빈맥, 입모, 심계항진, 떨림, 안절부절못함, 신경질적, 전신허약, 공복감

12

감각 및 피부계
(감각기능장애)

간호사 국가고시

성인간호학 2

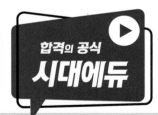

시각장애

1 눈의 구조와 기능

(1) 안구(Eyeball)

① 외막(Fibrous coat, 섬유층)

ㄱ 각막(Cornea)
- 안구의 앞쪽 눈동자 부분, 투명한 무혈관 조직
- 안구보호, 광선굴절

ㄴ 공막(Sclera)
- 안구의 대부분, 흰자위 부분, 치밀한 섬유조직, 희고 단단
- 영양 : 상공막의 혈관과 맥락막의 혈관망에서 공급 받는다.
- 신경분포에서 염증발생 시 통증이 심하다.

② 중막(Vascular coat, 혈관층)

ㄱ 홍채(Iris)
- 각막과 수정체 사이에 위치
- 조리개 역할

ㄴ 모양체(Ciliary body)
- 맥락막의 앞쪽 끝부터 홍채근부까지 걸쳐 있는 직삼각형 모양의 조직
- 모양체근의 작용에 의해 수정체를 변형시켜 조절력 변화
- 모양체 돌기 : 방수의 생산과 배출 기능

ㄷ 맥락막(Choroid)
- 망막과 공막 사이에 위치
- 망막의 바깥 1/3 부분의 대사 주관
- 공막을 통하여 들어오는 광선 차단
- 맥락막 혈관망 : 공막에 영양 공급

③ 내막(Nervous coat, 신경층)

ㄱ 망막(Retina)
- 안구 후방 맥락막 내면을 덮고 있는 투명한 신경조직
- 빛을 수용하는 광수용체(막대세포, 원뿔세포)
- 망막에 초점을 맞춰 상을 맺어 시각이 나타난다.
- 황반 : 시신경 유두 위측의 작은 갈색 부위, 중심와에서 시력이 가장 좋다.

④ 안 내용물

ㄱ 수정체(Lens)

- 양면이 볼록한 원반 모양의 혈관이 없는 무색투명한 구조
- 눈의 주된 굴절기능, 초점 조절

ㄴ 방수(Aqueous humor)

- 각막을 광학적으로 적당한 형태를 갖게 한다.
- 안압을 일정하게 유지
- 수정체와 각막에 영양공급
- 방수의 순환 : 홍채 뒤에 있는 모양체의 모양돌기에서 계속적으로 분비되어 후방으로 들어감 → 동공을 걸쳐 전방 → 쉴렘관으로 배출 → 혈액으로 유입

ㄷ 시신경 유두(Optic disk)

- 시신경이 안구에서 뇌로 들어가는 곳
- 시각 수용체가 없음 → 생리적 맹점

(2) 눈 부속기관(Ocular adnexa)

① 안와(Orbit)

ㄱ 안구가 담겨 있는 뼈

- 안구는 안와면적의 1/5 차지
- 누선, 근육, 혈관, 신경, 지방조직이 나머지를 차지

ㄴ 외상으로부터 눈 보호

② 안검(Eyelid, 눈꺼풀)

ㄱ 외부의 자극으로부터 눈 보호

ㄴ 눈으로 들어가는 광선의 양 차단 혹은 제한

ㄷ 안구표면 위로 눈물을 고르게 분포시킨다.

ㄹ 구성 : 피부층, 근육층, 눈꺼풀판, 결막

③ 결막(Conjunctiva)

ㄱ 안검의 점액선부터 공막의 전면까지 덮고 있는 얇고 투명한 점막

ㄴ 결막과 혈관들 : 무혈관성인 각막에 영양분, 항체, 백혈구 공급

ㄷ 결막과 안검 내 선(Gland)에서는 점액, 피지를 분비하여 각막에 습기를 유지, 청소, 안검이 닫힐 때 마찰 감소

④ 눈물기관(Lacrimal apparatus), 누선(Lacrimal gland)

    ㉠ 눈물 생산 → 비루관(Nasolacrimal duct)으로 배수

    ㉡ 안검을 깜빡거릴 때마다 눈물이 솟아오르고 눈의 표면을 가로질러 흐른다.

    ㉢ 눈 물

      • 눈 표면, 각막의 습화, 윤활 역할

      • 항균기능을 하는 효소 포함

⑤ 눈의 뇌신경

    ㉠ 제2뇌신경(시신경) : 시신경유두에서 뇌로 연결

    ㉡ 제3뇌신경(동안신경) : 동공 크기조절, 외안근 조절

    ㉢ 제4뇌신경(활차신경) : 외안근 조절

    ㉣ 제6뇌신경(외전신경) : 외안근 조절

출제유형문제 최다빈출문제

눈의 내용물 중 다음과 같은 기능을 하는 곳은?

• 안압을 일정하게 유지함
• 수정체와 각막에 영양을 공급함
• 각막을 광학적으로 적당한 형태를 갖게 함

① 수정체
❷ 방 수
③ 시신경 유두
④ 모양체
⑤ 맥락막

해설

방 수

• 안압을 일정하게 유지함
• 수정체와 각막에 영양을 공급함
• 각막을 광학적으로 적당한 형태를 갖게 함
• 홍채 뒤에 있는 모양체의 모양돌기에서 계속적으로 분비되어 후방으로 들어가 동공을 거쳐 쉴렘관으로 배출되어 혈액으로 유입된다.

2 눈의 간호사정

(1) 건강력

① 안증상의 양상 : 동통, 시력장애, 외상여부, 증상의 발현
② 당뇨병, 갑상샘질환, 결체조직질환 등의 전신질환과 관련 여부 확인

(2) 외안부 검사

① 안검(눈꺼풀)
  ㉠ 안검부종 : 심부전, 신장증, 갑상샘질환
  ㉡ 팽대, 눈곱, 인설 : 여포성 결막염
② 속눈썹
  ㉠ 일부 혹은 전부가 규칙적인지 사정
  ㉡ 각막에 자극을 주지 않는지 사정
③ 누공 : 눈물샘 부위 부종과 눈물샘을 눌러 보아 비루관 폐쇄와 감염여부 검사
④ 결막 : 색, 유연성, 두께, 이물질 및 분비물 여부 사정
⑤ 각 막
  ㉠ 각막표면의 만곡도 : 작은 손전등을 옆에서 비추어 본다.
  ㉡ 각막반사 : 각막의 민감도 검사
  ㉢ 의식수준의 변화와 신경외과적인 장애 평가 시 시행(제5뇌신경)
⑥ 동 공
  ㉠ 좌우 동공 크기가 같고 둥글며 빛에 축소된다.
  ㉡ 산동 : 동공의 크기 확대
  ㉢ 축동 : 동공의 크기 축소
  ㉣ 양측 동공의 크기가 다를 경우 : 외상, 중추신경을 침범한 매독, 선천성 장애, 홍채염
  ㉤ 조절반응 검사 : 눈앞 10cm 거리에 물체를 놓고 물체와 물체 뒤의 벽 쪽을 교대로 보게 하여 동공의 변화를 보는 것
  ㉥ 직접 대광반사 : 직접 동공에 빛을 비추어 수축상태 관찰(정상은 활발히 축소되어 유지)
  ㉦ 간접 대광반사 : 한쪽 동공에 빛을 비추었을 때 반대편 눈도 동공이 축소(정상은 양 안이 동시에 축소)

(3) 안압검사

① 녹내장의 필수 검사, 안압계 사용
② 정상 안압 : 10~22mmHg
③ 안압 상승 시 신경세포가 파괴되어 실명의 원인이 된다.

(4) 눈의 기능검사

① 시력검사

② **시야검사** : 눈이 한 점을 주시하고 있을 때 그 눈이 볼 수 있는 외계의 범위

③ **굴절검사** : 광선이 각막, 전방, 수정체를 통과하여 망막에 물체의 상을 맺게 하는 것

④ 안저검사

    ㉠ 눈 속의 망막, 혈관, 시신경유두, 황반 등을 관찰

    ㉡ 안질환, 굴절검사 전신질환, 뇌질환 진단

출제유형문제 최다빈출문제

굴절검사는 눈의 어떤 기능을 검사하는가?

① 눈이 한 점을 주시하고 있을 때 그 눈이 볼 수 있는 외계의 범위

❷ 광선이 각막이나 수정체를 통해 망막에 물체의 상을 맺게 하는 것

③ 눈 속의 망막, 혈관, 시신경 유두, 황반 등을 관찰

④ 안질환을 진단한다.

⑤ 뇌질환을 진단한다.

해설

굴절검사 : 광선이 각막, 전방, 수정체를 통과하여 망막에 물체의 상을 맺게 하는 것을 검사한다.

3 눈과 관련된 질환 (1) – 백내장, 녹내장

(1) 백내장(Cataracts)

① 정의 및 원인

ㄱ 정 의
- 정상적으로 투명한 수정체의 전체 또는 부분적 투명도 상실
- 수정체를 통해 망막으로 빛을 전달하는 것을 방해

ㄴ 원 인
- 노 화
- 눈의 외상(관통상, 타박상)
- 상해를 일으키는 물질의 섭취, 머리 염색약의 전신적인 흡수 결과
- 전신질환(당뇨병, 갈락토스혈증, 유육종증 등)으로 인해 이차적으로 발생
- 흡연, 음주, 자외선 과다노출, 유전적 요인

② 병태생리

ㄱ 산소흡수의 감소에 의한 화학적 변화로 초기에는 수분함량이 증가 → 후기에는 탈수가 일어난다.

ㄴ 양측성일 수 있으나 진행 정도 또는 수정체의 혼탁 정도는 양쪽이 다르다.

③ 증 상

ㄱ 왜곡되거나 흐려진 시력, 색깔 인식 감소

ㄴ 점진적이고 통증이 없는 시력상실

ㄷ 적반사(Red reflex : 검안경을 통해 망막을 볼 때 나타나는 적색반사)의 결연

ㄹ 한쪽 눈에 복시

ㅁ 하얀 동공

④ 의학적 치료(외과적 수술)

ㄱ 백내장을 치료하는 유일한 방법

ㄴ 백내장으로 인한 시력상실은 외과적 제거로 재건될 수 있다.

ㄷ 90~95% 성공률, 고령에서도 좋은 결과를 얻을 수 있다.

종 류	외과적 수술
낭외 백내장 적출술 (Extracapsular extraction)	• 가장 흔한 백내장 적출술 • 수정체 후낭을 제외한 전낭, 핵 피질 제거 후 인공수정체 삽입 • 합병증 : 안압상승
낭내 백내장 적출술 (Intracapsular extraction)	수정체낭까지 포함하여 수정체 전체를 적출하는 수술
일반적으로 수정체 이식 실시	–

교정 렌즈	• 수정체, 수정체 내용물이 제거되기 때문에 내안렌즈가 많이 사용된다.
	• 수술 시에 이식, 수술 후 몇 달~몇 년 후에 이차적으로 이식
	• 내안렌즈 사용이 불가능할 때, 백내장 안경 또는 콘택트렌즈 필요
	• 백내장 안경
	  – 깊이지각(Depth perception)과 다소의 주변시야 상실은 교정이 어렵다.
	  – 사물을 실제보다 1/3 정도 크게 보이고 실제보다 가까이 보이므로 처음 착용
	    시 앉아 있을 때 잠깐씩 착용하도록 한다.
	  – 수술 후 시력이 안정되기 이전에는 최종 안경이 처방되지 않는다.
	  – 물체를 볼 때 중심시를 사용하여 안구를 돌리지 말고 머리를 돌려 보도록 한다.

⑤ 합병증 : 홍채 탈출, 편평 전방, 출혈, 수술 후 감염, 녹내장

⑥ 간호중재

  ㉠ 사 정

    • 치료방법에 대한 지식

    • 치료과정과 예상결과에 대한 지식

  ㉡ 수술 전 약물 투여 : 진정제, Acetazolamide(Diamox) → 안압감소 교감신경 자극 약물 또는

    부교감신경 차단 약물 → 동공 확대

  ㉢ 수술 후 간호

    • 수술 후 간호 목표 : 안압상승 예방(수술 봉합선에 주어지는 압력 방지, 전방으로의 출혈과

      감염 방지)

      – 침상에서의 자세는 머리를 30° 정도 올려 준다.

      – 대상자를 바로 눕히지 않고, 돌려 눕힐 경우에는 수술하지 않은 쪽으로 돌린다.

      – 낙상 예방(예 침상난간 올리기, 보행 시 도와주기)

      – 감염을 예방하기 위해 눈에 손을 대지 않도록 한다(수술 후 첫 2일 동안은 눈가리개 사용).

      – 수술 후 저작으로 인한 긴장감을 줄일 수 있는 식이 제공

      – 긴장하지 않도록 하고, 구토 예방, 필요시 진통제, 배변완화제 투여

      – 기침과 재채기를 하지 않는다.

      – 구부리거나 무거운 것을 들지 않는다.

      – 안검을 누르지 않는다.

      – 수술한 눈의 압력 예방을 위해 3~4주간 수술한 쪽으로 잠을 자지 않는다.

- 수술 후 출혈 여부를 파악하기 위해 자주 드레싱 부위를 확인한다(처음 2시간 동안은 15분마다 확인, 그 후 8시간 동안은 매시간마다 확인, 통증 시 안구 내 출혈 가능성).
- 안대 착용(Pin hole glass) : 안구손상 방지, 안구 움직임 최소화
- 퇴원 시 교육
  - 6~8주 동안 격렬한 활동은 금한다.
  - 점차적으로 활동을 늘린다.
  - 운전은 제한한다.
  - 필요시마다 드레싱 교환
  - 처방에 따라 약물복용
  - 밝은 빛에 노출될 때는 어두운 안경을 착용
  - 합병증 교육 : 분비물, 과도한 눈물, 출혈, 시력 저하의 증상이 있으면 즉시 보고하도록 한다.

(2) 녹내장(Glaucoma)

① 병태생리

㉠ 방수유출통로 폐쇄로 인해 안압이 비정상적으로 상승한 상태(정상 안압은 10~22mmHg, 일일 변동에 의해 5mmHg 범위 내에서 변화)

㉡ 교정되지 않은 녹내장은 시신경의 위축을 가져와 회복할 수 없는 실명 초래

② 종류

구 분	원발성 폐쇄각 녹내장 (=급성 협각형 녹내장)	원발성 개방각 녹내장 (=만성 광각형 녹내장)	속발성 녹내장
원 인	홍채가 비정상적으로 앞쪽에 위치, 방수통로 폐쇄되어 안압이 빠르게 상승	방수유출통로 지속적 손상	• 눈의 염증, 외상, 변성, 종양 등 눈 질환으로 인해 방수 배출로가 막혀 이차적으로 발생 • 덱사메타손의 전신투여 및 국소 점안을 장기간 할 경우 유발 가능성↑
증 상	급성 안구 통증, 빠른 시력소실, 두드러진 안압상승(50mmHg 이상, 24~48시간 지속되면 영구적 실명 가능)	가장 흔함, 양측성, 주변 시력 감소가 점진적으로 나타나 서서히 시력상실	

③ 위험요인

㉠ 유전 : 35세 이후, 특히 녹내장 가족력 있는 성인은 매 2년마다 안압측정을 포함한 안검사를 받아야 한다.

㉡ 손 상

㉢ 안구의 종양이나 염증

㉣ 혈관장애

㉤ 당 뇨

㉥ 과거 눈 수술

④ 증 상

구 분	급성 협각형 녹내장	만성 광각형 녹내장
증 상	• 분명하고 갑작스런 증상 • 갑작스런 통증(오심, 구토 동반) • 조명 주위의 무지개와 달무리(Colored halo) • 앞이 흐림, 충혈 • 갑작스런 안압 상승(50mmHg 이상) • 각막이 흐리고 안개 낀 것 같은 모양	• 암순응이 어려움(초기 증상) • 과도한 눈물 분비 • 조명 주위에 환(Halo) • 초기에는 초생달 모양의 암점 • 주변시야 완전 소실(터널시야)

⑤ 진단검사

㉠ 안압검사(Tonometry) : 안압측정

㉡ 시야검사 : 중심 시야를 측정하여 시신경 손상 여부 판단

㉢ 검안경 검사(Ophthalmoscopy) : 시신경 유두 함몰부위(Optic cup)의 색깔과 모양

⑥ 치 료

㉠ 약물요법 : 안압하강제

• 모든 녹내장의 기초적인 치료, 안압을 낮추고 시력손상을 예방할 수 있는 수준 유지

• 안압을 낮추기 위해 방수배출을 증가하고, 방수 생성을 감소

• 축동제(동공수축으로 홍채 각막각을 늘려 방수배출 증가) : Pilocarpine, Carbachol

• 방수생성 감소 : β-adrenergic 차단제(Timolol, Levobunolol), 탄산탈수소효소 억제제 (Carbonic anhydrase inhibitor ; Acetazolamide(Diamox), Methazolamide(Neptazane))

㉡ 외과적 관리

• 섬유주성형술 : 섬유주에 레이저 광선 → 섬유주 모양 변형 → 방수배출 증가

• 섬유주절제술 : 전방~공막까지 배출로 만들어 방수가 결막하 공간으로 가서 흡수되도록 한다.

• 합병증 : 맥락막 출혈, 망막박리, 흐린 시력, 감염, 통증 등

⑦ 간호중재

㉠ 안약을 정확하게 점적하는 방법을 교육한다.

㉡ 축동제 1~2시간 동안은 시력이 흐려지고 어두운 환경에 적응하기 어렵다.

㉢ 감정적이거나 스트레스를 일으키는 사건은 안압을 상승시킨다.

㉣ 무거운 물건을 들어 올리거나 삽질 금지, 목을 압박하는 옷을 입지 않는다.

㉤ 과도한 나트륨 섭취를 피한다.

㉥ 정기적인 눈 검사, 추후관리 강조

안심Touch

출제유형문제 최다빈출문제

3-1. 백내장 수술 후 간호중재로 가장 옳은 것은?

① 머리를 낮게 유지한다.
② 축동제를 사용하면 어두운 환경일수록 좋다.
❸ 무거운 물건을 들어 올리지 않도록 한다.
④ 목을 감싸는 옷을 입는다.
⑤ 다리를 높여 준다.

3-2. 환자가 안압이 50mmHg이고, 빛을 바라봤을 때 무지개 무리를 볼 수 있었다. 이때 이 환자에게 추가로 나타날 수 있는 증상은?

① 중앙 시야가 감소한다. ❷ 주변 시야가 감소한다.
③ 시야가 흐려진다. ④ 복시가 나타난다.
⑤ 반짝이는 섬광이 보인다.

3-3. 녹내장으로 추적검사를 받아온 환자가 눈 주위의 심한 통증을 호소하고 안압이 35mmHg일 때 예상되는 것은?

① 복 시 ② 동공수축
③ 야간시력 증가 ❹ 주변시야 감소
⑤ 중심시력 감소

3-4. 녹내장 치료 및 수술을 위한 간호중재로 옳은 것은?

① 발살바 수기를 하도록 한다.
② 수술한 쪽이 아래로 가도록 눕게 한다.
③ 기침을 권장한다.
④ 산동제를 사용한다.
❺ 축동제로 동공을 수축시켜 방수를 배출시킨다.

해설
백내장 수술 후 간호중재
• 안압 상승이 되는 체위 피하기(목 압박하는 옷, 무거운 물건 들어올리기)
• 축동제 1~2시간 동안은 시력이 흐려지고 어두운 환경에 적응하기 어렵다는 것을 교육
• 감정적이거나 스트레스 일으키는 사건 피하기
• 처방된 안약을 정확하게 넣기

해설
녹내장의 증상
• 동공이 확대됨
• 안압 상승
• 과도한 눈물 분비
• 암순응이 어려움
• 각막이 흐리고 안개 낀 것 같은 모양
• 주변시력 소실, 점진적인 중심시력 소실
• 조명 주위에 띠(Halo)가 보인다.

해설
녹내장의 임상증상
• 녹내장 환자의 일차적인 증상 : 안압의 상승, 주변시력의 소실, 암순응의 어려움
• 주변시야의 감소

해설
녹내장
• 병태생리 : 쉴렘관의 폐쇄로 방수유출이 안 되어 안압이 상승(정상 안압은 12~21mmHg), 고혈압, 심맥관계, 당뇨병, 흡연, 카페인, 알코올이 위험요인임
• 증상 : 녹내장은 주변시야가 빨리 감소하고 갑작스러운 통증, 두통, 오심과 구토, 복부 불편감, 불빛 주위에 무지개 등의 증상이 나타남
• Pilocarpine(축동제) 점적 : 축동, 모양근 수축, 혈관확장이 일어나 방수의 유통 및 배출을 증가시켜 안압을 떨어뜨림
• 만니톨 투여(응급치료로 높은 안압을 떨어뜨림)
• 이마에 찬물 찜질
• 수술 후 방을 어둡게 하고 조용한 장소에서 쉬게 함
• 수술한 쪽이 위로 가도록 눕게 함
• 기침이나 발살바 수기를 금함

4 눈과 관련된 질환 (2) – 망막박리, 결막염 등

(1) 망막박리(Retinal detachment)

① 병태생리

ㄱ 망막이 찢어지거나 구멍이 나면서 망막 안쪽의 감각층과 바깥쪽의 색소상피층 사이가 떨어지는 것

ㄴ 원 인

• 염증과 출혈, 갑작스런 심한 신체활동 시(특히, 쇠약한 사람의 경우) 발생할 수 있으나 대부분이 특별한 원인이 없다.

• 유발요인 : 노화, 백내장 적출, 망막의 퇴화, 외상, 고도 근시, 가족적 소인

② 유 형

ㄱ 열공성 : 유리체가 망막을 안으로 당기는 힘에 의해 찢어진 것

ㄴ 견인성 : 당뇨망막병증 등 기저질환으로 인해 생긴 눈 내부의 섬유조직이 망막을 잡아당긴다.

ㄷ 삼출성 : 포도막염, 눈의 종양, 삼출망막염 등에 의해 망막 하부에 염증성 삼출액이 고이면서 두 층이 분리

③ 예 방

ㄱ 조기발견

ㄴ 근시가 심하거나 당뇨병성 망막병변이 있을 경우 → 정기적 안과검진

④ 증 상

ㄱ 통증 없이 갑자기 발생

ㄴ 눈앞이 번쩍거림(광시증, Photopsia)

ㄷ 점차적으로 악화되는 흐린 시력

ㄹ 눈앞에 커튼이 쳐진 것처럼 느껴진다(시야 결손).

ㅁ 안과 검사

• 망막이 회색 구름처럼 걸려 있다.

• 하나 또는 그 이상 찢어진 경우

⑤ 치 료

ㄱ 외과적 수술

• 열공 주위의 망막을 망막 색소 상피에 접합시켜 영구적 유착 유발

• 전신 마취하에 이루어지고, 동공을 확대시켜 수술할 동안 망막을 잘 보이게 한다.

ㄴ 초기 수술은 치명적인 손상과 실명을 피하기 위하여 필수적

ㄷ 냉동요법, 광선요법

ㄹ 공막버클링방법(Scleral buckling)

ㅁ 가스, 실리콘 기름 주입술

⑥ 간호중재

　㉠ 수술 전 간호

　　• 처방이 있으면 수술 전에 양쪽 눈에 안대(더 이상의 손상 예방)를 대어준다.

　　• 손상으로부터 대상자를 보호

　　• 눈의 스트레스 최소화(재채기, 기침, 갑작스런 충격을 피함)

　　• 처방된 수술 전 약물 점안 : 산동제(모양체근 마비제)

　㉡ 수술 후 간호

　　• 안전간호 : 환경에 대해 계속적 설명, 침상난간 사용, 자가간호 활동 보조

　　• 활동과 체위

　　　– 얼굴을 아래로 하는 체위 금지

　　　– 수술하지 않은 쪽으로 돌려 눕기

　　　– 지지용 베개 등을 사용하여 편안함을 유지할 수 있도록 돕는다.

　　• 안위증진 : 진통제(통증완화, 모양근 마비제(눈의 휴식), 항염제, 진통제, 진정제

　　• 습포 적용

　　　– 냉습포 : 부종, 통증, 소양감 감소 세균성장 지연으로 염증완화

　　　– 온습포 : 표층부 혈류를 이동, 증가시켜 이완, 진정 작용

　㉢ 퇴원 후 교육

　　• 2~3주 TV 시청, 독서, 바느질, 글쓰기 같은 근거리 시력을 요하는 작업은 제한

　　• 머리에 긴장이나 손상을 주지 않도록 한다(기침 제한).

　　• 면도, 머리 빗기, 목욕, 걷기 등은 가능하다.

　　• 합병증 : 맥락막출혈(눈 심부의 급성 통증, 활력징후의 변화)

　　• 급성 통증, 분비물 증가, 황록색 분비물 등의 증상이 나타나면 의사에게 알리도록 한다.

　　• 눈 관리 : 청결, 더러운 손으로 비비지 않기, 이물질이 들어가면 자연스럽게 눈물이 흐르도록 하여 세척

(2) **결막염(Conjunctivitis)**

① 원인 : 다양한 원인에 의해 발생하는 결막의 염증

　㉠ 화상과 같은 기계적 손상

　㉡ 감염 : 성전파성 병원균, 미생물, 바이러스성 병원체

　㉢ 신체 내부에서 일어나는 알레르기 반응, 외부 자극제

　㉣ 학령기 아동에 흔하지만 어느 연령에서나 발생 가능

　㉤ 전염성이 높으므로 학교, 병원 등 사람이 많이 모인 환경에서는 특히 주의

② 증 상

　㉠ 초기 증상 : 충혈, 작열감, 분비물 증가, 감염되지 않은 쪽 눈으로 쉽게 옮겨진다.

　㉡ 바이러스성 감염 : 삼출물이 적으며 결막이 점점 붉어지고 충혈

　㉢ 각막 손상 시 시력손상을 일으킬 수 있다.

③ 치 료

    ㉠ 세척, 국소 항생제 사용

    ㉡ 온습포 : 눈에 붙어 있는 단단한 가피를 부드럽게 제거하기 위해 적용

④ 간호중재

    ㉠ 질병의 전염력에 대해 강조, 사람이 많이 모이는 장소 피하도록 교육

    ㉡ 손으로 얼굴 만지지 않기, 손 씻기 교육

    ㉢ 안연고의 도포

        • 결막을 노출시켜 내안각에서 → 외안각으로 결막 위에 직접 도포

        • 튜브의 끝이 눈썹이나 눈의 다른 부위에 닿지 않도록 하기

        • 안연고 주입 후에 시야가 흐려질 수 있음을 알려 준다.

        • 안약과 안연고 투약 시 안약을 먼저 넣기

    ㉣ 세안 : 분비물 제거 시 내안에서 바깥쪽 안각으로 결막을 따라 용액을 흘리며 직접 세척

    ㉤ 환자 개별의 용액과 세척기를 사용하도록 교육

    ㉥ 세척기에 안검이나 눈썹이 닿지 않도록

(3) 포도막염(Uveitis)

① 안구의 중막인 포도막에 발생한 염증으로 홍채염, 모양체염, 맥락막염으로 불린다.

② 증상 : 심한 통증, 눈부심 호소

③ 치료 : 모양근 마비제로 모양체 안정, 스테로이드, 항생제, 진통제

(4) 교감성 안염(Sympathetic ophthalmia)

① 외상에 의해 파괴 흡수된 포도막의 자가면역성 질환 또는 바이러스의 감염으로 드물게 발생, 외상을 받은 반대면 눈이 충혈, 수명감, 흐린 시야가 나타난다.

② 예방 : 공막과 모양체의 천공 손상, 유리체의 상실, 망막 손상이 심한 외상에서는 손상받은 안구 적출(손상 후 약 10일 후 적출)

③ 치료 : 전신적인 스테로이드 치료, 아트로핀 점적

출제유형문제 최다빈출문제

고혈압성 망막증 환자가 갑자기 눈앞이 번개가 치듯 번쩍이고 커튼이 쳐진 것 같다고 말하였다. 이때 예상되는 질환으로 적절한 것은?

① 녹내장   ❷ 망막박리

③ 포도막염   ④ 결막염

⑤ 전방출혈

해설

망막박리

• 망막 주위의 구조가 파열되면서 유출된 세포와 혈액이 망막에 커튼이 드리워지듯 부유하는 증상을 말한다.

• 섬광이 번쩍이는 증상

• 점차적으로 시력이 상실되는 증상이 나타난다.

5 눈과 관련된 질환 (3) – 일반적 간호, 투약

(1) 안질환 환자의 일반적 간호

① 눈을 만지기 전·후에 항상 손을 씻도록 하고 처치할 때 교차 감염에 주의

② 눈의 드레싱을 교환할 때는 조심스럽게 하여 안구에 심한 압력이 가하지 않도록 한다.

③ 눈을 완전히 감지 못할 때에는 각막에 자극이 가지 않도록 한다.

④ 눈꺼풀을 벌릴 경우에 안구에 직접 손이 닿지 않도록 하고 상하 눈오목의 가장자리를 눌러 안검을 벌린다.

⑤ 시력장애자를 위한 상담과 재활기관에 대한 정보를 파악하여 적절한 시기에 의뢰한다.

⑥ 눈꺼풀은 내측 눈구석에서 외측 눈구석을 향하여 닦는다.

⑦ 시력장애 또는 양 눈을 가리고 있는 환자의 초기에는 지남력 상실을 최대한으로 예방한다.

⑧ 눈에 창상을 입었을 때 함부로 압박하지 않고 플라스틱이나 알루미늄으로 된 것으로 잘 덮고 병원으로 이송

⑨ 눈에 화학 물질이 들어갔을 때는 바로 흐르는 물에 15~20분 이상 씻기

(2) 투 약

① 안과에서 자주 사용하는 약물

분 류	주요 약물	작 용	부작용	간호중재
산동제/ 모양근 마비제	Atropine	• 부교감신경차단제 (항콜린성 약물) • 산동 및 조절 마비 → 눈 근육 이완하여 동공 확대(굴절검사, 염증성 질환, 수술, 안검사 등에 사용)	• 구갈, 빈맥, 광과민 반응, 가까운 물체에 대한 초점 불능 • 전신독성 : 홍조, 빈맥, 피부건조, 발열, 발진, 의식장애, 혼수, 사망	• 안압 상승 모니터(오심, 구토, 통증) • 가까운 물체의 조절 불능, 수명, 장기간 사 용에 따른 작용에 주의 • 녹내장에 금기 : 방수 배출을 막아 안압을 증가시켜 눈에 손상을 일으킬 수 있다. • 선글라스 착용, 운전, 기계 조작을 하지 않 는다.
축동제	Pilocarpine	• 부교감신경흥분제 (콜린성약물) • 직접 괄약근에 작용 하여 동공수축(홍채 이완, 모양체수축) • 모양근이 섬유주를 잡아당겨 방수배출 증가	두 통	• 녹내장 치료에 사용 • 부작용, 작용기간, 내성 관찰 • 빛의 변화에 따른 부작용 확인 : 시야 흐림 이나 야간시력 저하가 올 수 있음을 알려 준다. • 잦은 점적주입에 대한 교육 • 점안 시 눈, 눈썹, 눈꺼풀에 불편감이나 작 열감 같은 부작용이 나타날 수 있다.
β−교감신 경 차단제	Timolol maleate (Timoptic)	• 방수생산을 감소, 안 압저하 • 30분 내 작용이 나타 난다.	두통, 기관지 경련, 심 부전, 저혈압, 근약화, 현기증	• 녹내장 치료에 사용 • 호흡기계질환 환자에게 투여 시 주의(기 관지 경련 유발 가능) • 심장질환 환자에게 투여 시 주의(교감신 경차단제) • 부작용 관찰

② 대상자 교육

 ⊙ 처방 없는 약물은 점안하지 않는다.

 ⓛ 색깔이 변했거나 혼탁하거나, 침전물이 있는 용액, 유효기간이 지난 용액 등은 사용하지 않는다.

 ⓒ 집에서 사용한 안약은 의료인의 별다른 지시가 없는 한 치료가 끝나면 모두 버린다.

제 2 장

청각장애

1 귀의 구조와 기능

(1) 외이(External ear)

① 이개(Auricle, 귓바퀴)
  ㉠ 피부로 덮여 있는 외부의 연골 덮개
  ㉡ 음파를 모음
② 외이도(External auditory canal)
  ㉠ 약 2.5cm, 고막에 소리를 전달하는 통합된 기관으로 작용
  ㉡ 귀지샘에서 귀지 분비 : 보호기능

(2) 고막(Tympanic membrane)

① 외이도와 중이의 경계
② 반투명의 얇은 막, 진줏빛 회색을 띠고 있다.
③ 외부소리를 진동시켜 전달, 중이 및 내이를 외부로부터 보호

(3) 중이(Middle ear)

① 이소골(Auditory ossicle) : 추골, 침골, 등골
  ㉠ 고막에서 전달된 공기 진동을 기계적 진동으로 변환, 내이로 전달
  ㉡ 이관에 의해 비인두와 연결
② 이관(Eustachian tube)
  ㉠ 비인두와 중이를 연결하는 관
  ㉡ 평소에는 닫혀 있으며 하품 또는 연하, 재채기(비인두 압력 증가 시)를 하는 중에 열림 → 고막 내부와 외부의 기압 평형을 유지
  ㉢ 중이의 정상, 비정상 분비물 배출

(4) 내이(Inner ear)
    ① 와우각(Cochlea, 달팽이관)
        ㉠ 달팽이 모양으로 청각의 최종 수용기관
        ㉡ 음파가 신경성 흥분으로 전환
    ② 전정(Vestibule)
        ㉠ 골성 미로의 한가운데 넓은 부분
        ㉡ 평형조절
    ③ 반규관(Semicircular canal, 세반고리관)
        ㉠ 서로의 사이가 직각으로 교차되어 있는 3개의 고리모양
        ㉡ 몸의 회전 및 가속감지

출제유형문제 최다빈출문제

다음에 해당하는 귀의 구조는?

- 외이도와 중이의 경계이다.
- 반투명의 얇은 막, 진줏빛 회색
- 외부소리를 진동시켜 전달한다.

① 외 이
❷ 고 막
③ 이소골
④ 이 관
⑤ 와우각

해설
고막은 외부소리를 진동시켜 전달하는 곳으로 중이 및 내이를 외부로부터 보호하는 곳이다.

2 귀의 간호사정

(1) 외이 검사

① 성인의 경우 후상방으로, 3세 이하 아동의 경우 후하방으로 귓바퀴를 살짝 당겨 검사한다.

② 건강한 고막-원추형

　㉠ 외부로 볼록하고, 연한 회색 진줏빛

　㉡ 고막 윗부분에서 아래로 경사져 있다.

③ 이관(Eustachian tube) 기능검사 : Valsalva 수기는 이관 협착유무(이관이 막혀 있으면 고막의 움직임을 볼 수 없음)를 검사한다.

④ 이경 검사

⑤ 청력사정

　㉠ 청력상실의 유형

　　• 전도성 난청

　　　– 외이나 중이에서 소리의 기계적 전달 장애로 내이까지 음파가 전달되지 못함 → 보청기 사용

　　　– 외이도를 폐쇄하는 요인(귀지, 감염, 이물) : 수술 후 심지 혹은 부종(제거 시 완화)이 원인이거나, 고막 비대, 퇴축, 반흔, 천공 등

　　• 감각신경성 난청

　　　– 내이신경이나 뇌신경의 신경전도상에 장애가 있을 때

　　　– 원인 : 감염(홍역, 볼거리, 수막염), 동맥경화증, 이독성 약물, 제8뇌신경의 신경종, 이경화증, 머리나 귀의 외상, 노화와 함께 가장 일반적으로 발생하는 코르티기관의 퇴행변형(노인성 난청)

　　• 중추성 난청 : 중추신경계의 부전으로 발생하는 중추청신경 기능장애

　　• 혼합성 난청 : 전도와 신경계 모두에 장애가 있을 때

　　• 기능성 난청 : 정서적 혹은 비기질적 난청, 기질적 변화 없이 청력상실이 있을 때

　　• 소음성 난청 : 청신경세포의 점진적인 파괴로 발생, 약물치료나 수술로 회복되지 않아 예방이 중요

　㉡ 청력 상실의 원인 : 선천적 요인, 상해, 노화, 감염 등의 질병요소 등

　㉢ 청력측정 검사(Audiometry)

　　• 방음장치가 된 방에서 이어폰을 한 채 소리가 들릴 때, 소리가 사라질 때, 소리가 들리는 귀가 어디인지 신호를 보내도록 한다.

　　• 강도(dB)와 빈도(Hz)로 측정

ㄹ 음차 검사(Tuning fork test)

- Weber test
  - 진동시킨 음차의 저부를 대상자 이마나 치아 위에 놓고 그 음이 양쪽 귀에 동일하게 잘 들리는지, 또는 한쪽 귀에 더 잘 들리는지를 물어본다.
  - 편측성 청력손실의 경우에 유용(전도성 난청 : 병이 있는 귀 쪽에서 더 잘 들림, 감각신경성 난청 : 정상 귀 쪽에서 더 잘 들림(신경손상 귀는 소리의 인지불가))
- Rinne test
  - 진동음차를 유양돌기(골전도)에 댔다가 이도 개구(공기 전도)에서 6cm 떨어진 곳으로 이동시켜 위치를 바꿀 때 어느 쪽 음조가 더 큰지, 음조가 더 이상 들리지 않는 때를 표시하도록 요청
  - 전도성 청력소설, 감각신경성 청력손실의 구별에 사용

정상(Rinne 양성)	공기전도(2~3배) > 골전도
감각신경성 난청	공기전도가 골전도보다 길게 들리기는 하지만(정상양상 보임) 전반적으로 공기전도와 골전도의 소리가 모두 감소
전도성 난청(중이염)	상대적으로 골전도가 공기전도보다 길게 들린다(Rinne 음성).

⑥ 평형평가

ㄱ Romberg 검사 : 내이의 평형상태 사정, 눈 감고 두 발을 모으고 똑바로 서서 직립반사 확인
ㄴ 온도자극 검사(Caloric test) : 외이도를 통해 체온보다 차거나 더운 물 또는 공기를 넣음으로 세반고리관을 자극(정상 : 자극 준 반대쪽 눈 안구진탕, 비정상 : 전정기능 상실)
ㄷ 전기안진 검사(Electronystagmography, ENG) : 전기눈떨림 검사, 전정기관의 질환 확인
ㄹ 중심동요 검사(Platform posturography) : 균형장애의 근원을 인식하고 구별

출제유형문제 최다빈출문제

Romberg 검사 시 양성에 해당하는 것은 무엇인가?

① 대상자의 코와 검진자의 손을 왔다갔다 할 때 손이 심하게 떨린다.
❷ 서서 눈을 감고 균형을 잡았을 때 흔들린다.
③ 무릎을 굽혔을 때 환측이 낮다.
④ 섰을 때 환측으로 기울어진다.
⑤ 발바닥을 발가락 쪽으로 긁었을 때 발가락이 앞뒤로 왔다갔다 한다.

해설

Romberg 검사
- 내이의 평형상태를 검사하기 위해 사용
- 두 발을 모으고 서서 팔을 앞으로 눈을 감게 해 정상적으로 약간 흔들림이 있을 수 있으나 평형을 유지할 수 있으면 정상, 바로 서 있지 못하면 전정의 문제이거나 소뇌성 실조증

3 **귀와 관련된 질환**

(1) **외이의 장애**

① 기형 : 외상, 선천성 기형, 비정상적인 크기, 귓바퀴의 융기

② 이물 : 외이도나 고막에 손상, 중이의 감염 → 청력상실 초래

③ 귀지가 막힌 것 : 전도성 청력장애, 외이염 유발

④ 외이도염(External otitis)

㉠ 외이도와 이개의 염증

㉡ 외이도의 절종, 경한 습진성 피부염부터 중한 봉와직염에 이르기까지 다양

(2) **고막의 천공**

① 감염(급성, 화농성 중이염)이나 외상의 결과

② 외상으로 인한 천공은 자연 치유되지만 예방조치로 항생제 투약 기능

③ 출혈, 이명, 어지러움, 통증, 청력 저하 가능

④ 중이로 물이 들어갈 위험이 있으므로 수영, 다이빙, 샤워 등을 금하고, 목욕 시 귀마개 착용

⑤ 고막성형술 가능

(3) **중이의 장애**

① 급성 중이염(Acute otitis media)

㉠ 원인 : 인플루엔자 바이러스, 연쇄상구균, 폐렴 구균, 흔히 호흡기계 감염이 선행된다.

㉡ 증 상

• 발적기 : 상기도 감염 후의 이통, 발열, 귀의 충만감, 부종, 고실 내 자극 호소

• 삼출기 : 삼출물 형성, 구토, 전도성 난청, 발적이 있고 광택이 없는 부동성 고막

• 화농기 : 고막이 천공되기 전에는 이통이 심하다. 화농성 분비물

㉢ 치료 및 간호중재

• 약물 치료 : 항생제, 진통제, 항히스타민제(알레르기성 중이염)

• 고막절개술

• 감염확산 예방 : 귀를 솜으로 느슨하게 막는다.

• 머리감기, 수영으로 인한 감염 예방

• 발열 시 수분섭취 권장

• 열요법(불편감 완화), 냉요법(부종 감소, 압력 완화)

② 만성 중이염(Chronic otitis media) : 3개월 이상 중이와 유양 봉소(Mastoid cell)의 염증상태 지속
  ㉠ 구 분
    • 만성 화농성 중이염 : 고막 긴장부에 중심성 천공, 분비물
    • 진주종성 중이염 : 고막의 변연부나 이완부 천공, 진주종 형성
  ㉡ 증 상
    • 악취가 나는 분비물, 난청
    • 뇌막염, 뇌농양, 세반고리관의 미란, 갑작스런 안면마비, 심한 난청, 어지럼증을 동반한 두통, 목의 강직
  ㉢ 치료 및 간호중재
    • 약물 요법 : 항생제
    • 수술 요법 : 고막절개술(Myringotomy)
    • 고막절개술 후 환자 교육
      – 고막이 치유될 때까지 귀에 물이 들어가지 않도록 한다.
      – Valsalva 수기 금지
      – 2~3주 동안 빨대 사용 금지
      – 코를 풀려고 할 때는 부드럽게 한번에 한쪽씩 입을 벌린 채 풀기
      – 바셀린을 바른 솜뭉치를 귀에 넣어 귀를 건조하게 유지
      – 감염 대상자와 접촉 제한
      – 매일 드레싱 교환
      – 분비물이 많을 때는 의사에게 보고
  ㉣ 중이염의 합병증 : 고막천공, 진주종, 안면신경 손상, 난청, 유양돌기염, 뇌막 뇌농양, 뇌막염, 뇌농양
③ 유양돌기염(Mastoiditis)
  ㉠ 정의 : 유동과 유세포의 염증
  ㉡ 원인 : 대부분이 중이염의 합병증
  ㉢ 증상 : 심한 통증, 고막절개술로도 소실되지 않는다. 귓뒤 림프절 압통, 미열, 권태감, 식욕 부진
  ㉣ 치 료
    • 유양돌기 절제 후 농을 뽑는다.
    • 항생제 투여
④ 이경화증(Otosclerosis)
  ㉠ 중이 이소골의 하나인 등골이 경화하여 난청이 되는 질병
  ㉡ 유전적 질환, 10~20대 초반의 젊은 여성, 우리나라에서는 드물다.
  ㉢ 증 상
    • 이명과 진행성 전도성 난청(부드럽고 작게 말하는 소리를 듣기 힘듦)
    • 혼합청력 상실
  ㉣ 진단 : 청력 검사(음차 검사)
  ㉤ 치료 : 보청기, 외과적 수술(등골 가동술, 내이 개창술)

(4) 내이의 장애

① 메니에르병(Meniere's disease)

ㄱ 내림프액압이 병적으로 증가하여 내림프수종을 일으키는 막미로의 대표적 질환

ㄴ 편측으로 시작되나 10~80%가 양측으로 진행, 남성＞여성

ㄷ 월경 전 수분 정체가 심한 여성에게서 생리 중 악화된다.

ㄹ 증 상

- 3대 증상 : 이명, 감각신경성 난청, 현훈

- 귀의 충만감

- 증상이 급격히 나타나며 이어서 오심, 구토, 균형장애, 자율신경계 증상 출현

ㅁ 원인 : 원인불명, 내림프주머니의 흡수장애, 내림프관 폐쇄, 가족력

ㅂ 진단 : Romberg test, 전기안진 검사, 평형측정 검사, 청력측정 검사

② 치료 및 간호중재(현훈제거, 청력 증진, 안정)

ㄱ 약물 요법

- 진통제, 항콜린성(Atropine, Scopolamine) 제제 : 급성 발작 시 자율신경활동 감소를 위해 투여, 오심, 구토 조절

- 이뇨제, 혈관이완제 : 내이의 적절한 수액균형 회복

- 항히스타민제(Meclizine) : 어지러움증 완화

- 히스타민제(Betahistine) : 와우각의 혈류 증가

- 진정제(Diazepam, Benzodiazepine) : 현훈 완화, 안정

ㄴ 전정재활

- 물리치료 + 미로보상운동

- 현기증 유발하는 동작을 회피하기보다 반복 → 손상된 균형체계를 보상

ㄷ 수술요법 : 약물조절 실패 시

- 내림프낭 감압술 : 감압 후 다양한 Shunt를 만드는 것, 미로 내 수압을 감소시켜 현기증 조절

- 미로절제술 : 막성 미로를 난원창 또는 유양돌기를 통해서 전체적으로 제거, 청력 완전 손실, 평형감각 회복까지 수개월이 걸릴 수 있다.

ㄹ 식이 : 저염식이, 지나친 카페인, 설탕, 화학조미료, 알코올 섭취 제한

ㅁ 갑작스런 현훈 발생

- 평편한 바닥에 누워 현훈이 사라질 때까지 눈을 감고 있는다.

- 머리 움직임을 제한, 방의 조명을 어둡게

- 운전, 기계 조작, 높은데 올라가기(계단, 사다리 등) 금지

(5) 난청 대상자와의 의사소통 방법

① 대상자의 앞에서 얼굴을 보고 이야기한다.

② 조명을 밝게 하여 얼굴 표정을 볼 수 있도록 한다.

③ 간단하고 분명한 발음

④ 소리를 지르지 않는다(고음은 더 이해하지 못함).

⑤ 입을 막거나 담배를 피거나 껌을 씹지 않는다.

⑥ 종이와 연필을 준비하여 중요하거나 알아듣지 못하는 말은 기록한다.

⑦ 이해를 돕기 위해 말을 반복하고 쉬운 용어로 바꾸어 말한다.

출제유형문제 최다빈출문제

다음 환자에게 적절한 간호중재는 무엇인가?

- 귀에 무언가 가득 찬 느낌이 들면서 이명과 난청
- 갑자기 어지러움을 느낌

① TV를 보며 주의를 돌린다.

② 항생제를 투여한다.

③ 머리를 흔든다.

❹ 조용하고 어두운 방에서 휴식을 취한다.

⑤ 활동을 격려한다.

해설

메니에르증후군 간호

급성기 중에는 낙상을 예방하기 위해 침대난간을 올리고 침상안정을 취하도록 하며, 현기증이 심할 때는 움직이지 않도록 베개로 환자의 머리 양쪽을 지지해 주며 편평한 바닥에 눕힌다.

피부장애

제 **3** 장

1 피부의 구조와 기능

(1) 피부의 구조
① 표피(Epidermis), 진피(Dermis), 피하지방층(Subcutaneous layer)
② 표피 부속기 : 모발(Hair), 땀샘(Sweat gland), 조갑(Nail), 기름샘(Sebaceous gland)

(2) 피부의 기능
① 방어 기능
  ㉠ 외부의 유해한 자극에 대한 일차 방어선
  ㉡ 수분과 전해질의 외부유출 방지, 대사에 필요한 적절한 내부 환경 유지
② 체온 조절
③ 감각기능
④ 신진 대사 : 혈액과 전해질의 조절, 비타민 D 합성
⑤ 면역기능 수행, Langerhans 세포, 각질형성세포
⑥ 피하지방층의 기능
  ㉠ 열 차단
  ㉡ 충격흡수
  ㉢ 영양 저장소

(3) 표피 부속기의 기능
① 모 발
  ㉠ 성적 매력 제공
  ㉡ 외부의 자극으로부터 두피, 눈 등을 보호
  ㉢ 외부의 자극물을 걸러준다.
  ㉣ 마찰 감소
② 피지선(기름샘) : 지질 생산

③ 한 선
  ㉠ 저장액 생산 → 체온을 낮추는 기능
  ㉡ 정서적 자극에 반응하여 동통, 공포, 분노 등을 느낄 때 땀 분비
④ 조갑 : 손가락 빛 발가락의 말단부 보호, 지지

표피에 관한 설명으로 옳은 것은?

① 교원질이 주성분이다.
❷ 자외선에 노출되면 멜라닌을 생성한다.
③ 지방을 저장하고 있어 뼈 돌출부위에 쿠션역할을 한다.
④ 자외선에 노출되면 콜레스테롤이 비타민 D로 전환한다.
⑤ 몸을 식히기 위해 과다한 체온이 기화되도록 땀을 분비한다.

해설

※ 자외선에 노출되면 멜라닌을 생성한다(표피의 기능).
• 교원질은 진피의 주성분이다.
• 지방을 저장하고 뼈 돌출부위에 쿠션역할을 하는 것은 피하조직의 기능이다.
• 자외선에 노출되면 콜레스테롤이 비타민 D로 전환된다(진피의 기능).
• 몸을 식히기 위해 과다한 체온이 기화되도록 땀을 분비하는 것은 진피의 기능이다.

2 **피부의 간호사정 및 진단**

(1) 자각 증상

(2) 피부징후

　① 원발진(일차적 병변, Primary lesion)

　　㉠ 반점(Macule) : 피부색만 변화, 직경 1cm 미만(주근깨, 점상출혈)

　　㉡ 구진(Papule) : 경계가 뚜렷, 단단한 융기, 직경 1cm 미만(융기모반, 사마귀)

　　㉢ 수포(Vesicle) : 장액성 액체로 차 있는 병변, 직경 1cm 미만(수두, 대상포진)

　　㉣ 판(Plaque) : 표면 융기, 단단, 직경 1cm 이상(건선, 지루성 각화증)

　　㉤ 팽진(Wheal) : 직경이 다양하고 단단, 부종, 불규칙 형태(곤충 물린 곳, 두드러기)

　　㉥ 농포(Pustule) : 농을 포함한 융기(여드름, 농가진)

　　㉦ 결절(Nodule) : 구진과 같은 형태이나 더 크고 단단, 지속된다(통풍결절).

　② 속발진(이차적 병변, Secondary lesion) : 원발진이 진행하여 변화된 병변

　　㉠ 균열(Fissure) : 표피에서부터 진피에 걸쳐 선상의 균열이나 파괴, 건조 또는 습하다(무좀).

　　㉡ 인설(Scale) : 비정상적 각질화와 탈락에 의해 죽은 표피세포 과다

　　㉢ 반흔(Scar) : 정상피부를 대치하는 비정상적 결체조직

　　㉣ 궤양(Ulcer) : 표피와 진피의 상실로 움푹 파인 불규칙한 모양(욕창, 하감)

　　㉤ 위축(Atrophy) : 표피와 진피가 얇아져 생기는 피부의 함몰(노화피부)

　　㉥ 찰상(Excoriation) : 표피의 상실로 인해 진피가 노출된 부위(옴, 찰과상)

(3) 진 단

　① 병 력

　　㉠ 주호소, 유병기간

　　㉡ 피부발진과 계절, 온열, 한랭, 과거의 치료, 약물복용, 직업 및 취미와의 관계

　　㉢ 과거력 및 가족력

　　㉣ 전신성 질환

　② 이학적 검사(Physical examination)

　　㉠ 피부병변 : 원발진의 종류, 색, 밀도

　　㉡ 병변의 모양 : 원형, 난원형, 환상, 홍채모양 등

　　㉢ 병변의 배열 : 군집성, 포진상, 띠모양, 선상 등

　　㉣ 병변의 분포 : 편측성, 양측성, 전신성, 범발성 등

③ 피부진단 검사

    ㉠ Wood lamp examination(모발과 피부의 곰팡이 감염 진단) : 자외선 등에 특수 필터(Wood' filter)를 부착하여 모발을 비춤 → 감염된 모발은 밝은 녹색 또는 빛에 반사되어 반짝임

    ㉡ 도말검사(균을 바로 확인 가능) : 챙크 도말검사(Tzanck smear)

        • 수포성 질환의 감별

        • 수포의 끝을 자르고 수포 밑부분에서 수포액을 채취하여 도말

        • 다핵성 거대세포 발견 : 단순포진, 대상포진 바이러스 감염 의심

    ㉢ 첩포 검사(Patch test)

        • 알레르기성 접촉 피부염의 알레르기원 확인

        • 농축된 알레르기원 샘플을 등이나 상박 피부에 도포

          – 테이프를 붙이고 48시간 경과

          – 첩포를 떼어내고 20분 후에 발적, 부종, 수포형성 유무를 확인

          – 지연반응이 나타날 가능성이 있으므로 1주일 후 다시 평가

    ㉣ 즉시형 피부반응 검사(Prick test) : 특이 알레르겐에 대한 IgE의 존재 확인

    ㉤ 피부 생검

출제유형문제 최다빈출문제

피부의 병변 중 일차적 병변으로 옳은 것은?

① 반흔(Scar) ② 인설(Scale)
③ 궤양(Ulcer) ❹ 수포(Vesicle)
⑤ 미란(Erosion)

해설
• 일차적 병변 : 피진, 구진, 수포, 팽진, 농포
• 이차적 병변 : 균열, 인설, 반흔, 궤양, 위축, 찰상, 미란, 태선화, 표피박리, 파열 등

3 **피부와 관련된 질환 (1) – 습진성 피부염, 두드러기와 홍반**

(1) 습진성 피부염(Eczematous dermatitis)
　① 접촉성 피부염, 아토피 피부염 등
　② 정의 및 치료
　　㉠ 정의 : 습진과 피부염 혼용
　　㉡ 치 료
　　　• 급성기 : 휴식, 냉습포, 약욕, 손이나 발 침적(Soaking)
　　　• 아급성기 : 스테로이드 크림, 로션
　　　• 만성기 : 스테로이드 연고, 밀폐요법, 병변 내 주사
　③ 접촉성 피부염(Contact dermatitis)
　　㉠ 외부의 여러 환경 인자나 화학물질이 피부와 직접 접촉되어 생기는 피부염
　　㉡ 자극성 피부염 : 자극원(물리적, 화학적, 생물학적 자극원)에 집중적 접촉으로 발생
　　㉢ 알레르기성 피부염 : 특정 항원에 대한 세포매개성 과민반응
　　㉣ 증상 : 홍반, 부종, 수포 등 전형적인 습진성 병변이 주로 접촉된 부위에 국한되어 발생
　　㉤ 진 단
　　　• 병변 관찰 : 병변의 부위가 접촉 부위에 국한
　　　• 첩포검사(Patch test) : 의심되는 물질을 환자 피부에 일정시간 접촉시킨 후 유사한 피부병변이 발생되는지 관찰
　　　• 사용 실험(Use test) : 첩포검사가 적합하지 않을 경우 환자가 접촉한 물질을 직접 자신이 사용한 방법대로 피부에 도포하여 유발
　　㉥ 치료 및 간호중재
　　　• 확인된 원인물질의 재접촉을 피한다.
　　　• 탈감작 요법 : 과민반응을 보이는 물질을 소량씩 반복 접촉시켜 과민성을 줄인다.
　　　• 환부에 냉습포 적용
　　　• 진정제, 항히스타민제 투여
　④ 아토피 피부염(Atopic dermatitis)
　　㉠ 제1형 과민반응
　　㉡ 유아기, 소화기에 호발하는 만성 재발성 피부질환
　　㉢ 성장하면서 알레르기성 비염이나 천식 동반
　　㉣ 유전성

    ⓜ 증 상
- 소양증
- 습진성 병변
- 유아기
  - 급성 습진성 병변 : Wet type
  - 초기에는 뺨이나 이마, 두피에 호발
  - 귓볼이나 회음부, 슬와, 전박와 등
  - 잘 긁지 못하므로 잠을 못 자고 보채며 운다.
- 소아기
  - 유아기의 연장
  - 아급성 또는 만성의 결과 : Dry type
  - 사지 팔다리의 굴곡 부위, 목 접히는 부위 및 귀 주변의 병변
- 사춘기와 성인기
  - 소양증이나 태선화(피부 비후)가 주증상
  - 목, 안면, 손에도 침범, 항문 주위에 소양증
- 경과 : 나이가 들면서 자연 소실

    ⓗ 치료 및 간호중재
- 목적 : 소양증 조절, 증상완화, 2차 세균감염 예방
- 탈감작 요법
- 긁기 억제 : 손톱깎이, 얼굴에 손이 가지 않도록 하고, 적절한 실내온도, 먼지 제거
- 목욕 : 통목욕 피하기, 비누는 되도록 사용하지 말고, 때를 밀면 악화된다.
- 스테로이드제 : 가장 효과적인 국소요법(크림제)
- 습포요법 : 급성기의 삼출성 시기에 진물이 나지 않고 가피가 형성되면 습포를 중지하고 스테로이드 로션, 크림을 국소 적용한다.
- 의복 : 느슨하게 착용, 면제품

    ⓢ 예 방
- 모유수유, 스트레스 예방
- 온도 조절(땀을 흘리면 소양증이 생기므로 더운 날씨에는 느슨하고 시원한 옷 입기)

(2) 두드러기와 홍반

① 두드러기(=담마진, Urticaria) : 일시적으로 피부나 점막에 홍반성 또는 흰색의 종창(Swelling)을 보이는 혈관반응

    ㉠ 원인 : 음식, 약물, 감염, 아스피린, 스트레스, 물리적 인자, 알코올 등

    ㉡ 증상 : 홍반으로 둘러싸인 다양한 크기의 팽진

ⓒ 치료 및 간호중재 : 원인 제거
- 항히스타민제
- 비만세포 안정제
- 전신적 스테로이드
- 소양증 : 칼라민 로션, 전분 목욕, 냉습포

② 결절홍반(Erythema nodosum)
ㄱ 원인 : 여러 가지 원인에 의해 이차적으로 발생하는 반응성 홍반
ㄴ 빈도 : 젊은 여성에 호발, 봄, 가을에 호발
ㄷ 치료 : 절대안정, 비스테로이드성 소염제

출제유형문제 최다빈출문제

전신의 가려움증으로 힘들어하는 환자가 있다. 가려움증을 해결하기 위한 간호사의 활동으로 옳은 것은?

① 방안의 온도를 체온 정도로 따뜻하게 해 준다.
❷ 정서적 긴장을 유발하는 환경과 자극제는 피한다.
③ 샤워와 목욕을 피해 피부를 자극하지 않도록 한다.
④ 피부는 될 수 있는 한 최대한 건조하게 유지하도록 한다.
⑤ 손톱을 짧게 자르면 피부를 자극할 수 있으므로 조심하도록 한다.

해설
소양증이 있는 대상자는 피부를 긁다가 감염을 일으킬 수 있고 흉터를 남기므로 증상완화를 위한 간호가 중요하다.

4 **피부와 관련된 질환 (2) – 세균성, 바이러스성, 기생충 감염증, 욕창**

(1) 세균성 감염증

① 농가진(Impetigo contagiosa)

㉠ 황색 포도상구균, 전염성이 높다.

㉡ 아동에게 흔하고, 여름철에 발생

㉢ 촉진 요인 : 비위생적인 환경, 불결한 개인위생, 영양불량, 건강상태 악화 등

㉣ 증 상

- 표피에 국한된 화농성 병변, 터지면 황색의 가피를 형성
- 다른 곳에 접촉되면 새로운 발진

㉤ 치료 및 간호중재

- 항생제 도포(3회/일 이상)
- 가피 제거, 새로운 가피가 형성되지 않도록, 2~3회/일 부드럽게 씻기
- 단단한 가피는 습포한 후 제거
- 환자와 접촉 후 반드시 항균성 비누로 손 씻기
- 전염 예방 : 환자는 개인수건 사용

(2) 바이러스 감염증

① 단순포진(Herpes simplex)

㉠ 정의 : 제1형과 2형 단순포진 바이러스(HSV)에 의해 주로 입 주위와 성기 주위에 생기는 수포성 질환

㉡ 병태생리

- 대부분이 어렸을 때 HSV(type 1)에 일차 접촉 → HSV는 신경말단에 잠복 → 스트레스 사건 시 감각 신경세포를 자극하여 병변이 재발
- 작열감, 소양증 후 수 시간 내에 수포 형성(Tzanck smear로 확인)
- 재발을 촉진하는 요인 : 발열, 상기도 감염, 극도의 피로, 심리적 긴장 등

㉢ 치료 및 간호중재

- 항바이러스제(Acyclovir) 구강 투여 또는 연고 도포
- 자주 손을 씻고 병소를 묻지 않도록, 피로나 스트레스는 피하도록 한다.
- 활동성일 때는 전염되지 않도록 직접 접촉을 피한다.

② 대상포진(Herpes zoster, shingles)

㉠ 원 인

- Varicella zoster virus
- 수두에 비해 전염력은 약하다.
- 수두를 앓지 않은 사람이 대상포진 환자의 수포에 노출되면 수두가 발병할 수 있다.
  - 수두 : 면역이 형성되지 않은 숙주의 일차적 감염
  - 대상포진 : 면역된 숙주에게 일어나는 면역반응

ⓛ 특 징
- 권태감, 열감, 소양감, 통증이 있은 후 발진이 나타난다.
- 비대칭적(말초감각 신경로를 따라 발생 → 체간 중앙을 횡단하지 못해 편측성 발생)
- 신경절을 따라 Vesicles 일렬로 형성
- 초기 수포는 혈청 포함, 후기에는 화농성 → 터지면 가피형성, 10일 이내 탈락

ⓒ 치 료
- 항바이러스제제 Acyclovir(Zovirax)
- 대증용법 : 진통제, 해열제, 항히스타민제
- 습포 : Burow 용액 등을 이용하여 하루 3~4회 실시
- 환자의 10%가 포진 후 신경통 발병 : 동통의 치료(진통제, 경피신경자극)

(3) 기생충 감염

① 옴
ⓐ 암컷 진드기가 각질층을 관통하며 피부 속으로 파고들어 알을 낳아 발생
ⓑ 장기간 접촉으로 전파되기 때문에 가족끼리 잘 관찰해야 한다.
ⓒ 증 상
- 물결 모양의 갈색 실 같은 띠 모양의 병변
- 야간에 심한 소양감
ⓓ 치료 : 약물
- Lindane : 잠자기 전, 목 이하 몸 전체에 얇게 펴 바른다.
- 10% Crotamiton(Eurax) : 약 바르기 전후에 목욕
- Benzyl benzoate

(4) 피부종양(Skin tumor)

① 기저세포암(Basal cell carcinoma)
ⓐ 원인 : 자외선, 화상, 방사선 조사, 비소 섭취
ⓑ 증상 : 얼굴 관자놀이 근처 종양세포 증식, 악성도 낮다.
ⓒ 초기 발견 치료 : 긁어내거나 전기소작
② 악성 흑색종(Malignant melanoma)
ⓐ 피부종양 중 가장 악성, 전이 빠름, 주로 기저층에 산재한 멜라닌세포에서 발생
ⓑ 조기 진단, 수술적 절제

③ 카포시 육종(Kaposi's sarcoma)
  ㉠ 원인 : Herpes simplex type Ⅰ virus
  ㉡ 증 상
    • 고전형 : 적색, 보라색 결절, 노년 남자 하지의 말단부
    • 면역억제 관련형 : 장기이식 후 장기간의 면역억제제 투여 후, 면역요법 중단 시 자연치유
    • AIDS 관련형 : 에이즈 환자 피부의 초발증상 혹은 병의 경과 중 피부에 출현
  ㉢ 치료 : 방사선 요법, 화학요법, 면역요법, 외과적 절제
④ 피부암 예방 및 관리
  ㉠ 오전 11시~오후 3시까지 햇빛 노출을 피한다.
  ㉡ 피부 유형에 맞는 자외선 차단제 사용
  ㉢ 햇빛이 강한 야외에서는 모자, 긴 옷, 선글라스 사용
  ㉣ 암 위험 부위는 한 달에 한번 정도 자가검진
  ㉤ 피부의 변화(색, 모양, 감각, 특성 등)가 있을 때 검진

(5) 욕창(Pressure sore)
① 정의 : 뼈 돌출부위의 부드러운 조직이 지속적으로 압박을 받아 발생하는 병변
  ㉠ 기계적 손상, 조직 영양불량에 의해 발생
  ㉡ 촉진 요소 : 습도, 부동, 저알부민혈증, Hb 저하, 감각장애 등
② 병태생리 : 피부에 기계적 힘(압박, 마찰, 응전력) → 직, 간접적으로 조직허혈 유도
  ㉠ 압박(Pressure)
    • 중력에 의해 발생
    • 지속적인 압력은 접촉면의 혈관을 압박 → 허혈, 염증, 괴사
  ㉡ 마찰(Friction) : 외표면이 피부를 문질러 표피를 직접 잡아당기거나 자극할 때 발생(환자를 끌거나 침요를 잡아당길 때 발생)
  ㉢ 응전력(Shearing)
    • 피부가 고정되어 있는 상태에서 피부 아래의 조직이 이동하거나 들려져 발생
    • 심부조직의 이동 → 피부에 공급되는 혈류 감소 → 피부 저산소증, 영양결핍, 허혈, 염증 및 괴사유발
③ 치료 및 간호
  ㉠ 욕창치료제는 없으며 욕창부위의 감염 시 항생제 사용
  ㉡ 균형식이 섭취, 단백질 추가 : 조직 재생에 필요
  ㉢ 복합 비타민 : 치유 촉진
  ㉣ 조직에 가해지는 압력 제거

     ⓤ 욕창환자의 일반적 간호 관리 4가지 요소
- 욕창발생에 기여하는 요인의 제거 또는 감소, 위험 요인의 통제
- 대상자 지지
- 창상치료 원리에 입각하여 미생물 통제
- 환자 및 보호자 교육

     ⓥ 욕창 예방을 위한 중재(욕창이 피하층 이상침범 시 괴사조직을 우선적으로 제거)
- 2시간 간격으로 환자 체위변경, 침대나 의자에 압력을 감소시키는 기구 사용
- 주기적으로 피부 손상의 징후 관찰
- 피부가 부드럽고 탄력성이 있도록 유지하고, 마사지는 피한다.
- 실금 조절, 피부주변이 습하지 않도록 한다.
- 마찰과 응전력 감소, 제거
- 가능한 활동량 증가
- 최적의 영양을 공급할 수 있도록 영양사에게 의뢰

출제유형문제   최다빈출문제

4-1. 통증을 수반하는 수포성 발진이 신경절로부터 말초신경의 주행을 따라서 주로 편측성으로 나타나는 피부질환으로 옳은 것은?

① 담마진(Urticaria)
② 천포창(Pemphigus)
❸ 대상포진(Herpes zoster)
④ 접촉성 피부염(Contact dermatitis)
⑤ 아토피성 피부염(Atopic dermatitis)

해설

대상포진
수포성 발진이 말초신경을 따라 나타날 때 소양감이 있으며 압각과 촉각에 대해 민감성이 있다.

4-2. 방사선 치료를 받고 있는 암 환자가, 건성홍반, 피부박리, 습성 홍반, 비정상적인 색소침착, 탈모, 화상 등의 피부 부작용을 호소한다. 이때 간호사의 옳은 설명은?

① "얼음찜질과 냉습포를 적용하여 증상을 완화시키도록 해드리겠습니다."
② "수분섭취를 충분히 해야 피부의 부작용이 사라집니다."
③ "베이비 로션이나 크림을 발라 피부를 보호해야 합니다."
④ "피부가 박리되면 비누를 사용하여 깨끗이 제거해야 합니다."
❺ "방사선 치료가 끝나면 피부의 부작용은 서서히 사라지게 됩니다."

해설

건성홍반, 피부박리, 습성 홍반, 비정상적인 색소침착, 탈모, 화상 등의 증상은 방사선 치료를 끝낸 후에는 서서히 회복된다는 것을 설명한다. 피부는 건조하게 유지되도록 한다. 치료 부위에 로션이나 크림은 사용하지 않는다.

4-3. 다음과 같은 증상의 간호중재는?

> - 표피에 국한된 화농성 병변
> - 터지면 황색의 가피 형성
> - 다른 곳에 접촉되면 새로운 발진

① 항바이러스제 도포 ② 가피를 제거하지 않는다.
❸ 환자는 개인수건 사용 ④ 알칼리성 비누로 손 씻기
⑤ 과도한 영양 제한

해설
농가진
- 황색 포도상구균이 원인으로 전염성이 높다.
- 비위생적인 환경, 불결한 개인위생, 영양불량으로 촉진된다.
- 항생제 도포, 가피를 제거하며 단단한 가피는 습포한 후 제거한다.
- 환자와 접촉 후 반드시 항균성 비누로 손을 씻는다.

4-4. 피부암을 예방하기 위한 간호 중 옳지 않은 것은?

① 오전 11시~오후 3시까지 햇빛 노출을 피한다.
② 피부 유형에 맞는 자외선 차단제를 사용한다.
③ 햇빛이 강한 야외에서는 모자, 긴 옷, 선글라스를 사용한다.
❹ 암 위험 부위는 6개월에 한번씩 자가검진한다.
⑤ 피부의 변화가 있을 때 검진한다.

해설
암 위험 부위는 한 달에 한번 정도 자가검진을 해야 한다.

제 **4** 장

화 상

1 화상의 분류, 손상 정도

(1) 정의 및 분류

① 정의 : 열, 화학물질, 전기, 방사선에 의한 조직손상
② 분류 : 화상 입은 체표면과 깊이를 기초로 화상의 중증도 분류

(2) 화상 입은 체표면의 비율

① 9의 법칙(12세 이상)
② 수정된 9의 법칙(12세 미만)

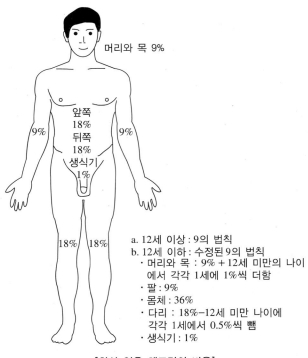

머리와 목 9%

앞쪽 18%
뒤쪽 18%
생식기 1%

9%   9%

18% 18%

a. 12세 이상 : 9의 법칙
b. 12세 이하 : 수정된 9의 법칙
  · 머리와 목 : 9% + 12세 미만의 나이
    에서 각각 1세에 1%씩 더함
  · 팔 : 9%
  · 몸체 : 36%
  · 다리 : 18%−12세 미만 나이에
    각각 1세에서 0.5%씩 뺌
  · 생식기 : 1%

[화상 입은 체표면의 비율]

(3) 손상 정도(화상의 깊이)

① **표재성 화상** : 1도 화상

    ㉠ 표피만 손상

    ㉡ 통증, 발적, 부종, 열에 대한 민감성 증가

② **부분층 화상** : 2도 화상

    ㉠ 표피 전체와 다양한 범위의 진피 손상

    ㉡ 통증, 창백하거나 발적, 부종, 수포 형성

    ㉢ 심재성 부분화상 : 표피전층과 진피층 일부분까지 화상을 입은 경우, 수포가 특징적, 감염, 외상, 혈액공급 감소로 피부 전층 화상으로 진전될 수 있다.

    ㉣ 신경말단의 손상과 함께 외부 노출로 인해 통증을 느낀다.

    ㉤ 상피세포가 파괴되지 않아 치유 가능

③ **전층 화상** : 3도 화상

    ㉠ 표피, 진피, 피하조직, 근육, 신경, 혈관 뼈 등의 손상

    ㉡ 통증 없음, 체온조절이 안 된다.

    ㉢ 피부색은 하얗거나 발적이 있거나 검은색

    ㉣ 환부 표면의 탈수로 인해 단백이 변화되므로 상처부위를 덮는 가피 형성

    ㉤ 상피를 형성하는 조직의 파괴로 피부이식이 요구된다.

출제유형문제 최다빈출문제

다음 중 전층 화상의 증상으로 옳은 것은?

❶ 통증이 없으며, 체온조절이 안 된다.
② 표피 전체와 다양한 범위의 진피가 손상된다.
③ 열에 대한 민감성이 증가한다.
④ 상피세포가 파괴되지 않아 치유가 가능하다.
⑤ 발적, 부종, 수포가 형성된다.

해설

전층 화상(3도 화상)

• 표피, 진피, 피하조직, 근육, 신경, 뼈 등이 손상됨
• 통증이 없고 체온조절이 안 됨
• 피부색 : 하얗거나 발적이 있거나 검은색임

2 **화상의 생리적 변화**

(1) 응급기(48~72시간 이내)

① 화상 상처로 인해 발생한 즉각적이고 치명적 문제를 해결하는데 필요한 시기

② 24~48시간 지속, 저혈량증 발생과 부종형성 관리

㉠ 체액상실 단계(초기 12시간)

구 분	기 전	결 과
세포외액의 이동	혈관 → 간질	화상부위 부종
신장 기능	혈압 감소, 심박출량의 감소 → 신혈류량 감소	핍 뇨
Na$^+$	신장에서 재흡수되지만, 삼출액으로 소실된다.	저나트륨혈증
K$^+$	• 조직, 적혈구 세포손상으로 인해 K$^+$ 유리 • 신장기능 감소로 인해 K$^+$ 배출 감소	고칼륨혈증
단백질	모세혈관의 투과성 증가 → 조직으로 이동, 교질삼투압 감소	저단백혈증
질 소	• 조직이화 작용 • 환부를 통한 단백질 소실 • 받은 것보다 더 많은 질소의 소실	음성질소균형
산, 염기	• 조직관류 저하 → 무산소성 대사 증진 • 최종 분해산물의 증가 • 신기능 감소 → 산의 정체, 혈중 중탄산염 소실	대사성 산독증

※ 많은 범위의 피부가 손상될수록 체액 부족으로 인한 위험도가 높다.

㉡ 이뇨단계(체액상실 단계에서 안정화 → 몸은 다시 체액을 보상하는 단계로 진입)

구 분	기 전	결 과
세포외액의 이동	간질강 → 혈관	혈액희석
신장 기능	신혈류량 증가	이뇨현상
Na$^+$	이뇨작용 → 나트륨 손실	저나트륨혈증
K$^+$	K$^+$이 세포로 이동(이뇨작용으로 K$^+$ 손실)	저칼륨혈증
단백질	지속적인 이화작용 → 단백질 소실	저단백혈증
질 소	조직이화 작용, 단백질 손실, 부동	음성질소 균형
산, 염기	이뇨작용 → 중탄산염 상실, 대사산물의 증가 → 산의 축적	대사성 산독증

③ 합병증

㉠ 심혈관계 : 부정맥, 저혈량성 쇼크

㉡ 호흡기계 : 저산소증, 상기도 손상, 후두개 이하의 흡입손상, 호흡운동 손상

㉢ 폐부종

㉣ 신장·요로계 : 핍뇨, 저혈량으로 인한 급성 신부전

㉤ 위장관계 : 컬링 궤양(Curling's ulcer) 혹은 스트레스 궤양

㉥ 마비성 장폐색증

㉦ 구획증후군

④ 간호중재
  ㉠ 병원 이송 전 응급처치
    • 화상 현장에서의 간호 및 환자를 유해한 환경으로부터 옮김
    • Airway, Breathing, Circulation
    • 화상 부위 및 옷을 찬물에 빨리 적시어 화상부위를 식힌다.
    • 서 있다면 화염과 연기가 얼굴 부위를 덮쳐 흡입손상의 원인이 된다.
    • 몸에 붙은 불을 끄기 위해서는 움직임을 멈추고 누워서 구를 것
    • 상처는 생리식염수에 적신 거즈로 덮고, 열손실을 막기 위해 건조한 담요로 덮어 준다(예 얼음 사용 시 갑작스러운 혈관수축, 심한 체액이동의 원인이 되므로 절대 사용금지).
    • Chemical burn : 즉시 Irrigation-shower로 계속 세척(20~30분간)
  ㉡ 통증 경감 : 화상 표면에 공기가 접촉되지 않도록 드레싱(cf. 얼음주머니는 피부손상을 심화, 저체온의 원인이 되므로 절대 사용 금지)
  ㉢ 환자 후송 : 심한 화상을 입은 환자는 연동운동이 감소되어 있으므로 구강투여 금지
  ㉣ 응급실 간호중재
    • 기관내삽관을 기관 절개술보다 선호(기도의 부종은 화상을 입은 뒤 며칠 경과되면 완화되므로)
    • 기도 확보 후에는 순환유지가 우선순위(많은 체액손실이 있으므로)
    • 유치도뇨관을 삽입하여 소변배설량을 정확히 체크한다.
  ㉤ 안위증진
    • 통증을 감소시키기 위해 Morphine sulfate 정맥주입(cf. 심박출량과 혈압이 개선된 후 한꺼번에 흡수될 수 있으므로 근육, 피하주사는 피함)
    • 항독소 투여로 파상풍에 대한 예방조치를 취한다.
  ㉥ 수액공급
    • 심한 화상을 입은 후, 저혈량 쇼크 예방을 위해 상해를 입은 한 시간 이내에 체액보충 시작
    • 전해질은 등장액(Lactate ringer, 생리식염수)이나 고장액(염분있는 용액)
    • 고장액을 투여함으로써 체액이 다시 혈관으로 들어가도록 삼투력을 형성해 부종을 감소시키고 심폐기관의 합병증을 감소시킨다.
    • 혈액량의 급격한 감소와 부종은 첫 8시간 내에 빠르게 진행된다.
    • 정맥을 통한 수액공급이 빠르게 이루어져야 한다.
    • 수분손실은 화상을 입은 후 1시간 이내에 시작되어 4~6시간에 절정에 달하고 48시간에 이르기까지 지속
    • 수분손실은 혈액의 농축을 가져와 혈액 순환에 장애를 가져오고 혈압이 떨어져 심한 쇼크를 유발하여 사망에 이를 수 있다.
    • 체액의 유출을 중지시킬 방법은 없으나 체액을 대체시켜 줌으로써 쇼크를 예방
    • 대상자 상태를 사정하여 첫 24시간 안에 요구되는 체액의 양을 계산 → 체액 보충
    • 교질액(Colloids) : 전혈, 혈장, 혈장 보충제
    • 전해질 : 생리식염수, Ringer's 용액, Hartmann's 용액

- 교질액은 모세혈관에서 간질강으로 단백질이 빠져나가므로 초기 12~24시간 동안에는 공급하지 않는다.
- 화상 후 12~24시간이 지나고부터는 모세혈관의 투과성이 감소되므로 신선동결혈장(Fresh Frozen Plasma, FFP), 알부민, 덱스트란 같은 교질액 공급
- 소변배설량이 시간당 30mL/hr 이하이면 수액공급이 불충분함을 의미

※ 적절한 수액공급 증상

감 각	맥 박	소변 배출량	수축기 혈압	CVP	PAEDP (폐동맥압)	혈액 pH
정확하게 감지	< 120회/분	30~50mL/hr(성인) 0.5ml~1mL/kg/hr(아동)	100mmHg	5~10mmHg	5~15mmHg	pH 7.35~

ⓐ 체온 유지
  - 환부 세척 시 환자의 체온을 일정하게 유지
  - 주위환경은 평상시보다 더 따뜻하게 유지
  - 열 램프, 보온 등을 사용하거나 바람이 들지 않는지 확인
  - 장기간의 공기노출은 삼가야 한다.

(2) 급성기

① 응급기 말~화상 상처가 치유되기까지의 시기
② 화상부위 관리 및 치유의 증진, 합병증의 예방, 발견 및 치료가 목표
③ 가장 흔한 합병증은 감염
④ 간호중재
  ㉠ 불안 완화 : 외상 후 스트레스 증상(Post Traumatic Stress Disorder, PTSD)
    - 정상적인 인간 경험의 범주에서 벗어난 심리적 외상사건 후에 발생
    - 꿈이나 화상을 통해 사건을 재경험
    - 주변 환경에 대해 관심과 흥미가 없다.
    - 심한 놀람반응
    - 수면장애
    - 생존된 것에 대한 죄책감
    - 사건을 화상시키는 활동을 회피
  ㉡ 감염 예방
    - 신체의 25% 이상 화상을 입은 경우 감염은 가장 흔한 사망 원인
    - 주로 포도상구균, 녹농균, 대장균이 감염의 주원인
    - 환자의 피부에서 나온 분비물 배양과 Punch로 생검하여 세균존재를 확인
    - 패혈증의 증후 : 감각의 변화, 고열, 빈호흡, 빈맥, 마비성 장폐색, 복부팽창, 핍뇨
    - 환자를 보호하기 위한 역격리

ⓒ 피부 통합성 증진(수치료, Hydrotherapy)
- 죽은 조직을 느슨하게 하고, 약물이나 가피 및 삼출물을 제거하여 촉진
- 드레싱을 편안하게 제거하게 해 주고, 최소한의 에너지로 ROM 가능

출제유형문제 최다빈출문제

화재현장에서 화상으로 내원한 환자의 감염예방에 대한 초기 간호로 옳은 것은?

① 경증의 화상인 경우는 파상풍 위험에 걸릴 위험은 없다고 설명한다.
❷ 최근에 파상풍 예방접종을 언제 했는지 확인한다.
③ 응급실에 도착하자마자 파상풍 예방주사를 처방대로 즉시 투여한다.
④ 2도 화상일 때는 파상풍에 대한 자연적 능동면역에 의하여 항체가 형성되기를 기대한다.
⑤ 어린 시절 파상풍에 대한 예방접종을 투여받았으므로 파상풍은 염려할 필요가 없다고 설명한다.

해설
경증의 화상이라도 파상풍에 걸릴 수 있다. 최근 5년간 예방접종을 하지 않은 경우 파상풍 항독소를 투여한다.

3 화상 상처 치료 방법

(1) 개방법

① 얼굴, 목, 회음부 및 몸통 부위의 화상에 가장 자주 사용

② 이피가(Cradle)를 사용하여 화상 부위에 이불 천이 닿지 않도록 한다.

③ 통증 시에는 Morphine sulfate, Demerol, Salicylates 투여한다.

④ 오한을 느끼면 통풍을 없애고 방안 온도를 24.4℃로 유지한다.

⑤ 방안의 습도는 40~50%가 적당하다.

(2) 부분적 개방법

① 화상 환부에 항균약을 도포하고 얇은 거즈로 덮어주는 방법

② 드레싱을 통해 삼출물 배액을 할 수 있게 해 준다.

③ 성공 여부는 화상 환부의 소독에 달려 있다.

(3) 폐쇄법

① 화상 상처 부위를 씻어내고 적어도 하루에 한번 이상 드레싱을 교환한다.

② 드레싱은 연고가 묻은 거즈를 사용하고 탄력 붕대로 감는다.

(4) 국소적 화학요법제

① 국소적 부위에 연고를 바르는 것은 감염을 감소시키고 치유를 촉진하는 것

② 항생제는 예방적으로 투여 혹은 감염 발생 시까지 보류된다.

약물명	장 점	단 점
Mafenide Acetate (Sulfamylon)	• 그람 음성 · 양성균에 효과적 • 두꺼운 가피에 침투 가능	• 대사성 산독증 • 도포 시 통증 • 알레르기성 발진
Silver nitrate	• 세균억제 효과 • 통증경감 및 악취제거 • 환부를 통한 수분증발의 감소	• 전해질 불균형 • 접촉되는 모든 것에 착색된다. • 가피를 침투하지 못한다. • 적용 시 통증
Silver sulfadiazine (Silvadene)	• 그람 음성 · 양성균, 칸디다에 대한 광범위 살균효과 • 전해질 불균형을 초래하지 않는다. • 도포 시 통증 없음	• 반복적 사용은 화상부위가 끈끈해지고 회색빛 도는 외형 • 장기간 사용은 피부발진과 과립구 감소 초래
Gentamicin sulfate (Garamycin)	• 광범위 항생작용 • 통증이 없다.	• 귀, 신장에 독성 초래 • 박테리아에 대한 내성 증대 초래
Neomycin	• 광범위 항생작용 • 세균세포의 메신저 RNA에 잘못된 정보 전달	• 심각한 독성 부작용 • 내이신경, 신장 독성 초래

약물명	장 점	단 점
Nitrofurazone (Furacin)	• 세균대사에 필요한 효소작용 방해 • 포도상구균에 효과적 • 전신으로 흡수되지 않는다. • 알레르기 반응 빈도가 낮다.	• 도포하지 않은 피부에 접촉성 피부염이 유발된다. • 소변색깔이 붉게 변한다.

(5) 피부이식(Skin graft)

① 정의 및 종류

ㄱ 정의 : 화상부위를 덮어주어 치유를 촉진, 경축의 예방, 회복기간을 단축시킨다. 대부분 화상 후 3~21일 사이에 시행

ㄴ 이식의 종류

이 식	재 료	경 과
자가이식	환자 자신의 피부를 떼어내어 화상부위에 적용	영구적
배양피부이식	환자 피부를 조금 떼어내어 배양시킨 후 이식	영구적
동종이식	같은 종의 피부(사체로부터 사망 6~24시간 내)를 5일 이내에 적용	일시적
이종이식	다른 종의 피부(돼지)	일시적
합성인조물	피부와 유사한 성질의 인조물	일시적

② 부분층피부이식(Split-thickness skin graft)

ㄱ 화상 치료의 초기 단계에서 가장 흔히 사용된다.

ㄴ 0.01~0.035인치 두께의 이식용 피부판으로 건강한 표피와 진피의 두 층을 취한다.

• Stamping : 채취된 피부판을 우표 크기 조각으로 나누어 이식부위에 적용

• Meshing : 채취된 이식용 피부판을 Meshing instrument에 고정시켜 얇게 칼집을 넣어 늘어나게 한 뒤 환부에 적용, 넓은 환부의 이식용

③ 전층피부이식(Full-thickness skin graft)

ㄱ 0.035인치 두께의 이식용 피부판

ㄴ 표피, 진피, 피하조직층 포함

ㄷ 부분층피부이식(Split-thickness skin graft)보다 상처치유 후 미용효과가 훨씬 크다.

ㄹ 손, 목, 얼굴과 같이 밖으로 드러나는 부위의 전층 화상을 입은 경우 적용된다.

출제유형문제 *최다빈출문제*

화상 상처치료 연고 중 도포 시 통증이 없고 전해질 불균형을 초래하지 않는 것은?

① Sulfamylon
② Silver nitrate
❸ Silvadene
④ Gentamycin
⑤ Neomycin

해설

Silvadene
• 도포 시 통증이 없으며 전해질 불균형을 초래하지 않는다.
• 그람 양성 및 음성균, 칸디다에 대한 광범위한 살균효과가 있다.

4 영양공급 및 재활기

(1) 영양공급

① 화상 전 영양상태 사정

② 매일 열량계산 및 체중 유지

③ 방광과 직장 기능 감시

④ 식사시간 가까이에는 통증을 유발하는 처치를 피한다.

⑤ 식전, 식후 구강간호 제공

⑥ 고칼로리, 고단백, 고비타민, 고미네랄 식이 제공

(2) 재활기

① 재활은 입원 당시부터 시작

② 화상범위가 체표면적의 20% 미만으로 감소되었거나 환자가 자가 간호능력이 있을 때 시작

③ 재활은 퇴원 시 끝나는 것이 아닌 퇴원 후 최적의 신체적 적응과 정서적 적응수준에 이르기까지, 2~5년이 걸릴 수 있다.

④ 간호중재

㉠ 경축의 예방을 위해 규칙적으로 체위 변경

㉡ 부목은 경축의 예방, 교정 및 이식 후 관절을 고정시키기 위해 사용한다.

㉢ 능동적 운동과 가볍게 압박을 가하는 운동이 경축 예방, 교정에 도움이 된다.

㉣ 보행은 정맥혈전의 위험성을 감소시킨다. 최적의 환기 증진

㉤ 긍정적인 신체상 증진

㉥ 흉터예방

㉦ 안위증진

㉧ 퇴원교육

출제유형문제 최다빈출문제

화상 환자의 영양 및 재활에 대해 옳은 것은?

① 1주일에 한번씩 열량 계산을 한다.

② 식사시간 가까이에는 통증을 유발하는 처치를 한다.

③ 저칼로리, 고단백, 고비타민 식이를 제공한다.

❹ 재활은 입원 당시부터 시작한다.

⑤ 부목은 이식 전 관절을 고정시키기 위해 사용된다.

해설

화상환자의 영양공급 및 재활기

• 매일 열량계산 및 체중 유지

• 식사 시간 가까이에 통증유발 처치 피하기

• 고칼로리, 고단백, 고비타민, 고미네랄 식이를 제공

• 부목 : 경축의 예방, 교정 및 이식 후 관절을 고정시키기 위해 사용됨

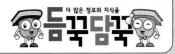

기출유형 문제

간호사 국가고시

성인간호학 2

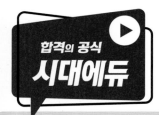

기출유형문제

제 **1** 회

01 통증 발작이 심한 급성 통풍환자에게 투여된 콜히친(Colchicine)의 부작용은?

① 복 시
② 설 사
③ 현기증
④ 구강 건조
⑤ 치은 출혈

해설

콜히친(Colchicine) : 통증 완화와 요산 배설의 작용이 있는 약물이다. 급성 통풍이 발작할 때는 콜히친 10~20mg을 통증이 없어질 때까지 매 시간 투여하며 오심, 설사, 구토 등의 부작용이 나타나면 투약을 중단한다.

02 무릎 통증을 호소하는 스키 운동선수가 라크만 검사(Lachman test)에서 양성 반응을 보였다면 어느 부위의 손상을 의심할 수 있는가?

① 슬개골
② 내측 반월판
③ 외측 반월판
④ 전방 십자인대
⑤ 후방 십자인대

해설

전십자 인대는 무릎 인대 중에서 가장 흔히 파열되는 부위로, 측부 인대와 더불어 스포츠와 탈 것 사고에 의해 주로 손상을 입는다. 전십자 인대가 찢어지면 이완으로 인해 무릎이 뚝 부러지는 것처럼 느끼고 수 시간 내에 무릎이 붓고 뻣뻣해지고 아프다. 이때 Lachman test에서 양성으로 나타나는데 이 검사는 검사자가 대퇴골 원위 말단을 잡고 경골 쪽을 향해 밀면 경골이 뒤쪽으로 움직여야 하는데 무릎관절 손상 시에는 앞쪽으로 움직인다.

정답 01 ② 02 ④

03 상자를 들어 올리는 동작을 할 때 어깨 통증을 호소하는 54세 환자의 신체사정을 하였다. 다음 중 양성 반응이 나타났을 때 회전근개 손상이 의심되는 검사는?

① 티넬 징후(Tinel's sign)
② 전위 징후(Drawer sign)
③ 팔렌 징후(Phalen's sign)
④ 상지하수 검사(Drop arm test)
⑤ 맥머레이 검사(McMurray test)

해설

회전근개 파열의 증상은 견관절의 능동적 외전이 불가능하며 외전을 시도할 때 특징적인 어깨의 움츠림을 나타낸다. 또한 팔을 점차 내려 외전 각도를 줄일 때 외전 각이 90° 전후의 어느 지점에서 갑자기 힘이 빠지며 팔이 떨어지는 현상이 나타나는데 이를 낙하상완징후 혹은 상지하수(Drop arm)라고 한다. 이 테스트가 상지하수 검사(Drop arm test)이다.

04 석고붕대를 한 환자가 다리가 저리다고 호소하고 있다. 이때 비골신경 압박을 의심할 수 있는데 나타날 수 있는 합병증은?

① 족하수(Foot drop)
② 관절강직(Ankylosis)
③ 수근 하수(Wrist drop)
④ 관절 탈구(Joint dislocation)
⑤ 볼크만 허혈구축(Volkman's ischemic contracture)

해설

비골신경은 하지에서 가장 흔히 말초신경마비가 발생하는 신경이다. 이 비골두 부위는 쿠션 역할을 하는 지방조직이 적어서 압박으로 인한 신경마비가 잘 생긴다. 이 경우 환자는 발목을 들어 올릴 수 없어 발을 끌면서 걷게 되는 족하수 증상이 발생한다.

05 75세 여성인 골관절염 환자에게 관절 보호를 위한 교육이 필요한 행동은?

① 행주를 비틀어서 짠다.
② 산책할 때 지팡이를 사용한다.
③ 등받이가 있는 높은 의자에 앉는다.
④ 물건을 잡을 때 가까이에서 잡는다.
⑤ 양손으로 의자의 팔걸이를 잡고 일어난다.

해설

골관절염 환자에게 휴식과 운동의 균형을 맞추는 것이 중요하다. 염증의 급성기 동안은 반드시 휴식을 취해야 하며 필요하다면 부목을 사용할 수 있다. 그러나 1주일 이상 고정은 관절강직의 위험이 있으므로 주의한다. 장시간 서 있거나, 무릎을 꿇는 것, 쪼그리고 앉는 것, 손빨래 시 비틀어서 짜는 행동 등 관절에 무리를 주는 활동은 피해야 한다. 또한 관절염 부위에 부담을 덜기 위해 지팡이, 보행기나 목발 등의 보조기구를 사용할 수 있다.

06 무릎관절을 지나서 서혜부까지 석고붕대로 고정하는 장하지 석고붕대를 적용한 다음 날 석고붕대 부위에
심한통증을 호소할 때 우선적인 간호중재는?

① 다리를 올려준다.
② 발 마사지를 실시한다.
③ 처방된 진통제를 투여한다.
④ 장딴지 등척성 운동을 실시한다.
⑤ 발의 감각과 운동기능을 사정한다.

해설

석고붕대를 한 뒤 심한 통증이 있을 경우 신경손상이 원인인지 부종이 원인인지를 살피기 위해 발의 감각과 운동기능을
사정한다. 이때 환자에게 손가락이나 발가락을 움직여보도록 한다.

07 협심증으로 경피적 관상동맥 중재술을 받은 환자의 운동교육 후 추가 교육이 필요한 환자의 반응은?

① "운동하기 전 나이트로글리세린을 준비해야겠어요."
② "숨이 차지 않는 편안한 강도의 운동부터 시작해야겠어요."
③ "근력강화운동이나 긴장을 초래하는 운동은 피해야겠어요."
④ "맥박이 분당 120회를 넘으면 운동을 중단해야겠어요."
⑤ "퇴원 후 2개월까지는 안정하며 야외활동을 제한해야겠어요."

해설

관상동맥질환자는 운동강도를 높이고 빈도를 증가시키거나 장시간에 걸쳐 운동요법을 시행해서 심근의 능력을
향상시킬 수 있어야 한다.

08 영구적 심장박동조율기 이식 후 환자를 위한 교육 내용으로 옳은 것은?

① 삽입 직후 아스피린을 복용한다.

② 전자레인지를 사용하지 않는다.

③ 어지러움이 나타나면 전기기구 근처로 이동한다.

④ 삽입 직후 시술 부위 쪽 팔의 관절가동범위 운동을 시작한다.

⑤ 삽입 후 일주일 동안 시술 부위의 감염과 출혈을 관찰한다.

> **해설**
> ⑤ 이식 후 일주일간 절개 부위를 건조하게 유지하고 절개 부위에 감염 징후가 있는지 살핀다.
> ① 수술 후 5~7일 간은 항생제를 복용시킨다.
> ② 전자렌지는 안전하며 심박동 기능을 위협하지 않는다.
> ③ 전원 부위에 직접적인 타격을 받지 않도록 한다.
> ④ 일주일 동안은 어깨선 이상을 수술 부위 팔을 올리지 않는다.

09 대동맥판막폐쇄부전(Aortic insufficiency) 환자에게서 특징적으로 나타나는 사정결과는?

① 호흡곤란   ② 안면홍조

③ 체중 감소   ④ 체온 상승

⑤ 맥압 감소

> **해설**
> 대동맥판막폐쇄부전(Aortic insufficiency)의 증상과 징후
> • 폐울혈로 오는 호흡곤란, 심해지면 야간성 발작성 호흡곤란, 기좌호흡
> • 낮은 이완기압으로 인한 관상동맥 순환의 감소로 오는 협심통
> • 심박출량의 감소로 뇌혈류가 불충분으로 인한 두통, 현기증과 실신

10 류머티스심질환은 류머티스 열이 경과하는 중에 심장의 결체조직에 침범되어 영구적인 심장장애를 일으키는 질환이다. 다음 중 류머티스심장염 환자의 과거력 중 원인 질환으로 의심할 수 있는 것은?

① 부비동염   ② 인플루엔자

③ 세균성 인후염   ④ 바이러스성 비염

⑤ 바이러스성 인두염

> **해설**
> 임상적으로 류머티스 열은 급성 인후염이나 편도선염 등의 급성 연쇄상구균성 감염이 진행되는 단계와 류머티스 열의 잠복기, 증상 발현의 3단계로 진행된다.

11 전신 부종이 있는 심부전 환자에게 질산염(Nitrate) 투여 후 나타날 수 있는 특징적인 결과는?

① 체온 상승
② 혈압 감소
③ 맥박수 감소
④ 호흡수 감소
⑤ 소변량 증가

해설

질산염(Nitrate)
• 혈관벽의 평활근에 직접 작용하여 혈관을 확장시킨다.
• 일차적으로 정맥 이완작용으로 심장으로의 정맥혈 귀환을 감소시킴으로써 전부하를 줄이고 동맥의 탄성을 증가시킨다.
• 특히 관상동맥의 확장을 증진시켜 심근 허혈을 동반한 울혈성 심부전에 효과적이다.

12 다음과 같은 심전도를 보이는 부정맥의 종류는?

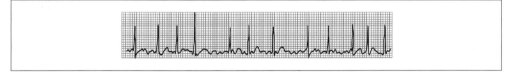

① 심방조동(Atrial flutter)
② 심방세동(Atrial fibrillation)
③ 심실조동(Ventricular flutter)
④ 각차단(Bundle branch block)
⑤ 심실세동(Ventricular fibrillation)

해설

심방세동 : 심방벽에서 발생되는 이소성 자극에 의해 심방의 여러 부위가 아주 빠르고 불규칙적으로 흥분하여 효과적인 심방수축을 못하는 상태를 말한다. 세동파(350~600회/분)는 방실결절에서 차단되므로 심박수는 160~200회/분으로 매우 빠르고 불규칙적인 맥박이다. 심전도상의 특징적인 소견은 뚜렷한 P파 없이 잔물결 모양의 기저선이 나타나며 P-R간격은 측정할 수 없고 정상 QRS군이 불규칙적으로 나타난다.

13 다음과 같은 심전도를 보이는 환자의 혈압이 80/40mmHg이고 맥박이 촉지될 때 우선적인 중재는?

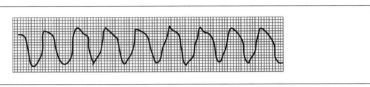

① 제세동
② 심장율동전환
③ 경동맥동 마사지
④ 발살바수기 실시
⑤ 심장박동조율기 삽입

해설

심장율동전환술 : Cunter shock이라고도 하며 약물요법으로도 잘 치료되지 않은 만성 부정맥을 제거하기 위하여 사용되는 전기 충격요법이다. 각종 기외성 부정맥의 치료에 많이 적용되며 특히 발작성 심실상부 빈맥, 심방조동, 심방세동 치료에 유효하다.

14 갑작스런 실신으로 응급실로 실려 온 급성 심부전 환자를 위한 간호중재는?

① 산소를 공급한다.
② 신체활동을 격려한다.
③ 수분 섭취를 권장한다.
④ 염분 섭취를 권장한다.
⑤ 고칼로리 음식을 제공한다.

해설

급성 심부전 환자의 간호중재
• 원인질환의 치료와 위험요인 관리
• 전부하, 후부하 감소로 심장 부담 경감
• 염분 및 수분 제한
• 산소공급

15 다음 중 급성 심근경색증을 확인하기 위한 혈액 검사는?

① C-반응단백(CRP)
② 트로포닌(Troponin)
③ 중성지방(Triglyceride)
④ 크레아티닌(Creatinine)
⑤ 뇌나트륨이뇨펩티드(BNP)

해설

심근경색증은 심근에 정상적으로 존재하는 효소들이 시간 경과에 따라 괴사 부위의 심근으로부터 혈중에 유리되어 나온다. 중요한 심장효소는 CK-MB, Troponin이 있다.

13 ② 14 ① 15 ② 정답

16 쥐어짜는 듯한 흉통으로 가슴을 부여잡고 응급실에 온 47세 남자 환자의 심전도에서 ST분절 상승이 확인되었을 때 간호중재로 옳은 것은?

① 제세동을 한다.
② 앙와위를 취해준다.
③ 와파린을 투여한다.
④ 소변량을 측정한다.
⑤ 나이트로글리세린을 투여한다.

해설

심전도상 ST분절이 상승되었다는 것은 급성기로 심근이 손상됨을 의미한다. 급성 심근경색의 초기에 IV Nitro-glycerine이 사용되는데, 정맥으로 투여하는 Nitroglycerine은 심근에 산소공급을 증가시켜 통증과 전부하, 후부하를 감소시킨다. 또한 심근의 허혈 부위에 측부순환을 증진시킨다.

17 관상동맥질환 환자에게는 여러 가지 약물이 투여된다. 이때 조직 플라스미노겐활성제(t-PA)를 투여하는 일차적인 목적은?

① 혈전 용해
② 부정맥 예방
③ 혈소판응집 억제
④ 심근수축력 증가
⑤ 이차적 동맥경련 예방

해설

섬유소 용해 요법 : 혈전 용해 요법이라고도 하며 심근괴사가 완전히 이루어지기 전에 재관류를 목적으로 관상동맥에 형성된 혈전을 용해하기 위하여 초급성기 환자에게 혈전용해제를 투여하는 치료요법이다. 정맥으로 주사하며 투여방법이 용이하고 신속하게 치료가 진행되므로 급성 심근경색 사망률이 2.5~5% 감소된다. 섬유소 용해제에는 Urokinase, Tissue-plasminogen activator, Streptokinase 등이 있다.

18 하지 말초동맥의 폐쇄성 순환장애가 의심되는 환자가 병원을 찾았다. 이 환자의 사정결과는?

① 무릎관절의 종창
② 허벅지의 둔한 통증
③ 족배동맥의 강한 맥박
④ 운동으로 유발되는 다리 통증
⑤ 다리를 침대 아래로 내리면 심해지는 통증

해설

하지 말초동맥의 폐쇄성 순환장애가 있는 환자들의 대부분은 간헐성 파행증의 단계에 첫 병원 방문을 하게 된다. 간헐성 파행증은 운동 시 근육에 통증이나 경련, 화끈거림 등이 올 수 있고 안정 시 완화되는 상태를 말한다.

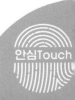

19 하지정맥류 환자의 교육을 하였다. 이후 대상자 반응 중 재발 위험이 높은 것은?

① "주로 앉아서 근무하겠습니다."
② "규칙적으로 걷기 운동을 하겠습니다."
③ "다리에 궤양이 생겼는지 확인하겠습니다."
④ "아침에 일어나면 압박스타킹을 신겠습니다."
⑤ "다리가 부으면 누워서 다리를 올리겠습니다."

> **해설**
>
> 정맥류는 발생 빈도가 계속 높아지는 흔한 문제이며 50대와 60대에 가장 많이 나타난다. 장기간 서 있거나 앉아 있을 경우 발생 빈도가 높다.

20 46세 김씨는 위암 2기 진단을 받아 위전절제술을 받았다. 이 환자에게서 악성 빈혈을 의심할 수 있는 특징적인 사정자료는?

① 붉고 매끄러운 혀
② 숟가락 모양의 손톱
③ 공막과 피부의 황달
④ 손과 발이 쑤시고 저림
⑤ 머리카락과 손톱이 잘 부서짐

> **해설**
>
> **악성 빈혈의 증상 및 징후**
> • 빈혈증상 : 쇠약, 창백, 호흡곤란, 심계항진, 피로
> • 위장계 증상 : 구내염, 매끄럽고 빨간 혀, 체중감소, 소화불량, 변비나 설사
> • 신경계 징후 : 손과 발이 쑤시고 멍멍한 감각, 마비, 초조, 우울, 정신병적인 행동
> • 황달 : 피부가 창백한 노란색을 띰

21 문맥성 간질환으로 저프로트롬빈 혈증이 발생한 환자에게 투여해야 하는 것은?

① 백혈구
② 알부민
③ 헤파린
④ 농축적혈구
⑤ 신선동결혈장

> **해설**
>
> 신선동결혈장은 전혈로부터 채혈 후 6시간 이내에 분리하여 농축 혈소판을 제거하고 남은 신선 혈장을 영하 18℃ 이하에서 급속 냉동시킨 혈액 성분제제이다. 프로트롬빈 수치가 저하된 환자에게 투여한다.

19 ① 20 ④ 21 ⑤ **정답**

22 천식 환자에게 퇴원교육을 실시하였다. 이후 추가 교육이 필요한 상황은?

① "독감예방주사는 피합니다."

② "스트레스를 관리하도록 합니다."

③ "찬 공기를 피해 운동을 합니다."

④ "대기 오염이 심한 경우 외출을 하지 않습니다."

⑤ "정량흡입기 약물 흡입 후 10초간 숨을 멈추었다 내쉽니다."

해설

기관-기관지 점막의 변화와 점액섬모 기전의 변화는 급성 천식발작을 유발하는 가장 흔한 원인 중 하나로 천식을 악화시키고 기관지의 과민성을 증가시킨다. 그러므로 매년 인플루엔자 예방주사를 접종하도록 교육해야 한다.

23 만성기관지염 환자의 사정결과가 다음과 같을 때 가장 우선적인 간호중재는?

- 기침, 호흡곤란, 청진 시 거품소리(Crackle)
- 동맥혈가스분석검사 : pH 7.32, PaO_2 70mmHg, $PaCO_2$ 50mmHg, HCO_3^- 25mEq/L

① 앙와위를 취해준다.

② 수분 섭취를 제한한다.

③ 침상 밖 활동을 격려한다.

④ 객담을 배출하도록 격려한다.

⑤ 인공호흡기를 적용할 준비를 한다.

해설

호흡성 산증 시 간호중재

- 호흡성 산증은 호흡저하 때문에 발생하므로 반좌위나 침상 위 테이블에 베개를 놓고 앞으로 기대게 한다.
- 수분을 충분히 섭취하여 객담 배출을 쉽게 하고 체위 변경을 통해 분비물의 축적을 막고 기침을 자극한다.
- 호흡장애 환자는 침상 안정을 취하도록 하며, 호흡곤란이 어느 정도 완화되면 적합한 운동을 계획하여 부동으로 초래될 수 있는 합병증을 예방한다.
- 체위배액을 실시하고 처방에 따른 기관지 확장제, 거담제, 점액용해제 등을 투여한다.
- 소량의 식사를 자주 먹는 것이 권장된다. 1회의 식사량이 많으면 배근육과 가로막에 압력을 증가시켜 복식 호흡을 어렵게 하기 때문이다.

 보충학습

동맥혈 가스분석 결과 호흡성 산증

1. pH 7.32(정상 : 7.35~7.45) : 7.35 이하이므로 산증
2. PaO_2 70mmHg(정상 : 80~100mmHg) : 저산소혈증
3. $PaCO_2$ 50mmHg(정상 : 35~45mmHg) : 호흡성 산증
4. HCO_3^- 25mEq/L(정상 : 22~26mEq/L) : 정상

24 결핵 환자의 치료는 다제내성을 예방하기 위해 많은 약물이 사용된다. 초기에 사용되는 약물로만 묶인 것은?

① 리팜핀(Rifampin), 피라진아마이드(Pyrazinamide)

② 리팜핀(Rifampin), 레보플록사신(Levofloxacin)

③ 이소니아자이드(Isoniazid), 아미카신(Amikacin)

④ 이소니아자이드(Isoniazid), 카프레오마이신(Capreomycin)

⑤ 에탐부톨(Ethambutol), 카나마이신(Kanamycin)

해설

초기에 사용되는 결핵약에는 Isoniazid, Rifampin, Pyrazinamide에 Ethambutol이나 Streptomycin 중 하나를 추가하는 4제 병합요법이다. 전체 투약기간은 최소한 6개월이고 객담배양 검사가 음성으로 전환된 후 최소 3개월 더 투약한다.

25 천식으로 입원한 환자가 호흡 시 쌕쌕거리는 소리가 나고, 분당 30회의 얕은 호흡을 하고 있다. 가장 우선적인 간호진단은?

① 호흡곤란과 관련된 불안

② 식욕부진과 관련된 영양불균형

③ 환기저하와 관련된 활동지속성 장애

④ 비효율적 폐청결에 근거한 감염의 위험

⑤ 기관지 경련과 관련된 비효과적 호흡양상

해설

천식의 임상 증상은 기도 점막의 부종, 점액성 마개 형성 및 기관지 경련으로 기도저항이 증가되어 나타난다. 위와 같은 상황에서의 가장 우선적인 간호진단은 기관지 경련과 관련된 비효과적 호흡양상으로 기대되는 결과는 기도의 개방이다.

26 만성 폐쇄폐질환 환자의 폐기능검사 결과로 옳은 것은?

① 잔기량(RV) 감소

② 총폐용량(TLC) 감소

③ 강제폐활량(FVC) 증가

④ 1초 강제호기량과 강제폐활량의 비율(FEV$_1$/FVC) 감소

⑤ 1초 강제호기량(FEV$_1$) 증가

해설

폐쇄성 폐질환을 평가하는 폐기능 검사 소견은 1초 강제호기량(FEV$_1$), 강제폐활량(FVC), 최대환기량이 감소된다. 강제호기량은 1초, 2초, 3초 간격으로 측정하여 초당 강제호기량이라고도 한다. 1초 시점에서는 강제호기량의 83%, 2초에는 93%, 3초에는 97%를 호기한다. 강제호기량은 전부 내쉬는데 4초 이상 걸리면 폐쇄폐질환을 의심할 수 있다.

27 와파린을 복용 중인 폐색전증 환자의 혈액검사결과 PT 국제 표준화비율(INR)이 1.4일 때 우선적인 간호중재는?

① 비타민 K를 투여한다.
② 출혈 여부를 확인한다.
③ 와파린 복용 상태를 확인한다.
④ 처방된 모든 약물 투여를 중단한다.
⑤ 프로타민황산염(Protamine sulfate)을 투여한다.

해설

남성과 여성의 정상적인 PT 수치는 11.4~15.4이므로 PT 국제 표준화비율(INR)이 1.4일 경우에는 먼저 와파린 복용상태를 확인해야 한다.

28 만성 폐쇄폐질환 환자에게 퇴원교육을 실시한 후 추가 교육이 필요한 상황은?

① "고단백식이를 하겠습니다."
② "식사 직후 운동을 하겠습니다."
③ "금연 프로그램에 참여하겠습니다."
④ "사람이 많은 곳에 가지 않겠습니다."
⑤ "호흡할 때 입술을 오므리고 숨을 내쉬겠습니다."

해설

만성 폐쇄폐질환 환자의 퇴원교육
• 에너지 요구량이 증가하므로 고단백식이
• 금 연
• 감염 예방(독감 예방접종)과 치료
• 입술 오므리기 호흡
• 식사 직후 운동 금지

29 심부전으로 입원한 67세 남자 환자가 잦은 기침과 호흡곤란, 혈액이 섞인 다량의 객담을 호소하며, 청진 시 폐기저부에서 수포음(Rale)이 들리고 있다. 우선적인 간호중재로 옳은 것은?

① 아트로핀을 투여한다.

② 저칼륨식이를 제공한다.

③ 수액의 공급량을 늘린다.

④ 호기말 양압(PEEP)을 적용한다.

⑤ 하지를 상승하는 체위를 취해준다.

> **해설**
>
> 순환기와 호흡기의 장애로 잦은 기침, 호흡곤란, 객담을 호소하는 경우 호기말 양압 호흡을 적용하는 경우가 많다. 호기 때 기계적으로 저항을 주어서 호기 말 시기에 압력이 대기압보다 높게 만드는 방법이다.

30 자발적인 근육의 움직임이 거의 없고 강한 통증과 자극을 주었을 때만 비정상적인 반응을 보이는 환자의 의식수준은?

① 각성(Alert)

② 졸림(Drowsy)

③ 혼미(Stupor)

④ 반혼수(Semicoma)

⑤ 혼수(Coma)

> **해설**
>
> 반혼수 : 부분적이고 약한 혼수상태로 자발적인 근육의 움직임이 거의 없고 강한 통증과 자극을 주었을 때만 비정상적인 반응을 보이는 경우를 말한다.

29 ④ 30 ④ **정답**

31 60세의 남성이 뇌출혈로 응급실을 방문하였다. 이 환자의 두개내압을 조절하기 위한 간호중재는?

① 만니톨을 투여한다.
② 체온을 높게 유지한다.
③ 발살바수기를 권장한다.
④ 포도당 수액을 투여한다.
⑤ 트렌델렌부르크 자세를 취해준다.

해설

두개내압 상승 환자의 간호중재

- 적절한 환기유지 : 뇌기능을 유지하기 위하여 적절한 산소를 확보하는 것은 ICP 조절의 첫 번째 단계이다. 기관 내 삽관과 기관절개술은 적절한 환기를 유지할 수 있게 하고 동맥혈가스분석은 산소치료의 방향을 결정해 준다. 산소치료의 목표는 PO_2를 100mmHg나 그 이상으로 유지하는 것이다. 적절한 산소공급을 위하여 기계적 환기장치를 적용할 수 있다.
- 약물치료 : 삼투성 이뇨제(Mannutol, Glycerol, Urea), 루프성 이뇨제(Furosemide, Bumetanide), 코르티코스테로이드 투여
- 외과적 중재 : 종양, 농양, 혈종과 같은 경우 외과적 중재를 하며 과량의 CSF를 제거하기 위해 뇌실루형성술을 시행한다.
- 영양요법 : 손상된 뇌의 대사작용을 위한 혈당과 영양소 증가가 필요한 상태에 있게 되며 영양부족은 지속적인 뇌부종을 야기한다. 가능한 한 빠르게 손상 후 3일 이내에 영양공급을 시작하고, 7일 이내에는 완전한 영양이 공급되어야 한다.
- 두개내압 모니터 : ICP를 모니터하고 활동을 제한해야 하며 ICP에 영향을 미치는 요인을 파악하여 ICP 상승을 예방하고 상승 시에는 조기에 치료가 이루어질 수 있도록 해야 한다.
- 체위 : 두개내압 상승 환자는 머리를 높이는 체위를 취해준다. 목의 심한 굴곡은 정맥폐쇄를 일으켜 두개내압 상승을 악화시킨다. 발살바 수기 및 트렌델렌베르그 체위는 금한다.
- 비정상적인 체온변화 관찰 : 고열은 호흡기도나 요로계의 감염을 의미할 수 있으므로 체온이 상승된 경우 병실 온도를 서늘하게 하고 처방대로 해열제를 투여한다.

32 뇌는 항상 일정한 양의 산소와 포도당의 공급을 필요로 한다. 만약 뇌혈류가 증가되어 두개내압이 상승되었을 경우 이러한 상황을 유발할 수 있는 동맥혈 가스분석 검사 결과는?

① pH 상승
② 산소분압 상승
③ 산소포화도 상승
④ 중탄산나트륨 상승
⑤ 이산화탄소분압 상승

해설

정상적 조건에서의 두개내압 상승에 영향을 미치는 요인은 동맥압, 정맥압, 복부압과 흉부압, 자세, 체온, 혈액 가스(특히 CO_2 수준이 변화되어 이산화탄소 분압이 상승됨) 등이 있다.

정답 31 ① 32 ⑤

33 뇌수막염을 의심하는 환자에게 요추천자 검사를 시행하였다. 이 환자의 합병증 예방을 위한 간호중재는?

① 조기이상을 권장한다.
② 수분 공급량을 늘린다.
③ 검사부위를 마사지한다.
④ 삼투성 이뇨제를 투여한다.
⑤ 세미파울러 자세를 취해준다.

해설

요추천자 검사 후 간호중재
• 검사 후 복압을 증가시켜 요추천자 부위가 밀폐되도록 돕기 위해 복부 아래 베개를 대주고 삽입부위의 부종, 발적 및 배액 유무를 관찰한다.
• 요추천자 후 두통은 천자부위의 뇌척수액 누출과 뇌막의 잡아당김으로 발생할 수 있다. 통증은 앉거나 서 있을 때 심해지며 수평으로 누울 때 감소되므로 두통을 감소시키기 위해 첫 3시간 동안 대상자를 편평한 곳에 눕히고 앙와위를 취하도록 한다.
• 소실된 뇌척수액을 보충하기 위해 포도당이나 식염수로 수액 요법을 하거나 구강으로 수분 섭취를 권장한다. 요추천자 후 두통은 대개 침상 휴식, 진통제, 수액요법으로 완화된다.

34 70세의 남자 환자 김씨는 안검하수와 근력 약화로 계단을 오를 수 없어 병원에 내방하였다. 이 환자의 중증근무력증을 확인하기 위해 필요한 검사는?

① 뇌파 검사
② 텐실론 검사
③ 유발전위 검사
④ 뇌척수액 검사
⑤ 하지 직거상 검사

해설

텐실론(Tensilon) 검사는 Anticholineesterase 성분인 텐실론을 정맥주사한 후 근육수축력의 향상을 보는 것이다. 약해진 근육이 잠시나마 근력이 강해진 느낌을 받는다면 양성으로 진단된다.

35 왼쪽 눈 아래쪽에 칼로 베는 듯한 통증을 호소하는 환자가 삼차신경통 진단을 받았다. 이 환자를 위한 간호중재는?

① 구강 간호를 금지한다.
② 저칼로리식이를 제공한다.
③ 뜨거운 음식을 피하도록 한다.
④ 실내 온도를 높게 유지한다.
⑤ 운동을 피하고 절대 안정을 하게 한다.

해설

삼차신경통 환자의 간호중재
• 세면 시에는 실온의 물과 면패드를 이용하도록 한다.
• 식후에는 구강함수제로 입안을 헹구도록 하며, 통증이 없는 동안에 개인위생을 수행하도록 안내한다.
• 환자의 활동은 특별히 제한하는 경우 외에는 가능한 일상적인 활동을 유지하도록 권장하며 약물을 정확하게 투여하도록 한다.
• 통증에 대한 공포감으로 음식섭취를 기피하여 영양문제가 발생할 수 있다. 음식이나 음료수의 온도가 중요한데 너무 뜨겁거나 차면 통증발작을 유발할 수 있기 때문에 실온의 상태를 유지하여 소량을 자주 공급하는 것이 좋다.
• 통증을 악화시키지기 않고 영양소 섭취를 증가시키는 식습관 조절방법을 찾는다(부드러운 농도, 수분 보충, 탈지우유, 분말식 음식)
• 통증이 없는 쪽의 입으로 씹도록 하고 칼로리 없는 식사는 피한다.
• 실내온도는 너무 차거나 덥지 않도록 한다.

36 떨림을 호소하는 83세 김씨는 파킨슨 진단을 받고 레보도파를 복용하고 있다. 이 환자를 위한 간호중재는?

① 수분 섭취를 제한한다.
② 식후 30분에 투여한다.
③ 사우나를 권장한다.
④ 변비가 생기면 복용을 중단한다.
⑤ 자세 변경을 서서히 하도록 한다.

해설

레보도파(레보도파) 복용 중인 환자의 간호중재
• 레보도파는 공복 시 가장 흡수가 잘 되나, 만약 오심이 나타난다면 음식과 함께 섭취할 수 있다.
• 알코올은 레보도파의 효과에 길항하는 것으로 알려져 있으므로 알코올 섭취를 피하거나 최소한으로 섭취하게 한다.
• 어떤 단백 아미노산은 레보도파의 흡수를 방해하는 것으로 알려져 있으므로 약물복용시간 가까이에 단백질 섭취를 피한다.
• 비타민 B_6를 함유한 비타민 제제의 섭취를 피한다. 피리독신은 간에서 레보도파의 전환을 증가시킴으로써 뇌에서 도파민으로의 전환을 감소시킨다.
• 직립성 저혈압의 가능성에 주의하며, 체위변경은 서서히 하게 하고, 사우나, 온탕을 피한다.

37 평소에 발작을 하는 35세 뇌전증(Epilepsy) 환자의 발작을 예방하기 위한 교육 내용은?

① 식후 한 잔의 포도주를 마신다.
② 처방된 약물을 꾸준히 복용한다.
③ 스트레스는 발작과 관련이 없다.
④ 조명을 환하게 두고 수면을 취한다.
⑤ 다니던 직장이나 학업을 중단한다.

해설

발작 예방 교육
• 환자가 적절한 휴식과 수면을 취하고, 가능한 한 생활스트레스를 관리하는 계획을 세우도록 지지한다.
• 규칙적인 일상생활, 식이, 운동을 권장하고 심한 에너지 소모와 정서적 과잉자극 및 알코올 음료의 섭취는 금한다.
  알코올의 섭취는 발작 역치를 더 낮추는 것으로 알려져 있다.
• 환자들의 약물치료 이행의 중요성을 이해하고 악화요인을 피하도록 돕는다.

38 자주 허기지고 배고프다고 호소하는 갑상샘항진증 환자의 사정결과가 다음과 같을 때 우선적인 간호진단은?

> • 피로감, 최근 한 달 동안 6kg 체중 감소
> • 안정 시 맥박 90회/분

① 순환장애와 관련된 저체온
② 체중감소와 관련된 신체상 혼란
③ 과잉활동에 근거한 감염의 위험
④ 대사율 증가와 관련된 영양불균형
⑤ 식사량 증가에 근거한 불안정한 혈당수치의 위험

해설

위 사례의 갑상샘 기능항진증 환자는 신진대사 증가 때문에 심하게 배가 고프다. 그러므로 환자의 식욕을 만족스럽게 채우기 위해서는 하루 6회 식사가 필요하다. 이렇게 많이 먹어도 체중은 줄게 되며 음성질소균형 상태가 된다. 영양이 풍부하고 균형잡힌 음식과 단백질, 당질, 비타민 B 복합체, 무기질을 충분히 섭취하도록 한다. 또한 장운동을 증가시켜 설사를 일으킬 수 있으므로 양념이 많은 음식이나 양이 많은 음식, 섬유질이 많은 음식은 제한하도록 한다.

39 경련을 주 호소로 하는 외상성 뇌손상 환자가 입원하여 항이뇨호르몬 부적절분비증후군(SIADH) 진단을 받았다. 이 환자의 검사결과가 다음과 같을 때 우선적인 간호중재는?

> • 소변량 25mL/시간, 요비중 1.050
> • 혈청나트륨 118mEq/L

① 수분 공급 증가　　　　　　　　② 소변배양검사 실시
③ 신경학적 증상 사정　　　　　　④ 데스모프레신 피하 투여
⑤ 저장성 생리식염수 정맥 투여

해설

항이뇨호르몬 부적절분비증후군 : 수분 정체로 인한 수분중독증이 오는 상태로 요붕증과 반대되는 현상이다. 정상상태에서 혈청의 삼투성은 ADH에 의해 조절된다. 즉, 혈청 내 삼투성이 저하되면 회환 기전은 ADH 분비를 억제하여 신장에서의 수분배설을 증가시킨다. 그러나 회환기전이 실패하면 ADH분비가 억제되지 않아 수분정체가 오고 결국에는 혈청 내 소듐이 떨어져서 저소듐혈증과 수분중독증이 나타난다. 특히 혈청 내 소듐이 120mEq/L 이하일 때는 중추신경계의 기능 장애를 초래하여 혼수 또는 의식 상태의 변화가 나타난다. 위의 사례는 신경학적 증상을 사정하는 것이 우선순위이다.

40 원발성 부갑상샘 항진증 환자를 위한 간호중재는?

① 부동 상태를 유지한다.　　　　② 수분 섭취량을 늘린다.
③ 인 함유식이를 제한한다.　　　④ 알칼리성 식이를 제공한다.
⑤ 비타민 D 보충제를 제공한다.

해설

원발성(일차성) 부갑상샘 기능항진증 환자의 간호중재

• 원발성 부갑상샘 기능항진증은 혈청 내 칼슘량과 부갑상샘 호르몬 분비 사이에 정상적인 조절 관계가 되지 않을 때 발생한다.
• 내과적 치료 : 치료는 칼슘량 감소, 이뇨제 사용으로 소변의 칼슘 배설의 증가, 뼈 내 골흡수를 억제하기 위하여 장기간 약물요법을 시도한다.
　– 수분을 공급하여 칼슘의 배설을 증가시킴으로써 혈청 내 칼슘량이 감소된다. 생리식염수의 투여는 수분의 공급뿐 아니라 칼슘의 재흡수를 억제한다.
　– 칼슘 배설을 촉진하기 위해 Lasix가 사용되며, Thiazide 이뇨제는 신장에 칼슘을 정체시키므로 사용이 제한된다.
　– Forsamax는 골흡수를 억제하여 혈청 내 칼슘량을 정상 수준으로 유지해 준다.
　– 고칼슘혈증 환자에게는 칼슘과 비타민 D가 적게 함유된 음식을 섭취하도록 한다.
• 골절예방 간호 : 뼈에 손상이 있는 경우 조그만 손상인 충격에도 골절을 초래할 수 있으므로 사고가 일어나지 않도록 환자를 보호한다. 침대 난간을 올려주고 떨어지지 않도록 한다.
• 신결석 예방 간호 : 하루에 적어도 3,000mL의 수분을 섭취하게 한다. 탈수상태는 혈청 내 칼슘량 증가로 신석을 형성할 수 있기 때문에 위험하다. 연소하여 산성이 되는 과일주스는 소변을 산성으로 만들어 신석의 형성을 예방하는데 이는 칼슘이 산성 소변에서 알칼리성 소변보다는 더 잘 녹기 때문이다.
• 위장장애 예방 간호 : 고칼슘혈증을 조정하기 위해서는 저칼슘식이를 준다. 위장계 장애를 완화시키기 위해 식단에서 우유나 유제품은 생략하도록 한다.
• 인이 함유된 식품을 섭취하도록 한다.

41 전도성 청력소실이 있는 만성 중이염 환자가 수술을 받았다. 이 환자를 위한 간호중재는?

① 1시간마다 체위를 변경한다.
② 수술한 쪽에 서서 의사소통한다.
③ 기침을 할 때는 입을 벌리고 하도록 한다.
④ 물을 마실 때는 빨대를 사용하도록 한다.
⑤ 수술한 부위를 아래로 향하고 눕도록 한다.

해설

귀 수술 환자의 간호중재
• 체위나 운동을 제한한다.
• 코를 풀지 말고 필요하면 닦아 낸다.
• 상처가 아물기 전 미세한 구조를 망가뜨리거나 이관을 통한 감염을 일으킬 수 있으므로 재채기나 심한 기침을 하면 안 된다. 또한 기침을 할 때는 입을 벌리고 하도록 한다.
• 드레싱이나 귀를 만지지 않도록 한다.
• 감염예방을 위해 무균술을 실시한다.
• 처방에 따른 항생제를 투여한다.
• 처방에 따른 적합한 체위를 유지한다. 수술 후 분비물의 우려가 있을 때는 수술한 쪽이 아래로, 조직이식을 한 경우에는 수술한 쪽이 위로 가도록 한다.
• 24~48시간 동안은 침상에 꼭 누워 있어야 한다.
• 필요하다면 외부 드레싱은 만질 수 있으나 귓속의 드레싱을 만져서는 안 된다.
• 움직일 때는 천천히 하도록 하는 것이 도움이 된다.

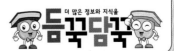

참 / 고 / 문 / 헌

- 윤은자 외(2021). 성인간호학. 수문사

- 황옥남 외(2018). 성인간호학. 현문사

좋은 책을 만드는 길
독자님과 함께하겠습니다.

도서나 동영상에 궁금한 점, 아쉬운 점, 만족스러운 점이
있으시다면 어떤 의견이라도 말씀해 주세요.
SD에듀는 독자님의 의견을 모아 더 좋은 책으로 보답하겠습니다.

www.sdedu.co.kr

간호사 국가고시 성인간호학 2

개정1판1쇄 발행	2022년 07월 05일 (인쇄 2022년 05월 19일)	
초 판 발 행	2021년 11월 05일 (인쇄 2021년 09월 06일)	
발 행 인	박영일	
책 임 편 집	이해욱	
편 저	노연경 · 박문귀 · 박지영	
편 집 진 행	윤진영 · 김달해	
표 지 디 자 인	권은경 · 길전홍선	
편 집 디 자 인	심혜림	
발 행 처	(주)시대고시기획	
출 판 등 록	제10-1521호	
주 소	서울시 마포구 큰우물로 75 [도화동 538 성지 B/D] 9F	
전 화	1600-3600	
팩 스	02-701-8823	
홈 페 이 지	www.sdedu.co.kr	
I S B N	979-11-383-2565-3(14510)	
	979-11-383-2563-9(세트)	
정 가	25,000원	

SD에듀와 함께

간호사 면허증을
취득해보세요!

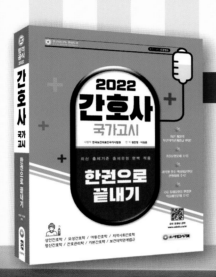

2022 간호사 국가고시 한권으로 끝내기

- 최신 출제 경향을 완벽하게 분석한 핵심이론
- 출제 비중이 높은 적중예상문제 수록
- 누구나 쉽게 이해할 수 있는 명쾌한 해설
- 최신 개정의 보건의약관계법규 반영

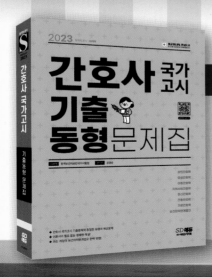

2023 간호사 국가고시 기출동형문제집

- 최신 출제기준과 출제유형 적용!
- 과목별 문제 구성으로 취약 과목만 학습 가능
- 이론서가 필요 없는 상세한 해설 수록!
- 최신 개정의 보건의약관계법규 완벽 반영

※ 도서의 이미지는 변경될 수 있습니다.

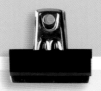
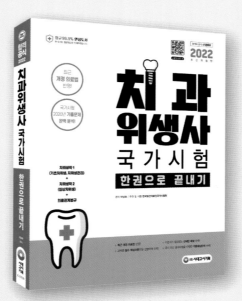

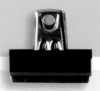
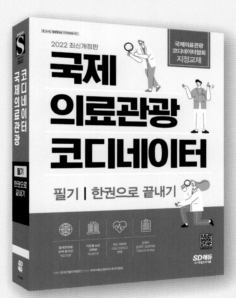

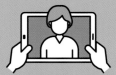